Hefte zur Unfallheilkunde
Beihefte zur Zeitschrift „Der Unfallchirurg"

Herausgegeben von:
J. Rehn, L. Schweiberer und H. Tscherne

185

Wissenschaftliche und klinische Aspekte der Knochentransplantation

Herausgegeben von D. Wolter und K.-H. Jungbluth

Mit 195 Abbildungen und 19 Tabellen

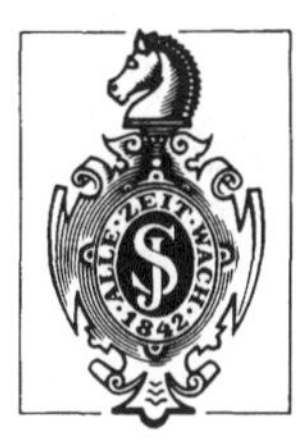

Springer-Verlag
Berlin Heidelberg New York
London Paris Tokyo

Reihenherausgeber
Prof. Dr. Jörg Rehn
Mauracher Straße 15, D-7809 Denzlingen

Prof. Dr. Leonhard Schweiberer
Direktor der Chirurgischen Universitätsklinik München-Innenstadt
Nußbaumstraße 20, D-8000 München 2

Prof. Dr. Harald Tscherne
Medizinische Hochschule, Unfallchirurgische Klinik
Konstanty-Gutschow-Straße 8, D-3000 Hannover 61

Bandherausgeber
Prof. Dr. Dietmar Wolter
Abt. für Unfall-, Wiederherstellungs- und Handchirurgie,
Allgemeines Krankenhaus St. Georg,
Lohmühlenstraße 5, D-2000 Hamburg 1

Prof. Dr. Karl-Heinz Jungbluth
Abt. für Unfallchirurgie, Universitätskrankenhaus Eppendorf,
Martinistraße 52, D-2000 Hamburg 20

---

2. Paul Sudeck-Symposium,
26.–28. September 1985 in Hamburg

ISBN-13: 978-3-540-17312-0   e-ISBN-13: 978-3-642-82967-3

DOI: 10.1007/978-3-642-82967-3

CIP-Kurztitelaufnahme der Deutschen Bibliothek. Wissenschaftliche und klinische Aspekte der Knochentransplantation / [2. Paul-Sudeck-Symposium, 26.–28. September 1985 in Hamburg]. Hrsg. von D. Wolter u. K.-H. Jungbluth. – Berlin ; Heidelberg ; New York ; London ; Paris ; Tokyo : Springer, 1987. (Hefte zur Unfallheilkunde ; 185)

NE: Wolter, Dietmar [Hrsg.]; Paul-Sudeck-Symposium ⟨02, 1985, Hamburg⟩; GT

Inhaltsverzeichnis

Mitarbeiterverzeichnis

Aebi, N., Dr.; Klinik und Poliklinik für Orthopädische Chirurgie, Universität Bern, Inselspital, CH-3010 Bern

Berner, W., Dr.; Unfallchirurg. Klinik der Medizinischen Hochschule Hannover, Konstanty-Gutschow-Straße 8, D-3000 Hannover 1

Biewener, A., Dr.; Abt. für Unfall-, Wiederherstellungs- und Handchirurgie, Allgemeines Krankenhaus St. Georg, Lohmühlenstraße 5, D-2000 Hamburg 1

Büchler, U., Dr.; Klinik und Poliklinik für Orthopädische Chirurgie, Universität Bern, Inselspital, CH-3010 Bern

Burri, C., Prof. Dr.; Abteilung für Unfall-, Hand-, Plastische und Wiederherstellungschirurgie, Klinikum der Universität Ulm, Steinhövelstraße 9, D-7900 Ulm

Claes, L., Priv.-Doz. Dr.; Abteilung für Unfall-, Hand-, Plastische und Wiederherstellungschirurgie, Klinikum der Universität Ulm, Steinhövelstraße 9, D-7900 Ulm

Dahmen, G., Prof. Dr.; Orthopädische Klinik und Poliklinik der Universität Hamburg, Martinistraße 52, D-2000 Hamburg 20

Dallek, M., Dr.; Abteilung für Unfallchirurgie, Universitätskrankenhaus Eppendorf, Martinistraße 52, D-2000 Hamburg 20

Dietz, U., Dr.; Abteilung für Unfallchirurgie, Universitätskrankenhaus Eppendorf, Martinistraße 52, D-2000 Hamburg 20

Donath, K., Dr.; Abteilung für Unfallchirurgie, Universitätskrankenhaus Eppendorf, Martinistraße 52, D-2000 Hamburg 20

Donsky, P.K., Dr.; Klinik und Poliklinik für Orthopädische Chirurgie, Universität Bern, Inselspital, CH-3010 Bern

Ecke, H., Prof. Dr.; Klinik für Unfallchirurgie, Klinikum der Justus-Liebig-Universität, Klinikstraße 29, D-6300 Gießen

Eggers, Ch., Dr.; Abteilung für Unfall-, Wiederherstellungs- und Handchirurgie, Allgemeines Krankenhaus St. Georg, Lohmühlenstraße 5, D-2000 Hamburg 1

Eitel, F., Priv.-Doz. Dr.; Abteilung für Theoretische Chirurgie, Chirurgische Klinik Innenstadt und Chirurgische Poliklinik der Ludwig-Maximilian-Universität, Nußbaumstraße 20, D-8000 München 2

Faupel, L., Dr.; Unfallchirurgische Klinik und Poliklinik der Justus-Liebig-Universität Gießen, Klinikstraße 29, D-6300 Gießen

Franz, W.-D., Dr.; II. Chirurgische Klinik für Unfall-, Wiederherstellungs-, Gefäß- und Plastische Chirurgie, Diakoniekrankenhaus Rotenburg/Wümme, Elise-Averdieck-Straße 17, D-2720 Rotenburg/Wümme

Friedrich, A., Dr.; Abteilung für Unfall-, Wiederherstellungs- und Handchirurgie, Allgemeines Krankenhaus St. Georg, Lohmühlenstraße 5, D-2000 Hamburg 1

Friedrich, B., Prof. Dr.; Unfallchirurgische Klinik, Zentralkrankenhaus, St. Jürgen-Straße, D-2800 Bremen

Ganz, R., Dr.; Klinik und Poliklinik für Orthopädische Chirurgie, Universität Bern, Inselspital, CH-3010 Bern

Gartmann, H.-D., Dr.; Abteilung für Unfall-, Wiederherstellungs- und Handchirurgie, Allgemeines Krankenhaus St. Georg, Lohmühlenstraße 5, D-2000 Hamburg 1

Gerngroß, H., Dr.; Abteilung für Unfall-, Hand-, Plastische und Wiederherstellungschirurgie, Klinikum der Universität Ulm, Steinhövelstraße 9, D-7900 Ulm

Grüber, J., Dr.; Abteilung für Unfall-, Wiederherstellungs- und Handchirurgie, Allgemeines Krankenhaus St. Georg, Lohmühlenstraße 5, D-2000 Hamburg 1

Hanke, J., Dr.; Abteilung für Unfallchirurgie, Universitätsklinikum Essen, Hufelandstraße 55, D-4300 Essen 1

Herr, G., Dr.; Osteologisches Labor der Chirurgischen Universitätsklinik Tübingen, D-7400 Tübingen

Hock, J., Dr.; Unfallchirurgische Klinik der Medizinischen Hochschule Hannover, Konstanty-Gutschow-Straße 8, D-3000 Hannover 61

Holz, U., Priv.-Doz. Dr.; Abteilung für Unfallchirurgie, Katherinenhospital, Kriegsbergstraße 60, D-7000 Stuttgart 1

Illgner, A., Dr.; Unfallchirurgische Klinik der Medizinischen Hochschule Hannover, Konstanty-Gutschow-Straße 8, D-3000 Hannover 61

Jürgens, Ch., Dr.; Abteilung für Unfall-, Wiederherstellungs- und Handchirurgie, Allgemeines Krankenhaus St. Georg, Lohmühlenstraße 5, D-2000 Hamburg 1

Jungbluth, K.-H., Prof. Dr.; Abteilung für Unfallchirurgie, Universitätskrankenhaus Eppendorf, Martinistraße 52, D-2000 Hamburg 20

Kafurke, H., Dr.; Unfallchirurgische Klinik und Poliklinik der Justus-Liebig-Universität Gießen, Klinikstraße 29, D-6300 Gießen

Kalbe, P., Dr.; Unfallchirurgische Klinik der Medizinischen Hochschule Hannover, Konstanty-Gutschow-Straße 8, D-3000 Hannover 61

Kinzl, L., Prof. Dr.; Klinik für Unfall-, Hand- und Wiederherstellungschirurgie, Städtische Kliniken Kassel, Mönchebergstraße 41, D-3500 Kassel

Kortmann, H.-R., Dr.; Abteilung für Unfall-, Wiederherstellungs- und Handchirurgie, Allgemeines Krankenhaus St. Georg, Lohmühlenstraße 5, D-2000 Hamburg 1

Kreusch-Brinker, R., Dr.; Orthopädische Klinik und Poliklinik der Freien Universität Berlin im Oskar-Helene-Heim, Clayallee 229, D-1000 Berlin 33

Kunze, K., Priv.-Doz. Dr.; Unfallchirurgische Universitätsklinik, Klinikum der Justus-Liebig-Universität, Klinikstraße 29, D-6300 Gießen

Mattarelli, G., Dr.; Abteilung für Orthopädie und Traumatologie, Kantonsspital Liestal, Rheinstraße 26, CH-4410 Liestal

Meeder, P.J., Dr.; Berufsgenossenschaftliche Unfallklinik, Rosenauer Weg 95, D-7400 Tübingen

Meenen, N.M., Dr.; Abteilung für Unfallchirurgie, Universitätskrankenhaus Eppendorf, Martinistraße 52, D-2000 Hamburg 20

Meyer-Schell, R., Dr.; Unfallchirurgische Klinik der Medizinischen Hochschule Hannover, Konstanty-Gutschow-Straße 8, D-3000 Hannover 61

Neugebauer, R., Dr.; Abteilung für Unfall-, Hand-, Plastische und Wiederherstellungschirurgie, Klinikum der Universität Ulm, Steinhövelstraße 9, D-7900 Ulm

Ochsner, P.E., Priv,-Doz. Dr.; Abteilung für Orthopädie und Traumatologie, Kantonsspital Liestal, Rheinstraße 26, CH-4410 Liestal

Parhofer, R., Dr.; Chirurgische Abteilung, Stadtkrankenhaus, D-8490 Memmingen

Partecke, B.D., Dr.; Abteilung für Handchirurgie und plastische Chirurgie, Berufsgenossenschaftliches Unfallkrankenhaus, Bergedorfer Straße 10, D-2050 Hamburg 80

Perren, S.M., Prof. Dr.; Laboratorium für experimentelle Chirurgie, Schweizerisches Forschungsinstitut, Obere Straße 22, CH-7270 Davos

Rahn, B.A., Priv.-Doz. Dr.; Institut für Experimentelle Chirurgie, Schweizerisches Forschungsinstitut, Obere Straße 22, CH-7270 Davos

Regazzoni, P., Priv.-Doz. Dr.; Chirurgische Universitäts-Klinik, Kantonspital, CH-4031 Basel

Rehn, J., Prof. Dr.; Mauracher Straße 15, D-7809 Denzlingen

Roesgen, M., Dr.; Berufsgenossenschaftliche Unfallklinik, Großenbaumer Allee 28, D-4100 Duisburg 28

Rogge, D., Dr.; Zentralkrankenhaus Reinkenheide, Unfallchirurgische Klinik, Postbrookstraße, D-2850 Bremerhaven

Rudolph, H., Dr.; II. Chirurgische Klinik für Unfall-, Wiederherstellungs-, Gefäß- und Plastische Chirurgie, Diakonie-Krankenhaus, Elise-Averdieck-Straße 17, D-2720 Rotenburg/ Wümme

Schmidt, H.G.K., Dr.; Abteilung für Unfall- und Wiederherstellungschirurgie, Bergedorfer Straße 10, D-2050 Hamburg 80

Schmit-Neuerburg, K.P., Prof. Dr.; Abteilung für Unfallchirurgie, Universitätsklinikum Essen, Hufelandstraße 55, D-4300 Essen 1

Schöttle, H., Prof. Dr.; Abteilung für Unfallchirurgie, Universitätskrankenhaus Eppendorf, Martinistraße 52, D-2000 Hamburg 20

Schwarzenbach, O., Dr.; Institut für Experimentelle Chirurgie, Schweizerisches Forschungsinstitut, Obere Straße 22, CH-7270 Davos

Schweiberer, L., Prof. Dr.; Chirurgische Klinik Innenstadt und Chirurgische Poliklinik der Ludwig-Maximilian-Universität, Nußbaumstraße 20, D-8000 München 2

Sparmann, M., Dr.; Orthopädische Klinik und Poliklinik der Freien Universität Berlin im Oskar-Helene-Heim, Clayallee 229, D-1000 Berlin 33

Spier, W., Prof. Dr.; Abteilung für Unfall-, Hand-, Plastische und Wiederherstellungschirurgie, Universität Ulm, Steinhövelstraße 9, D-7900 Ulm

Stober, R., Dr.; Abteilung für Unfall-, Hand-, Plastische und Wiederherstellungschirurgie, Klinikum der Universität Ulm, Steinhövelstraße 9, D-7900 Ulm

Stock, W., Dr.; Chirurgische Klinik Innenstadt und Chirurgische Poliklinik der Ludwig-Maximilian-Universität, Nußbaumstraße 20, D-8000 München 2

Stürmer, K.M., Dr.; Abteilung für Unfallchirurgie, Universitätsklinikum Essen, Hufelandstraße 55, D-4300 Essen 1

Thielemann, F., Dr.; Katharinenhospital Stuttgart, Abteilung für Unfall- und Wiederherstellungschirurgie, Kriegsbergstraße 60, D-7000 Stuttgart 1

Treiber, U., Dr.; Osteologisches Labor der Chirurgischen Universitätsklinik Tübingen, D-7400 Tübingen

Voss, R., Dr.; Unfallchirurgische Universitätsklinik, Zentrum für Chirurgie, Justus-Liebig-Universität, Klinikstraße 29, D-6300 Gießen

Weller, S., Prof. Dr.; Berufsgenossenschaftliche Unfallklinik, Rosenauer Weg 95, D-7400 Tübingen

Wolf, K., Dr.; Chirurgische Klinik Innenstadt und Chirurgische Poliklinik der Ludwig-Maximilian-Universität, Nußbaumstraße 20, D-8000 München 2

Wolter, D., Prof. Dr.; Abteilung für Unfall-, Wiederherstellungs- und Handchirurgie, Allgemeines Krankenhaus St. Georg, Lohmühlenstraße 5, D-2000 Hamburg 1

Zilch, H., Priv.-Doz. Dr.; Orthopädische Klinik und Poliklinik der Freien Universität Berlin, Clayallee 229, D-1000 Berlin 33

Teil I. Historischer Überblick

Historischer Überblick der Knochentransplantation unter besonderer Berücksichtigung des autologen Spongiosatransplantats

D. Wolter

Abteilung für Unfall-, Wiederherstellungs- und Handchirurgie, Allgem. Krankenhaus St. Georg (Ltd. Arzt: Prof. Dr. D. Wolter), Lohmühlenstraße 5, D-2000 Hamburg 1

Dem Schweizer Hermann Matti aus Bern gebührt der Verdienst, als erster die überragende Bedeutung der autologen Spongiosatransplantation erkannt und durch tierexperimentelle sowie klinische Untersuchungen bewiesen zu haben (Matti 1929; 1932a, b; 1936). Es gelang ihm im Jahre 1926, eine 2mal erfolglos operierte Radiuspseudarthrose nach Anfrischen der Knochenenden und Einbringen von Spongiosapartikeln zur Ausheilung zu bringen. In den sich anschließenden experimentellen Untersuchungen an Hunden führte Matti autologe Spongiosatransplantationen im diaphysären Femurmarkraum, im Rippenperiostschlauch nach subperiostaler Rippenresektion und in den Glutaealmuskulatur durch. Die Entnahme der Spongiosa erfolgte aus dem gleichseitigen Trochantergebiet oder dem Beckenkamm. Die Transplantation in den Rippenperiostschlauch führte nach 4–5 Monaten zur knöchernen Regeneration des resezierten Segments. Bei Kontrolltieren war es zu einer Pseudarthrose gekommen.

Die Implantation von Spongiosapartikeln in die Femurdiaphyse erbrachte einen Einbau der transplantierten Knochensubstanz, ohne daß sich der Femur selbst in seiner Struktur wesentlich veränderte. Wurde jedoch lediglich die Markhöhle im diaphysären Bereich ausgeräumt, so führte dies bei Kontrolltieren zu einer sehr starken subperiostalen Knochenneubildung sowie zu einer Verplumpung des gesamten Knochens. Die Implantation in die Glutaealmuskulatur ergab einen restlosen Abbau der Transplantate nach wenigen Monaten.

Aus diesen tierexperimentellen Untersuchungen zog Matti folgende Schlüsse:

1. Der autologen Spongiosa kommen erhebliche plastische und regeneratorische Eigenschaften zu.
2. Die in den Diaphysenraum eingebrachte Spongiosa heilt zum überwiegenden Teil lebend ein. Darauf meinte Matti aufgrund histologischer Befunde nach 20tägiger Beobachtungszeit schließen zu können.
3. Die Regenerationskraft eines Transplantats ist ganz entscheidend von dem adäquaten Lagergewebe abhängig. In fremdem Gewebe, wie z.B. im Bereich der Muskulatur, verliert das Knochentransplantat seine Regenerationskraft.

In klinischer Hinsicht benutzte Matti die autologe Spongiosatransplantation in erster Linie zur Behandlung von Pseudarthrosen. Er ging dabei von der Feststellung aus, daß die geringe

Hefte zur Unfallheilkunde, Heft 185
Herausgegeben von D. Wolter/K.-H. Jungbluth
© Springer-Verlag Berlin Heidelberg 1987

Regenerationskraft des Knochens im Bereich einer Pseudarthrose durch regenerationsfähiges Baumaterial (autologe Spongiosa) kompensiert werden kann. Zur Unterstützung meißelte er dabei muldenförmig die Kortikalis bis in den metaphysären Bereich auf. Entnahmestellen der Spongiosa waren — wie auch heute noch — in erster Linie das Trochantergebiet und der Beckenkamm. Seine ausgezeichneten Resultate nicht nur bei atrophischen und hypertrophischen Pseudarthrosen, sondern auch bei infizierten Defektpseudarthrosen führten zu der Feststellung, daß die Transplantation von autologer Spongiosa jeder anderen operativen Therapie und Knochentransplantationsform überlegen ist. Er empfahl daher diese Methode zur breitesten Anwendung.

Die Arbeiten von Matti stellen das pragmatische Ergebnis einer fast über 2 Jahrzehnte gehenden Forschungstägigkeit zum Verständnis der Knochenbildung und Knochenregeneration dar, wobei die Knochentransplantation sowohl als ein Forschungsinstrument wie auch als direkte therapeutische Maßnahme diente.

Im folgenden sind die entscheidenden Entwicklungsetappen der Knochentransplantation unter diesen 2 Gesichtspunkten, dem theoretischen und dem praktisch-therapeutischen, aufgeführt.

Nach Galenus strömt aus einem gebrochenen Knochen der Knochensaft und kittet die Fragmente zusammen. Als Kritiker der Ansicht Galenus und als Vater der experimentellen Knochenchirurgie gilt der französische Forscher Duhamel du Monceau (1742). Er umschnürte Knochen mit einem Silberdraht und fand dabei, daß bei jungen Tieren der Drahtring nach Verlauf einiger Zeit in größere Nähe zum Markkanal zu liegen kam. Duhamel vermutete damals, daß es durch Wachstum des Knochens — ähnlich wie bei einem Baum — zu diesem Phänomen kam.

Während der nächsten Zeit sind Duhamels Theorien weitgehend vergessen worden. Aus seinen Versuchen schloß er, daß der Frakturkallus durch einen aus den Fragmenten hervorsickernden Succus osseus gebildet, erstarrt und zu Knorpel umgebildet wird; in diesem finde dann eine natürliche Knochenbildung unter Verdrängung des Knorpels statt. Das Periost hatte seiner Ansicht nach kein regeneratives Vermögen.

So dauerte es ca. 100 Jahre, bis durch Ollier (1858, 1867) eine systematische Untersuchung der Phänomene erfolgte, die bei operativen Eingriffen am Knochen zu beobachten sind.

Ollier hob aufgrund experimenteller Arbeiten besonders die Bedeutung des Periosts hinsichtlich der Knochenneubildung hervor. Er glaubte, sowohl durch gestielte als auch durch freie Periosttransplantation in Weichteile bewiesen zu haben, daß dem Periost eine spezifische osteogenetische Fähigkeit zukommt. Auch das Knochenmark ist nach Olliers Meinung Regenerationsquelle für die Knochensubstanz. Er war der Ansicht, daß das gesamte transplantierte Knochengewebe unter günstigen Ernährungsbedingungen am Leben bleibt. Seine Resultate gründeten sich hauptsächlich auf makroskopische Beobachtungen.

Die klinische Anwendung erfolgte aufgrund dieser Ergebnisse in erster Linie durch Langenbeck (1859). Wolff, ein Mitarbeiter von Langenbeck, veröffentlichte 1863 eine Monographie, in der er sich mit den Resultaten von Ollier auseinandersetzte. Aufgrund eigener Untersuchungen stellte er fest, daß auch von Periost entblößte Knochenstücke einheilen können, weiterhin, daß das Knochenwachstum nicht nur subperiostal, sondern auch interstitiell erfolgt. Besonders günstig für das Einheilen solcher Knochenstücke war die primäre Wundheilung, die Lage des Knochenstücks an seiner ursprünglichen Stelle sowie die Verwendung von platten Knochen, also Knochen mit einem spongiösen Anteil. Wolff fütterte seine Tiere mit der alizarinhaltigen Krapp-Pflanze und konnte so eine Anfärbung der neugebildeten Knochen erreichen. Wegen der Toxizität fand diese Methode jedoch keine weitere Verbreitung.

Unterschieden wurden von Wolff die autologen von den homologen und heterologen Knochentransplantationen. Aufgrund eigener Erfahrungen, aber auch der anderen Autoren dieser Zeit, sagte er den beiden letzteren Methoden „keine sehr große Zukunft in der operativen Chirurgie" voraus (Wolff 1863).

Die Auffassung von Ollier, daß autologer, mit Periost bedeckter Knochen überlebt und die beste Transplantationsform darstellt, wobei die Havers-Kanäle und das Endosteum ebenfalls wichtig für die Knochenregeneration sind, blieb bis zu den Untersuchungen von Barth unwidersprochen (Barth 1893, 1894, 1895).

Im Gegensatz zu der Annahme Olliers, daß transplantierter Knochen überleben könne, behauptete Barth, daß der gesamte transplantierte Knochen zugrunde gehe und durch das umgebende Gewebe ersetzt werde. Die von Barth durch Trepanation gewonnenen transplantierten Schädelstücke zeigten auch bei homologer und heterologer Transplantation keinen prinzipiellen Unterschied im Ein- und Umbauprozeß. Selbst bei ausgekochten Knochenstücken kam es nach einer gewissen Zeit zu einem knöchernen Um- und Einbau. Diese Auffassung blieb nicht lange unwidersprochen.

Nachdem besonders klinische Erfahrungen der Gleichwertigkeit unterschiedlicher Knochentransplantate entgegenstanden, führten die Ergebnisse der experimentellen Arbeiten von G. Axhausen zu einer Renaissance von Olliers Lehre (G. Axhausen 1908, 1909; s. auch Lexer 1924). Er verband allerdings die Anschauungen von Barth und Ollier mit seiner Annahme, daß die tote Knochensubstanz durch das anhaftende überlebende Periost, Endost und die Markzellen umgebaut wird. Eine besondere Bedeutung kam seiner Ansicht nach dem ersatzstarken Lager zu, in dem auch homologes und heterologes Knochenmaterial einheilen würde.

Dieser klassischen Osteoblastenlehre von G. Axhausen sowie ihrem prominenten Vertreter Lexer (1924) traten später als erste Baschkirzew (1912), Petrow (1914) und Wereschinski (1925) entgegen. Sie glaubten, daß die Osteogensse nach freier Knochentransplantation nicht nur das Werk spezifischer überpflanzter Zellen sei, sondern daß der neugebildete Knochen ein Produkt des metaplastisch umgewandelten Lagerbindegewebes darstelle; die Knochenhaut des Transplantats vermittle dabei eine schnellere Vaskularisation.

Petrow (1914) schreibt:

Kurz gefaßt meine ich, daß ein in Weichteile überpflanzter Knochen keineswegs passiv einheilt, sondern ganz aktiv die schlummernde osteogenetische Fähigkeit des Bindegewebes um sich herum zum Leben weckt und diesem den größten Teil der regenerativen Arbeit überweist, welche nach der Erschöpfung der beschränkten proliferativen Fähigkeit seiner eigenen mitüberpflanzten Osteoblasten für das Weiterleben des Transplantates unentbehrlich wird.

Dies bedeutet, daß einerseits die undifferenzierte, pluripotente junge Mesenchymzelle durch die Anwesenheit transplantierter Knochensubstanz zur Weiterentwicklung in osteogenetisches Gewebe induziert wird. Andererseits erkennt Petrow jedoch die Bedeutung überpflanzter Knochenzellen im Rahmen einer 1. Phase an. Damit nahm er die Verbindung beider zur Osteogenese führenden Wege vor, wie sie 40 Jahre später experimentell bewiesen wurde. Der 2. induktive Weg erschien Petrow dabei als der bedeutendere.

Die Auffassung, daß das umliegende Gewebe durch die transplantierte Knochensubstanz zur Weiterdifferenzierung in osteogenetische Zellen induziert würde, wurde von Levander (1938) und später Annersten (1940, 1941) weiter in den Vordergrund gerückt. In neuerer Zeit schloß sich besonders Oberdalhoff (1948) dieser Ansicht an. Der verursachende Faktor wurde als K-Faktor oder Osteogenin bezeichnet.

Trotz der von Petrow vorgenommenen Verbindung der beiden zur Knochenneubildung führenden Wege, standen sich weiterhin 2 Lager gegenüber. Die eine Seite vertrat die Ansicht, daß in erster Linie überlebende transplantierte Zellen für den neugebildeten Knochen verantwortlich seien (Ollier 1958; G. Axhausen 1908; Lexer 1924; Berg u. Thalhimer 1918; Koch 1924; Rohde 1926), die andere Seite, daß induktive Stoffe im transplantierten Material eine Umwandlung des Lagergewebes zu Knochengewebe herbeiführen (Levander 1938; Annersten 1940; Bancroft 1922).

Der experimentelle Nachweis der Verbindung dieser beiden Theorien erfolgte durch die Arbeiten von W. Axhausen (1951, 1952, 1962). Er zeigte, daß die Knochenneubildung bei der Transplantation von frischer autologer Knochensubstanz in 2 Phasen abläuft. Die 1. osteoblastische Phase führte dazu, daß überlebende Knochenzellen zu einer raschen Knochenneubildung schon ab dem 4. Tag beitragen. In einem 2. später einsetzenden Schritt kommt es zur sog. induzierten Osteogenese durch eine Differenzierung des Lagers in knochenbildendes Gewebe.

Aufgrund neuerer Untersuchungen von Urist (1965) ist bewiesen, daß die induktive Leistung der unveränderten Grundsubstanz des Knochens, und zwar dem Komplex der Mukopolysaccharide zukommt. Urist und seinen Mitarbeitern gelang es in den letzten Jahren diese Substanz als eine säureunlösliche Proteinfraktion zu identifizieren.

Literatur

Annersten S (1940) Experimentelle Untersuchungen über die Osteogenese und die Biochemie des Fracturcallus. Acta Chir Scand (Suppl 60) 84:1–181

Annersten S (1941) Über die Osteogense bei der Frakturheilung. Chirurg 13:76–82

Axhausen G (1908) Histologische Untersuchungen über Knochentransplantation am Menschen. Dtsch Z Chir 91:388–428

Axhausen G (1909) Die histologischen und klinischen Gesetze der freien Osteoplastik auf Grund von Tierversuchen. Langenbecks Arch Chir 88:23–145

Axhausen W (1951) Die Quellen der Knochenneubildung nach freier Knochenüberpflanzung. Langenbecks Arch Chir 270:439–443

Axhausen W (1952) Die Knochenregeneration – ein zweiphasiges Geschehen! Zentralbl Chir 77:435–442

Axhausen W (1962) Die Bedeutung der Individual- und Artspezifität der Gewebe für die freie Knochenüberpflanzung. Springer, Berlin Göttingen Heidelberg (Hefte zur Unfallheilkunde, Heft 72)

Bancroft FW (1922) Bone repair following injury and infection. Arch Surg 5:645–677

Barth A (1893) Über histologische Befunde nach Knochenimplantationen. Langenbecks Arch Chir 46:409–417

Barth A (1894) Über Osteoplastik in histologischer Beziehung. Langenbecks Arch Chir 48: 466–477

Barth A (1895) Histologische Untersuchungen über Knochenimplantation. Beitr Pathol Anat 17:65–127

Baschkirzen NJ (1912) Beiträge zur freien Knochenüberpflanzung. Dtsch Z Chir 113: 490–531

Berg AA, Thalhimer W (1918) Regeneration of bone. Ann Surg 67:331−347

Duhamel du Monceau H (1742) Sur le development et la crue des os des animeaux. Histoire et Memoires de l'Academie des Inscriptions et Belles Lettres 2

Koch H (1924) Experimentelle Studien über Knochenregeneration und Knochenkallusbildung. Beitr Klin Chir 132:364−370

Langenbeck JCM (1859) Beiträge zur Osteoplastik. Dtsch Klin

Levander G (1938) A study of bone regeneration. Surg Gynecol Obstet 67:705−714

Lexer E (1924) Die freien Transplantationen. Enke, Stuttgart (Neue Deutsche Chirurgie, Bd 266)

Matti H (1929) Über modellierende Osteotomien und Spongiosatransplantation. Schweiz Med Wochenschr 49:1254−1258

Matti H (1932a) Über die Behandlung von Pseudarthrosen mit Spongiosatransplantation. Arch Orthop Unfallchir 31:218−231

Matti H (1932b) Über freie Transplantation von Knochenspongiosa. Langenbecks Arch Chir 168:236−258

Matti H (1936) Technik und Resultate meiner Pseudarthrosenoperation. Zentralbl Chir 63: 1442−1453

Oberdalhoff H (1947) Zur Frage der Knochenneubildung. Chirurg 17/18:123−129

Oberdalhoff H (1948) Experimentelle und klinische Studien zur Frage der Knochenregeneration. Langenbecks Arch Chir 260:109−150

Ollier L (1867) Traite experimentale et clinique de la regeneration des os et de la production artificielle du tissue osseux. Masson, Paris

Petrow NN (1912) Die freie Knochentransplantation. Weljaminow's Chir Arch 5/6

Petrow NN (1914) Zur Frage nach der Quelle der Regeneration bei Knochenüberpflanzung. Langenbecks Arch Chir 105:914−923

Rohde C (1926) Does bone form from osteoblasts or from metaplasia of the surrounding connective tissue? Int J Orthod 12:332−354, 438−443, 559−576

Schweiberer L (1970) Experimentelle Untersuchungen von Knochentransplantaten mit unveränderter und mit denaturierter Knochengrundsubstanz. Springer, Berlin Heidelberg New York (Hefte zur Unfallheilkunde, Heft 103)

Urist MR (1965) Bone: Formation by autoinduction. Science 150:893−899

Wereschinski A (1925) Beiträge zur Frage über das Schicksal der Knochentransplantate. Langenbecks Arch Chir 136:545−567

Wolff J (1863) Die Osteoplastik in ihren Beziehungen zur Chirurgie und Physiologie. Langenbecks Arch Chir 4:183−294

Selbsterlebtes zur Knochentransplantation

J. Rehn

Mauracher Straße 15, D-7809 Denzlingen

Die Entwicklung der Chirurgie geht zwar in kleinen Schritten vor sich, es sind aber immer wieder entscheidende Meilensteine, die unsere operativen Möglichkeiten — im Sinne des Fortschritts — erweitern und verändern. Auch ein relativ kurzes Chirurgenleben von etwa 35 Jahren — wie das meine — eröffnet bei kritischem Rückblick die Möglichkeit, aus dem Selbsterlebten Schlußfolgerungen zu ziehen, die unseren heutigen Wissensstand — das Wort „modern" erscheint mir zu kurzlebig — befruchten können.

Die Heilungszeit eines verletzten Gewebes hängt von seiner Vaskularisation ab. Der bradytrophe Knochen, der möglichst in seiner normalen Form wiederherstellt werden sollte, benötigt eine längere Zeit bis zu seiner Wiedervereinigung. Es bedarf also einer möglichst exakten, dauerhaften Ruhigstellung in guter Stellung einer Fraktur. Dieses Ziel war schon im Altertum bekannt, und Generationen um Generationen haben sich an der Lösung dieses Problems versucht. Mit Einführung der Röntgenstrahlen war eine exakte Kontrolle der Frakturbehandlung möglich. Damit konnte der Chirurg seine Erfolge bzw. v.a. die Mißerfolge sozusagen „Schwarz auf Weiß" nach Hause tragen. Die jeweiligen Lösungsversuche dieser gesamten Problematik sind vielfältig in ihrer Konzeption und Zahl. Sie gipfeln für unsere Generation in der Osteosynthese als — ich sage bewußt — vorläufig krönendem Abschluß.

Bei Beginn meiner chirurgischen Lehrzeit, nach dem letzten Krieg, war die Frakturbehandlung fast ausschließlich konservativ. Mein erster Lehrer war mein Vater, E. Rehn, ein engagierter Lexer-Schüler.

Innerhalb dieser Schule hatte die gesamte Wiederherstellungschirurgie, also auch die Frakturenbehandlung, einen hohen Stellenwert. Neben vereinzelten Osteosynthesen mit — damals — meist insuffizienten Methoden und den daraus resultierenden Mißerfolgen, verwandte mein Vater Lexers autologen „Knochenprügel" für zahlreiche Indikationen. Der aus der gesunden Tibia entnommene große Kortikalisspan diente der Stabilisierung, der Überbrückung von Defekten und der Anregung und Beschleunigung der Knochenneubildung.

Neben der damals als notwendig bekannten Stabilisierung der Fraktur sind die Grundlagen der Knochentransplantation, wie aus den Originalregeln meines Vaters zu ersehen, durchaus für uns aktuell:

1. Reaktionsfähiger Mutterboden,
2. Technik der Operation (Vorbereitung des Kranken),
3. Wahl, Art und Behandlung der Transplantate,
4. Aseptische Einheilung und
5. Nachbehandlung.

Zuerst wird die atrophe Ellendefektpseudarthrose angefrischt und für die Spananlagerung zugerichtet. Der Span wird tischlermäßig so vorbereitet, daß er eine möglichst breite Auf-

Hefte zur Unfallheilkunde, Heft 185
Herausgegeben von D. Wolter/K.-H. Jungbluth
© Springer-Verlag Berlin Heidelberg 1987

lagefläche im Wirtslager hat und eine bestmögliche Stabilität ergibt. Die Fixierung mit Drahtschlingen erbrachte bei richtiger Technik eine gute Stabilität (Abb. 1). Allerdings war immer ein zusätzlicher Gips erforderlich. Lexer ließ den Gips 12 Wochen uneröffnet liegen. Ein Zentimetermaß war für die Gewinnung des Spans und den gesamten Operationsablauf verpönt, unwürdig eines Chirurgen mit Augenmaß. Diese Operationsbilder wurden übrigens mit einem verzerrungsfreien Spiegelsystem aufgenommen. Der erprobende Fotograf der Firma Leitz stand fern des Operationsfelds und verwendete ein Teleobjektiv.

Auch schlecht zu reponierende und zu retinierende Frakturen wurden in dieser Form versorgt. Die Behandlung einer Tibiapseudarthrose war — Stabilität und gute Lagerdurchblutung, was mit der Anfrischung erreicht wurde, vorausgesetzt — zur damaligen Zeit die optimale Methode, wie dieser Verlauf zeigt (Abb. 2a—c). Auch Korrekturosteotomien und andere orthopädische Eingriffe wurden mit Spänen stabilisiert. Der Span übernahm damals die Funktion einer stabilisierenden Platte oder einer anderen Osteosynthese. Gleichzeitig erfüllt der autologe Knochen alle Aufgaben eines knöchernen Transplants. Der langsame Umbau bzw. v.a. der Abbau des Kortikalisspans sicherte über längere Zeit die erwünschte Schienung. Die von uns durchgeführte Analyse solcher Verläufe bestätigt, daß erzielte Stabilität und gut vaskularisiertes Lager die Voraussetzung zur knöchernen Überbrückung sind und waren.

Bei Übernahme des Bergmannsheil in Bochum 1962 hatten wir Gelegenheit, etwa 1 000 Transplantationen homologer Kortikalis- und Spongiosaspäne bei den verschiedensten Indikationen zu analysieren. Die Transplantate wurden vorwiegend bei primären Amputationen wegen schwerer Verletzungen gewonnen. Die Aufbewahrung erfolgte bei Temperaturen von -23° bis -28° C. Gute Resultate waren im ersatzstarken Lager v.a. Jugendlicher und bei ausreichender Ruhigstellung zu beobachten. Der langsame Abbau der Transplantate und die anschließende Knochenneubildung auch der Spongiosa — z.B. im Schienbeinkopf — war, wie bei diesem toten Material nicht anders zu erwarten, stark verzögert bis zur asep-

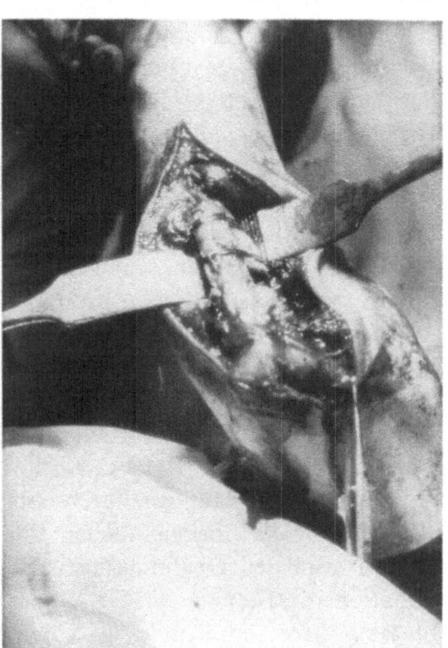

Abb. 1. Defektpseudarthrose der Elle. Nach Anfrischen des Falschgelenks Anlagerung des Tibiaspans und Stabilisierung mit Drahtschlingen. Operateur R. Rehn

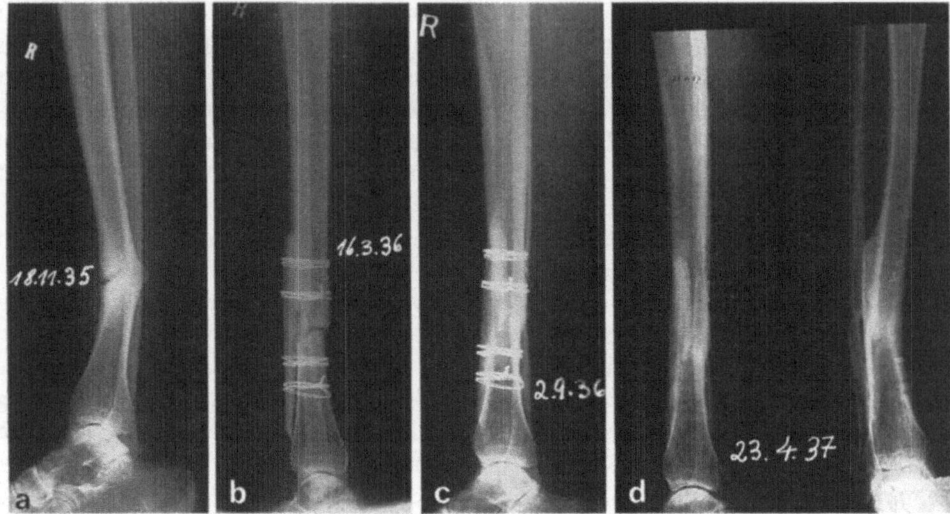

Abb. 2. a Hypertrophe isolierte Tibiapseudarthrose, **b** Dorsale kortikale Tibiaspanplastik, Korrektur der Rekurvationsfehlstellung. Knöcherne Einheilung des Spans und Verheilung der Pseudarthrose 4 bzw. 10 Monate postoperativ, **d** Ausheilung 1 1/2 Jahre nach der Operation. Achsengerechte Stellung in der Seitaufnahme und Varusfehler 10°

tischen Sequestrierung. Die objektive Beurteilung der Ergebnisse war deswegen erschwert bis unmöglich, weil die ausreichende Ruhigstellung als wesentliches Moment nicht immer erreicht wurde. Die Ergebnisse mit dem sog. Kieler-Span, einem denaturierten Tierknochen, waren — zumindest unter den damaligen Voraussetzungen — schlecht.

Die mit dem Tibiaspan erstrebte Stabilisierung wird heute mit einer Osteosynthese sicherer und besser erreicht. Gelegentlich kann ein kortikospongiöser Span im Sinne der Stabilitätsverbesserung einer Osteosynthese auch heute noch hilfreich sein. Zur Defektüberbrückung, zur Anregung der Knochenneubildung und in zahlreichen anderen Situationen hat sich für mich in 20jähriger Tätigkeit am Bergmannsheil die Kombination Osteosynthese und autologe Spongiosa in Abertausenden von Verläufen bewährt. Defekte im Bereich frischer Frakturen erfordern z.B. zur Gewährleistung der Stabilität der Osteosynthese — über einen schnellen Um- und Einbau der Spongiosa — möglichst primäre Spongiosatransplantationen. Breite Kallusmuffen zeigen meist die gut eingebaute Spongiosa.

Nach Resektion osteomyelitischer Knochenherde verbleiben Defekte, die nach Stabilisierung meist mit dem Fixateur externe, z.B. an der Tibia, ausschließlich mit autologer Spongiosa aufgefüllt und überbrückt werden.

Nach Resektion eines Riesenzelltumors am Oberarm bei einem 10jährigen Jungen verbleibt ein großer Defekt. Nach Plattenosteosynthese kommt es über eine autologe „Spongiosastraße" im gut durchbluteten Lager und bei der Regenerationsfreudigkeit des Jugendlichen zu einem schnellen Ein- und Umbau der Spongiosa mit Bildung eines weitgehend normalen Oberarmknochens innerhalb von 2 1/2 Jahren (Abb. 3). In solchen Situationen verwenden wir aus „Materialmangel" auch homologe Spongiosa. Im gut durchbluteten Lager des Kindes und des Jugendlichen ist hier eine gute Indikation gegeben.

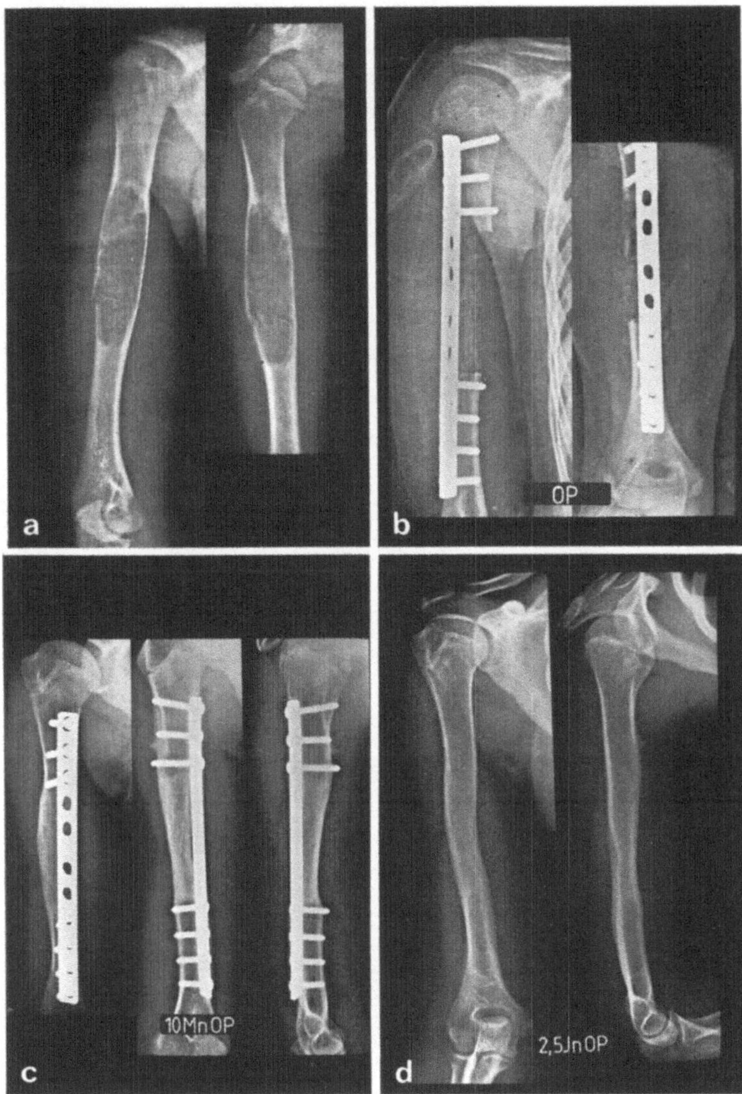

Abb. 3. a Ausgedehnter Riesenzelltumor des Oberarmschafts bei einem 10jährigen Jungen,
b Postoperatives Bild nach Tumorresektion und Stabilisierung mit einer Platte. Defektüberbrückung mit lockerer autologer „Spongiosastraße", **c** 10 Monate nach der Operation
breite Knochenneubildung im Defektbereich mit beginnender Kortikalisbildung, **d** 2 Jahre
5 Monate nach dem Eingriff weitgehend normaler Oberarmschaftknochen

Ansonsten haben mich meine Erfahrungen zu einem Verfechter der ausschließlichen Verwendung der autologen Spongiosa gemacht. Dieses Material ist allen anderen Verfahren
überlegen. Bei guter Indikation und Technik hat mich die autologe Spongiosa nie enttäuscht: „Das Bessere, um nicht zu sagen das Beste, ist des Guten Feind."
    Ein solches Symposium ist trotz dieser apodiktisch vorgetragenen Meinung – oder
gerade deswegen – so nötig und begrüßenswert, weil der derzeitige Stand des Knochen-

ersatzes aufgezeigt und diskutiert werden kann. Diese meine subjektive Meinung glaubte ich aussprechen zu müssen, ohne deswegen den folgenden Vorträgen und Diskussionen vorgreifen zu wollen. Vielleicht stellen wir am Schluß dieser Tagung fest, daß die autologe Spongiosa eine Konkurrenz bekommen hat. — „Videant consules . . . ."

Teil II. Heutiger Stand der Forschung

Morphologische Aspekte der Knochenregeneration

F. Eitel

Chirurgische Klinik Innenstadt und Chirurgische Poliklinik der Ludwig-Maximilians-Universität München (Direktor: Prof. Dr. med. L. Schweiberer), Nußbaumstraße 20, D-8000 München 2

Bei der Fraktur entstehen Knochengewebedefekte und Osteonekrosen. Je nach Stärke und Art des Traumas verbleiben nach Reposition der Fraktur Defekte im Mikrometer- und Zentimeterbereich. Ziel der Knochentransplantation ist, diese Defekte zu überbrücken bzw. aufzufüllen, also zu stabilisieren bzw. zu verkleinern. Auf diese Weise soll die regenerative Leistung des den Defekt umgrenzenden Gewebes (Lagergewebe) unterstützt werden.

Nekrosezonen in den Fragmenten werden durch einen langwierigen, intrakortikalen Resorptions- und Appositionsprozeß (internal remodelling) umgebaut. Gegenstand der vorliegenden Untersuchung ist, die reparative Leistung des Knochenlagers in ihrer Abhängigkeit von der zugrundeliegenden Gewebestruktur morphologisch darzustellen.

Definitionen

Knochengewebe stellt technisch gesehen einen Verbund aus mineralisierter, druckfester Grundsubstanz und zugfesten Kollagenfasern dar. Fasern und Grundsubstanz sind Sekretionsprodukte der Osteoblasten. Die physiologische Lagerstruktur weist unterschiedliche Bauweisen auf. Sie lassen sich anhand ihrer Neubildung bzw. Entstehung (Osteogenese, Ossifikation) darstellen. Die unterschiedliche Bauweise kommt dadurch zustande, daß die Freisetzung der Knochengrundsubstanz (Matrix) aus dem Osteoblasten nicht ubiquitär aus der gesamten Zelloberfläche, sondern lokalisiert erfolgt (Schenk u. Willenegger 1977). Wenn Matrix zeitlich andauernd nur aus der dem Knochenlager zugewandten Seite der Zelle — quasi monofokal — ausgeschleust wird, entsteht eine schichtweise Ablagerung und damit letztendlich — dreidimensional gesehen — die konzentrische Osteonenbauweise. Derart werden die Speziallamellen des reifen Knochengewebes beim Erwachsenen gebildet, die synonym als Lamellenknochen, Havers-Systeme, Sekundärosteone, Substitutionsosteone und "lamellar bone" bezeichnet werden. Dieser Osteogenesemodus, auch als sekundäre Knochenneubildung bezeichnet, findet sich besonders beim Remodelling, also dem intrakortikalen Umbau vorbestehenden Knochengewebes. Es ist hierzu erforderlich, daß für die Osteogenese dadurch Platz geschaffen wird, daß der alte Knochen durch osteoklastische Resorption abgeräumt wird. Frost (1966) hat die Lamellenknochenbildung mit

Hefte zur Unfallheilkunde, Heft 185
Herausgegeben von D. Wolter/K.-H. Jungbluth
© Springer-Verlag Berlin Heidelberg 1987

12

der ARF-Regel beschrieben. Dies bedeutet, daß während einer Latenzphase die multi-
zelluläre Umbaueinheit aktiviert wird (A), es dann zur Resorption (R) und schließlich zur
Formation (F) im Sinne der Ablagerung von Knochengrundsubstanz kommt.

Erfolgt die Freisetzung der Matrix multifokal und ggf. zeitlich gestaffelt, so bilden sich
keine konzentrischen Schichten, sondern ein dreidimensionales Fachwerk, das aus Knochenbälkchen und dazwischenliegenden Hohlräumen besteht. Die letztgenannte Bauweise
findet sich vorwiegend während der Skelettentwicklung. Die Terminologie ist hier weniger
genau definiert als bei der Lamellenknochenbildung. Bezeichnungen wie Primärknochen,
plexiformer Knochen, Primärosteone, "laminar bone", "woven bone", Appositionsosteone
und primäre Ossifikation sind gebräuchlich.

Weitere Strukturunterschiede liegen in der Kollagenfaserarchitektur: Lamellenknochen
weist in der Verlaufsrichtung streng geordnete Kollagenfasern innerhalb der Lamelle auf.
Primäres Knochengewebe hingegen zeigt eine Faserbildung, die ungeordnet geflechtartig
ist, weshalb dieses Gewebe auch als Faser- oder Geflechtknochen bezeichnet wird. Nach
Schenk u. Willenegger (1977) ist dieser Strukturtyp während der Fetalzeit, beim post-
natalen periostalen Dickenwachstum der Diaphyse und unter den pathophysiologischen
Bedingungen der Frakturheilung bei der Kallusbildung zu finden.

Krompecher (1974) bezeichnet den Bildungsmodus, der ohne knorpelige oder bindegewebige Vorstufe abläuft, als primär angiogene Knochenbildung oder primäre Knochenbildung. Er verweist auf Experimente von Hasche-Klunder (1952, zitiert nach Krompecher
1974) an Bohrlochdefekten, die „mit einem primär angiogen gebildeten knöchernen
Maschenwerk" aufgefüllt werden. Nach Auffassung dieser Autoren tritt dieser Ossifikationstyp in Zonen mechanischer Ruhe auf; ist dagegen Instabilität vorhanden, so werden die
Defekte über die Umwandlung bindegewebiger und knorpeliger Vorstufen („bindegewebiger oder knorpeliger Kallus"; chondrale oder desmale Knochenbildung) knöchern aufgefüllt im Sinne einer Umwegdifferenzierung (sekundäre Knochenneubildung nach Krompecher 1974).

Die Terminologie ist also nicht nur bei der Bezeichnung der Strukturtypen, sondern
auch für die Ossifikationstypen unübersichtlich. Schenk u. Willenegger (1963) konnten
wahrscheinlich machen, daß sich Osteoblasten beim Remodelling aus perivaskulärem
Gewebe differenzieren. Zytogenetisch ist diese „intrakanaläre Osteogenese" (Schenk et al.
1963) beim intrakortikalen Umbau im Prinzip funktionell nichts anderes als die „primär
angiogene Kallusbildung", bei der sich nach Angaben Krompechers (1974) aus den undiffe-
renzierten pluripotenten postembryonalen Mesenchymderivaten des Granulationsgewebes
kallusbildende Zellen differenzieren.

Um diesen terminologischen Schwierigkeiten aus dem Weg zu gehen, wird im folgenden
der zytogenetische Aspekt der Knochenneubildung vernachlässigt und unter histogenetischen Gesichtspunkten die primäre Ossifikation als Apposition, die sekundäre Ossifikation
als Substitution bezeichnet. Dementsprechend heißen appositionelle entstandene Osteone
Appositionsosteone, durch Resorption und nachfolgende Osteogenese entstandene Osteone
Substitutionsosteone (Ponlot 1958). Dies erscheint auch insofern gerechtfertigt, als für die
klinisch operative Praxis weniger die zellulären Funktionen als vielmehr deren Produkte,
die geweblichen Strukturen und Reaktionsweisen, von Bedeutung sind.

Methodik

Die Untersuchungstechnik umfaßt die Standardtechniken der histomorphologischen Untersuchungen an fuchsingefärbten unentkalkten 0,1-mm-Schnitten (Schenk et al. 1984) in der Durchlichtmikroskopie, der Fluorochromierung und Fluoreszenzmikroskopie (Rahn u. Perren 1976) und der Mikroangiographie (Dambe 1971; Eitel 1981). Untersucht werden Form, zeitliche Abfolge und Lokalisation der Knochenneubildung an verschiedenen experimentellen Modellen.

Ergebnisse

Appositionelle Knochenneubildung

Die Defektauffüllung unter mechanisch stabilen Bedingungen läßt sich an einem einfachen Modell beim Kaninchen untersuchen: Setzt man an der Femurdiaphyse kortikale Bohrlochdefekte unterschiedlicher Größe, so erfolgt bei einer Defektgröße über 1 mm im Bereich der Kanalwand beginnend die trabekuläre Geflechtknochenbildung (Abb. 1a). Das bindegewebig aufgefüllte Zentrum des Defekts ist auch nach 5 Wochen noch nicht durch Knochenbälkchen verschlossen.

Auch in Defekten von 0,8 mm Größe (Abb. 1b) wird zunächst trabekulärer Knochen der Kanalwand aufgelagert. Hat die Geflechtknochenbildung in der 3. Woche allerdings den Innendurchmesser auf 0,4 mm verkleinert, so wird der Auflagerungsmodus geändert, es bilden sich jetzt konzentrisch geschlossene Schichten. Gleichzeitig werden die Hohlräume des durch Geflechtknochen schon gebildeten Fachwerks ebenfalls durch konzentrische Knochenneubildung aufgefüllt. Der Defekt ist nach 5 Wochen mit Knochen komplett ausgekleidet (Abb. 1c). Defekte von 0,2 mm Durchmesser werden ohne vorherige trabekuläre Knochenbildung konzentrisch geschichtet aufgefüllt. Resorption ist in diesem Initialstadium der Defektauffüllung nirgendwo zu beobachten.

Die Kallusbildung an periostalen und endostalen Oberflächen verläuft grundsätzlich nach dem gleichen Muster (Abb. 2a): Es bilden sich zunächst oberflächenparallele Schichten von Geflechtknochen, auf diesen senkrechtstehend entwickeln sich dann raumgreifende Knochenleisten, die sich später zu kleinen Hohlräumen schließen. In diese Hohlräume wiederum wird konzentrisch geschichtetes Knochengewebe abgelagert. Gerade bei diesen Befunden fällt auf, daß die Knochenneubildung immer in Nachbarschaft eines Gefäßes abläuft (Abb. 2b). Je stärker die interfragmentäre Relativbewegung ist, desto unregelmäßiger wird dieses Trabekelmuster (Abb. 3). Aus der mit Fluorchromen erhältlichen, zeitlich gestaffelten Markierung der appositionellen Knochenneubildung ist ersichtlich, daß zum Zeitpunkt der knöchernen Überbauung der Fraktur bzw. Osteotomie der Ordnungsgrad der Trabekel in den weichteilnahen Schichten des Kallus regelmäßiger ist als zu Beginn der Kallusbildung (Abb. 3a). Je weiter der Kallus von der Osteotomie entfernt untersucht wird, desto deutlicher und regelmäßiger ist der trabekuläre Bau. Dort, wo die Weichteilbedeckung am ausgeprägtesten ist, an der Tibia etwa im dorsalen Diaphysenbereich, findet sich auch die ausgedehnteste Kallusmanschette. Im schlecht gedeckten anteriormedialen Bereich zeigt sich nur ein dünner Saum von Kallus.

Gefäßverteilungsmuster des appositionell gebildeten Knochens

Die Gefäße im Kallus, der unmittelbar der periostalen Knochenoberfläche aufliegt, sind in diesem frühen, instabilitätsträchtigen Heilungsstadium ungeordnet. Sie weisen ein büschel-

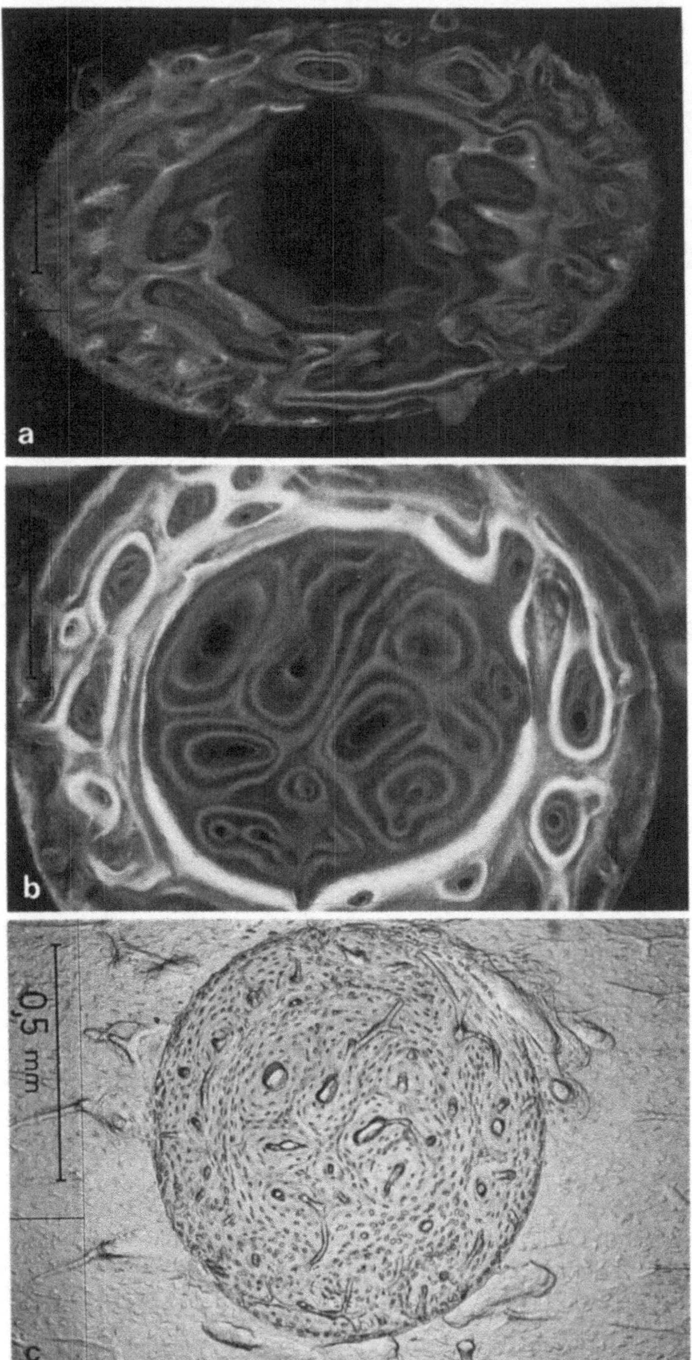

Abb. 1a—c

artig verfilztes Muster auf, wie bei einem frischen Granulationsgewebe. In den äußeren, weichteilnahen Schichten dagegen findet sich im Querschnitt eine regelmäßige, radiäre und longitudinale Anordnung der Gefäße (Abb. 4a). Bei persistierender Instabilität überwiegt die ungeordnete Gefäßanordnung (Abb. 4b). Unter mechanisch stabilen Bedingungen entspricht das Gefäßverteilungsmuster dem trabekulären Bau des Knochengewebes. Die Apposition unter anderweitigen, stabilen Verhältnissen, etwa im Rahmen des diaphysären Dickenwachstums, weist eine hochgradige geordnete, rektanguläre Anordnung der Gefäße auf (Abb. 4c).

Knochenneubildung durch Substitution

Wenn bereits bestehendes Knochengewebe, wie etwa appositioneller Kallus aus dem Inititalstadium der Frakturheilung oder durch Trauma devaskularisierte Fragmente, umgebaut werden, so muß dieses Gewebe zunächst durch Resorption beseitigt werden, um dann durch Knochenneubildung ersetzt (substituiert) werden zu können. Beim Knochengewebe liegt demnach der für den Menschen relativ seltene Fall einer *organotypischen* Regeneration vor.

Morphologisch besteht eine enge räumliche Beziehung zwischen in den Knochen einsprossenden Gefäßen und den resorptiv tätigen Osteoklasten (Abb. 5a). Sie befinden sich an der Spitze der Gefäßschlinge und bohren einen neuen Kanal in den zu substituierenden Knochen oder weiten einen vorbestehenden Gefäßkanal auf (Abb. 5a). Hinter diesem „Bohrkopf" wird dann konzentrisch lamellär strukturierter Knochen mit einer hochgeordneten Kollagenfaserstruktur auf der aufgebohrten Kanalwand abgelagert (Abb. 5b). Diese konzentrische Lamellenbildung erfolgt so lange, bis der durchschnittliche Durchmesser des Havers-Kanals von 0,02 mm wieder erreicht ist. Betrachtet man den gesamten devitalisierten Knochenquerschnitt, so liegt nicht ein neugebildetes Osteon unmittelbar

◀──

Abb. 1a–c. Appositionelle Knochenneubildung im Bohrlochdefekt beim Kaninchen nach 5 Wochen. **a** Fluoreszenzmikroskopisches Bild, Bohrlochdefekt an der Tibia, 1,5 mm im Querdurchmesser, 1 mm im Längsdurchmesser. Raumgreifende trabekuläre Knochenneubildung. Der Defekt ist noch nicht knöchern aufgefüllt. In den Hohlräumen des wandnahen Fachwerks einzelne konzentrisch abgelagerte Schichten, die als Primärosteone bezeichnet werden können. Das Rahmenfachwerk selbst kann in seiner Struktur als laminär-trabekulär beschrieben werden. Als erste Auflagerung bildet sich auf der Knochenwand selbst eine laminäre Schicht, aus der dann die Trabekel herauswachsen. Vergr. 25 : 1, **b** Gleichartiger Bohrlochdefekt von 0,8 mm am Kaninchenoberschenkel: Das Fachwerk aus appositionellen Knochen ist nun regelmäßiger, es findet sich eine deutlichere Schichtung, die Hohlräume im Fachwerk sind wieder konzentrisch aufgefüllt. Der innere Bezirk weist nur konzentrisch geschichtete Primärosteone auf. Sein Durchmesser beträgt 0,4 mm. Vergr. 40 : 1, **c** Unentkalkter Dünnschnitt (0,1 mm) des Präparats aus **b** im Durchlicht: Der Defekt ist komplett knöchern aufgefüllt. Keine Resorptionszeichen der Kanalwand, jedoch beginnender Havers-Umbau aus dem Knochenlager der Bohrlochwand v.a. bei 1 und 5 Uhr. Unmittelbar auf der Kanalwand liegt eine Schicht laminären Knochens, kenntlich an den wandparallelen Osteozytenhöhlen. Die nächste Schicht nach innen weist Osteone auf, kenntlich an der um den jeweiligen Gefäßkanal konzentrischen Anordnung der Osteozytenhöhlen, dann folgt innen eine weitere laminäre Schicht. Im Kern des Bohrlochs (0,4 mm Durchmesser = Distanz zwischen rechter und linker innerer laminärer Schicht) finden sich nur noch Osteone. Vergr. 25 : 1

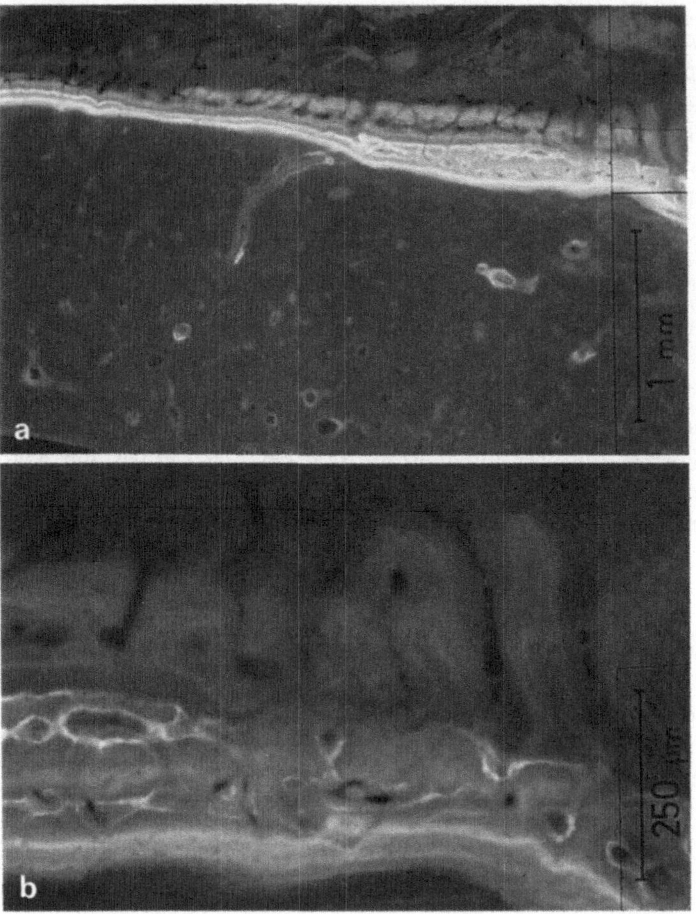

Abb. 2a, b. Appositionelle Knochenbildung an der periostalen Knochenoberfläche der intakten Tibia des Hundes nach isolierter Aufbohrung der Markhöhle. **a** Fluoreszenzmikroskopisches Übersichtsbild (Lupenvergrößerung im Querschnitt, Kortikalis *unten*, im *oberen* Bilddrittel der Reizkallus, *ganz oben* liegen die parossalen Weichteile der dorsalen Diaphyse): Schichtweise trabekuläre Bauweise des appositionell abgelagerter Knochengewebes. Zu den parossalen Weichteilen hin im jüngsten Bereich der Apposition haben sich die Trabekel noch nicht zu Höhlen geschlossen, sondern figurieren noch als Knochenrinnen, **b** Auschnittvergrößerung aus der *rechten* Region von **a**: In den nach parossal hin geöffneten Knochenrinnen verlaufen radiär zum Knochen hin längsgetroffene Gefäße (Rußfüllung). In den Höhlen des Rahmenfachwerks vorwiegend quergeschnittene Gefäße. Vergr. 40:1

neben dem anderen, vielmehr findet sich zwischen den neuen Substitutionsosteonen eine mehr oder weniger weite Strecke alten Knochens (Abb. 5c). Diese Form des Umbaus könnte als fleckförmig bezeichnet werden, im Längsschnitt läuft sie nach dem Prinzip der gegenseitigen Verzapfung der Fragmente durch neugebildete Osteone ab.

Überraschenderweise zeigen sich im Knochenquerschnitt (Abb. 5c) neben Substitutionsosteonen auch Osteone, die keine Spuren vorherigen resorptiver Tätigkeit in der Wand

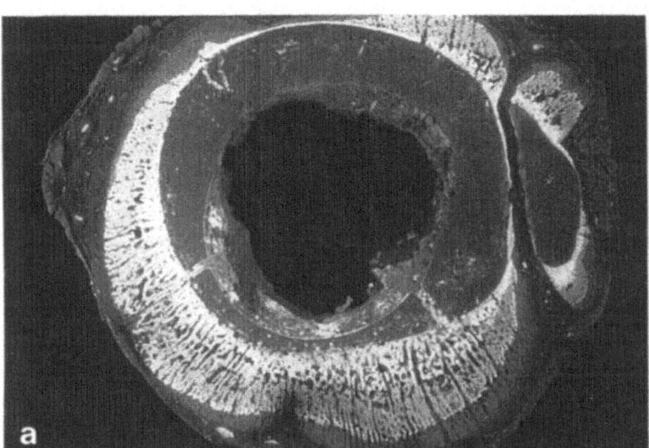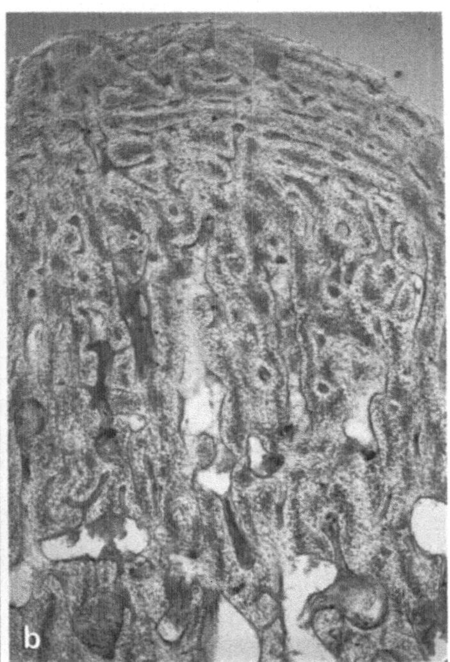

Abb. 3a, b. Kallusbildung nach Marknagelung im Bereich einer keilförmigen Schrägosteotomie der quergeschnittenen Tibiadiaphyse beim Hund am unentkalkten fuchsingefärbten
Knochendünnschnitt. **a** Fluoreszenzmikroskopisches Übersichtsbild: Vor allem dorsal
(*unten rechts* die Fibula) ausgedehnte Kallusbildung, in der Kortikalis *senkrecht* verlaufend
die beiden Osteotomiespalten. Der Kallus weist unmittelbar auf der Kortikalis (*heller Ring*)
eine dichtere Struktur auf als in den äußeren Bezirken, wo sich eine radiäre Fiederung
findet. Vergr. 2 : 1. **b** Ausschnittsvergrößerung aus einem dorsalen Kallus bei gleicher Versuchsanordnung aus einem anderen Präparat im Durchlicht: In den weichteilnahen jüngsten
Kallusschichten regelmäßigere Anordnung als in den kortikalisnahen Anteilen (*unten*), hier
bereits im Rahmen des sekundären Umbaus Resorptionshöhlen im Kallus. Vergr. 40 : 1

aufweisen (Kittlinien). Diese Osteone sind nach dem appositionellen Modus gebildet, so
daß auch in der Kortikalis neben Substitutionsosteonen Appositionsosteone vorkommen.
Sie zeichnen sich durch eine einzige Schicht neuen Knochens auf der Kanalwand aus. Im
Fluoreszenzbild erscheinen sie als kleindimensionierte Einschichtosteone.

Gefäßverteilungsmuster des durch Substitution gebildeten Knochens

Zur Untersuchung der Revaskularisation bei substitutiver Knochenneubildung eignet sich
besonders das Pseudarthrosemodel beim Hund (Martin 1920). Wird der Radius osteotomiert (Abb. 6a), so entwickelt sich ohne postoperative Ruhigstellung schon bei einer
Spaltbreite von 1—2 mm zunächst eine starke Resorption der Schnittflächen (Abb. 6b).
Dann bildet sich an der periostalen Oberfläche der Fragmente rein appositionell Kallus.
Nach 20 Wochen hat sich die Osteotomiezone zu einem breiten avaskulären, von Narben-
und Knorpelgewebe ausgefüllten Spalt erweitert, der periostale Kallus überbrückt den

Spalt nicht (Abb. 6c). Eine elefantenfußförmige, hypertrophe Pseudarthrose ist entstanden (Abb. 6d). Angrenzend an die instabilen Schnittflächen ist ein ungeordnet filzartiges Gefäßverteilungsmuster wie beim Granulationsgewebe zu sehen (Abb. 6e). Die Gefäßverteilung im appositionell gebildeten Kallus ist im Vergleich zum Kallus, der bei der Marknagelung entsteht (s. Abb. 4a), weniger geordnet. Wird nun die Pseudarthrose durch Plattenosteosynthese stabilisiert (Abb. 6f), so wachsen innerhalb der ersten 2 postoperativen Wochen im Markraumbereich baumartig sich verzweigende Kapillarsprossen aus jedem der beiden Fragmente in den avaskulären Pseudarthrosespalt ein und anastomosieren (Abb. 6g). Der Spaltbereich ist 3 Wochen nach der Stabilisierung nahezu vollständig von anastomosierenden Gefäßbäumchen invadiert, lediglich im periostalen Bereich bestehen noch schmale avaskuläre Zonen, die aber im Vergleich zur Gefäßverteilung bei der Pseudarthrose eine deutliche Revaskularisierungstendenz aufweisen (Abb. 6h). Außerdem finden sich zahlreiche Anastomosen zwischen Markraum- und Periostgefäßen in den an den Pseudarthrosebereich grenzenden Arealen der kortikalen Fragmente. Dies ist das Zeichen des substituierenden Umbaus des elefantenfußförmigen Kallus. Je länger dieser Umbau dauert,

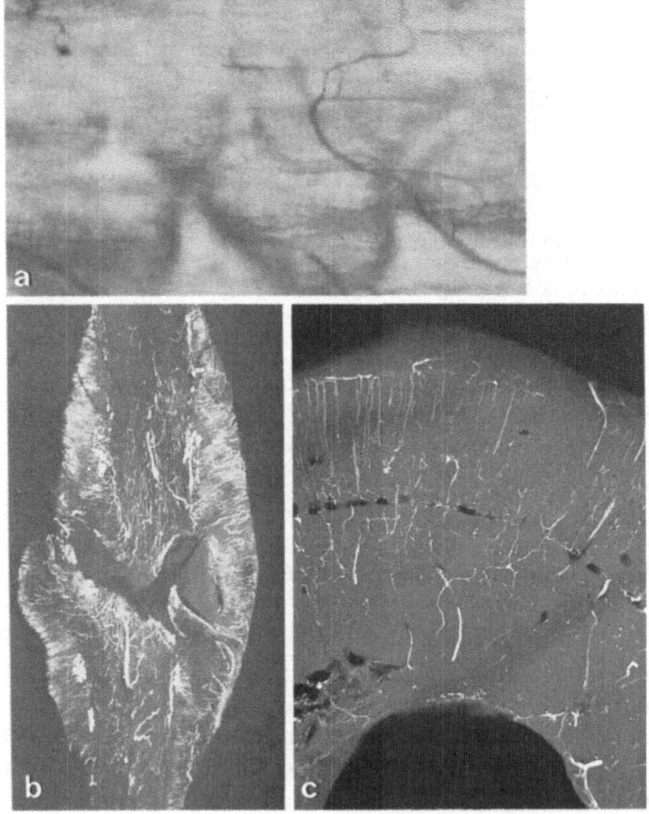

Abb. 4a–c

desto mehr ergibt sich ein Bild wie bei sofortiger operativer Stabilisierung einer Fraktur: Die intrakortikalen Gefäße wachsen parallel zur diaphysären Längsachse vor und verzweigen sich spitzwinklig bzw. baumartig, um in den umzubauenden Kortikalisbezirk einzudringen

Bei der substitutiven Knochenneubildung lassen sich 3 Phasen der Revaskularisierung unterscheiden:

1. Im initialen Stadium der noch vorhandenen Instabilität ziehen an den Knochenoberflächen bzw. Fragmentflächen ungeordnet filzartige Gefäßbüschel im Sinne eines Granulationsgewebes auf (Hypervaskularisierungsstadium).
2. Im Stadium der beginnenden Stabilisierung sprossen aus diesem Granulationsgewebe baumartig sich verzweigende Gefäße senkrecht zu den Knochen- bzw. Fragmentoberflächen ein (Invasionsstadium).
3. Nach erfolgter knöcherner Stabilisierung werden Kortikalis und Kallus durch längsachsenparallel longitudinal vorrückende Gefäßsprossen umgebaut (Stadium des intrakortikalen Umbaus, "Internal remodelling").
   Die Revaskularisierung erfolgt aus den Aufzweigungen der den Knochen unter physiologischen Bedingungen versorgenden Gefäßgebiete (Abb. 7):

1. A.-nutritia-System,
2. parossal-periostales Gefäßgebiet und
3. metaphyseoepiphysäres Gefäßgebiet.

Durch Substitution entstandenes Knochengewebe wird v.a. im diaphysären Bereich beim Erwachsenen überwiegend aus dem Nutritiagebiet versorgt. Periostale Appositionszonen erhalten ihre Versorgung aus dem periostal-parossalen Gebiet. Metaphyseoepiphysäres

<hr>

Abb. 4a–c. Gefäßverteilungsmuster der appositionellen Knochenbildung bei unterschiedlicher biomechanischer Konstellation. a In der Röntgentechnik hergestelltes Mikroangiogramm (Bariumsulfatfüllung, Ausschnittvergrößerung eines diaphysären Querschnitts, Schnittdicke 0,1 mm) bei gleicher Versuchsanordnung wie in Abb. 3, Stabilisierung durch Marknagelung. Markhöhle (*unten*), Kortikalis als Halbring (*Mitte*), Kallus (*oben*). In den weichteilnahe gelegenen Kallusschichten wird der Gefäßverlauf radiär zur Markhöhle hin deutlich sichtbar, was in der Knochenstruktur eine radiäre Fiederung der Gefäßkanäle ergibt. Darunter findet sich kortikalisnah eine unregelmäßige Gefäßverteilung, b Übersichtsbild eines Mikroangiogramms (diaphysärer Längsschnitt 1 mm, Bariumsulfatfüllung). Sekundärheilende durch Gipsverband versorgte Fraktur mit 2 Hauptfragmenten und einem keilförmigen 3. Fragment (*rechts*) beim Hund: Vor allem in der querverlaufenden, ehemals instabilen Frakturzone büschelartig verfilzte Gefäßknäuel. Periostale Gefäßverteilung in Frakturnähe ebenfalls unregelmäßig. In den äußeren, jüngsten, die Fraktur überbrückenden Kalluszonen wird der Gefäßverlauf regelmäßig und entspricht in etwa den Befunden bei der Marknagelung (s. Abb. 3a, b), c Längsschnitt durch die intakte Diaphyse des Femurs beim Schaf in der Spalteholztechnik (Schnittdicke 0,7 mm, Tuschefüllung): Periostale Appositionszone, im Rahmen des physiologischen Dickenwachstums im *oberen* Bildviertel. In den *unteren* 3 Bildvierteln durch Substitution entstandener Havers-Knochen. Die mechanisch stabile Appositionszone weist ein geordnetes, rektanguläres Gefäßnetz mit im Vergleich zum substitutiv entstandenen darunterliegenden Gewebe hochgradiger Anastomosierung auf. Vergr. 10:1

Gebiet und A. nutritia anastomosieren im Spongiosabereich der Metaphysen. Hier ist bei Verletzung des einen Gebietes eine Kompensation durch Stromumkehr möglich. Die vorliegenden Befunde zeigen, daß die Gefäßinvasion bei Instabilität und damit die Knochenneubildung durch Substitution gestört ist. Liegt eine Infektion vor, so ist ebenfalls die 2. Phase der Revaskularisierung gestört. Das infizierte Fragment wird vom Granulationswall sequestriert, das Fragment selbst bleibt avaskulär. Es unterliegt einer langsamen Resorption seiner äußeren Oberflächen ohne jede Apposition (Abb. 8).

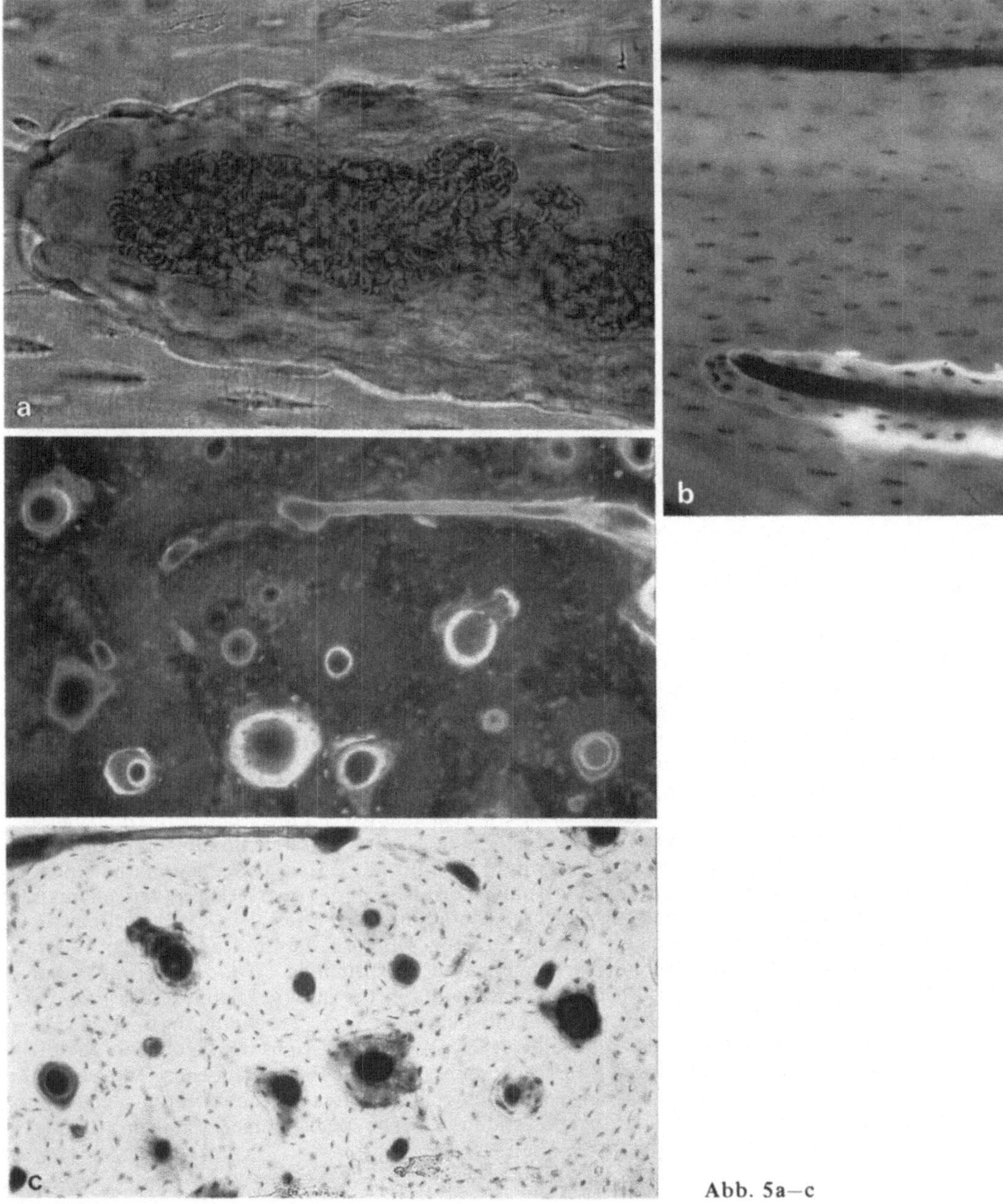

Abb. 5a—c

Heilungsmodi

Bei der Heilung mit periostaler Kallusbildung, die in der Klinik auch als knöcherne Sekundärheilung bezeichnet wird, überwiegt im Stadium der mechanischen Stabilisierung mengenmäßig durch Apposition gebildetes Knochengewebe. Bei der konservativen Frakturbehandlung wird durch frühe, in der 1. posttraumatischen Woche beginnende, raumgreifende appositionelle Knochenneubildung die Fraktur überbrückt und so zunächst stabilisiert. Unter den dann geschaffenen mechanisch stabilen Bedingungen wird in einem langwierigen Umbauprozeß die ursprüngliche Knochenstruktur durch Substitution des Kallus und der devitalisierten Fragmentareale wiederhergestellt. In diesem letzten Reparationsstadium überwiegt dann mehr und mehr das durch Substitution gebildete Knochengewebe.

Bei der Heilung ohne periostalen Kallus, in der Klinik als knöcherne Primärheilung bezeichnet, findet sich nur wenig appositionelles Knochengewebe: Verbleiben nach der Reposition kleine Spaltzonen im Frakturbereich, so werden diese mit appositionellem Knochengewebe innerhalb der ersten 1–3 Wochen komplett aufgefüllt und dann durch aus den Hauptfragmenten vorrückenden Umbaueinheiten von Substitutionsosteonen durchbohrt (Spaltheilung, Schenk 1978). Die appositionell entstandene „Klebestelle" im Spalt wird also durch Substitution aus den Hauptfragmenten verzapft (Abb. 9). Bei der appositionellen Auffüllung des Spalts findet sich wie bei den Bohrlochdefekten (s. Abb. 1) initial auf der Fragmentoberfläche zunächst eine dünne laminare Schicht, je nach Spaltbreite kommt es dann entweder zur trabekulären oder zur konzentrisch geschichteten Knochenneubildung. Ist die Osteosynthese nicht stabil, so werden die Fragmentoberflächen durch Resorption angefrischt, und im Spalt bildet sich ein chondrodesmales Füllgewebe. Hierbei können auf die resorbierten Flächen appositionelle Knochentrabekel abgelagert werden.

Abb. 5a–c. Knochenneubildung durch Substitution. **a** Nekrosefragment einer menschlichen Tibiafraktur im fuchsingefärbten unentkalkten Längsschnitt (Dünnschliff 0,1 mm) im Durchlicht: Resorptive Aufweitung eines vorbestehenden Havers-Kanals (*links* gerade noch sichtbar) um das 5fache des ursprünglichen Kanaldurchmessers. Maximale Weite des Resorptionskanals *rechts* 0,2 mm. Resorptive Buchten in der Kanalwand, Kittlinienbildung. Die Kapillare ist als Zeichen der Durchströmung strotzend mit Erythrozyten gefüllt. Kapillarsprossenbildung oben rechts am Gefäß. Vergr. 100:1, **b** Fluoreszenzoptisches Bild eines neugebildeten Substitutionsosteons (*unten*) in der Kortikalis (fuchsingefärbter Längsschnitt 0,1 mm) nach Tibiamarknagelung beim Hund. *Links* der Osteoklastenbohrkopf, *rechts* im hinteren Anteil des querverlaufenden, längsgeschnittenen Gefäßes auf der Kanalwand Ablagerung lamellären Knochens. Hier ist die Osteoblastenreihe (*dunkle Punkte*) deutlich sichtbar, **c** Intrakortikaler Umbau nach Tibiamarknagelung beim Hund. In der *oberen* Bildhälfte fluoreszenzoptische Darstellung des Anbaus, *unten* der unentkalkte, fuchsingefärbte Dünnschliff (0,1 mm) im Durchlicht in identischer Lokalisation wie oben: Fleckförmige Osteonenerneuerung in dem devitalisierten Knochengewebe, vitales Knochengewebe *unten* dunkel gefärbt. Im *oberen* Ausschnitt im *mittleren* Bildteil 2 kleine Einringosteone, die durch Apposition ohne vorherige Resorption entstanden sind. Die übrigen Osteone weisen im Durchlicht Kittlinienbegrenzungen auf und sind damit als Substitutionsosteone anzusehen. Vergr. 25:1

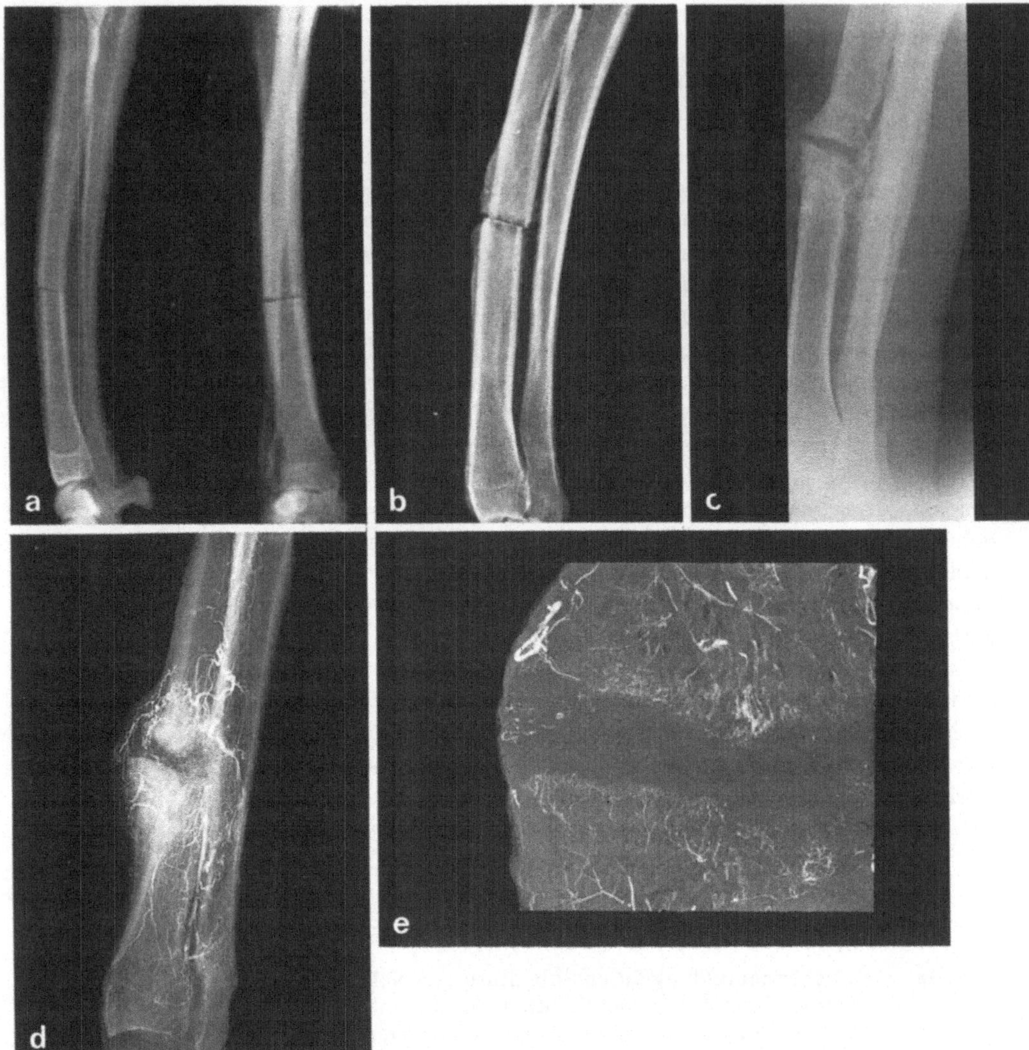

Abb. 6a–h. Gefäßverteilungsmuster bei Knochenneubildung durch Apposition und Substitution am Modell der Radiuspseudarthrose beim Hund. **a** Röntgenübersicht nach diaphysärer Querosteotomie. Postoperativ ungehinderte Belastung, Sperrwirkung der intakten Ulna, **b** Resorption am Osteotomiespalt 14 Tage nach Operation, **c** Hypertrophische Elefantenfußpseudarthrose 20 Wochen nach Osteotomie. Hypertrophischer Umbau der sperrenden Ulna, **d** Übersichtsröntgenbild nach Bariumsolfatfüllung der Gefäße und Abpräparation der parossalen Weichteile, **e** Mikroangiogramm des entkalkten Präparats (Schnittdicke 1 mm) aus **d**: *Querverlaufend* der avaskuläre Pseudarthrosespalt. Büschelartiges Gefäßverteilungsmuster in den hypertrophischen Randgebieten der Pseudarthrose

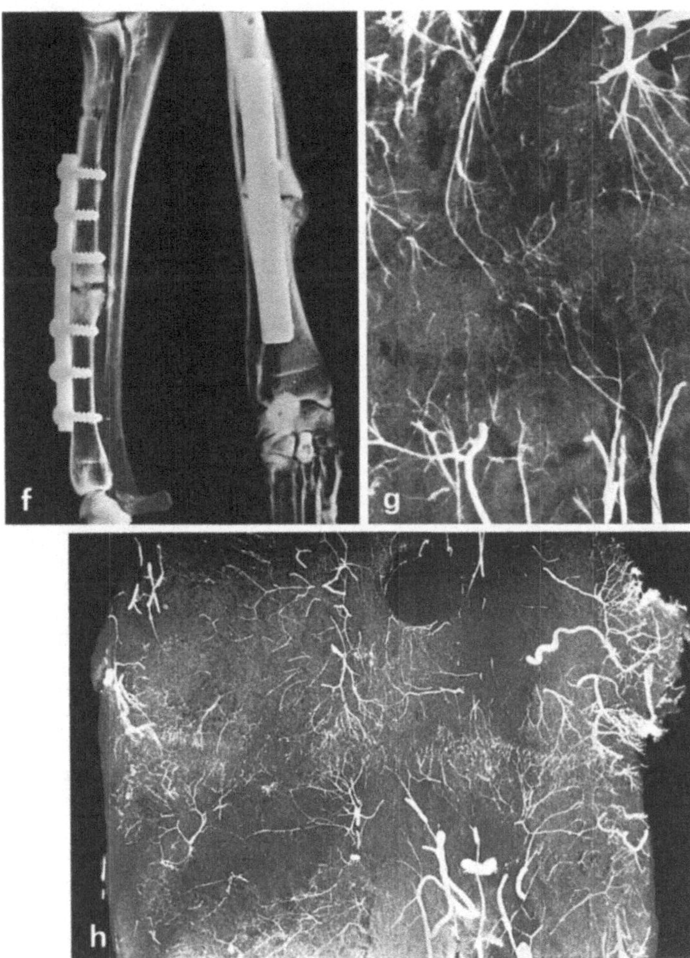

Abb. 6. f Stabilisierung der Pseudarthrose durch Kompressionsosteosynthese mit 6-Loch-Platte, **g** Mikroangiogramm des Pseudarthrosespalts (*querverlaufend* am unteren Drittel-punkt) im Längsschnitt (Schnittdicke 1 mm), 14 Tage nach Stabilisierung der Pseud-arthrose: Verminderung des büschelartigen Gefäßmusters. Der Spalt wird von aus den Frag-menten hervorwachsenden Gefäßen überbrückt (*Mitte*), **h** Mikroangiogramm des längsge-schnittenen Präparats (1 mm Schnittdicke) aus **f**: Der Pseudarthrosepsalt (etwa *Mitte*) ist auf seiner gesamten Breite durch baumartig vorwachsende Gefäßsprossen eingeengt (*oben* ein Schraubenloch). Eine Kortikalis *senkrecht* (*Mitte*) verlaufend, die andere am *rechten äußeren Viertelpunkt* in der Senkrechten. *Rechts* und *links außen* Kallus mit einem sich in Richtung auf ein baumartiges Muster ordnenden Gefäßmuster, zahlreiche transkortikale Anastomosen mit überwiegend nach periostal hin offenen Verzweigungen aus dem Mark-raum vorwachsend

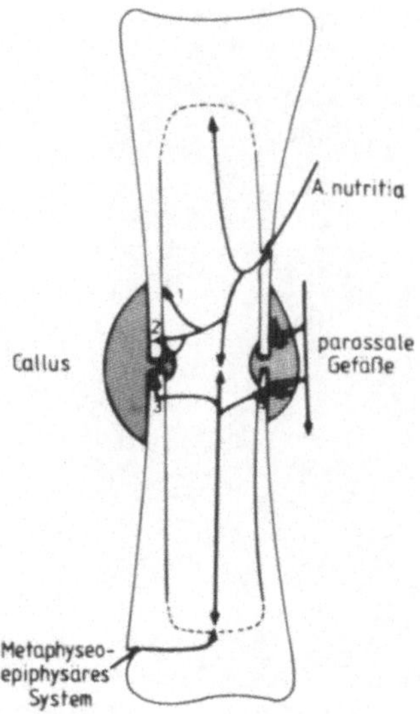

Abb. 7. Schema der Gefäßverteilung im Längsschnitt am langen Röhrenknochen bei Fraktur: Intramedulläre Aufzweigung der proximal in die Markhöhle eintretenden A. nutritia in 2 Fächer, Anastomosierung mit dem proximalen (nicht dargestellt) und distalen metaphyseoepiphysären Gefäßgebiet. *Schraffiert* der Kallus, der aus den parossalen Weichteilen versorgt wird (4). Phasen der Revaskularisierung: *1* Stadium 1: Aufziehen eines Granulationsgewebes auf den äußeren Knochenoberflächen (Hypervaskularisation). *2* Stadium 2: Radiäre Invasion der Gefäßsprossen in die devitalisierte Kortikalis (Invasion). *3* Stadium 3: Umlagerung der eingedrungenen Gefäße in longitudinaler, längsachsenparalleler Richtung im Rahmen des Umbaus der devitalisierten Kortikalis durch neugebildete Substitutionsosteome (Umbau). *4* Parossale Versorgung des Kallus. *5* Transkortikale Anastomosenbildung des Stadiums 2

Bei der Kontaktheilung (Schenk 1978) fehlt die appositionelle Knochenbildung vollständig. Die Überbrückung der Fraktur erfolgt durch intrakortikal vorrückende Substitutionsosteone.

Morphometrische Daten zur Knochenneubildung

Morphometrische Daten geben Hinweise auf funktionelle Zusammenhänge: Erstaunlich konstant ist bei allen Spezies der durchschnittliche Durchmesser der Osteone (Currey (1960). Offenbar gelingt im Knochen der Transport bzw. die Diffusion von Substrat bzw. Metaboliten nur bis zur Distanz von durchschnittlich 0,1 mm. Kein Osteozyt ist durchschnittlich weiter als 0,1 mm vom nächsten Gefäß entfernt. Bei konzentrischer Anordnung ergibt sich somit ein durchschnittlicher Osteonendurchmesser von etwa 0,2 mm, die durchschnittliche Gefäßkanalweite beträgt 0,02 mm. Auch im appositionellen Knochengewebe lassen sich Schichtdicken zwischen den zweidimensionalen oberflächenparallelen

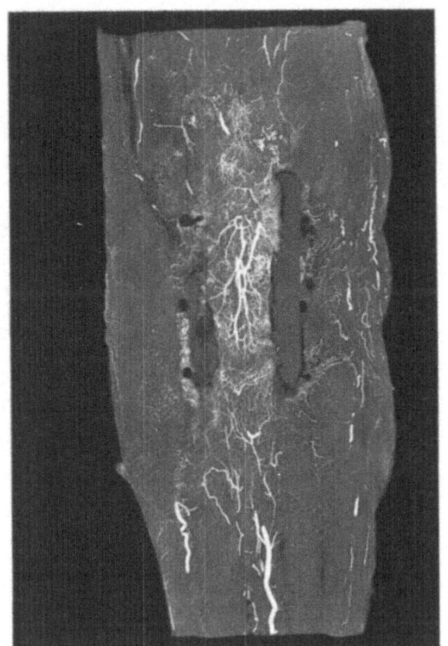

Abb. 8. Mikroangiogramm (Längsschnitt 1 mm)
einer Stufenosteotomie mit Infekt und Fistel am
Hunderadius, Osteotomie durch Cerlagen versorgt:
längsverlaufend die beiden avaskulären Kortikalisfragmente (*Mitte*). Keine Gefäßinvasion, sondern
Sequestrierung im Granulationswall. Das Stadium 2
der Revaskularisation ist hier gestört

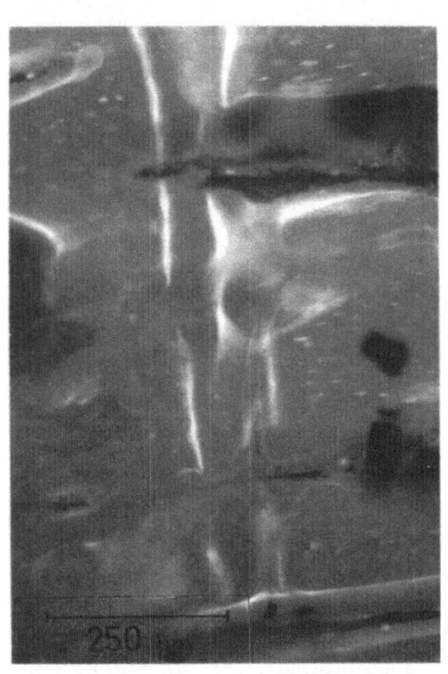

Abb. 9. Spaltheilung nach Radiusosteotomie unter
Plattenosteosynthese beim Hund, fluoreszenzoptische Aufnahme eines Längsschnitts (0,1 mm): Der
senkrecht verlaufende Osteotomiespalt ist mit
Geflechtknochen aufgefüllt. Der Spalt wird durch
waagerecht verlaufende Substitutionsosteone verzapft (14. postoperative Woche, Spaltbreite 0,125
mm). Vergr. 40 : 1

Gefäßnetzen zwischen 0,1 und 0,2 mm beobachten. Im Substitutionsknochen verläuft kein Osteon länger als 0,9 mm ohne Verzweigung. Der Gipfel der Häufigkeitsverteilung dieser interanastomotischen Strecke liegt wiederum bei 0,1–0,2 mm. Das heißt mit anderen Worten, daß auch in Längsrichtung gesehen eine konstante Distanz von 0,1–0,2 mm zu beobachten ist. Dann muß sich das Osteon quer verzweigen, damit die Gefäße der Längskanäle anastomosieren können.

Das Gefäßnetz im appositionellen Knochen ist stärker anastomosiert, die Strecke zwischen Anastomosen ist kürzer als in durch Substitution entstandenen Knochen. Dementsprechend können traumatische Gefäßunterbrechungen im appositionell entstandenen Knochen besser kompensiert werden als im durch Substitution aufgebauten Gewebe.

Die durchschnittliche Wanderungsgeschwindigkeit der Osteoklasten und damit die Invasionsgeschwindigkeit der Kapillaren bei Substitution beträg nach Jaworski u. Lok (1972) $0,039 \pm 0,014$ mm/Tag in longitudinaler Richtung. Die radiale Aufweitung des Kanals wird mit $0,07 \pm 0,003$ mm/Tag angegeben. Schenk (1978) bestimmt diesen Wert auf 0,1 mm/ Tag. Bei diesen Messungen ist zu berücksichtigen, daß die osteoklastisch-vaskuläre Invasion auch in vorbestehenden Kanälen erfolgen kann, womit dann eher Bedingungen wie in den Weichteilen vorhanden sein dürften, in denen die durchschnittliche Kapillarsprossungsgeschwindigkeit $0,2 \pm 0,7$ mm/Tag beträgt.

Die Aktivitätsdauer des Osteoklasten wird von Jaworski u. Lok (1972) mit 24–47 h angegeben. Die Appositionsrate hinter dem Bohrkopf in zentripetaler Richtung des Kanaldurchmessers beträgt 0,001 mm/Tag (Frost 1963). Im Längsschnitt kann beobachtet werden, daß die Appositionsfront der Resorptionsfront mit einer Geschwindigkeit von 0,04 mm/Tag folgt (Jaworski u. Lok 1972).

Die durchschnittliche Bildungszeit für ein Substitutionsosteon beträgt nach Schenk (1978) 3–4 Monate, nach eigenen Untersuchungen (Eitel 1981) beim Hund 6–8 Wochen. Für den Menschen wird eine Osteobildungszeit zwischen 4 und 20 Wochen angegeben (Frost 1963).

Nach eigenen Untersuchungen beginnt die 1. Phase der Revaskularisierung wenige Stunden nach dem Trauma und erreicht nach 8 Tagen einen Gipfel. Die 2., invasive Phase fällt in die 2. Woche. Die 3. Revaskularisierungsphase ist Ausdruck des "internal remodelling", also des Umbaus durch Substitutionsosteonenbildung. Sie wird deutlich ab der 3. Woche, mechanisch stabile Bedingungen vorausgesetzt, und erreicht beim Hund in der 6. Woche ihren Gipfel. Danach klingt das intrakortikale Remodelling bis zur 20. Woche auf den physiologischen Wert ab. Unter physiologischen Bedingungen befinden sich 2–3% aller Osteone im fortwährend beobachtbaren Umbau (Schenk 1977).

Die appositionelle Knochenneubildung hingegen beginnt schon in der 1. Woche nach Defektsetzung. Für die Stabilisierung durch knöcherne Sekundärheilung sind am Radius beim Schaf 2 Wochen notwendig, beim Hund mindestens 3–4 Wochen (eigene unveröffentlichte Beobachtung). Beim Menschen dürfte bei gleicher Lokalisation die Stabilisierungsphase mindestens 6 Wochen betragen.

Diskussion

Die Osteoregeneration ist ein Gebiet, das eingehend seit dem ausgehenden letzten Jahrhundert untersucht wird. Dementsprechend sind unterschiedliche terminologische Bezeichnungen vorhanden, die sich teilweise überschneiden, teilweise den Regenerationsprozeß angesichts neuerer, mit modernen Unterschungsmethoden gewonnener Ergebnisse nur unvollständig beschreiben. Dies wird in der vorliegenden Untersuchung eingangs besprochen. Geht man von der geweblichen Organisationsstufe aus, so scheint die Einteilung von Ponlot (1958) in Appositions- und Substitutionsosteone sinnvoll und auf die Ossifikationsformen übertragbar.

Die Diskussion der Validität der angewandten Methoden würde den Rahmen der vorliegenden Thematik sprengen. Hierzu sei auf die zitierten Arbeiten verwiesen, in denen sich nähere Angaben finden. Für die vorliegende Untersuchung wurden nur Ergebnisse verwendet, die mit gut abgesicherten Standardtechniken gewonnen wurden.

Die Übertragung der vorliegenden strukturell-morphologischen Befunde auf funktionelle Zusammenhänge ist sicherlich kritisch zu sehen. Dennoch lassen sich mit strukturellen Daten funktionelle Voraussagen für die Geweberegeneration treffen, was auf eine gute Übereinstimmung struktureller und funktioneller Daten auf dem Gebiet der Osteologie hinweist.

Die Ergebnisse der vorliegenden Untersuchung zeigen an den Modellen des Bohrlochdefekts, der Marknagelung, der Plattenosteosynthese und der experimentellen Pseudarthrose eine Korrelation von Struktur und Funktion: An den stabilen Bohrlochdefekten ist unter einem Durchmesser von 0,4 mm konzentrisch geschichte Apposition, über 0,4 mm Durchmesser laminär-trabekuläre Apposition beobachtbar. Bemerkenswert ist, daß dieser Grenzwert 2 durchschnittlichen Osteonendurchmessern entspricht. Dies bestätigt die Befunde von Schenk (1977) und Johner (1972, zitiert nach Schenk u. Willenegger 1977). Die Ablagerung appositionellen Knochens in konzentrischen oder laminär-trabekulären Schichten ist offenbar von der dreidimensionalen Form des Defektes abhängig. An der zweidimensionalen periostalen Knochenoberfläche und in Defekten über 1 mm Durchmesser findet nur laminär-trabekuläre Apposition statt. Ob die Anordnung der Trabekel in diesen Fällen regelmäßig oder ungeordnet ist, scheint mit der biomechanischen Konstellation zur korrelieren. Angrenzend an die instabilen Defekte bei Radiusosteotomie sieht man periostal ungeordnete Apposition. Bei der Marknagelung, deren biomechanische Konstellation initial als nicht vollkommen stabil eingeschätzt werden dürfte, sind die ersten appositionellen Kallusablagerungen im Muster ungeordnet und bekommen dann in den jüngsten äußeren Schichten, also unmittelbar vor der kallösen Überbrückung und damit definitiv knöchernen Stabilisierung, ein regelmäßigeres, mehr laminar orientiertes Fachwerkmuster. Liegen stabile Verhältnisse wie beim periostalen Dickenwachstum der Diaphyse vor, so findet sich die größte Regelmäßigkeit der appositionellen Schichten (Eitel 1981).

Substitutionsosteone überbrücken den Osteotomiespalt unter Plattenosteosynthesen in größerem Ausmaß erst dann, wenn er durch Geflechtknochen im Rahmen der Spaltheilung stabilisiert ist. Dies legt die Vermutung nahe, daß die Substitutionsosteonenbildung auf die Bedingung der Stabilität angewiesen ist, während die appositionelle Knochenneubildung offenbar ein gewisses Ausmaß an Instabilität tolerieren kann, dies allerdings auf Kosten der Regelmäßigkeit der gebildeten Apoositionsstruktur.

Die enge räumliche und zeitliche Beziehung von Osteoklasten- bzw. Osteoblastentätigkeit und vaskulärer Versorgung wird aus den Befunden deutlich. Sowohl Apposition als auch Substitution finden immer in enger Nachbarschaft von Gefäßen statt. Wo diese fehlen, wie etwa im Pseudarthrosespalt, bildet sich ein hypovaskuläres chondrodesmales Füllgewebe. Hier gilt wiederum, daß je mechanisch stabiler die zu regenerierende Zone ist, desto geordneter ist das Gefäßverteilungsmuster. Bei regelmäßigem Gefäßverteilungsmuster findet sich auch eine regelmäßige Struktur des appositionellen Knochengewebes. Ob überhaupt Substitutionsosteone gebildet werden können, hängt davon ab, ob Gefäße in den substituierenden Bezirk eindringen. Diese Invasion ist nur in mechanisch stabilen Zonen möglich. Demnach hat die biomechanische Konstellation einen indirekten Einfluß auf das Ausmaß der Bildung von Substitutionsosteonen, indem Stabilität Vorbedingung für die Revaskularisierung ist. Appositionell gebildetes Knochengewebe enthält pro Volumeneinheit mehr Gefäße und mehr Anastomosen als durch Substitution gebildetes Knochengewebe. Damit dürfte am appositionellen Knochen die Kompensation traumatischer Devaskularisierung eher gelingen als im substitutiv entstandenen Knochen. Dies könnte eine der Erklärungen dafür sein, daß Tiere mit stark ausgeprägtem Anteil an Appositionsgewebe (Schafe, junge Hunde) mehr und früher Kallus bilden und schneller stabilisieren als der Mensch.

Angesichts des ausgeprägten Einflusses der biomechanischen Konstellation auf den Ordnungsgrad und das Ausmaß der Knochenneubildung stellt sich natürlich die Frage, ob auch die Art der Knochenneubildung (Apposition bzw. Substitution) von mechanischen Faktoren beeinflußt wird. Die vorliegenden Befunde zeigen, daß ein dichtes, stark anastomosiertes Gefäßnetz, wie an den periostalen Oberflächen beim Wachstum oder in Granulationsgewebe bei der Frakturheilung, mit appositioneller Knochenneubildung einhergeht. Liegt hingegen ein baumartig verzweigtes Vaskularisationsmuster mit weiten Diffusionsstrecken vor, so bildet sich um das Gefäß herum bis zu einer Distanz von 0,1 mm lamellär geschichteter Knochen. Ob der Typ des Gefäßverteilungsmusters nur zufällig mit dem Ossifikationstyp parallel läuft oder ob hier ein kausaler Zusammenhang vorliegt, kann aus den vorliegenden Untersuchungen nicht beantwortet werden. Hieraus ergibt sich ein Ausblick auf aktuelle Fragestellungen der Regenerationsforschung auf osteologischem Gebiet.

Für die Knochentransplantation zeigen die vorliegenden Untersuchungen die Bedingungen für die Einheilung auf: Lagerstruktur, Transplantatstruktur, Lagervaskularisation bzw. -revaskularisation und biomechanische Konstellation beeinflussen die Prognose.

Zusammenfassung

Bei der Osteoregeneration lassen sich 2 Formen nach histogenetischen Gesichtspunkten unterscheiden: Knochenneubildung durch reine Apposition und Knochenneubildung durch Substitution, der im Gegensatz zum erstgenannten Ossifikationstyp ein resorptiver Schritt vorgeschaltet ist. Beide Ossifikationstypen werden mit Standardtechniken wie lichtmikroskopischer Untersuchung fuchsingefärbter, unentkalkter Knochendünnschnitte, fluoreszenzmikroskopischer Untersuchung nach vorheriger Fluorochromierung und Mikroangiographie nach Bariumsulfatfüllung bzw. Tuschefüllung in der Spalteholztechnik an verschiedenen Versuchsmodellen (Bohrlochdefekte am Kaninchen, Plattenosteosynthese an Radiusosteotomien des Hundes sowie Marknagelung an Tibiaosteotomien und experimentelle Radiuspseudarthrose beim Hund) beobachtet. Es zeigen sich deutliche Strukturunterschiede beim appositionell bzw. durch Substitution gebildeten Regenerat: Appositioneller Knochen weist eine laminär-trabekuläre Schichtung auf, kann jedoch auch konzentrisch geschichtet auftreten. Welcher der beiden letztgenannten Strukturtypen sich bildet, ist von der Größe des aufzufüllenden Defektes abhängig. Substitutionsosteone weisen eine konzentrisch lamelläre Schichtung auf, die nach außen von einer Kittlinie begrenzt wird. Appositionell und durch Substitution entstandenes Gewebe weist jeweils unterschiedliche Gefäßverteilungsmuster auf: Im erstgenannten Strukturtyp findet sich ein reaktanguläres, hochanastomosiertes Gefäßverteilungsmuster, beim 2. Strukturtyp verzweigen sich die Gefäße baumartig spitzwinklig, hier finden sich weniger Anastomosen. Klinisch von Bedeutung ist, daß die stärker vernetzte Gefäßverteilung im appositionellen Knochen mit einer höheren Kompensationsfähigkeit der traumatischen Devaskularisierung einhergeht. Wie regelmäßig diese Muster ausgebildet werden, hängt nach diesen Befunden von der biomechanischen Stabilität im Defektbereich ab. Die Revaskularisierungsphasen (1. Hypervaskularisation der Knochenoberflächen, 2. Invasion der Kortikalis, 3. intrakortikaler Umbau) werden dargestellt. Bei Instabilität ist die 2. Revaskularisierungsphase gestört, damit fällt auch die 3. aus, der osteonäre Umbau durch Substitution kann nicht stattfinden; klinisch resultiert daraus die Fragmentnekrose bzw. die Pseudarthrose. Morphometrische Daten zur Substitutionsosteonenbildung werden angegeben. Die Steuerung der Osteonengeneration durch biomechanische Faktoren wird diskutiert. Menge und Struktur des Regenerats korrelieren mit der biomechanischen Konstellation. Die enge räumliche und zeitliche Beziehung der Knochenneubildung zur vaskulären Versorgung wird dargestellt. Der Ordnungsgrad des Gefäßverteilungsmusters scheint wiederum von der biomechanischen Konstellation abhängig zu sein. Die dargestellten biomechanischen und vaskulären Einflußgrößen entscheiden über die Einheilung des Knochentransplantats.

Literatur

Currey JD (1960) Differences in the blood-supply of bone of different histological types. Q J Microscop Sci 101/3:351−370

Dambe LT (1971) Revascularisation der Diaphyse langer Röhrenknochen nach Fraktur und Osteosynthese. Inauguraldissertation, Med. Fakultät der Universität des Saarlandes

Eitel F (1981) Indikation zur operativen Frakturbehandlung − Experimentalchirurgische und klinische Aspekte. Springer, Berlin Heidelberg New York (Hefte zur Unfallheilkunde, Heft 154)

Frost HM (1963) Bone remodelling dynamics. Thomas, Springfield

Frost HM (1966) Bone dynamics in osteoporosis and osteomalacia. Thomas, Springfield

Jaworski ZF, Lok E (1972) The rate of osteoclastic bone erosion in Haversian remodelling sites of adult dog's rib. Calcif Tissue Res 10:103−112

Krompecher S (1974) Über den Spongiosakallus. Z Orthop 112:1196−1201

Martin B (1920) Über experimentelle Pseudarthrosenbildung und die Bedeutung von Periost und Mark. Langenbecks Arch Chir 114:665

Ponlot R (1958) Contribution a l'etude du metabolisme du radiocalcium dans l'os adulte. Arch Biol 69:441−454

Rahn BA, Perren SM (1976) Die mehrfarbige Fluoreszenzmarkierung des Knochenanbaues. Chem Rundsch 28:249

Schenk RK (1977) Histologie der Frakturheilung und der Pseudarthrosen. AO-Bulletin, Bern

Schenk RK (1978) Die Histologie der primären Knochenheilung im Lichte neuer Konzeptionen über den Knochenumbau. Unfallheilkunde 81:219−227

Schenk RK, Willenegger HR (1963) Zum histologischen Bild der sogenannten Primärheilung der Knochenkompakta nach experimentellen Osteotomien am Hund. Experientia 19:593−595

Schenk RK, Willenegger HR (1977) Zur Histologie der primären Knochenheilund. Unfall-
heilkunde 80:155–160
Schenk RK, Olah AJ, Hermann W (1984) Preparation of calcified tissues for light microsopy.
In: Dickson GR (ed) Methods of calcified tissue preparation. Elsevier, New York Oxford

Die Regelung des Knochenstoffwechsels durch Vitamine, Hormone und Kalzitonin

J. Grüber

Abteilung für Unfall-, Wiederherstellungs- und Handchirurgie (Leiter: Prof. D. Wolter),
Allgemeines Krankenhaus St. Georg, Lohmühlenstraße 5, D-2000 Hamburg 1

Hinter den Problemen der endokrinen und metabolischen Osteogenese stehen noch viele Fragezeichen, die durch neuere Erkenntnisse lediglich versetzt wurden [5]. Die im Knochen enthaltenen 2,2 kg Apatit dienen nicht nur als Stützgewebe, sondern auch als Kalzium- und Phosphatreservoir. Der Kalziumstoffwechsel ist gekennzeichnet durch den ständigen Austausch der verschiedenen Kalziumpoole. Kuhlencordt unterscheidet einen extraossären Kalziumpool und einen intraossären, der sich in einen kleinen labilen und einen großen stabilen Anteil gliedert (Abb. 1). Der Austausch findet zwischen dem extraossären und dem labilen intraossären Pool statt [3]. Die Antagonisten Parathormon und Kalzitonin steuern die Blutkalziumkonzentration. Über den Gastrointestinaltrakt werden 300 mg Kalzium täglich resorbiert. Während des schnellen Austauschs werden 20000 mg im Ionen- austausch freigesetzt. Aus dem stabilen Knochenpool werden 30 mg ausgeschieden, 200 mg über den Darm und 100 mg über die Nieren, so daß die Bilanz ausgeglichen ist. Die Abbau- vorgänge werden durch den Osteoklasten durchgeführt. Die organische Matrix wird durch Mineralisation am Osteoblasten aufgebaut. Ob eine hormonelle Stimulation direkt am Osteoblasten oder Osteoklasten stattfindet, ist von untergeordneter Bedeutung, wenn Abbau und Anbau als funktionelle Einheit im Sinne eines Umbaus angesehen werden (Abb. 2). In der Frakturheilung findet man bedingt durch einen lokalen Prostaglandin- effekt eine Steigerung der Umbaufrequenz. Die Kopplung von Osteoblasten und Osteo- klasten weist auf eine der vielen noch offenen Fragen hin und auf die Diskrepanz zwischen Histologie und Biochemie. Für den pharmakologischen Effekt sind dabei die Phasen der Stimulation von besonderer Bedeutung. Bei Gabe von Kalzitonin wird nach 60 min eine Sättigung am Rezeptor erreicht, die zur Abnahme der biologischen Aktivität führt. Dieses Phänomen wird als Escape beschrieben und zeigt in der Therapie mit Kalzitonin deutliche Grenzen.

Hefte zur Unfallheilkunde, Heft 185
Herausgegeben von D. Wolter/K.-H. Jungbluth

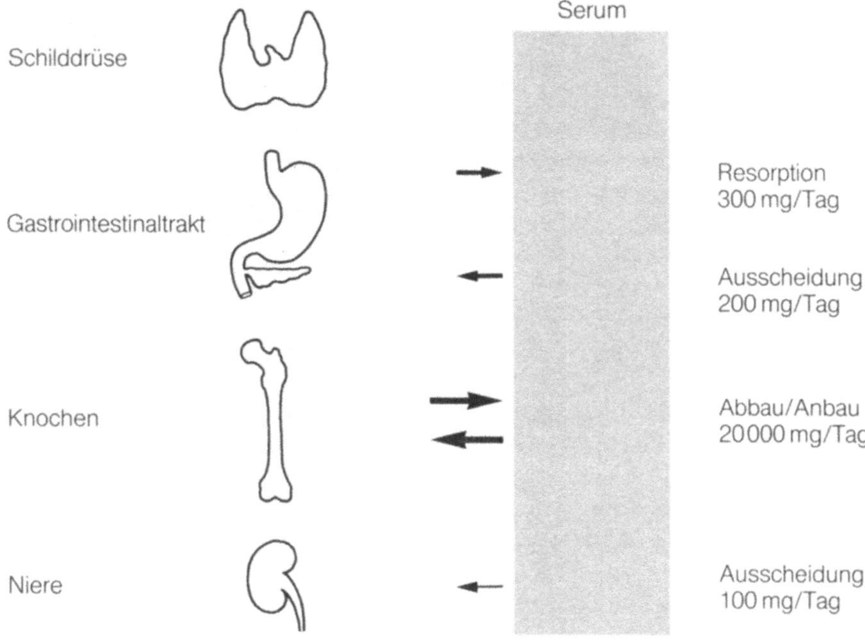

Abb. 1. Kalziumstoffwechsel

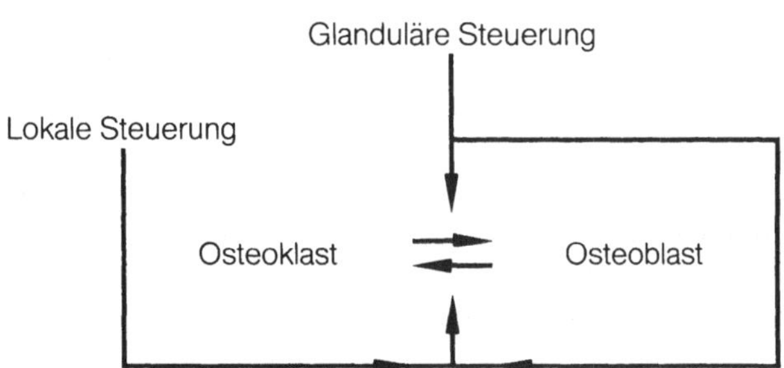

Abb. 2. Funktionelle Einheit von Osteoblasten und Osteoklasten, die nicht getrennt, sondern als Einheit stimuliert werden

Parathormon

Parathormonpeptide sind Hormone der Nebenschilddrüse, die Sekretion ist abhängig von der Konzentration des Kalziums im Blut (Abb. 3). Mit der Hochdruckflüssigkeitschromatographie konnte eine Vielzahl heterogener Parathormonpeptide dargestellt werden. Heute sollte man nicht mehr von einem Parathormon sprechen, da es sich nicht um ein einzelnes Hormon, sondern um eine ganze Peptidfamilie handelt. Nach paraenteraler Gabe von Parat-

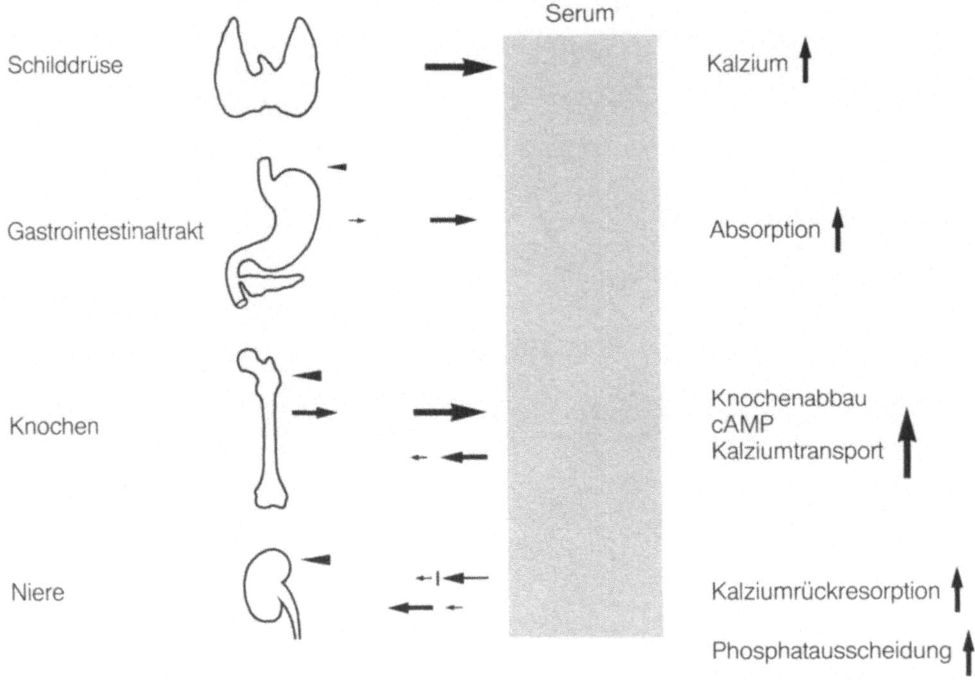

Abb. 3. Parathormoneffekt auf den Kalziumstoffwechsel

hormonpeptiden steigt das Blutkalzium an, unter gleichzeitigem Absinken des Phosphatspiegels. Im Gastrointestinaltrakt kann eine verbesserte Resorption von Kalzium abhängig vom Vitamin D beobachtet werden. Am Knochen wird eine Freisetzung von Kalzium beobachtet. Die Parathorminpeptide haben an den Osteoklasten 2 spezifische Rezeptoren. Typ I stimuliert die Produktion des zyklischen AMP, Typ II den Kalziumtransport. Zusätzlich scheint es die Mineralisierung zu verzögern. Pharmakologisch wirken Parathormonpetide nur in einer intermittierenden Applikation, da die Rezeptoren schnell erschöpft sind. Die Peptide zeigen eine glanduläre, eine Organ- und eine Rezeptorverschiedenheit und eine biologische Verschiedenheit der Peptidmuster, die bis heute nicht geklärt ist.

Kalzitonin

Der funktionelle Antagonist des Parathormons, das Kalzitonin, wurde erst 1961 durch Copp entdeckt [1]. Bis dahin galt das Parathormon als das den Knochenstoffwechsel steuernde Hormon. Die Gentechnologie hat neue Aspekte ermöglicht. Das Chromosom 11 trägt das Kalzitoningen, das sicher 3 Hormone (Kalzotonin, Katakalzin und "Calcitonin gene related peptide") kodiert [2, 4]. Ein erhöhter Blutkalziumspiegel bewirkt eine Kalzitoninausschüttung (Abb. 4). Durch Hemmung der Kalziumresorption wird der Blutkalziumspiegel gesenkt. Dieser Effekt tritt sehr schnell auf, da die Osteoklasten über kalzitoninafferente Rezeptoren verfügen. Nach Gabe von Kalzitonin schrumpft der Osteoklast und

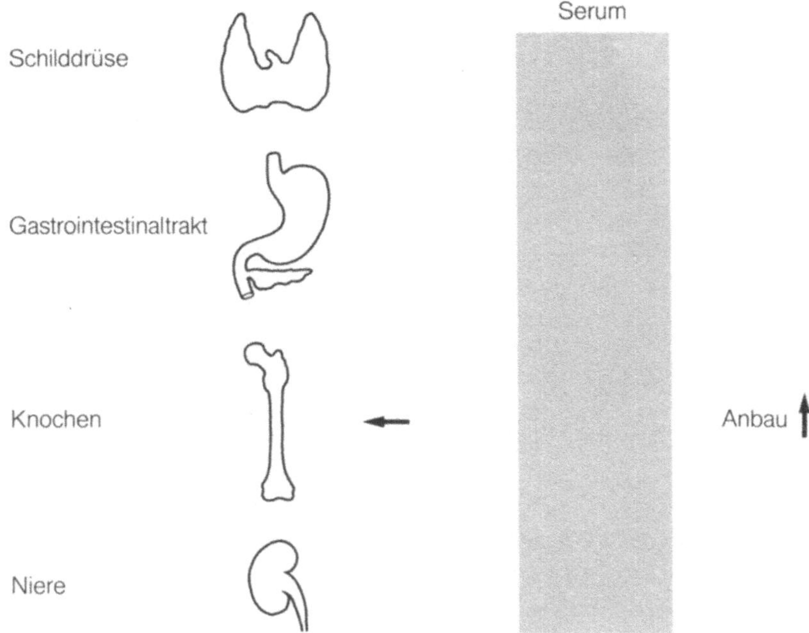

Abb. 4. Kalzitonineffekt auf den Kalziumstoffwechsel

die cAMP-Konzentration sinkt. Die hypokalzämische Wirkung des Hormons ist nur kurzfristig, da eine Adaptation des Zielorgans Osteoklast erfolgt. Bei kontinuierlicher Applikation läßt der Kalzitonineffekt nach 60 min nach und setzt auch bei hochdosierter Stimulation erst nach 12–28 h wieder ein.

Vitamin D

Vitamin D entsteht unter UV-Strahlung aus Cholesterin. Das 1,25-Dehydroxycholecalciferol ist sicher der bedeutendste Metabolit, der die Synthese eines spezifischen kalziumbindenden Protein stimuliert und für die intestinale Resorption notwendig ist. Die Steuerung wird durch den Serumposphatspiegel geregelt (Abb. 5). Ein direktes Eingreifen des 1,25-Dihydroxycholecalciferol am Osteoklasten ist nicht bekannt, der Effekt ist sicher am Coppling zu suchen. Der Serumposphattransport wird durch 25-Hydroxycalciferol gesteuert, 24,25-Dihydroxycholecalciferol stimuliert den Knochenanbau. In der Therapie der Osteoporose ist Vitamin D in Kombination mit Natriumfluorid z.Z. die einzige gesicherte Therapie. Bei Schenkelhalsfrakturen alter Patienten konnte initial ein niedriges 1,25-Dihydroxycholecalciferol nachgewiesen werden, während nach Gabe von 1,25-Dihydroxycholecalciferol die Konzentration deutlich ansteigt unter gleichzeitigem Absinken der Parathormonpeptite. Bei Kindern ist der Effekt genau umgekehrt.

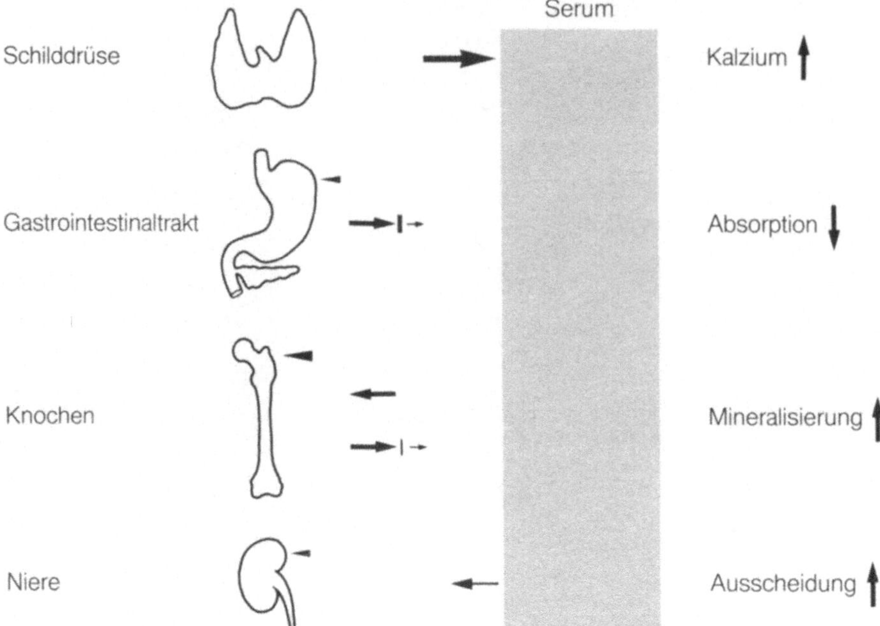

Abb. 5. Vitamin-D-Effekt auf den Kalziumstoffwechsel

Prostaglandine

Die Rolle der Prostaglandine im Knochenstoffwechsel ist ungeklärt. Der Wirkungsmechanismus ist nur lokal, hohe Dosen von PGE inhibieren die Kollagensynthese, niedrige Dosen stimulieren nicht nur die Kollagensynthese, sondern auch die Zellteilung, besonders wenn die endogene Prostaglandinsynthese gehemmt wird. Bei der Frakturheilung fördert die Prostaglandinausschüttung die Kallusbildung und stimuliert als lokale Mediator das Coppling von Osteoblasten und Osteoklasten.

Zusammenfassung

Zur Zeit überwiegen die Spekulationen um die Zusammenhänge der hormonellen Steuerung der Osteogenese. Ein therapeutischer Ansatz zur Verbesserung der Implantatsituation bei Spongiosaplastiken ist nicht vorhanden; eine Therapie mit Natriumfluorid und Vitamin D zeigt meßbare Ergebnisse erst nach 2–3 Jahren. Bei den geschilderten Zusammenhängen ist eine effiziente adjuvante Therapie in naher Zukunft nicht zu erwarten.

Literatur

1. Copp DH (1969) Endocrone control of homeostatis. J Endocr 43:137
2. Jacobs JW, Chin WW, Dee PC, Habener JF, Goddman RH, Bell NH, Potts JT (1981) Calcitonin messanger RNA encodes multiple polypeptides in a single percursor. Science 213:457–459
3. Kuhlencordt F (1970) Erkrankungen der Nebenschilddrüsen. In: Gross R, Jahn D, Schlömerich P (Hrsg) Lehrbuch der Inneren Medizin. Schattauer, Stuttgart, S 653–665
4. Pirzepiorka D, Baylin AB, McBride OW, Testa JR, Bustros A, Nelkin BD (1984) The human calcitonin gene is located on the short arm of the chromosome 11. Biochem Biophys Res Commun 120:493–499
5. Ziegler R (1984) Die physiologische Rolle des Calcitonin. In: Avioli LV (Hrsg) Calcitonin: Das therapeutische Potential bei Osteoporose. Schattauer, Stuttgart, S 8–17

Parakrine Regulationsmechanismen des Knochengewebes

F. Thielemann[1], U. Holz[1], U. Treiber[2] und G. Herr[2]

[1] Katharinenhospital Stuttgart, Abteilung für Unfall- und Wiederherstellungschirurgie, (Prof. Dr. U. Holz), Kriegsbergstraße 60, D-7000 Stuttgart 1
[2] Osteologisches Labor der Chirurgischen Universitätsklinik Tübingen (Prof. Dr. L. Koslowski), D-7400 Tübingen

Die Transplantation von Knochengewebe ist ein schon seit langem geübtes chirurgisches Verfahren. Fast ebenso lange sind die Ansichten über den Beitrag der einzelnen Strukturen an der Knochenbildung strittig. Barth [3] schrieb dem Transplantatlager, Ollier [18] den überlebenden Periost- und Markstrukturen und Petrow [21] dem metaplastischen Einfluß des Transplantats auf das Bindegewebe des Lagers den entscheidenden Einfluß zu. Lexer [11] konnte in klinischen Untersuchungen sowohl die Ansichten Barths als auch die Olliers bestätigen, lehnte jedoch die Ausführungen von Petrow gänzlich ab. Axhausen [2] formulierte 1952 seine Zweiphasentheorie der Knochenregeneration und postulierte darin erneut eine induktive Wirkung der Knochengrundsubstanz.

Die einzigartige Fähigkeit des Knochengewebes zum kontinuierlichen inneren Remodelling und zur spezifischen Regeneration nach Frakturen und Transplantationen ist ein bis heute noch ungeklärtes Problem. Die grundlegende, bis heute noch nicht beantwortete Streitfrage ist, ob diese Fähigkeit einer Proliferation von Knochenvorläuferzellen entspricht oder ob eine Neudifferenzierung mesenchymaler Zellemente zur Knochenzelle eine Rolle spielt.

Die Proliferation von Knochenvorläuferzellen ist seit über 100 Jahren von der Reaktion des Periosts auf verschiedene Reize (Verletzung, Vitamine und Hormone) bekannt. Ein Modell zur Darstellung der Differenzierung mesenchymaler Zellelemente zur Knochenzelle wurden erstmals reproduzierbar von Urist [29] beschrieben und in der Zwischenzeit in seinem morphologischen und funktionellen Ablauf geklärt.

Hefte zur Unfallheilkunde, Heft 185
Herausgegeben von D. Wolter/K.-H. Jungbluth
© Springer-Verlag Berlin Heidelberg 1987

Morphologie und Physiologie der induzierten Osteogenese

Die induzierte Osteogenese wird konstant durch die intramuskuläre Implantation von Knochenmatrix oder deren Derivaten ausgelöst. Dabei findet sich eine Sequenz von morphologischen Veränderungen, die einer metaplastischen Knochenbildung entspricht [22, 27]. Mesenchymale Zellen invadieren zwischen die Implantatpartikel. Sie proliferieren in einem gefäßreichen Gewebe und metaplasieren zur chondroiden Knochenzelle (Abb. 1).

Diesen morphologischen Veränderungen entspricht auch eine funktionelle Metaplasie. Die Kollagensynthese zeigt während des Vorgangs eine hohe Aktivität [22]; korrespondierend zu den morphologischen Veränderungen ist ein Übergang der Kollagenuntertypen von Typ III über Typ II zur überwiegenden Synthese von Typ I zu finden. Analog dazu finden sich anfänglich bei der Proteoglykansynthese die knorpeltypischen "large proteoglycans". Die aktive Mineralisation des Knorpels wird eingeleitet durch die Sekretion von alkalischer Phosphatase in den Extrazellulärraum. Gleichzeitig ist eine erhöhte lysosomale Aktivität an β-Glucuronidase und Arylsulfatase zu finden. Die Mineralzusammensetzung des chondroiden Knochens entspricht dem Hydroxylapatit im Knochengewebe. Untersuchungen zur hormonellen Beeinflussung der induzierten Osteogenese zeigen das gleiche Verhalten wie bei der enchondralen Osteogenese.

Zellbiologie der Knochenregeneration

Die Regeneration von Knochengewebe bei der Frakturheilung, der allogenen Transplantation und der Transplantation induktiver Matrix läuft nach dem gleichen Muster ab [4, 23, 27]. Aus bindegewebigen Zellen entsteht chondroides Gewebe, das nachfolgend durch regelrecht aufgebautes Knochengewebe ersetzt wird. Die zellbiologische Deutung dieses Vorgangs umfaßt in der Zytodifferenzierungsphase eine selektive Anreicherung von induziblen Knochenvorläuferzellen (IOPC) und in der Phase der Morphogenese ihre Entwicklung zur chondroiden Knochenzelle [4, 8, 10].

In der Embryonalphase der Skelettentwicklung werden dafür positionelle Informationen im dreidimensionalen Muster der „Anlagen" und embryonale Differenzierungsfaktoren herangezogen [33]. In der postfetalen Phase dagegen wird die Aktivierung des chondroosteogenen Potentials mesenchymaler Zellen als Wirkung parakriner Substanzen angesehen [27, 31].

Parakrine Substanzen [27] sind als Sekretionsprodukte einer hochspezialisierten Zelle definiert, die extrazellulär abgelagert werden und bei ihrer Freisetzung beim Abbau der Extrazellulärmatrix ihre biologische Wirkung entfalten.

Die Zellzellen der parakrinen Substanzen sind sowohl die induziblen Knochenvorläuferzellen (IOPC) als auch deren determinierte Vorstufe (DOCP) [6, 19]. Ihre Freisetzung erfolgt beim biologischen Abbau der Knochengrundsubstanz am Frakturspalt, bei der Resorption von Transplantaten und auch im Rahmen des kontinuierlichen inneren Umbaus von Knochengewebe.

Im Knochengewebe stellen sie somit ein lokales Regulationssystem dar, das auf subzellulärer Ebene wirkend die Regeneration steuert. Die bekannten Regulationsmechanismen der Hormone und Vitamine modulieren diesen Vorgang lediglich. Das auf die übergeordnete Stuktur des Organs einwirkende Regulationssystem der mechanischen Kräfte greift eben-

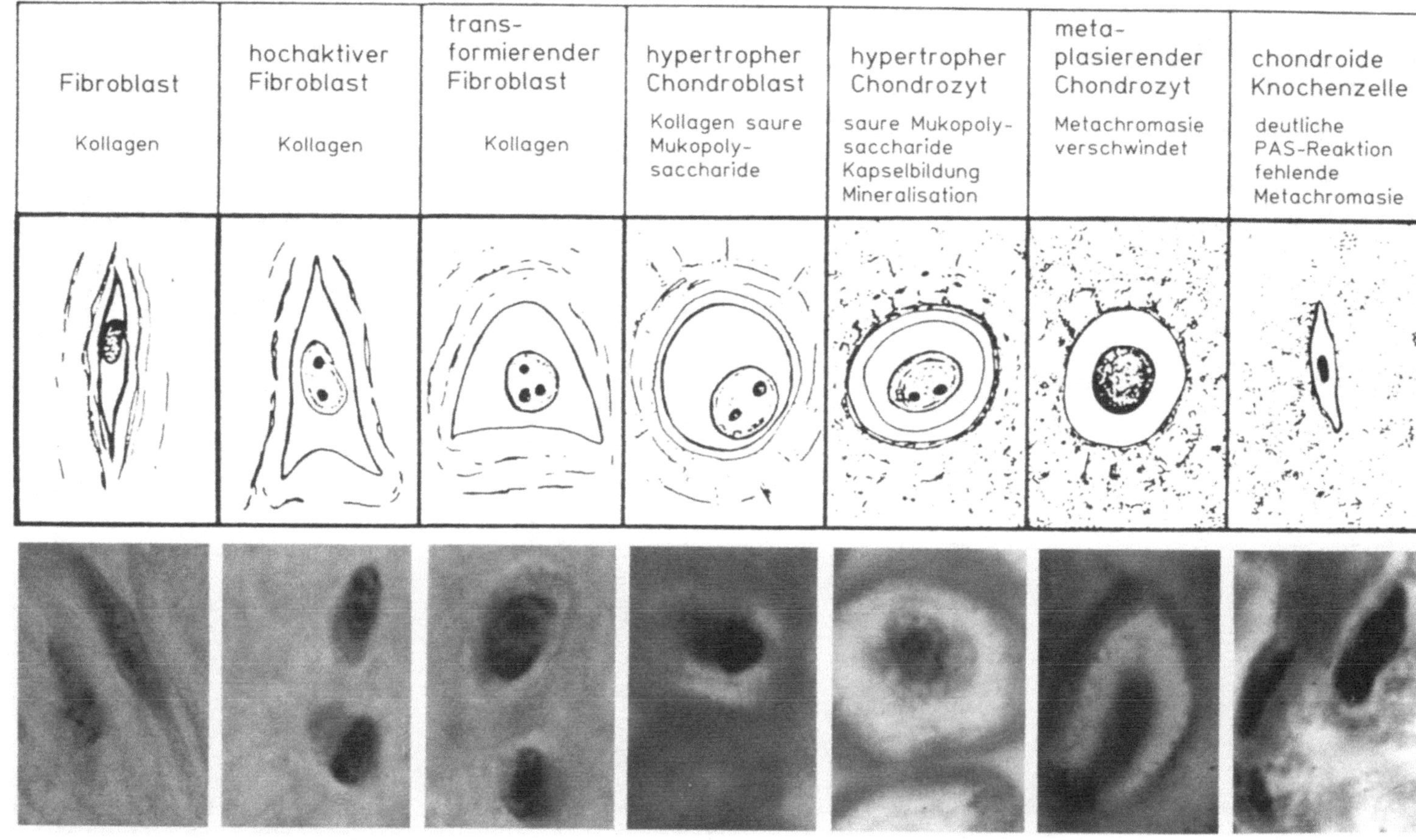

Fibroblast	hochaktiver Fibroblast	trans- formierender Fibroblast	hypertropher Chondroblast	hypertropher Chondrozyt	meta- plasierender Chondrozyt	chondroide Knochenzelle
Kollagen	Kollagen	Kollagen	Kollagen saure Mukopoly- saccharide	saure Mukopoly- saccharide Kapselbildung Mineralisation	Metachromasie verschwindet	deutliche PAS-Reaktion fehlende Metachromasie

Abb. 1. Schematische Darstellung der parakrin induzierten Osteogene durch Matrixbestandteile

38

falls in diesen Differenzierungsvorgang ein, da es zusammen mit der Extrazellulärmatrix den erreichten Differenzierungszustand der Zelle garantiert [9].

Da eine chemische Isolierung, d.h. eine molekuläre Reindarstellung, noch nicht vollständig gelungen ist, erfolgt die Charakterisierung der bisher bekannten parakrinen Faktoren der Knochengrundsubstanz anhand ihrer biologischen Wirkung. Im Laufe der letzten 15 Jahre ist eine Reihe lokal wirksamer Regulationsmechanismen des Knorpel- und Knochengewebes beschrieben worden (Tabelle 1).

Die für die Knochentransplantation wesentlichen Faktoren sollen im nachfolgenden abgehandelt werden. Es handelt sich um chemotaktische, proliferative und differenzierende Aktivitäten der Matrix.

Chemotaktische Faktoren

Für die Regeneration von Knochengewebe ist die Chemotaxis in 2facher Hinsicht notwendig: sie reguliert die Bereitstellung der abbauenden Zellen und die Invasion des regenerativen Zellpools.

Der Abbau von Knochengewebe ist ein biphasischer Prozeß, der durch das Zusammenwirken von Osteoklasten, Monouyten und fibroblastischen Zellen gekennzeichnet ist. Die Monozyten spielen dabei die Schlüsselrolle [16], da sie vielen modulierenden Einflüssen zugänglich sind zum Osteoklasten fusionieren können [1].

Eine chemotaktische Wirkung von Knochengewebebestandteilen auf Monozyten ist von vielen Autoren nachgewiesen [12, 14, 17]. Chemotaktische Aktivitäten entwickeln Osteokalzin, HS-Glukoproteine und Kollagenbruchstücke. Diese Substanzen werden im Rahmen der Aktivierung des matrixeigenen Kollagen-Kollagenase-Komplexes nach Osteonekrosen [13] freigesetzt. Eine weitere Substanz mit selektiver Wirkung auf Monozyten ist ein BDCF ("bone derived chemotactic factor") [25]. Er stellt ein nichtkollagenes Protein mit einem Molekulargewicht zwischen 10^4 und 10^5 Dalton dar, das hitzestabil ist. Die Synthese ist parathormon- und kalzitoninabhängig und die biologische Wirkung ist PGE_2-moduliert. Daneben spielen sicher auch die im Rahmen eines Traumas freigesetzten Ent-

Tabelle 1. Parakrine Faktoren der Knochenmatrix

Bezeichnung		Wirkung
VIP	(vascularisation inhibiting factor)	Hemmt Gefäßinvasion
BDChF	(bone chemotactic factor)	Chemotaxis auf Monozyten
BCF	(bone chemotactic factor)	Chemotaxis of IOPC (determined osteoblast precursor cells), DOPC
BMP	(bone morphogenetic protein)	Morphogenese und Zytodifferenzierung der IOPC (inducible osteoprogenitor cells)
BDGF	(bone derived growth factors)	Proliferationsreiz auf DOPC, OB Stimulierung der OB Fusion von Monozyten zu OC
OAF	(osteoclastic activating factor)	Stimulation der OC

zündungsmediatoren bei der Einleitung dieser Mechanismen eine Rolle (z.B. Komplementaktivierung).

Die Bereitstellung des regenerativen Zellpools scheint ebenfalls chemotaktisch geregelt zu sein. Ungeachtet der noch unbeklärten Herkunft der Knochenvorläuferzellen (lokale mesenchymale Zellen oder zirkulierende fibroblastenähnliche Zellen) und ihres genetischen Aktivierungszustands (pluripotent oder Mechanoblasten) werden induzible Knochenvorläuferzellen im Bereich der Regenerationszone angereichert.

Die Beschreibung eines "bone chemotactic factor" (BCF) [25] zeigt, daß Matrixbestandteile diese biologische Wirkung entfalten können. Es handelt sich dabei um ein dissoziativ aus der Matrix extrahierbares Protein mit einem Molekulargewicht von 60–70 000 D, das hitzeinstabil und trypsinlabil ist. Es wirkt selektiv auf Fibroblasten, endotheliale Zellen und Osteoblasten.

Differenzierende und morphogenetische Faktoren

Im regenerativen Zellpool findet nach Invasion der Zellen eine funktionelle und morphologische Differenzierung zur chondroiden Knochenzelle statt. Die Isolierung und vorläufige Charakterisierung eines "bone morphogenetic protein" (BMP) weist dieses Molekül als Steuerungsfaktor für diesen Vorgang aus [31].

Das BMP kann unter dissoziativen Bedingungen aus der nichtkollagenen Matrix des Knochens isoliert werden. Seine Reindarstellung scheint Urist 1984 gelungen zu sein [32]. Danach handelt es sich um ein 17,5-kD-Glukoprotein mit einem Proteinanteil von 20,8% und einem variablen Kohlenhydratanteil. Isomere Glukoproteine mit 14 und 34 kilo-Dalton sind ebenfalls biologisch aktiv, ihre Hauptaufgabe scheint in einer Löslichkeitsverminderung des 17,5-kD-Anteils zur Verbesserung der biologischen Wirkung zu bestehen. Das BMP ist sowohl in löslicher als auch unlöslicher Form wirksam, eine strukturelle Anordnung auf Kollagenmolekülen als Träger scheint nicht notwendig zu sein. Biologisch wirksame BMP-Anteile wurden bisher aus der Matrix von Mäusen, Ratten, Kaninchen, Schweinen, Hunden, Stieren, Menschen und menschlichem Osteosarkomgewebe isoliert. Eine Speziesspezifität der aktiven Substanzen liegt nicht vor. Dabei weisen jüngere Lebewesen eine höhere Aktivität auf. Rachitis führt zu einer Verminderung der BMP-Aktivität und Skorbut läßt sich unbeeinträchtigt. Beim Lathyrismus führt die BMP-Aktivität völlig, korrespondierend einer praktisch fehlenden Frakturheilung.

Das Molekül ist chemisch stabil in saurem Milieu, in hochmolekularen Salzlösungen und in Anwesenheit von Kollagenasen. Es zeigt sich inert gegenüber Behandlung mit Alkohol, Cialitlösungen und γ-Bestrahlung bis 3,5 kGy. Es wird zerstört durch alkalisches Milieu, Proteaseneinwirkung und Äthylenoxideinwirkung.

Der Wirkungsmechanismus besteht wahrscheinlich in einer Modifizierung der DNS-Repression, die morphogenetischen Veränderungen der induzierten Zellen 5–6 Tage vorausgeht. Für ein Wirksamwerden dieser Derepression ist lediglich eine Anwesenheit von 24 h nötig. Ob die Wirkung über einen "second messenger" (z.B. cAMP) vermittelt wird ist noch unklar.

Wesentlich für die Entfaltung der biologischen Wirkung ist eine ungehinderte Invasion der induziblen Zellen und das Fehlen bakterieller oder immunologischer Abwehrreaktion am Ort der Induktion [27].

Proliferative Faktoren

Die Proliferation der Zellen in der Differenzierungsphase und die Stabilisierung des Differenzierungszustands hinsichtlich der Morphologie und Funktion hängen sowohl von der Extrazellulärmatrix als auch von der mechanischen Situation als auch von lokalen Wachstumsfaktoren ab [18].

Proliferative Aktivitäten der Matrix sind in Form eines hydrophilen Proteins mit einem Molekulargewicht von unter 10 kD als "bone derived growth factors" (BDGF) beschrieben [5, 24]. Sie wirken als lokale Somatomedine [26] proliferationsfördernd und spezifisch stoffwechselsteigernd auf Zellen des Periosts, Endosts und auf perivaskuläre Zellen des Knochens und Knochenmarks. Dadurch sind sie als Synergisten des BMP anzusehen. Neuer-

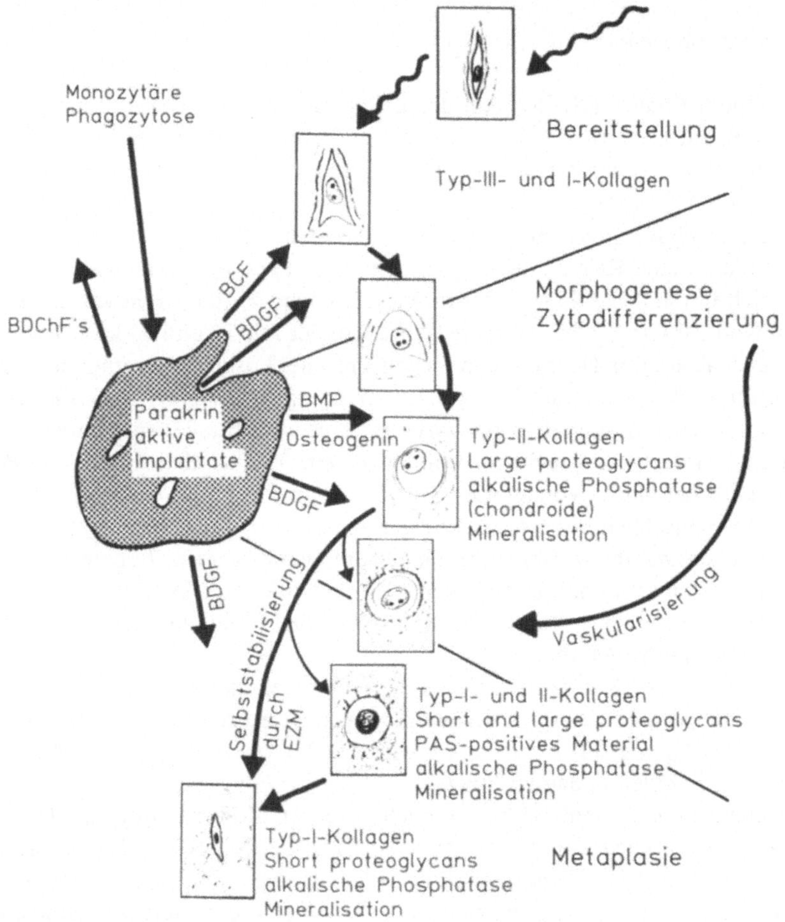

Abb. 2. Schematische Darstellung der metaplastischen Knochenbildung durch Matrixbestandteile. *BCF* "bone chemotactic factor", *BDChF* "bone derived chemotactic factor", *BDGF* "bone derived growth factor", *BMP* "bone morphogenetic protein", *PG* "proteoglycan"

dings sind sie auch im Zusammenhang mit der Couplingtheorie des Skelettumbaus von Baylink [20] in die Diskussion gekommen.

Klinische Relevanz parakriner Faktoren der Matrix

Die Beschreibung der Osteoinduktion durch Urist hat die gezielte Untersuchung des morphologischen Ablaufs und die Steuerung der Knochengeweberegeneration durch parakrine Bestandteile der Matrix eingeleitet (Abb. 2).

Da die parakrinen Faktoren in aktiver Form in demineralisiertem Knochengewebe vorhanden sind und günstig freigesetzt werden, eignen sich diese Knochenzubereitung oder aktivere Derivate der Matrix als idealer Spongiosaersatz.

Eigene Untersuchungen mit der biologisch hochaktiven OCG an einem Versuchsmodell in der Ratte bestätigen diese Überlegungen [28]. Die Umsetzung dieser Ergebnisse auf höhere Wirbeltiere (Schaf) gelang jedoch erst nach Immunsuppression mit Cyclosporin-A. Dies bestätigte die Vermutung, daß eine lokal ablaufende Immunreaktion die Entfaltung der parakrinen Mechanismen der OCG ("ostegenin containing factor") stört.

Eigene vorläufige klinische Ergebnisse bei Verwendung demineralisierter Matrix bestätigen bisherige amerikanische Veröffentlichungen und zeigen, daß eine immunologisch nicht gestörte Entfaltung der parakrinen Mechanismen bei nur demineralisiertem Knochengewebe einen neuen Weg bei der Knochentransplantation darstellt. Über seine klinische Bedeutung werden alsbald vergleichende Untersuchungen mit autogener Spongiosa entscheiden.

Zusammenfassend kann gesagt werden, daß parakrine Regulationsmechanismen im Regenerationsprozeß des Knochengewebes die dominierende Rolle spielen. Biomechanische Faktoren sind in der Lage, den Ablauf der physiologischen Differenzierung des Gewebeaufbaus im zeitlichen Verlauf zu beeinflussen, eine Änderung der Differenzierungsrichtung ist jedoch nicht möglich. Mechanischen Faktoren oder bioelektrischen Phänomenen kann keine osteoinduktive Wirkung zugeschrieben werden.

Literatur

1. Ash P, Loutzt JF, Townsend KMS (1980) Osteoclasts derived from haematopoetic stem cells. Nature (London) 283:669
2. Axhausen W (1952) Die Knochenregeneration — ein zweiphasiges Geschehen. Zentralbl Chir 11:435
3. Barth A (1895) Histologische Untersuchungen über Knochentransplantationen. Beitr Pathol Anat 17:65
4. Beresford WA (1981) Chondroid bone, secondary cartilage and metaplasia. Urban & Schwarzenberg, Baltimore München
5. Canalis E, Peck WA, Raisz LG (1980) Stimulation of DNA and collagen synthesis by autologous growth factor in cultured fetal rat calvaria. Science 210:1021
6. Friedenstein L (1976) Precursor cells of mechanocytes. Int Rev Cytol 47:327
7. Glowacki J, Altobelli D, Mulliken JB (1981) Fate of mineralized and demineralized osseus implants in cranial defects. Calcif Tissue Int 33:71
8. Hall BK (1970) Cellular differentiation in sceletal tissues. Biol Rev 45:455
9. Hall BK (1978) Developmental and cellular sceletal biology. Academic Press, New York

10. Knese KH (1983) Metamorphose der Zellen und Interzellularsubstanzen während der Skeletogenese. Gegenbaurs Morphol Jahrb 129:1
11. Lexer E (1924) Die freien Transplantationen. Enke, Stuttgart (Neue Deutsche Chirurgie)
12. Malone JD, Teitelbaum SL, Griffin GL, Senior M, Kahn AJ (1982) Recruitment of osteoclast precursors by purified bone matrix constituents. J Cell Biol 92:227
13. Mechanic GL, Binderman J, Harell A (1982) A novel hypothesis for bone resorption and remodelling. In: Silbermann M, Slavkin HC (eds) Current advances in sceletogenesis. Excerpta Medica, Amsterdam Oxford Princetown
14. Minkin C, Zussmann KD, Pokres S, Singer FR (1982) Local mechanisms of bone resorption: paracrine agents influencing macrophage involvement in bone resorption. In: Silbermann M, Slavkin HC (eds) Current advances in sceletogenesis. Excerpta Medica, Amsterdam Oxford Princetown
15. Mulliken JB, Glowacki J (1980) Induced osteogenesis for repair and reconstruction in the craniofacial region. Plast Reconstr Surg 65:553
16. Mundy GR, Yoneda T (1982) Monocytes: Interactions with bone cells and lymphocytes during bone resorption. Adv Exp Med Biol 151:401
17. Mundy GR, Varani J, Orr W, Gondek MD Ward PA (1978) Resorbing bone is chemotactic for monocytes. Nature 275:132
18. Ollier J (1960) De la greffe osseusse chez l'homme. J Physiol (Paris) 3:88
19. Owen M (1980) The origin of bone cells in the postnatal organism. Arthritis Rheum 23:1073
20. Parfitt AM (1982) The coupling of bone formation to bone resorption: a critical analysis of the concept and of its relevance to the pathogenesis of osteoporosis. Metab Bone Dis Relat Res 4:1
21. Petrow R (1914) Zur Frage nach der Quelle der Regeneration bei Knochenüberpflanzungen. Arch Klin Chir 105:915
22. Reddi AH (1981) Cell biology and biochemistry of endochondral bone development. Coll Relat Res 1:209
23. Schweiberer L, Eitel F, Betz A (1982) Spongiosatransplantation. Chirurg 53:195
24. Shimizu N, Yoshikawa H, Takaoka K, Ono K (1983) Extracts of human cancellous stimulate DNA snythesis in osteoprogenitor cells from fetal rats. Clin Orthop Relat Res 173:222
25. Somermann M, Hewitt T, Warner HH, Schiffman E, Reddi AH, Termine JD (1982) The tole of chemotaxis in bone induction. In: Silbermann M, Slavkin HC (eds) Current advances in sceletogenesis. Excerpta Medica, Amsterdam Oxford Princetown
26. Suzuki F, Kato Y (1982) Cartilage – bone growth factor: somatomedin – like peptides isolated from fetal bovine cartilage. In: Silbermann M, Slavkin HC (eds) Current advances in sceletogenesis. Excerpta Medica, Amsterdam Oxford Princetown
27. Thielemann FW (1984) Die Bedeutung der parakinen Mechanismen der Knochenmatrix bei Regenerationsvorgängen des Knochengewebes. Habilitationsschrift, Med. Fakultät der Universität Tübingen
28. Treiber U, Thielemann FW, Holz U (im Druck) Vergleichende Untersuchungen autogener Spongiosa mit parakinen osteoinduktiven Implantaten. Z Orthop
29. Urist MR, McLean FC (1952) Osteogenetic potency and new bone formation by induction in transplants to the anterior chamber of the eye. J Bone Joint Surg (Am) 34:443
30. Urist MR, Mikulski A, Boyd StD (1975) A chemosterilized antigen extracted autodigested alloimplant for bone banks. Arch Surg 110:416
31. Urist MR, De Lange RJ, Finerman GA (1983) Bone cell differentiation and growth factors. Science 220:680
32. Urist MR, Huo YK, Brownell AG, Hohl WM, Buyske J, Lietze A, Tempst P, Hunkapiller M, De Lange RJ (1984) Purification of bovine morphogenetic protein by hydroxyapatite chromatography. Proc Natl Acad Sci (USA) 81:371
33. Wolpert G (1981) Morphogenesis and pattern formation. Raven, New York

Elektrische Phänomene des Knochens

K.M. Stürmer

Abteilung für Unfallchirurgie (Leiter: Prof. Dr. med. K.P. Schmit-Neuerburg),
Universitätsklinikum Essen, Hufelandstraße 55, D-4300 Essen 1

Experimentelle und theoretische Grundlagen

Seit Wolff 1870 sein „Gesetz von der Transformation der Knochen" formuliert hat, wird nach einem Steuerungsmechanismus des Knochenumbaus und damit der Knochenneubildung gesucht. Der Japaner Yasuda war 1953 der erste, der elektrische Phänomene des Knochens beschrieben hat (Yasuda et al. 1955). Er beobachtete piezoelektrische Potentiale am Knochen, die abhängig von Druck und Zug ihre Polarität ändern: auf der Zugseite positiv, auf der Druckseite negativ. Die Größenordnung reicht bis ca. 6 mV. Das resultierende elektrische Feld ist senkrecht zu der Richtung der einwirkenden Kräfte ausgerichtet. Yasuda kehrte den Versuch um und legte Gleichstrom von $1-10\ \mu$A am Kaninchenfemur an. An der negativen Kathode entstand ein zum positiven Pol ausgerichteter Kallussporn, den Yasuda "electrical callus" nannte. Am positiven Pol wurde Knochen resorbiert. Diese Versuche wurden später von zahlreichen anderen Autoren in den verschiedensten Variationen mit Erfolg reproduziert. Friedenberg et al. (1970) fanden als optimale Stromstärke einen Bereich von $5-20\ \mu$A heraus.

Bassett (1965, 1971) entwickelte die Theorie, daß sich der Knochen auf der positiv geladenen Zugseite abbaut und auf der negativ geladenen — meist konkaven — Druckseite aufbaut und so die Statik an die Belastung anpaßt. Auf zellulärer Ebene hat er unter dem elektrischen Feld den Transport elektrisch geladener Moleküle und Ionen durch die Canaliculi zu den Osteozyten postuliert. Friedenberg u. Brighton (1966) fanden darüberhinaus, daß an einer Fraktur starke negative Potentiale bis zu 20 mV entstehen. Janssen et al. (1978) entwickelten später eine Theorie über den physiologischen Wirkungsmechanismus der elektrischen Potentiale bei Frakturen, die auf der Depolarisation im Frakturbereich basiert. Untersuchungen von Brighton et al. (1975) haben zudem gezeigt, daß bei $10-20\ \mu$A die Stauerstoffspannung an der negativen Kathode abfällt und das pH ansteigt, indem Hydroxylradikale gebildet werden. Da auch an anderen Orten rascher Knocheneubildung, nämlich der Epiphysenfuge und im Frakturkallus, eine niedrige O_2-Spannung und ein alkalisches pH besteht (Howell et al. 1968; Brighton u. Krebs 1972), könnte der Wirkungsmechanismus der elektrischen Potentiale mit diesen chemischen Veränderungen zusammenhängen.

Der genaue Wirkungsmechanismus elektrischer Potentiale ist bis heute noch nicht sicher bekannt und bewiesen (Abb. 1). Die theoretischen Überlegungen reichen neben dem bisher gezeigten von Membraneffekten an der Zellwand (Pilla u. Margules 1977; Kraus 1984) bis hin zu direkten, zentralen elektrischen Steuerungssystemen für sämtliche reparativen Vorgänge des Körpers (Becker 1974, 1979; Bassett 1984). Doch dies weiter auszuführen, würde den Rahmen dieses Artikels sprengen, zumal jede Theorie neue kritische Fragen aufwirft.

Hefte zur Unfallheilkunde, Heft 185
Herausgegeben von D. Wolter/K.-H. Jungbluth
© Springer-Verlag Berlin Heidelberg 1987

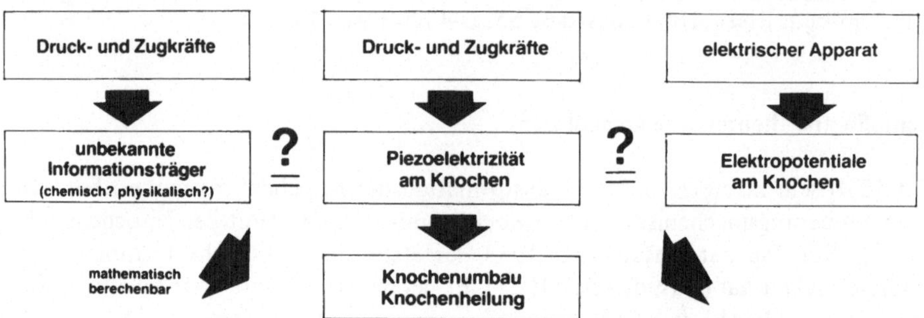

Abb. 1. Darstellung der theoretischen Zusammenhänge zwischen Druck- und Zugkräften, piezoelektrischen Effekten und der therapeutischen Anwendung von elektrischen Potentialen am Knochen

Theorien	Autoren
1. Elektrochemisch	Brighton (1975)
2. Ionentransport in Canaliculi	Bassett (1965)
3. Aktivierung von cAMP	Brighton (1981b)
4. Akkumulation von Kalzium und Phosphat	Jahn (1968)
5. Membraneffekt an Zellwand	Pilla u. Margules (1974), Kraus (1984)
6. Zentrale Steuerung	Becker (1974), Bassett (1984)
7. Beeinflussung der DNS	Bassett (1984)

Anwendungsformen elektrischer Potentiale

Experimentell und klinisch wurden nahezu sämtliche Formen elektrischer Energie eingesetzt.

Konstanter Gleichstrom

Der konstante Gleichstrom ist die eigentliche Grundform der elektrischen Energieanwendung am Knochen und dürfte in ihrer lokalen Wirksamkeit heute wohl kaum noch um-

Stimulationsmethode	Autoren
1. Konstanter Gleichstrom	Brighton, Paterson u. Simonis (1985), Weigert (1970)
2. Pulsierender Gleichstrom	Levy (1974), Herbst, Jorgenson (1977), Zichner (1984)
3. Hochfrequente kapazitive Felder	Brighton (1981a, 1983, 1985)
4. Pulsierendes Magnetfeld quer	Bassett (1984)
5. Niederfrequentes Magnetfeld längs	Kraus u. Lechner (1972), Lechner et al. (1981)
6. Induzierter Wechselstrom	Kraus u. Lechner (1972), Lechner et al. (1981)

stritten sein. Die Hauptvertreter dieser Methode sind Brighton (1981b) in USA, Paterson u. Simonis (1985) in Australien und Weigert (1970) in Deutschland. Von Brighton werden transkutane, nur an der Spitze abisolierte K-Drähte in den Knochen gebohrt, die Anode wird auf die Haut geklebt und ansonsten wird im Gips ruhiggestellt. Der Stromfluß wird elektronisch bei 20 μA konstant gehalten. Brighton hat 1971 eine Multicenterstudie an 178 Pseudarthrosen, die im Mittel 2,7 Jahre alt waren, mit Ausheilungsergebnissen zwischen 72 und 85% vorgelegt. Als Kontraindikation wird allerdings der Knocheninfekt genannt (Brighton et al. 1981b).

Pulsierender Gleichstrom

Um die bei Belastung einer Extremität auftretenden Lastwechsel und damit auch Wechsel der zu erwartenden Piezopotentiale nachzuahmen, wurde von einer Reihe anderer Anwender pulsierender Gleichstrom eingesetzt (Levy 1974 in USA, Jorgenson 1977 in Dänemark, Satzger u. Herbst 1978 in Schweden, Zichner 1984 in Deutschland). Von Zichner wird dabei der Impulsgeber mit den Elektroden implantiert. Auch hier wird über gute Ergebnisse berichtet, die Methode ist jedoch nicht sehr verbreitet.

Kapazitive Felder

Nachteil des Gleichstroms ist die perkutane oder operativ notwendige Plazierung der Elektroden und des Impulsgebers. Daher wurde nach *nicht* invasiven Methoden gesucht. So machten Bassett et al. (1974a, b) Versuche mit kapazitiven Wechselfeldern. Zur optimalen Stimulation von Fibroblastenkulturen waren allerdings bei einer Frequenz von 1 Hz 1 000 V/cm notwendig — ein klinisch viel zu gefährliches Verfahren. Brighton u. Pollack (1985) haben in letzter Zeit diese Methode mit wesentlich geringeren elektrischen Feldstärken bei nur 5 V, aber 60 KHz zur klinischen Anwendung gebracht. Zum Epiphysenwachstum und Frakturheilung an der Fibula verliefen 2 Tierversuche offenbar positiv

(Brighton et al. 1981a, 1983). Bei bisher 22 Patienten erzielte er in 72% der behandelten Pseudarthrosen knöcherne Heilung.

Elektromagnetische Felder

Elektromagnetische Felder dienten ursprünglich der induktiven Übertragung von Wechselspannung auf implantierbare Sekundärspulen. So können Kabeldurchtritte durch die Haut vermieden werden. Erste Hinweise auf die mögliche Wirksamkeit von elektrischen Wechselpotentialen gab der Zoologe Jahn bereits 1968, ausgehend von den auch physiologisch wechselnden Deformationspotentialen. Über positive Ergebnisse nach der Anwendung von induziertem Wechselstrom in Tierexperimenten berichtete Weigert erstmals 1970. Kraus u. Lechner publizierten dann 1972 über die experimentelle und klinische Anwendung der Kombination von elektromagnetischen Wechselfeldern mit direkt am Knochen angelegter Wechselspannung über operativ implantierte Sekundärspulen.

Bassett (1974a) untersuchte erst 1974 ein reines Magnetfeld zunächst an der osteotomierten Hundefibula mit einer Frequenz von 65 Hz. Der Unterschied zur Methode von Kraus besteht neben der fehlenden Wechselstromkomponente in einer anderen Ausrichtung der bei Bassett notwendigen 2 Magnetspulen: Das Magnetfeld verläuft quer zur Knochenachse und produziert ein elektrisches Feld *längs* zur Achse. Hiermit entfernt sich Bassett von den piezoelektrischen Theorien, denn die Piezoeffekte entstehen *quer* zur Knochenlängsachse. Klinisch wird ein sog. "single pulse" von 72 Hz und ein "pulse burst" von 15 Hz eingesetzt. Beide Impulsarten sollen direkt die DNS beeinflussen. Der "single pulse" soll die Parathormonwirkung verringern, der "pulse burst" soll extrazelluläre Matrix kalzifizieren können. Die Theorie wird von Bassett (1984) erweitert bis zum Genetic engineering und der Prognose, daß so „im Laufe der Zeit fast alle Organe, Krankheiten und regenerativen Prozesse beeinflußt werden können."

Klinisch gaben Bassett et al. (1981) eine Gesamtzahl von 1 000 behandelten Pseudarthrosen bei 300 anwendenden Orthopäden mit einer Erfolgsquote von 80% an. Von 127 Tibiapseudarthrosen heilten 87% unter Magnetfeld und Gipsverband innerhalb von 5,2 Monaten aus. Doch seine Methode ist nicht unbestritten. Eine englische Arbeitsgruppe publizierte kürzlich in *Lancet* vorläufige Ergebnisse einer klinischen Doppelblindstudie (Barker et al. 1984), bei der von bisher 16 Patienten die Gruppe mit Magnetfeld schlechtere Ergebnisse hatte als die Kontrollegruppe.

Elektromagnetisch induzierter Wechselstrom

Weiter besteht die Möglichkeit, Magnetfelder zur kabelfreien Induktion von Wechselspannung an den Knochen zu nutzen. In Übereinstimmung mit der Piezotheorie wird das Magnetfeld beim Verfahren nach Kraus längs zur Knochenachse angelegt und die Elektroden für die Wechselspannung quer zur Achse. Theoretisch postuliert Kraus (1984) eine Verbesserung der Transportfunktion über Polarisationseffekte an der Zellmembran. Das Magnetfeld soll sogar direkt auf die Zellorganellen wirken: bisher jedoch alles unbewiesene Theorien.

Die klinischen Ergebnisse, die im wesentlichen Lechner et al. (1981) an 352 Pseudarthrosen mit einer Ausheilungsquote von 93% nach nur einem operativen Eingriff vorgelegt haben, sind sicher beeindruckend und lassen sich u.E. nicht nur mit der guten Operationstechnik von Lechner erklären. Wiendl (1982) operierte 68 Pseudarthrosen mit 91,2% Erfolg nach einem Eingriff. Unsere eigenen Ergebnisse bei bisher 37 reaktionsarmen, teils infizierten Pseudarthrosen zeigen eine Ausheilungsquote von 89,2% nach einer Operation mit mit Implantation eines Wechselstromüberträgers (Stürmer u. Schmit-Neuerburg 1985b). Doch leider fehlt bis heute ein sinnvoller Ansatz für eine Doppelblindstudie, die den klinischen Nachweis der Wirksamkeit führen könnte.

Eigene tierexperimentelle Untersuchungen

Autologe Spongiosatransplantate

Die experimentellen Überprüfungen der Methode Kraus haben wir in Essen speziell in Hinsicht auf den Einbau autologer Knochentransplantate vorgenommen (Stürmer u. Schmit-Neuerburg 1985a; Stürmer et al. 1979). In der 1. Versuchsreihe wurden bei 20 4–8 Jahre alten Beaglehündinnen reaktionsarme Defektpseudarthrosen an beiden Ulnae produziert (Abb. 2). In einem 2. Eingriff nach 6 Monaten wurde dann autologe Beckenkammspongiosa entnommen, auf der Waage in 2 gleiche Portionen geteilt und in die seitengleich angefrischten Ulnadefekte eingebracht. Die Stabilisierung erfolgte mit AO-Platte. Gegenüber der Platte wurde auf beiden Seiten eine Übeträgerspule mit 2 Elektroden eingesetzt. Pro Tier war jeweils eine dieser beiden Spulen nur eine wirkungslose Attrappe. Entsprechend waren die externen Magnetspulen abgestimmt, nur eine Seite wurde stimuliert, die andere erhielt eine gleichartige Leerspule. Die Versuchsdauer betrug 8 Wochen. Es wurde täglich 10 h mit einer Feldstärke von 80 G und einer Frequenz von 38 Hz behandelt. Dies ergab an den implantierten Elektroden eine Wechselspannung von ca. 600 mV, gemessen in Ringer-Lösung.

Die Darstellung der Ergebnisse (Abb. 3) ist auf die statistischen Resultate der Morphometrie beschränkt. Durch jedes Transplantat wurden nach 8 Wochen und unentkalkter Einbettung in Methylmethacrylat 20 Serienquerschnitte gelegt und mikroradiographiert. Die Dichte der inzwischen umgebauten Spongiosa wurde als Maß für den Knochenneubau und den Integrationsprozeß der Transplantate herangezogen (Abb. 4). Denn das Ziel der Behandlung ist am Ende die Wiederherstellung der kortikalen Kontinuität des Röhrenknochens über eine zunehmende lamelläre Knocheneinlagerung in das ursprüngliche Spongiosatransplantat. In jeder Mikroradiographie wurde daher die Knochendichte mit Hilfe des Mikrovideomat II (Zeiss) elektronisch ausgemessen, zunächst die Gesamtknochenfläche, dann der reine Knochenanteil an dieser Fläche. Aus diesen Daten ergab sich für jede Ulna ein Dichteprofil der interessierenden Zone mit dem Transplantat. Die statistische Varianzanalyse zeigt, daß die bessere Dichteangleichung zwischen ehemaligem Transplantat und Kortikalis ein signifikantes Phänomen der stimulierten Knochen ist, die Irrtumswahrscheinlichkeit beträgt $< 0,01$. Die mittlere Knochendichte beträgt bei allen stimulierten Transplantaten 0,53 gegen 0,48 bei den Kontrollen. Dieser Unterschied ist ebenfalls statistisch signifikant, $p < 0,05$. An 6 frischen Vergleichstransplantaten wurde die Ausgangsdichte der

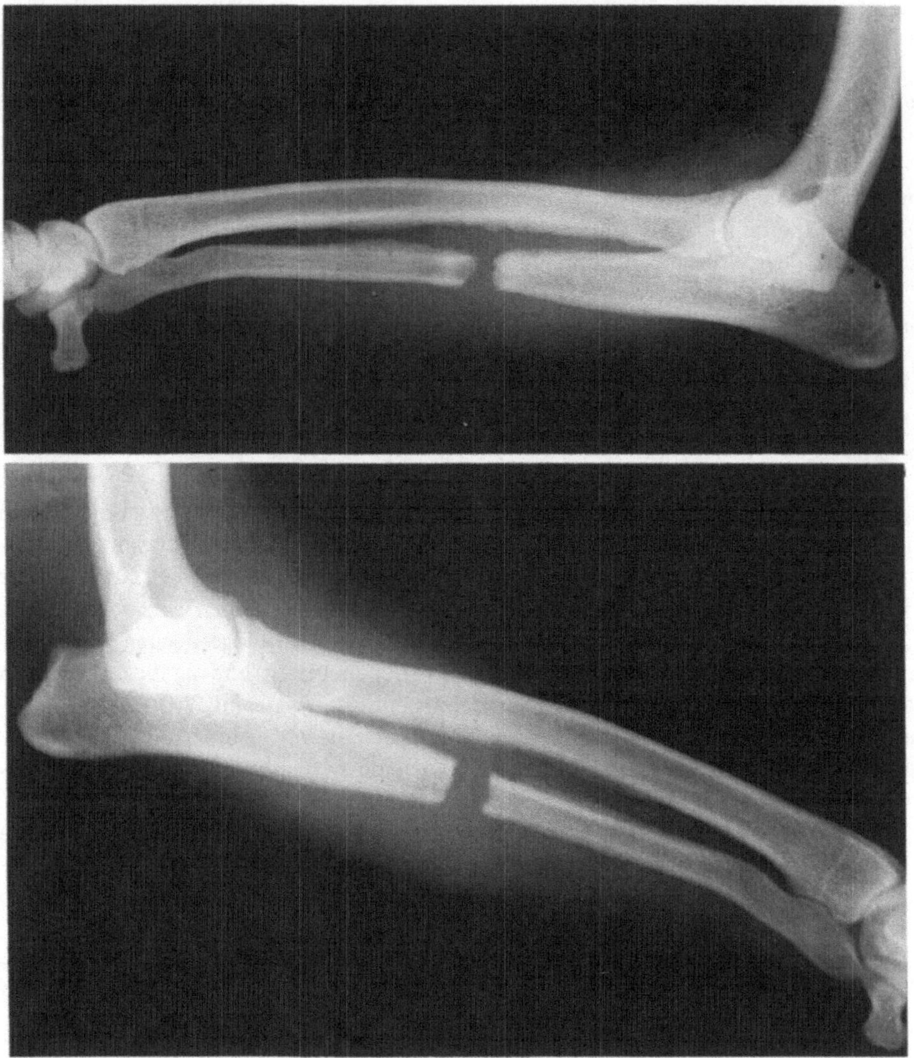

Abb. 2. Reaktionsarme Ulnapseudarthrose beim Beagle 6 Monate nach Resektionsosteotomie und Elektrokoagulation der Fragmente

Spongiosa mit 0,28 ausgemessen. Setzt man die normale Dichtezunahme ohne Stimulation gleich 100%, so errechnet sich ein Wirkungsgrad der angewandten Methode von plus 25%.

Autologe Kortikalistransplantate

In einer 2. Versuchsserie (Weiss 1983), bei der 14 Hunde zur Auswertung kamen, wurden bei 4–8 Jahre alten Beaglehunden 15 mm lange Schaftsegmente aus beiden Tibiae mit

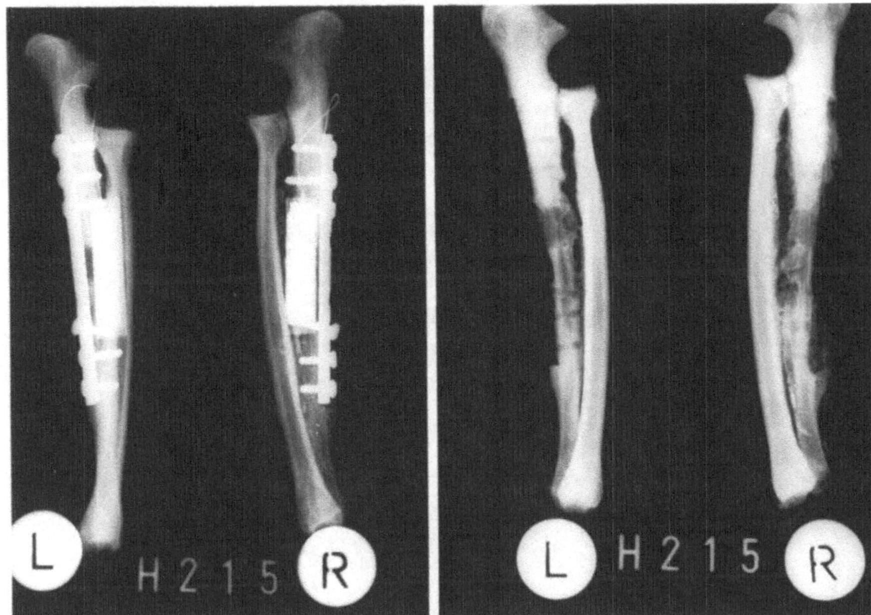

Abb. 3. Feinfokusröntgenaufnahme 8 Wochen nach autologer Spongiosatransplantation und täglicher induktiver Wechselstromstimulation nur des rechten Beins vor und nach Metallentfernung

Schablonen herausgesägt, völlig aus dem Weichteilzusammenhang gelöst und wieder replantiert. Die Stabilisierung erfolgte beidseits mit Verriegelungsnnägeln, von denen jeweils nur einer mit einer eingebauten Überträgerspule und Elektroden ausgerüstet war (Abb. 5). Die elektrischen Behandlungsdaten entsprachen der 1. Versuchsreihe über 8 Wochen.

Auch hier erfolgte eine quantitativ-morphometrische Auswertung von Serienquerschnitten im Transplantatbereich. Alle Transplantate wurden ausschließlich von periostal her durch Havers-Umbau revaskularisiert (Abb. 6). Im Querschnitt konnte so die Umbaufront als kreisförmige Zone erfaßt und zur Planimetrie im Mikrovideomat II nachgezeichnet werden. In die statistische Varianzanalyse gingen 3 Werte ein: der äußere Kortexumfang, die Umbaufront und innen die Markhöhle. Die Fläche des vom Havers-Umbau erfaßten Kortex betrug unter Elektrostimulation im Mittel 0,571 der Gesamtkortexfläche gegenüber nur 0,495 bei der Kontrollgruppe. Die Varianzanalyse errechnet eine Signifikanz dieses Unterschieds mit einer Irrtumswahrscheinlichkeit von $p < 0,01$. Der Wirkungsgrad der Elektrotherapie beträgt 15,3%.

Aussagewert der Tierversuche

Die vorgelegten Tierexperimente haben bewiesen, daß sowohl die Integration autologer Spongiosatransplantate als auch der Havers-Umbau autologer Kortikalistransplantate durch induzierten Wechselstrom signifikant beschleunigt werden kann. Durch die Anlage als

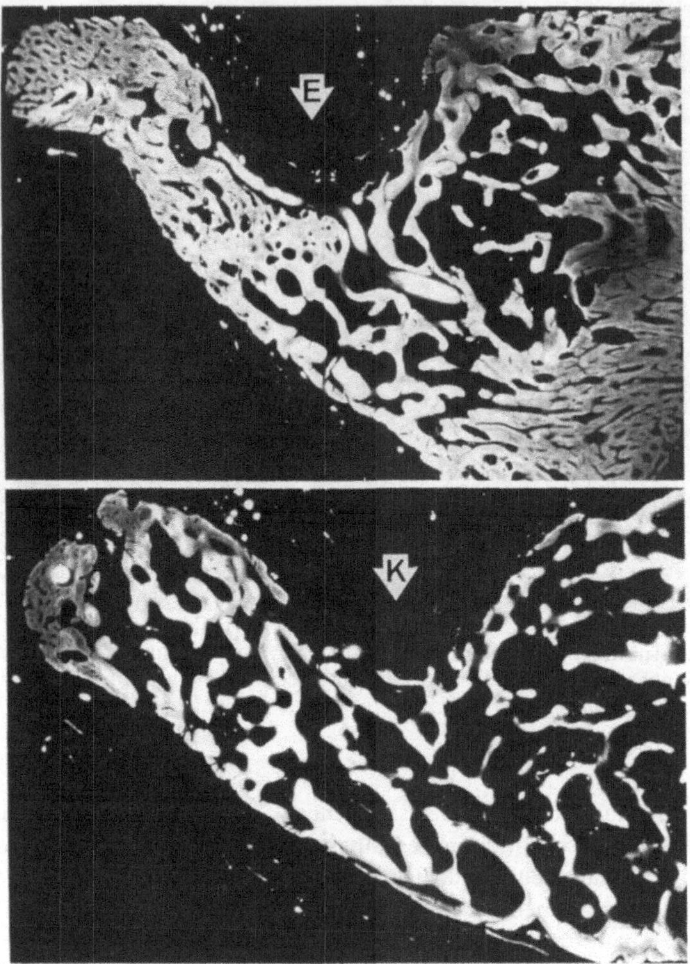

Abb. 4. Mikroradiographie der Transplantate nach 8 Wochen, elektrostimuliert (*E*), Kontrolle desselben Tiers (*K*). Der *Pfeil* zeigt die jeweilige Lage der Elektrodenkiele bzw. der Elektrodenattrappe an. Man beachte den hier sehr deutlichen Unterschied in der Knochendichte

Rechts-links-Versuch konnten dabei im Tierexperiment immanente Fehlerquellen weitgehend ausgeschlossen werden.

Diese Versuchsergebnisse gelten aber nur für die angewandten Feldstärken, die angewandte Frequenz und ein elektromagnetisches Feld in Richtung der Knochenachse in Kombination mit einer lokal implantierten Wechselstromkomponente. Für das reine Magnetfeld gibt es meines Wissens solche Versuche bisher noch nicht. Unsere Ergebnisse dürfen also keinesfalls als Beweis für die propagierte Wirkung reiner Magnetfehlder herangezogen werden.

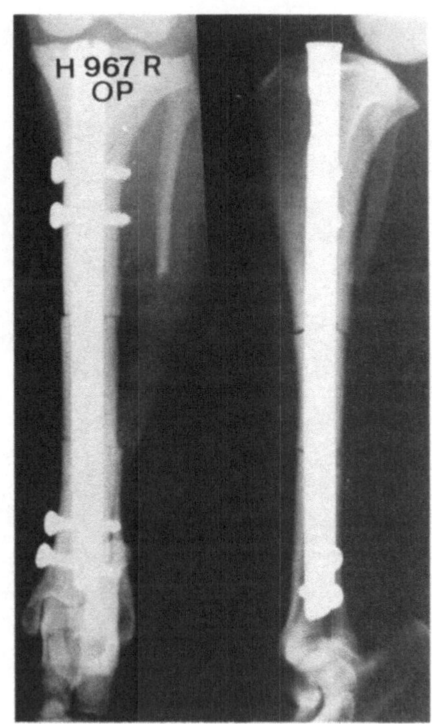

Abb. 5. Postoperatives Röntgenbild nach Replantation eines Schaftsegments der Tibia beim Beagle. Stabilisation mit Verriegelungsnagel, wobei die Induktionsspule im Nagel untergebracht ist. Die Elektroden sind außen auf den Nagel aufgeklebt

Schlußfolgerungen

Die verschiedenen Formen der Elektrotherapie werden klinisch fast ausschließlich adjuvant bei Pseudarthrosen angewandt. So ist ihre *praktische Bedeutung* auf relativ wenige Fälle beschränkt. Experimentelle Ergebnisse zur Behandlung *frischer* Frakturen sind widersprüchlich, so daß die Elektrotherapie hier noch keine Indikation gefunden hat.

Als sicher nachgewiesen darf die *Wirksamkeit* der invasiven Methoden angesehen werden: Gleichstrom und Wechselstrom. Fragwürdig erscheint dagegen die reine Magnetfeldanwendung und die kapazitive Methode. Die Erforschung möglicher elektrischer Steuerungssysteme bleibt sicherlich auch in *Zukunft* ein interdisziplinär interessantes und weites Feld.

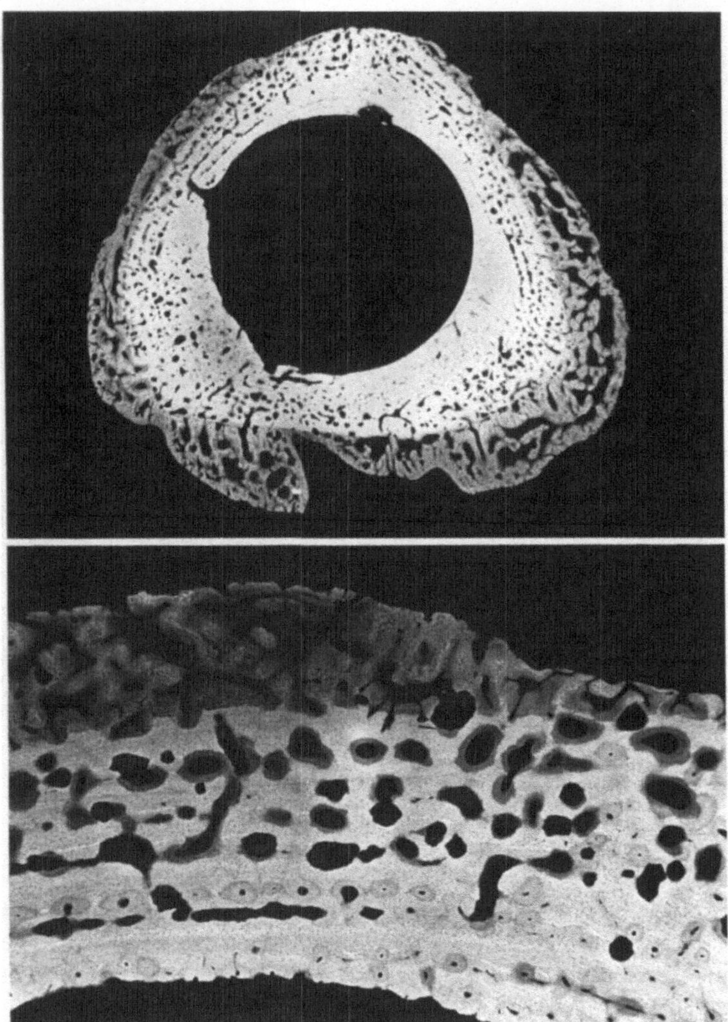

Abb. 6. Querschnitt durch das Kortikalistransplantat nach 8 Wochen in. der Mikroradiographie, Schliffdicke 70 μm, Ausschnittvergrößerung *unten*. Der Knochenaufbau des Beagle zeigt fast ausschließlich eine sekundäre Osteonenstruktur. Neben einer leichten periostalen Kallusreaktion erkennt man den regen Havers-Umbau, der von periostal Richtung Markhöhle fortschreitet. So wird die zunächst nekrotische Kortikalis revaskularisiert. Man beachte, daß die Markhöhle noch völlig avaskulär ist. Die Fläche des nach 8 Wochen umgebauten Knochens wird planimetrisch erfaßt und als Maß für den Effekt des induktiven Wechselstroms gewertet

Literatur

Barker AT, Dixon RA, Sharrad WJW, Sutcliffe ML (1984) Pulsed magnetic field therapy for tibial non-union. Interim results of a double blind trial. Lancet 994–996

Bassett CAL (1965) Electrical effects on bone. Sci Am 213:18–25

Bassett CAL (1971) Biophysical principles affecting bone structure. In: Bourne GH (ed) The biochemistry and physiology of bone, vol. 3. Academic Press, New York San Francisco London, pp 1–76

Bassett CAL (1984) Biomedizinische und biophysikalische Wirkung pulsierender elektromagnetischer Felder (PEMF). Orthopäde 13:64–77

Bassett CAL, Pawluk RJ, Pilla AA (1974a) Acceleration of fracture repair by elektromagnetic fields. A surgically noninvasive method. Ann NY Acad Sci 238:242–262

Bassett CAL, Pawluk RJ, Pilla AA (1974b) Augmentation of bone repair by inductivly coupled electromagnetic fields. Science 184:575–577

Bassett CAL, Mitchell SN, Gaston SR (1981) Treatment of ununited diaphyseal fracture with pulsing electromagnetic fields. J Bone Joint Surg (Am) 63:511–523

Becker RO (1974) The basic biological data transmission and control system influenced by electrical forces. Ann NY Acad Sci 238:236–241

Becker RO (1979) The significance of electrically stimulated osteogenesis. Clin Orthop 141:266–274

Brighton CT, Krebs AG (1972) Oxygen tension of healing fractures in the rabbit. J Bone Joint Surg (Am) 54:323–332

Brighton CT, Pollack SR (1985) Treatment of recalcitrant non-union with a capacatively coupled electrical field. J Bone Joint Surg (Am) 67:577–585

Brighton CT, Adler S, Black J, Itada N, Friedenberg AB (1975) Cathodic oxygen consumtion and electrically induced osteogenesis. Clin Orthop 107:277

Brighton CT, Pollack SR, Windsor ER (1981a) Acceleration of fracture healing in the rabbit fibula by a capacitively coupled electric field. Biolec Repair Growth Soc 1:36

Brighton CT, Black J, Friedenberg ZB, Esterhai JL, Day LJ, Conolly JF (1981b) A multicenter study of the treatment of nonunion with constant direct current. J Bone Joint Surg (Am) 62:2–13

Brighton CT, Pfeffer GB, Pollack SR (1983) In vivo growth plate stimulation in various capacitively coupled electrical fields. J Orthop Res 1:42–49

Friedenberg ZB, Brighton CT (1966) Bioelectric potentials in bone. J Bone Joint Surg (Am) 48:915–923

Friedenberg ZB, Andrews ET, Smolenski BI, Pearl BW, Brighton CT (1970) Bone reaction to varying amounts of direct current. Surg Gynecol Obstet 131:894–899

Herbst E (1978) Electric stimulation of bone growth and repair: A review of different stimulation methods. In: Burny F, Herbst E, Hinsenkamp M (eds) Electric stimulation of bone growth and repair. Springer, Berlin Heidelberg New York, pp 1–13

Howell DS, Pita JC, Marques JF, Madruga JE (1968) Partition of calcium, phosphate, and protein in the fluid phase aspirated at calcifying sites in epiphyseal cartilage. J Clin Invest 47:1121–1132

Jahn TL (1968) A possible mechanism for the effect of electrical potentials on apatite formation in bone. Clin Orthop 56:261–273

Janssen LWM, Roelofs JMM, Visser WJ, Wittebol P (1978) Hypothesis of bone remodelling and fracture healing by electrostimulation. In: Burny F, Herbst E, Hinsenkamp M (eds) Electric stimulation of bone growth and repair. Springer, Berlin Heidelberg New York, pp 61–67

Jorgensen TE (1977) Electrical stimulation of human fracture healing by means of a slow pulsating, asymetrical direct current. Clin Orthop 124:124–127

Kraus W (1984) Magnetfeldtherapie und magnetisch induzierte Elektrostimulation in der Orthopädie. Orthopäde 13:78–92

Kraus W, Lechner F (1972) Die Heilung von Pseudarthrosen und Spontanfrakturen durch strukturbildende elektrodynamische Potentiale. Münch Med Wochenschr 114:1814–1819

Lechner F, Ascherl R, Kraus W (1981) Treatment of pseudarthroses with electrodynamic potentials of low frequency range. Clin Orthop 161:71–81

Levy DD (1974) A pulsed electrical stimulation technique for inducing bone growth. Ann NY Acad Sci 238:478–490

Paterson DC, Simonis RB (1985) Electrical stimulation in the treatment of congenital pseudarthrosis of the tibia. J Bone Joint Surg (Br) 67:454–462

Pilla AA, Margueles GS (1977) Dynamic interfacial electrochemical phenomena at living cell membranes: Application to the toad urinary bladder membrane system. J Electrochem Soc 124:1697–1706

Satzger G, Herbst E (1978) Electric stimulation of osteogenesis. In: Burny F, Herbst E, Hinsenkamp M (eds) Electric stimulation of bone growth and repair. Springer, Berlin Heidelberg New York, pp 55–60

Stürmer KM, Schmit-Neuerburg KP (1985a) Quantitative Bestimmung des Einflusses von induziertem Wechselstrom auf die Integration autologer Spongiosatransplantate. Unfallchirurgie 11:168–173

Stürmer KM, Schmit-Neuerburg KP (1985b) Indikation und klinische Ergebnisse der elektromagnetisch induzierten Wechselstrom-Stimulation reaktionsarmer Pseudarthrosen. Unfallchirurgie 11:197–203

Stürmer KM, Kehr H, Schmit-Neuerburg KP (1979) Fördern niederfrequentes Magnetfeld und Wechselspannung die Knochenheilung? Experimentelle Untersuchungen zur Frage der Wirksamkeit. Zentralbl Chir 104:777–790

Weigert M (1970) Die Förderung der Osteogenese durch induktiven Wechselstrom. Z Orthop 107:362–364

Weigert M, Werhahn C (1977) The influence of electric potentials on plated bones. Clin Orthop 124:20–30

Weiss H (1983) Experimentelle Untersuchungen zur Elektrostimulation der Knochenheilung nach Marknagelung. Hefte Unfallheilkd 165:80–81

Wiendl HJ (1982) Klinische Erfahrungen mit der postoperativen elektromagnetischen Stimulation von Pseudarthrosen. Aktuel Traumatol 12:287–293

Wolff J (1870) Über die innere Architektur der Knochen und ihre Bedeutung für die Frage vom Knochenwachstum. Virchows Arch (A) 50:389–450

Yasuda I (1977) Fundamental aspects of fracture treatment. Clin Orthop 124:5–8

Yasuda Im Noguchi K, Sata T (1955) Dynamic callus and electric callus (Abstract). J Bone Joint Surg (Am) 37:1292

Zichner L (1984) Elektrostimulation des Knochens. Eine experimentelle und klinische Studie. Enke, Stuttgart (Bücherei des Orthopäden, Bd 42, S 1–152)

Die Revaskularisierung von Lager und Knochentransplantat

F. Eitel und L. Schweiberer

Chirurgische Klinik Innenstadt und Chirurgische Poliklinik der Ludwig-Maximilians-Universität München (Direktor: Prof. Dr. med. L. Schweiberer), Nußbaumstraße 20, D-8000 München 2

Die Einheilung des freitransplantierten Knochengewebes in das Wirtslager hängt — morphologisch gesehen — von der Vaskularisation des Transplantatbetts ab. Ziel der vorliegenden Untersuchung ist, unter diesem Gesichtspunkt die experimentalchirurgisch-morphologischen Ergebnisse (Brenneisen 1981; Dambe et al. 1978; Eitel et al. 1974, 1980; Eitel u. Schweiberer 1983; Sauer et al. 1978; Schweiberer u. Eitel 1977; Schweiberer et al. 1981; Seiler et al. 1979) der Transplantatrevaskularisierung zusammenfassend in einer Übersicht darzustellen.

Methodik

Morphologisch läßt sich die Revaskularisierung mit der standardisierten Technik der Bariumsulfatinjektion und anschließender Mikroradiographie im sog. Mikroradiogramm als Gefäßverteilungsmuster erfassen (Stringa 1957; Trueta 1963; Deleu u. Trueta 1965; Rhinelander 1968; Dambe 1971; Eitel et al. 1981).

Ergebnisse

Typen der Vaskularisation des Wirtslagers

Für die Methodenwahl in der klinischen Praxis ist die Abschätzung der biologischen Reaktionsfähigkeit des Wirtslagers von Bedeutung. Mit Lexer (1924) kann die vaskuläre Reaktionsfähigkeit des Wirtslagers in Abhängigkeit von der traumatischen Schädigung in 3 Typen eingeteilt werden:

1. Ersatzstarkes Lager: Hier ist es zu keiner nennenswerten Devaskularisierung des knöchernen Wirtslagers gekommen, die umgebenden Weichteile sind nicht wesentlich fibrosiert und damit auch nicht hypovaskularisiert. Die traumabedingte Devaskularisierung ist insoweit kompensiert, als die Hauptversorgungssysteme des Knochens (A. nutritia, parossalperiostale Vaskularisation, metaphyseoepiphysäres Gefäßnetz) reaktionsfähig sind und ein hypervaskularisiertes Granulationsgewebe ausbilden können (Abb. 1). Klinisch findet sich häufig an den Fragmenten im Röntgenbild eine periostale kallöse Reaktion, in den älteren Fällen bzw. unter Operation ein auf Anfrischung hin blutendes Gewebe.

Hefte zur Unfallheilkunde, Heft 185
Herausgegeben von D. Wolter/K.-H. Jungbluth
© Springer-Verlag Berlin Heidelberg 1987

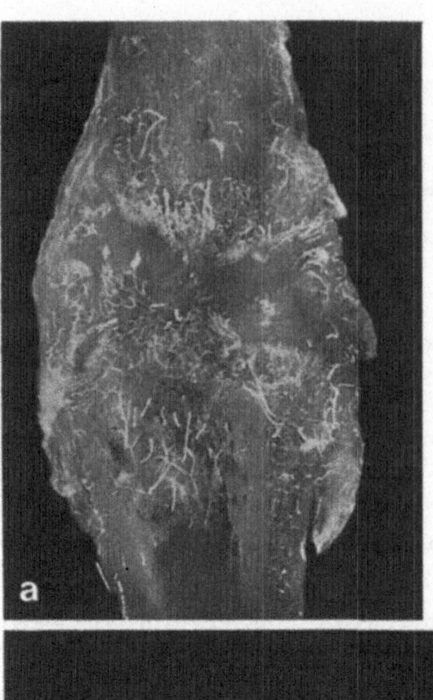

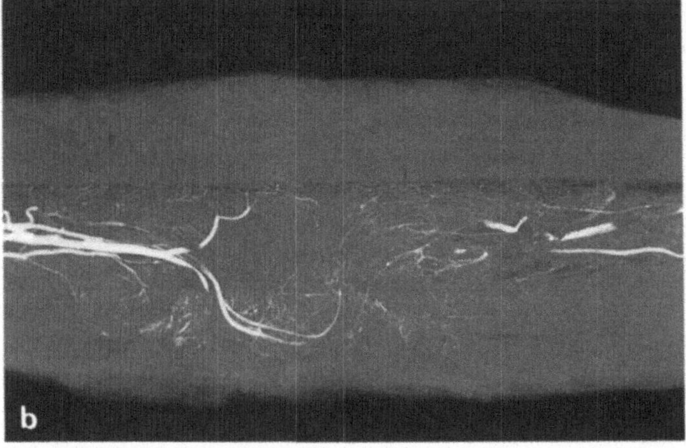

Abb. 1a, b. Gefäßverteilungsmuster eines ersatzstarken Lagers. **a** Hypertrophische Radiuspseudarthrose beim Hund 20 Wochen nach Defektsetzung (Mikroangiogramm im Längsschnitt der Radiusdiaphyse, in der *Mitte* querverlaufend der avaskuläre Pseudarthrosespalt, der nur *links* und *rechts* durch die parossalen Weichteile vaskulär überbrückt wird):
Die Hauptfragmente zeigen eine reiche, büschelartig verfilzte Hypervaskularisation, es
liegt ein gut vaskularisiertes Granulationsgewebe vor, **b** Revaskularisation eines keilförmigen
Defekts der Radiusdiaphyse beim Hund 3 Wochen nach Operation im mikroangiographischen Längsschnitt (Kortikalis als waagerechter Balken *oben*, Defekt in der *Mitte*): Der
Defekt ist von einem Granulationsfilz mit ungeordnetem Gefäßverteilungsmuster aufgefüllt, 2 große Gefäße (von *rechts* kommend) sind aus dem Markraum in den Defekt einge-
sproßt. Mäßige Hypervaskularisation der angrenzenden Kortikalislager

2. Ersatzschwaches Lager: Die Vaskularisation ist hier geschädigt (Abb. 2a). Das die Versorgung der Kortikalis überwiegend tragende medulläre Gefäßsystem (A. nutritia) ist meist nicht mehr oder nur unvollständig durchströmt. Es finden sich hypovaskuläre Fragmente und fibrosierte Weichteile. Insgesamt ist die vaskuläre Kompensationsfähigkeit, also die Möglichkeit der Anastomosenbildung zwischen den 3 Hauptversorgungsystemen, beeinträchtigt (Abb. 2). Klinisch treten diese Fälle meist bei anhaltender Instabilität mit Weichteilschaden als aseptische, oligotrophe Defektpseudarthrosen auf.

3. Ersatzunfähiges Lager: Die Übergänge zum 2. Lagertyp sind pathomorphologisch gesehen fließend. Im Vergleich zum ersatzstarken Lager liegen aber septische oder aseptische Fragmentnekrosen in größerer Ausdehnung vor. Klinisch sieht man reaktionslose, entkalkte zugespitzte Fragmente, häufig verbunden mit einem etlichen Zentimeter messenden Knochendefekt (Abb. 2b). Die Weichteile sind ebenfalls atrophisch. Derartige Vaskulationsstörungen sind klinisch häufig bei posttraumatischen Defektpseudarthrosen, meist mit posttraumatischer Osteitis verbunden, zu beachten.

Da die Transplantationseinheilung von der Lagervasularität abhängt, ist es Ziel der Therapie, ein ersatzgestörtes Lager (Typ 2 oder 3) in einen revaskularisierungsfähigen Zustand zu versetzen und dann erst frei zu transplantieren. Mittel hierzu sind neben der mechanischen Stabilisierung durch Osteosynthese das Debridement der Weichteile und die Dekortikation des knöchernen Lagers bis in durchblutete Areale. Der Zeitraum zwischen Debridement und freier Transplantation darf nicht zu groß werden. Im Experiment zeigt sich, daß bei einem Debridement, das länger als 2 Wochen zurückliegt, die Qualität der Lagervaskularisation nicht mehr gesteigert ist (Siffert u. Barash 1961; Wannske et al. 1975).

Die experimentellen Ergebnisse verdeutlichen die klinische Erfahrung, daß nur das frische Granulationsstadium in der proliferativen Phase der Wundheilung — vor Beginn der Fibrosierung in der 3. posttraumatischen Woche — dem Transplantat einen optimalen Nährboden bietet. Die Zurichtung des ersatzgestörten Lagers für die freie Transplantation ist also eine Therapie einzelner, zeitlich abgestimmter Schritte. Zeigt sich — oder ist aus topographischen Gründen absehbar —, daß mit dem Debridement keine befriedigende Revaskularisierung erreichbar ist — besonders bei schwerem Weichteilschaden oder -defekt —, so bieten sich 2 Möglichkeiten an: Entweder man revaskularisiert das Lager mit einem gestielten myokutanen bzw. fasziokutanen Lappen und transplantiert danach frei (Habermeyer u. Schweiberer 1983; Wilker et al. 1983), oder man verwendet ein mikrovaskulär gestieltes Knochentransplantat (Weiland 1979). Im Vergleich weist das letztgenannte Verfahren das größere Einheilungsrisiko auf (Hertel et al. 1982).

Revaskularisierungsphasen

Kapillarsprossen erreichen das freitransplantierte Knochengewebe aus dem umgebenden Wirtsknochen und dem Weichteillager. Unter mechanisch stabilen Bedingungen zieht zunächst innerhalb der 1. posttraumatischen Woche an den freien Oberflächen ein hypervaskularisiertes Granulationsgewebe auf (Abb. 3a). Im 2. Stadium in der 2.–4. postoperativen Woche dringen Gefäßsprossen zentrifugal und zentripetal in das Transplantat ein. Ab der 6. Woche beginnt beim Hund der Havers-Umbau des Transplantats. Die einge-

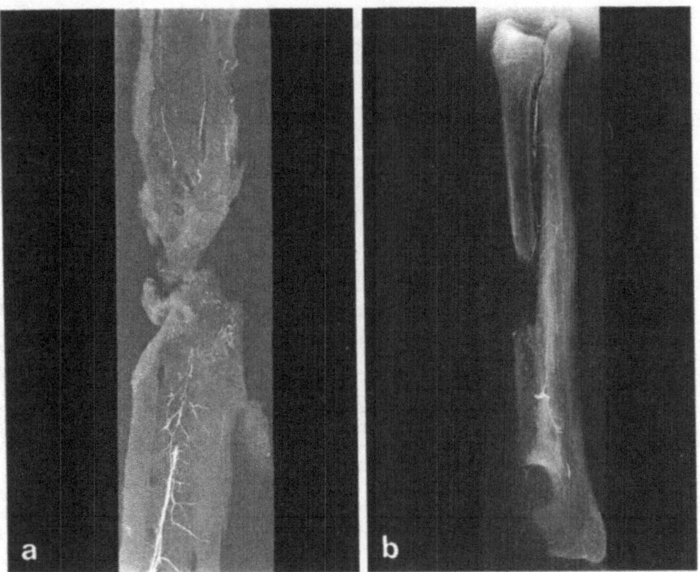

Abb. 2a, b. Gefäßverteilungsmuster im ersatzgestörten Lager. a Mikroangiogramm einer oligotrophischen Radiopseudarthrose im Längsschnitt beim Hund 20 Wochen nach Defektsetzung und Weichteildevaskularisierung (Pseudarthrosespalt *Mitte*): Im Vergleich zu **Abb. 1a** deutlich reduziertes, ungeordnetes Gefäßverteilungsmuster, die periostale Hypervaskularisierung fehlt fast vollständig, **b** Übersichtsangiogramm einer aseptischen, avasculären Radiuspseudarthrose beim Hund 20 Wochen nach Defektsetzung, vorübergehender Kunststoffumscheidung der Fragmente, blander Infektion und Debridement 14 Tage nach der Erstoperation: im Vergleich zur deutlich vaskularisierten Ulna (*rechts*) durchscheinende, nahezu gefäßfreie Radiusfragmente. Alle Gefäßgebiete sind durch das Trauma und die Wirkung des posttraumatischen Infekts betroffen. Zum Zeitpunkt der Aufnahme fanden sich jedoch infolge des Debridements bereits blande Wundverhältnisse

---

Abb. 3a–d. Phasen der Revaskularisierung. a Granulationsstadium: Mikroangiogramm im Längsschnitt eines Kortikalistransplantats (*oben* waagerecht die Kortikalis) 14 Tage nach keilförmiger Osteotomie und Implantation des Transplantats unter Fixierung mit 2 Cerclagen sowie Anlegen eines Bohrlochs in der Fragmentmitte mit einem 2-mm-Bohrer: Hypervaskularisation des Markraums, ungeordnete Gefäßbüschel im Operationsgebiet. Periostal deutliche Gefäßreaktion. Das Bohrloch zentral weist Gefäße eines Granulationspilzes auf, **b** Invasionsstadium: Gleiche Versuchsanordnung wie in **a** nach 3 Wochen: Feine baumartig sich verzweigende, im Vergleich zu **a** deutlich geordnete Gefäßsprossen dringen in das kortikale Transplantat ein, der Granulationspilz (*Mitte*) weist ebenfalls ein geordnetes baumartiges Verzweigungsmuster auf, deutliche periostale Gefäßreaktion, **c** Umbaustadium: Gleiche Versuchsanordnung wie in **a** und **b** nach 6 Wochen: Die medulläre Hypervaskularisation hat sich zurückgebildet, es besteht jetzt ein hochgeordnetes und zentrifugal gerichtetes medulläres Verteilungsmuster. Die Kapillaren des Granulationspilzes sind teilweise verschwunden. Hier findet sich jetzt eine zu kaliberstärkeren Gefäßen gereifte Vaskularität. Vom Bohrloch gehen parallel zur Längsachse der Diaphyse (*waagerecht*) Gefäße in das Keilfragment hinein als Ausdruck des longitudinal verlaufenden Havers-Umbaus. Das Transplantat ist weitgehend vaskulär integriert (Cerclagen, die das Keilfragment fixieren, als runde Löchern *oben* und *unten* auf der Kortikalis sichtbar). Die periostale Gefäßverteilung beginnt sich im Sinne eines radiär zur Oberfläche verlaufenden Musters zu ordnen, **d** Gleiche

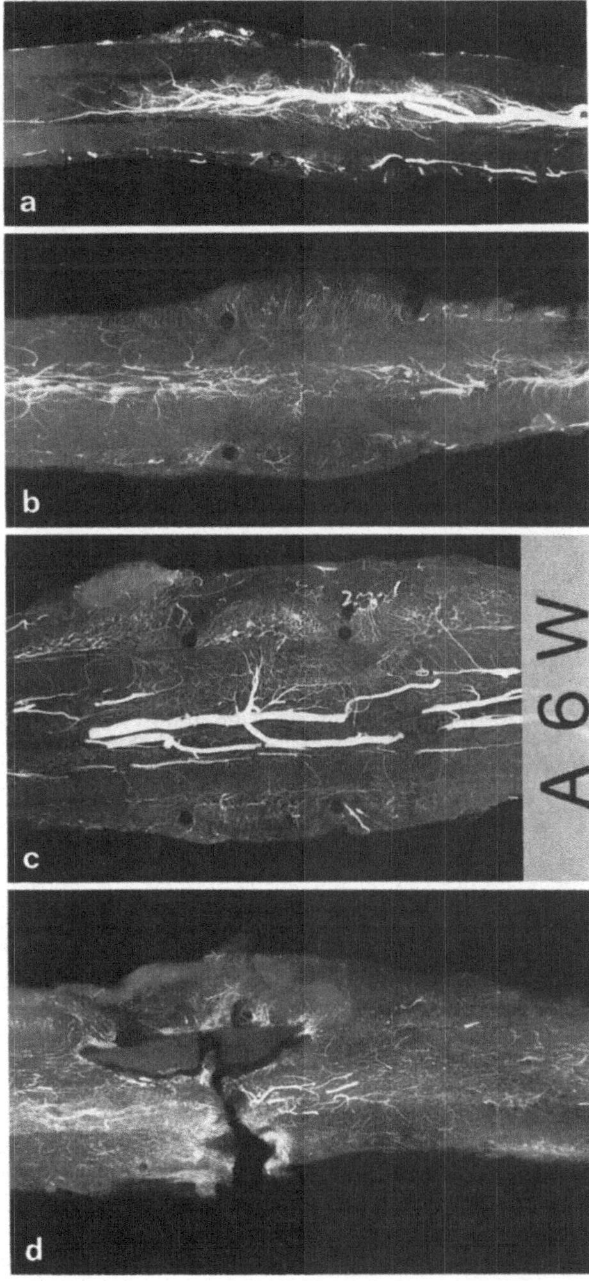

Versuchsanordnung wie in **a—c** mit zusätzlicher Überlastungsfraktur (*unten Mitte*) und daraus resultierender Instabilität 3 Wochen nach Heraussägen des keilförmigen Transplantats: Keine Invasion des Bohrlochs (s. **b**), Gefäßverteilungsmuster ungeordnet, persistierende Hypervaskularisation im Sinne einer Granulationsgewebebildung an den äußeren Oberflächen. Das knöcherne Wirtslager zeigt zahlreiche intrakortikale Gefäße, die sowohl mit den Gefäßen des Markraums als auch des Periosts anastomosieren drungenen Gefäße lagern sich nun längsachsenparallel longitudinal entsprechend der Anordnung der Osteone um (Abb. 3c). Dieser abschließende Umbauprozeß kann Monate bis Jahre dauern, je nach Volumen des Transplantats, da es in jedem Fall komplett ersetzt wird. Die Revaskularisierungsgeschwindigkeit beträgt im Tierexperiment je nach Versuchsanordnung für Weichgewebe 0,2–0,7 mm/Tag, für das kortikale Wirtslager 0,03–0,1 mm/ Tag. Die Diffusionsstrecke innerhalb des Knochengewebes liegt etwa bei einem Radius von 0,1 mm in bezug auf das Gefäß. Daraus ergibt sich die Forderung für die Klinik, die Transplantate möglichst flach zu gestalten, so daß sie schnell von beiden Seiten von Gefäßen durchdrungen werden können. Wegen der geringen räumlichen Abmessung heilen beispielsweise kortikale Phemister-Späne problemlos ein. Das optimale Transplantatvolumen liegt im Experiment bei 0,5–1 cm^3 (Bassett 1972; Graf 1959).

Bei Instabilität ist das Gefäßverteilungsmuster unruhig und ungeordnet und die Invasion (Phase 2) der Gefäße in das Transplantat bleibt aus (Abb. 3d).

Einflußgrößen für die Transplantatrevaskularisierung

Die *biomechanische Konstellation* zeigt sich in diesen Experimenten als eine die Transplantatrevaskularisierung steuernde Einflußgröße. Transplantation in eine instabiles Lager ist mit höchstem Risiko behaftet, weil dem Transplantat die Totalnekrose wegen Behinderung der Revaskularisierung droht. Da die Revaskularisierungsgeschwindigkeit in soliden Knochentransplantaten geringer ist als in Weichgeweben, wird auch die *räumliche Struktur des Transplantats* zur Einflußgröße für die Revaskularisation (Abb. 4). Locker strukturierte spongiöse Transplantate werden schneller revaskularisiert und damit früher eingebaut als kortikale. Eine Mittelstellung nehmen kortikospongiöse Transplantate ein. Hier sollte der spongiöse Anteil immer in Richtung zu dem Lager mit den besten vaskulären Bedingungen angeordnet werden, in den meisten Fällen also zum parossalen Weichteillager hin. Für das Überleben des zentralen Transplantatbereichs, der nicht mehr per diffusionem zu ernähren ist, meßbar als Revaskularisierungsstrecke (Eitel 1981), ist die räumliche Struktur und das Volumen des Transplantats von Bedeutung. Für spongiöse Transplantate liegt die tolerable Revaskularisierungsstrecke, gemessen von der Oberfläche des Pflänzlings zu seinem Zentrum hin, bei 0,5 cm (Bassett 1972). Größenordnungsmäßig liegt die Revaskularisierungsgeschwindigkeit je nach Transplantatstruktur und Versuchsanordnung zwischen 0,22 und 0,43 mm/24 h (Stringa 1957). Dementsprechend liegt der osteogene Umbau in Spongiosatransplantaten 3mal höher als in Kompaktatransplantaten (Frost 1963).

Der *bündige Kontakt* des Transplantats mit dem Lagergewebe ist eine weitere Bedingung, da Spalträume zunächst bindegewebig aufgefüllt werden und dann für die Lagergefäße ein Hindernis darstellen. Es scheint außerdem so zu sein, daß Transplantate, die knöchern schnell Kontakt zum Lager finden und damit wieder einer gewissen biomechanischen Belastung ausgesetzt sind, schneller umgebaut werden (Burwell 1965) als Transplantate ohne diesen Kontakt.

Schließlich zeigt sich in den Experimenten, daß unmittelbar frisch übertragene Transplantate die Gefäße am besten anlocken. Allerdings ist die Bedeutung der *Vitalität* des Transplantats experimentell wenig abgeklärt, die klinische Erfahrung hingegen zeigt die Wichtigkeit der Vermeidung einer Devitalisierung bei der Transplantatentnahme. Denaturisierte Transplantate werden langsamer revakularisiert als vitale (Schramm 1970), gestielte

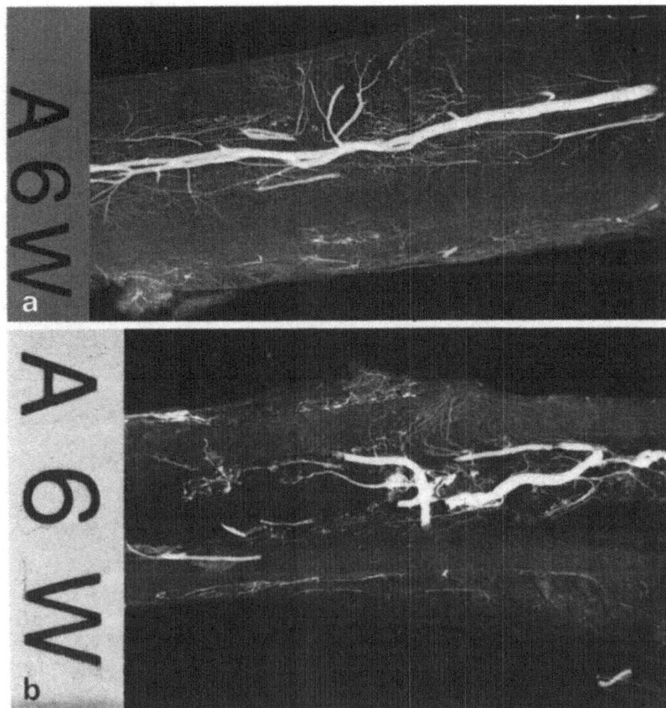

Abb. 4a, b. Einfluß der Transplantatstruktur auf die Revaskularisierung. **a** Mikroangiogramm im Längsschnitt eines autologen Spongiosatransplantats in einem keilförmigen Radiuskortikalisdefekt beim Hund (Transplantat *oben Mitte*) 6 Wochen nach Transplantation: Transplantat komplett revaskularisiert, regelmäßig baumartiges Muster von reifen Gefäßen (Stadium 3 der Revaskularisierung), **b** Kortikales, keilformiges Transplantat zum gleichen Zeitpunkt in gleicher Untersuchungstechnik: im Vergleich zu **a** feinere Gefäße, unregelmäßigere Gefäßverteilung, weniger komplette Revaskularisierung des Transplantats

Transplantate schneller integriert als freie (Baadsgaard 1970). Fehlt dem Lager der induzierende Reiz aus dem Transplantat, dies ist beispielsweise bei gekochten Autotransplantaten der Fall, so bleiben Hypervaskularisation und Gefäßinvasion aus.

Die *Histokompatibilität* des Transplantats ist eine weitere Einflußgröße: Frische homologe Transplantate (Allotransplantation) werden zwar in der 1. postoperativen Woche gleichartig vaskulär aufgeschlossen wie autologe, fallen dann aber der Nekrose im Rahmen der entzündlichen Immunantwort anheim und müssen anschließend ab der 3. Woche erneut revaskularisiert werden (Abb. 5). Bei denaturierten homologen Transplantaten, gleich welcher präparativen Zurichtung, ist die Antigenität zwar stark vermindert, jedoch ist der Revaskularisierungsprozeß auch hier verzögert. Klinisch eignen sie sich deshalb nur für das ersatzstarke Lager. Heterologe Pflänzlinge (Xenotransplantation), gleich welcher präparativer Zurichtung, wirken als Fremdkörper. Sie werden eher vom Granulationswall bindegewebig abgekapselt als von Gefäße invadiert.

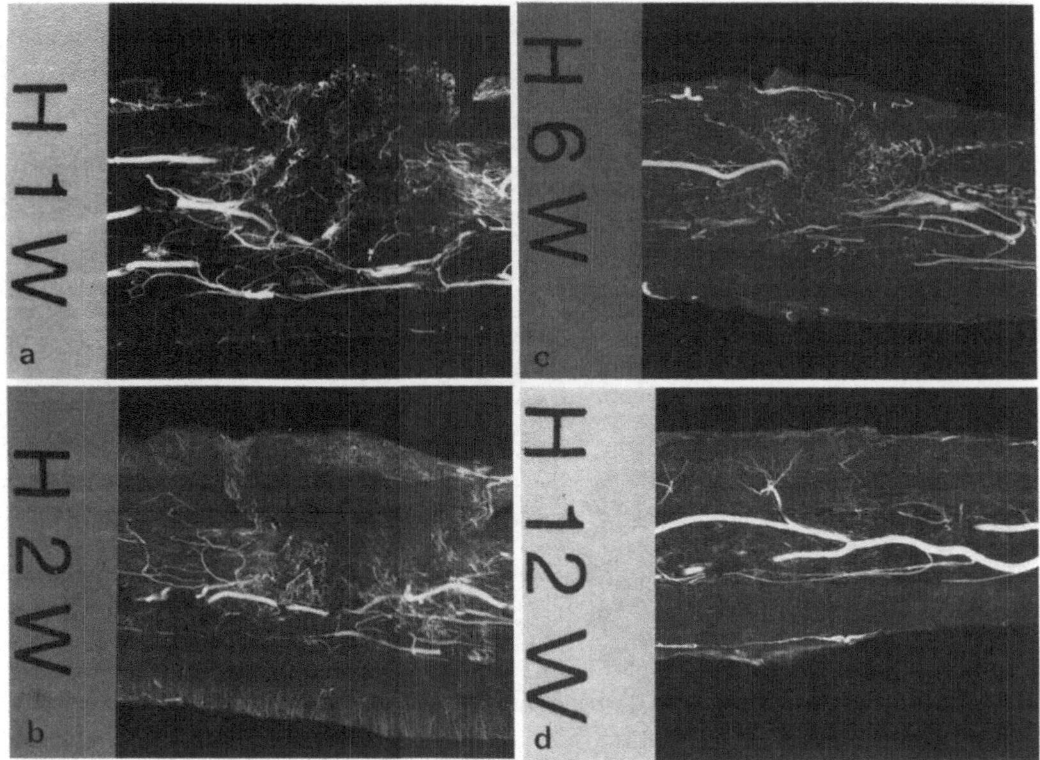

Abb. 5a–d. Einfluß der Histokompatibilität des Transplantats auf die Revaskularisierung.
a Revaskularisierung eines frischen homologen Spongiosatransplantats in einen keilförmigen
Diaphysedefekt am Hunderadius nach 1 Woche (Mikroangiogramm im Längsschnitt, Transplantat *oben*): Hypervaskularisation und Gefäßinvasion vergleichbar einem autologen
Spongiosatransplantat, **b** Gleichartige Versuchsanordnung nach 2 Wochen: Avaskularität
des Transplantats durch Totalnekrose im Rahmen der Immunantwort, **c** Gleichartige Versuchsanordnung nach 6 Wochen: Erneute, noch nicht komplette Revaskularisierung des
homologen Spongiosatransplantats. Das Gefäßverteilungsmuster entspricht noch den Sta-
dien 1 und 2 der Revaskularisierung, **d** Gleichartige Versuchsanordnung nach 12 Wochen:
Erst jetzt, und damit deutlich verzögert, ist eine dem autologen Transplantat vergleichbare
(s. **Abb. 4a**) Revaskularisierung des Allotransplantats erreicht

Diskussion

Die morphologisch dargestellten Revaskularisierungsbefunde entsprechen in ihrem zeitlichen Ablauf den Ergebnissen, die mit Radioisotopenmessung erhoben wurden (Goldberg
u. Lance 1972). Insofern dürfen die vorgelegten morphologischen Resultate als validiert
angesehen werden, da quantitative Untersuchungen mit anderer Methodik und gleichem
Ergebnis vorliegen. Die mikroangiographische Untersuchungstechnik bietet zudem den
Vorteil, daß die Topographie der Gefäßreaktion dreidimensional beurteilt werden kann.

Die vorliegenden Ergebnisse weisen darauf hin, daß das frische, autologe, in der 3. Di-
mension schmale Spongiostransplantat die höchste biologische Wertigkeit besitzt und damit

im Therapieplan als Mittel der Wahl anzusehen ist. Dies gilt besonders bei ersatzgestörtem Lagertyp, wo die Revaskularisation deutlich verzögert ist. Aus den vorliegenden morphologischen Befunden kann geschlossen werden, daß die Transplantatrevaskularisierung als Leistung des Knochen- und Weichteillagers abhängig ist von der Transplantatstruktur, der mechanischen Stabilität des Lagers, seiner Angioarchitektonik (Lagertyp) und der Histokompatibilität des Transplantats. In diesen Punkten liegt die klinische Relevanz dieser Befunde. Über übergeordnete hormonale und lokal metabolische Steuerungsmechanismen kann mit der verwandten Untersuchungsmethodik nichts ausgesagt werden.

Zusammenfassung

Die Revaskularisierung von Transplantaten wird mit mikroangiographische Technik untersucht. Die Ergebnisse korrelieren in der zeitlichen Darstellung der Abläufe mit den mit funktionellen Methoden gewonnenen Resultaten. Im einzelnen läßt sich nach dem Gefäßverteilungsmuster ein ersatzstarkes, hypervaskularisiertes Lager vom ersatzschwachen, wenig vaskularisierten und dem ersatzunfähigen mit Ausfall eines oder mehrerer versorgender Gefäßsysteme unterscheiden. Die Revaskularisierung verläuft morphologisch in 3 Phasen:

Granulationsstadium mit Hypervaskularisation der Oberflächen, Invasionsstadium mit Gefäßeinsprossung in das Transplantat und Umbaustadium mit Anordnung der Gefäßverteilung in Richtung auf die physiologische Vaskularisation. Die Abhängigkeit der Revaskularisation von mechanischer Stabilität, Transplantatstruktur und Histokompatibilität sowie der Angioarchitektonik der Lagergewebe wird dargestellt. Für die klinische Praxis relevant ist, daß das schmal dimensionierte, frische, autologe, Spongiosatransplantat am schnellsten revaskularisiert wird.

Literatur

Baadsgaard A (1970) Transplantation of pedicle bone grafts to fresh askeletal defects and defect pseudarthroses. Acta Orthop Scand 41:261–271

Bassett CAL (1972) Clinical implications of cell function in bone grafting. Clin Orthop 87:49–59

Brenneisen R (1981) Tierexperimentelle Untersuchungen zur Revaskularisierung und Einheilung von Korticalisfragmenten am Hunderadius. Inauguraldissertation, Medizinische Fakultät der Universität des Saarlandes, Homburg/Saar

Burwell RG (1965) Osteogenesis in cancellous bone grafts: Considered in terms of cellular changes, basic mechanisms and the perspective of growth-control and its possible aberrations. Clin Orthop 40:35–47

Dambe LT (1971) Revaskularisierung der Diaphyse langer Röhrenknochen nach Fraktur und Osteosynthese. Inauguraldissertation, Medizinische Fakultät der Universität des Saarlandes, Homburg/Saar

Dambe Lt, Saur K, Schweiberer L (1978) Revascularisation frischer homologer Knochentransplantate in der Diaphyse des Röhrenknochens beim Hund. Arch Orthop Trauma Surg 92:35

Dambe L, Saur K, Eitel F, Schweiberer L (1981) Morphologie der Einheilung von frischen autologen und homologen Spongiosatransplantaten in Diaphysendefekte. Unfallheilkunde 84:115

Delew J, Trueta J (1965) Vaskularization of bone grafts in the anterior chamber of the eye. J Bone Joint Surg (Br) 47:319

Eitel F (1981) Indikation zur operativen Frakturenbehandlung – experimentalchirurgische und klinische Aspekte. Springer, Berlin Heidelberg New York (Hefte zur Unfallheilkunde, Bd 154)

Eitel F, Schweiberer L (1983) Die Spongiosaplastik beim chronisch posttraumatischen Knochendefekt unter ausreichender Weichteildeckung. Orthopäde 12:183–192

Eitel F, Dambe LT, Klapp F, Müller J, Schweiberer L (1974) Experimentelle Pseudarthrosen und Revaskularisierung instabiler Diaphysen. Aktuel Traumatol 4:175–190

Eitel F, Schweiberer L, Saur K, Dambe LT, Klapp F (1980) Theoretische Grundlagen der Knochentransplantation, Osteogenese und Revaskularisation als Leistung des Wirtslagers. In: Hierholzer G, Zilch H (Hrsg) Transplantatlager und Implantatlager bei verschiedenen Operationsverfahren. 16. Jahrestagung der Deutschen Gesellschaft für Plastische- und Wiederherstellungschirurgie. Springer, Berlin Heidelberg New York

Eitel F, Seiler H, Schweiberer L (1981) Vergleichende morphologische Untersuchungen zur Übertragbarkeit tierexperimenteller Ergebnisse auf dem Regenerationsprozeß des menschlichen Röhrenknochens. Unfallheilkunde 84:250–254

Eitel F, Betz A, Wilker D (1982) Experimentelle Untersuchungen zur Revaskularisierung von Knochenfragmenten bei verschiedenen biomechanischen Konstellationen. In: Hackenbroch MH, Refior H-J, Jäger M (Hrsg) Osteogenese und Knochenwachstum. Thieme, Stuttgart New York, S 245–247

Frost HM (1963) Bone remodeling dynamics. Thomas, Springfield

Goldberg VM, Lance EM (1972) Revascularization and accretion in transplantation. J Bone Joint Surg (Am) 54:807–816

Graf R (1959) Gefäßversorgung autoplastischer Spongiosatransplantate und ihre Bedeutung. Bruns Beitr Klin Chir 198:390

Habermeyer P, Schweiberer L (1983) Die Weichteilplastik zur Sanierung infizierter Defekte der unteren Extremität. Orthopäde 12:205–217

Hertel P, Hesoun P, Zwank L (1982) Wiederherstellung bei kombinierten Weichteil- und Knochendefekten des Unterschenkels. Aktuel Traumatol 12:317–321

Lexer E (1924) Die freien Transplantationen. Neue Dtsch Chir 26b

Rhinelander FW (1968) The normal circulation of diaphyseal cortex and its response to fracture. J Bone Joint Surg (Am) 50:784–806

Saur K, Dambe LT, Schweiberer L (1978) Experimentelle Untersuchungen zum Einbau autologer Spongiosa in die Compacta des Röhrenknochens. Langenbecks Arch Chir (Suppl) 211–219

Schramm W (1970) Klinische und experimentelle Untersuchungen über die Transplantation autoplastischer Spongiosa. Hefte Unfallheilkd 104

Schweiberer L (1976) Die Bedeutung der autologen Spongiosatransplantation sowie Fragen der Revaskularisation von Transplantaten. Nova Acta Leopoldina 223/44:371–379

Schweiberer L, Eitel F (1977) Bone transplantation in animals and in man. In: Altmann HW, Büchner F, Cottier H et al. (Hrsg) Transplantation. Springer, Berlin Heidelberg New York (Handbuch der allgemeinen Pathologie, Bd 6/8)

Schweiberer L, Brenneisen R, Dambe LT, Eitel F, Zwank L (1981) Derzeitiger Stand der auto-, hetero- und homoplastischen Knochentransplantation. In: Cotta H, Martini AK (Hrsg) Implantate und Transplantate in der Plastischen und Wiederherstellungschirurgie. 17. Jahrestagung der Deutschen Gesellschaft für Plastische und Wiederherstellungschirurgie. Springer, Berlin Heidelberg New York

Seiler H, Klapp F, Eitel F, Schweiberer L (1979) Klinische Aspekte der gestörten Frakturheilung am Tibiaschaft unter besonderer Berücksichtigung der Fragmentnekrose. Chirurg 50:384–391

Siffert RS, Barash ES (1961) Delayed bone transplantation. An experimental study of early host-transplant relationship. J Bone Joint Surg (Am) 43:407–418

Stringa G (1957) Studies of the vascularization of bone grafts. J Bone Joint Surg (Br) 39: 395

Trueta J (1963) The role of the vessels in osteogenesis. J Bone Joint Surg (Br) 45:402

Wannske M, Trentz O, Reschauer R, Muhr RG (1975) Qualität des Transplantatlagers und Zeitpunkt der Spongiosaplastik. Hefte Unfallheild 129:437—440

Weiland AJ, Daniel RK (1979) Microvascular anastomoses for bone grafts in the treatment of massive defects in bone. J Bone Joint Surg (Am) 61:98

Wilker D, Betz A, Hertel P, Schweiberer L (1983) Die freie myocutane Lappenplastik. Orthopäde 12:218—223

Die Durchblutung autologer kortikospongiöser Transplantate

L. Faupel, K. Kunze, A. Schulz und H. Kafurke

Unfallchirurgische Klinik und Poliklinik der Justus-Liebig-Universität Gießen (Leiter: Prof. Dr. H. Ecke), Klinikstraße 29, D-6300 Gießen

Es häufen sich zunehmend klinische Fälle mit ausgedehnten Defekten großer Röhrenknochen. Sie resultieren zumeist aus schweren Trümmerbrüchen nach Unfällen bei hoher Geschwindigkeit oder entstehen durch Kontinuitätsresektionen maligner Knochentumoren, die im Schutz potenter Chemotherapien — unter Vermeidung der Amputation der Extremität — möglich geworden sind.

Die zum Wiederaufbau der Knochenstruktur notwendigen autologen Knochentransplantate haben wir wegen ihrer klinischen Bedeutung tierexperimentell untersucht. Im Vordergrund der Experimente stand die Messung der Durchblutung von Beckenkamm- und Rippentransplantaten innerhalb einer Transplantationszeit von 4—6 Wochen mit der *Tracer-microspheres-Methode* (Abb. 1). Parallel dazu wurden die Präparate histologisch ausgewertet, um die Korrelation zwischen Durchblutungsdynamik und morphologischem Substrat herzustellen.

Die Experimente nahmen wir an 23 Schäferhundbastarden vor. Nach den Untersuchungen von Schweiberer und seinen Mitarbeitern kommt die Feinarchitektonik des Schäferhundknochens und dessen Blutversorgung der des Menschen gleich.

Zur chronologischen Messung der Durchblutung im Knochengewebe wandten wir die Tracer-microspheres-Methode an. Injiziert man zu festgelegten Zeitpunkten unterschiedlich radioaktiv markierte Microspheres intrakardial, erhält man eine *polynukleide Sequenzmarkierung* der Durchblutung von Knochen- und Transplantatgeweben.

Die 7—9 μ großen Kunststoffpartikel embolisieren in der Kapillarendstrombahn jedes durchbluteten Gewebes. Im Hinterlauf des Hundes embolisieren 95% der jeweils 12 Millionen injizierten Microspheres. Unser erstes Ziel war die Aufklärung der Normaldurchblutung der einzelnen Skelettabschnitte. Die Durchblutung des Femurs und der Tibia nimmt von proximal nach distal ab. Der Wert für die Hüftkopfspongiosa liegt bei 12 ml/

Hefte zur Unfallheilkunde, Heft 185
Herausgegeben von D. Wolter/K.-H. Jungbluth
© Springer-Verlag Berlin Heidelberg 1987

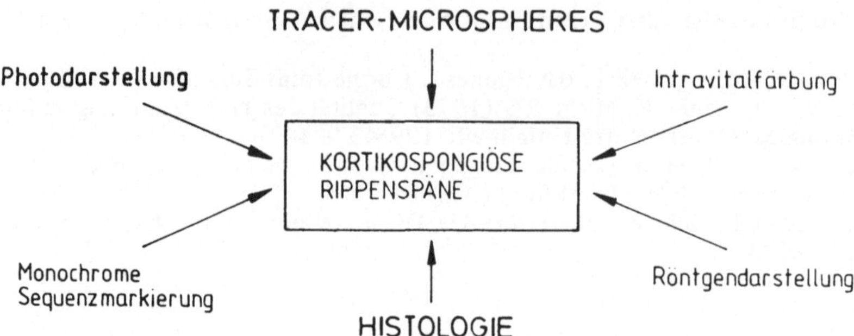

Abb. 1. Experimentelle Untersuchungsmethoden bei kortikospongiösen Knochenspänen

100 g/min und sinkt bis zur distalen Tibia auf 3 ml ab. Dies entspricht nur noch 25% des Hüftkopfs (Abb. 2).

Als nächstes interessierte das Durchblutungsverhalten nach Manipulation am Knochen. Kunze und seine Mitarbeiter fanden nach Osteotomien und Osteosynthesen mit Platte und Nagel initial einen Abfall der Durchblutungswerte. Aber bereits nach 14 Tagen lag der Flow deutlich über den Ausgangswerten. Dies gilt sowohl für die Spongiosa als auch für die Kortikalis.

In der 3. Versuchsreihe ermittelten wir die Durchblutungsdynamik autologer, kortikospongiöser Knochentransplantate. In einer 1. Serie transplantierten wir 8 Schäferhundbastarden Becken- und Rippenspäne auf den rechten Femur, so daß beide Transplantate das selbe Wirtslager hatten. Für die Beckenspantransplantate ergab sich präoperativ eine Durchblutung von 9 ml/100 g/min (Abb. 3). Nach 14 Tagen Transplantationszeit weist

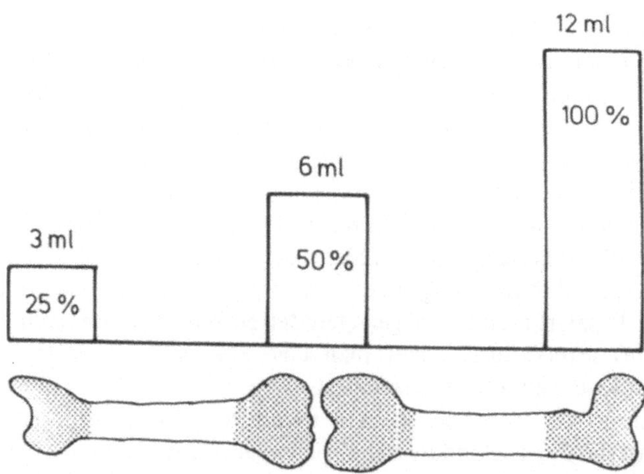

Abb. 2. Durchblutungswerte der Spongiosa von Femur und Tibia beim Hund (ml/100 g/min). Die Durchblutung des Femurs und der Tibia nimmt von proximal nach distal um 75% ab

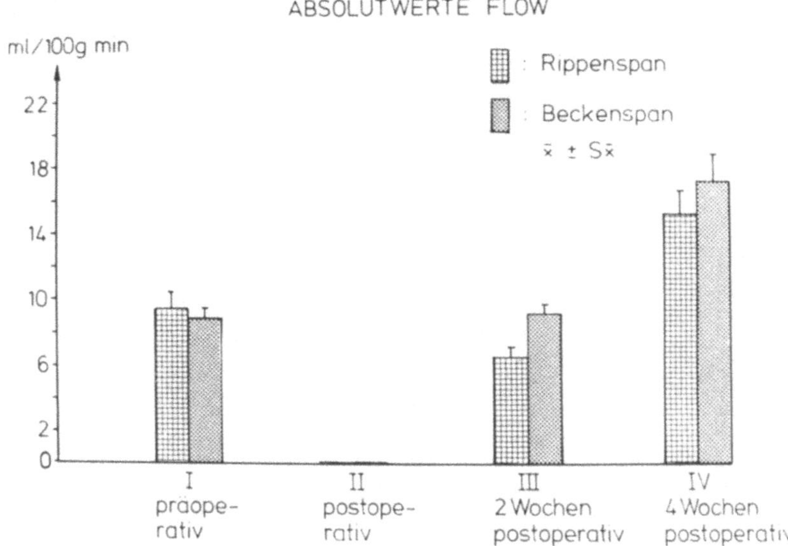

Abb. 3. Durchblutungswerte der Becken- und Rippentransplantate

der übertragende Beckenkammspan bereits wieder eine Durchblutung auf, die dem Ausgangswert gleich ist. Nach 4 Wochen läßt sich mit 17 ml bereits eine Verdoppelung der Durchblutung im Transplantat feststellen.

Bei den *Rippentransplantaten* (Abb. 3) fand sich ein identisches Durchblutungsmuster. Die Ausgangswerte lagen bei 9 ml. Der Zweiwochenwert stieg vom intraoperativen Nullwert auf 6,5 ml an. Nach 4 Wochen hatte sich die Durchblutung im Transplantat auf 15 ml erhöht, d.h. auf mehr als das Doppelte.

Es fällt die gleiche Durchblutungsdynamik der beiden Transplantate auf, wobei kein signifikanter Unterschied zwischen den Durchblutungswerten besteht.

In der 2. Serie interessierte die Durchblutungssituation bei Rippentransplantaten, die Kortikalisdefekte überbrücken. Es wurden 2 Kortikalisfenster am Femur mit einer dekortizierten Rippe überbrückt. Wir richteten unser Augenmerk einerseits auf *die* Transplantatanteile, die der Kortikalis auflagen, andererseits auf *die* Abschnitte, die freischwebend die Defekte überbrückten. In Abb. 4 sind die Durchblutungswerte der kortikalisständigen Rippenanteile und die der defektüberbrückenden Segmente eingetragen. Das Durchblutungsmuster nach 2 und 6 Wochen ist bei beiden Spananteilen identisch. *In den freischwebenden Rippenabschnitten* konnten wir nach 2 Wochen 10 ml und nach 6 Wochen 18 ml Durchblutung nachweisen. Die der Kortikalis aufliegenden Rippenanteile waren mit 6 ml nach 14 Tagen und 19 ml nach 6 Wochen durchblutet. Es überraschte insofern, als das freischwebende Rippenspansegment ohne Lagerkontakt eine gleich hohe Durchblutung aufwies wie der kortikalisständige Anteil.

Parallel zu den Durchblutungsmessungen stellten wir eine *makro- und mikromorphologische* Untersuchungsreihe der Transplantate auf.

Röntgenologisch war nach 6 Wochen bei den defektüberbrückenden Rippenspänen ein enger Kontakt zwischen dem endostalen Faserkallus und dem Transplantat hergestellt.

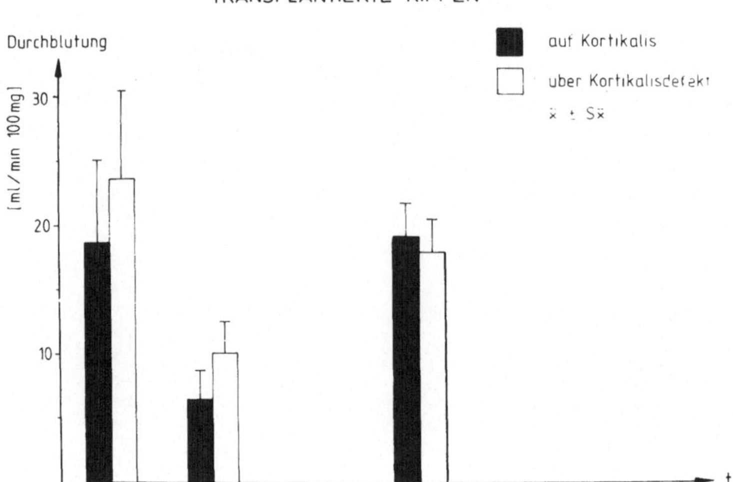

Abb. 4. Durchblutung der defektüberbrückenden Rippentransplantate

Histologisch fanden wir nach 6 Wochen eine *Totalnekrose* des autologen Knochentransplantats mit leeren Osteozytenhöhlen und Kernpyknose. Vom Wirtslager aus nach peripher
war im Transplantat eine Dreizoneneinteilung abzugrenzen, wobei von Tier zu Tier die
Grenzen variieren konnten. Die *basale Zone* zeichnet sich durch Gefäßreichtum, Hämato-
poese und Knochenneubildung um die devitalen Spongiosabälkchen aus. Die *mittlere
Aufschließungszone* ist gekennzeichnet durch Makrophagen, Fibroblasten und Kapillar-
sprossungen. In der *peripheren Zone* überwiegen noch die Nekrosen.

Das morphologische Substrat der mit der Microspheres-Methode gefundenen frühzeitigen hohen Durchblutungswerte ist das rasch einsprießende, gefäßreiche Aufschließungs-
gewebe im Transplantat. Das ursprünglich transplantierte Knochengewebe ist nekrotisch
und wird nicht mehr durchblutet. Der kortikospongiöse Rippenspan entspricht in seinem
Durchblutungsverhalten dem Beckenspan.

Die Wertigkeit des Knochentransplantats in Abhängigkeit von Entnahmeort und Zeitfaktor

H.-R. Kortmann

Abteilung für Unfall-, Wiederherstellungs- und Handchirurgie (Prof. Dr. D. Wolter)
Allgemeines Krankenhaus St. Georg, Lohmühlenstraße 5, D-2000 Hamburg 1

Einleitung

Die Wertigkeit eines Knochentransplantats ist im wesentlichen abhängig von seiner Spezifität, der Vaskularisationsfähigkeit, der Paßform sowie seiner osteogenen Potenz. Der Faktor Zeit kann hierbei lediglich auf die osteogene Potenz Einfluß nehmen.

Bei seinen umfassenden histologischen Untersuchungen an Hunden kam W. Axhausen zu dem Ergebnis, daß bei autologen Transplantaten die Osteogenese in 2 Phasen abläuft [1]. Er vereinte damit die Osteoblastentheorie mit der Theorie der Osteoinduktion. In einer weiteren Untersuchung betonte er wie andere Autoren die Bedeutung überlebender Zellen im frischen autologen Transplantat [2].

Demgegenüber standen histologische Befunde von De Bruyn u. Kabisch [5], die die Überlegenheit frischer autologer Transplantate gegenüber gefrorenen autologen Transplantaten mit dem Einfluß eines osteogenetischen Induktors erklärten.

Das Überleben von Zellen im Transplantat kann in seiner Bedeutung für die Güte des Transplantats bis heute nicht sicher gegenüber der Osteoinduktion abgegrenzt werden. Es liegen schlüssige experimentelle Ergebnisse unter anderem von Wolter [11] vor, daß praktisch allein die Osteoinduktion die osteogene Potenz eines Transplantats bestimmt.

Somit steht einerseits zur Diskussion, ob überhaupt die Vitalität transplantierter Zellen wünschenswert ist, andererseits wird besonders im Rahmen der Anwendung mikrovaskulär gestielter Transplantate auf dieses Erfordernis hingewiesen.

Solange diese Frage nicht geklärt ist, müssen Untersuchungen zur Frische eines Transplantats beide Richtungen verfolgen.

Zeitfaktor

Unabhängig von einer vorrangigen Bedeutung überlebender Zellen im Transplantat oder der Osteoinduktion stellt sich in der chirurgischen Praxis die Frage, inwieweit der Faktor Zeit die Wertigkeit eines autologen Knochentransplantats beeinflußt und damit möglicherweise den Ablauf einer Operation bestimmen sollte.

Puranen [8] befaßte sich eingehend mit dieser Problematik. In seinen tierexperimentellen Untersuchungen am Kaninchen zeigte sich die osteogene Potenz frischen autologen Knochenmaterials allen anderen Transplantaten überlegen.

Bereits die Lagerung des Transplantats für nur 1 h an offener Luft bei Raumtemperatur führte zu einer derart starken Alteration, daß die Transplantationsergebnisse gleichzusetzen waren denen gefrorener autologer oder homologer Transplantate. Bei Lagerung des autologen Knochenmaterials in physiologischer Kochsalzlösung bis zu 2 h wurden keine Unterschiede zum frischen Transplantat beobachtet (Tabelle 1).

Hefte zur Unfallheilkunde, Heft 185
Herausgegeben von D. Wolter/K.-H. Jungbluth
© Springer-Verlag Berlin Heidelberg 1987

Tabelle 1. Der Zeitfaktor bei der Lagerung autologen Knochenmaterials auf dessen Wertigkeit

Autor	Lagerung	Ergebnisse
Puranen [8]	0,9% NaCl < 2 h Luft < 1 h	Osteogenese + Osteogenese −
Marx et al. [7]	0,9% NaCl < 4 h 5% Dextrose < 4 h	Überlebende Zellrate 95−100%
Berggren et al. [3]	Collins-Terasaki-Lösung (5° C) < 25 h	Überlebende Zellrate 100%

Puranen [8] erklärte sich diese Ergebnisse mit dem Verlust lebender Knochenzellen, vermochte andererseits die Alteration eines osteoinduktiven Faktors nicht auszuschließen.

Schweiberer et al. [9] grenzen die Lagerungszeit an trochener Luft weiter ein und berichten von einer Minderung der Wertigkeit des Transplantats bereits nach Ablauf von 20 min. Sie lehnen ebenso die Aufbewahrung der Transplantate in Salzlösungen ab und empfehlen die Lagerung in feuchten Kompressen, also im Sinne des Erstellens einer feuchten Kammer. Wir selbst verfahren seit Jahren in gleicher Weise.

Marx et al. [7] führten 1979 Untersuchungen zur Überlebensrate menschlicher Knochenmarkzellen in verschiedenen Medien durch. Bei Lagerung des Marks bis zu 4 h in physiologischer Kochsalzlösung oder in 5%iger Dextroselösung beziffern sie die Überlebensrate auf 95−100%. Die Lagerung im Serum des Patienten ergab erstaunlicherweise schlechte Resultate (s. Tabelle 1). Letzteres steht im Widerspruch mit klinischen Erfahrungen [10].

Ungleich längere Überlebenszeiten von Osteozyten und Osteoblasten konnte Berggren et al. [3] bei Lagerung in Collin-Terasaki-Lösung, die auf 5° C abgekühlt war, nachweisen. Sie beobachteten im Rahmen ihrer tierexperimentellen Studien bei Anwendung mikrovaskulär gestielter Knochentransplantate ein vollständies Überleben der Knochenzellen noch nach einem Zeitraum bis zu 25 h (Tabelle 1).

Zusammenfassend stellt also der Zeitfaktor eine wesentliche Bedeutung für die Wertigkeit des Transplantats dar. Dieser Zeitfaktor kann aber durch die adäquate Aufbewahrung des Transplantats teilweise neutralisiert werden.

Die extreme zeitliche Differenz, die angegeben wird zwischen der Minderung eines Transplantats und der möglichen Überlebensrate von Zellen im Transplantat, verweist evtl. auf die vorwiegende Bedeutung der Osteoinduktion.

Rückblickend auf die Faktoren, die die Wertigkeit eines Transplantats bestimmen, muß der Faktor „Frische des Transplantats" hinzugefügt werden.

Entnahmeort

Nach experimentellen Erkenntnissen und klinischer Erfahrung wird die Wertigkeit autologer Knochentransplantate in folgender Reihenfolge eingestuft:

1. Reine Spongiosa aus der Darmbeinschaufel oder dem Trochanter major,
2. Kortikospongiosa aus dem Darmbein oder der proximalen Tibiametaphyse, Rippentransplantate,
3. kleine Kortikalischips oder dünner periostbedeckter Span und
4. dicker Kortikalisspan (Lexer-Prügel).

Die klassische Entnahmestelle zur autologen Spongiosatransplantation ist die Beckenschaufel. Die Qualität des Materials ist unbestritten gut, quantitativ stelle besonders die hintere Beckenschaufel ein reichhaltiges Lager dar (Tabelle 2).

Eine weitere typische Entnahmestelle ist der Trochanter major, die Qualität ist auch hier unbestritten; von klinischer Seite aus nachteilig sind die quantitativen Entnahmemöglichkeiten und die nicht ganz unbedenkliche Schwächung des Spenderknochens.

Über gute Ergebnisse bei der Verwendung spongiösen Materials aus dem Tibiakopf zur Versorgung ipsilateraler Unterschenkelfrakturen wird berichtet [6].

Wir selbst haben mehrfach bei Bedarf nur geringer Mengen Spongiosa aus der distalen Radiusmetaphyse oder der distalen Tibiametaphyse entnommen, sofern sich dies am Operationsfeld anbot, und konnten dabei die ausreichende Qualität des Transplantats am Ausheilungsergebnis beobachten.

In der amerikanischen Literatur [4] wird weiterhin bei der operativen Versorgung des Hallux valgus auf die Möglichkeit der Entnahme von Spongiosa aus dem hypertrophen Köpfchen des 1. Metatarsale oder aus der Basis des 5. Metatarsale hingewiesen, die Wertigkeit des Transplantats scheint hier fragwürdig (s. Tabelle 2).

Auch wenn klinisch manchmal der Eindruck wiedergegeben wird, daß Spongiosa aus Tibia- und Radiusmetaphyse geringere osteogenetische Potenz besitzt als das Knochengewebe aus dem Bereich des Beckenkamms oder des Trochanter major, so muß betont werden, daß vergleichende quantitative Untersuchungen fehlen. Entsprechend muß mit Schweiberer et al. [10] festgestellt werden, daß die Bevorzugung des Knochens aus dem Beckenkamm mehr auf empirischem Eindruck als auf gesicherter Erkenntnis beruht.

Inwieweit tierexperimentelle Arbeiten bezüglich der Wertigkeit eines Transplantats in Abhängigkeit vom Entnahmeort gelten dürfen, muß offen bleiben.

Zu bedenken geben muß allerdings, daß im Alter in der Peripherie — beispielsweise am Tibiakopf — zu einer Rarefizierung der Knochenbälkchen kommt. Die Vaskularisation nimmt ab, es findet sich kein blutbildendes Mark mehr. Die Entnahme aus peripheren Spongiosalagern im höheren Alter sollte deshalb mit Vorsicht betrachtet werden.

Tabelle 2. Die Wertigkeit eines Transplantates in Abhängigkeit vom Entnahmeort

Entnahmeort	Qualität	Quantität
Beckenschaufel	+	+++
Trochanter major Tibiakopf	+	+
Distale Metaphyse Radius, Tibia	+	—
Metarsalla 1 und 5	(+) ?	— — —

Die Verwendung kortikospongiösen Materials beschränkt sich ebenfalls zu einem großen Teil auf die Entnahme aus der Beckenschaufel, die Literatur läßt kortikospongiöse Transplantate aus dem Tibiakopf gleichwertig erscheinen. Des weiteren wird über gute Ergebnisse mit Rippentransplantaten berichtet. Von der Wertigkeit her scheinen klinisch mindestens keine wesentlichen Unterschiede zu bestehen.

Zusammenfassend stellt die Beckenschaufel infolge der unbestritten guten Qualität seiner Spongiosa sowie der großen Lager weiterhin den günstigsten Entnahmeort dar.

Anderseits kann zumindest bei jungen Patienten die Entnahme von Spongiosa in der Peripherie bei Bedarf nur geringer Mengen eine Alternative bieten.

Die Alternativen Rippentransplantat oder kortikospongiöser Block aus dem Beckenkamm bzw. Tibiakopf sollten unter klinischen Aspekten abgewogen werden.

Literatur

1. Axhausen W (1956) The osteogenetic phases of regeneration of bone: A histological and experimental study. J Bone Joint Surg (Am) 38:593
2. Axhausen W (1962) Die Bedeutung der Individual- und Artspezifität der Gewebe für die freie Knochenüberpflanzung. Monatsschr Unfallheilkd 72
3. Berggren A, Weiland AJ, Dorfman H (1982) The effect of prolonged ischemia time on osteocyte and osteoblast survival in composite bone grafts revascularized by microvascular anastomoses. Plast Reconstr Surg 69/2:290
4. Beronio JP (1983) One approach to a viable method of obtaining cancellous bone for grafting. J Foot Surg 22/3:240
5. De Bruyn PPH, Kabisch WT (1955) Bone formation by fresh and frozen, autogenous and homogenous transplants of bone, bone marrow and periosteum. Am J Anat 96:375
6. Heim U, Damur-Thür F (1977) Spongiosa aus dem Tibiakopf als autologes Transplantationsmaterial. Arch Orthop Unfallchir 89:211
7. Marx RE, Snyder RM, Kline SN (1979) Cellular survival of human marrow during placement of marrow-cancellous bone grafts. J Oral Surg 37/10:712
8. Puranen J (1966) Reorganization of fresh and preserved bone transplants. Acta Orthop Scand (Suppl) 92
9. Schweiberer L, Brenneisen R, Dambe LT, Eitel F, Zwank L (1979) Derzeitiger Stand der auto-, hetero- und homoplastischen Knochentransplantation. In: Cotta H, Martini AK (Hrsg) Implantate und Transplantate in der Plastischen und Wiederherstellungschirurgie. 17. Jahrestagung der Deutschen Gesellschaft für Plastische und Wiederherstellungschirurgie. Springer, Berlin Heidelberg New York, S 115
10. Schweiberer L, Eitel F, Betz A (1982) Spongiosatransplantation. Chirurg 53:195
11. Wolter D (1976) Das komprimierte und geformte autologe Spongiosatransplantat. Habilitationsschrift, Universität Ulm

Besonderheiten der autologen und homologen Transplantation von Knochengewebe

K.H. Jungbluth und N.M. Meenen

Abteilung für Unfallchirurgie (Leiter: Prof. Dr. K.H. Jungbluth), Universitätskrankenhaus Eppendorf, D-2000 Hamburg 20

Der Erfolg von Osteosynthesen, Pseudarthrosenbehandlungen und Defektauffüllungen nach Resektion von Knochentumoren oder osteitischen Prozessen hängt häufig von der aktiven Teilnahme eines Knochentransplantats an der reparativen Osteogenese ab. Die Aufgaben des Transplantats sind:

— Anregung der Osteogenese,
— Defektauffüllung und
— mechanische Abstützung.

Bedingungen, die ein sicheres Angehen des Transplantats ermöglichen, sind:

— frühe Vaskularisation,
— vitales Transplantat und
— intensiver osteogenetischer Stimulus.

Uneingeschränkt erfüllen diese Voraussetzungen nur frische autologe Transplantate im ersatzstarken Lager.

Heterologe Transplantate setzen keine osteogenetischen Impulse und wirken stark antigen. Sobald die Immunreaktion einsetzt, bricht die gesamte Durchblutung des Transplantats akut zusammen.

Obgleich der homologe Knochen bereits 1878 erstmals durch Macewen als Transplantat verwendet wurde, ist seine Beurteilung in einer Fülle klinischer Studien bis heute uneinheitlich geblieben. Es liegt dies nicht zuletzt an der immer noch unzulänglich geklärten immunologischen Situation. Seit Curtiss et al. (1956) und Chalmers (1959) nach grundlegender Entwicklung eines Immunkonzept (bei Hauttransplantationen) durch Medawar (1944) Untersuchungen über immunologische Eigenschaften knöcherner Gewebe berichteten, ist im deutschen Sprachraum seither auf diesem Gebiet wenig erforscht worden.

Es soll daher ein kurzer Abriß der bekannten knochenrelevanten Reaktionen des Immunsystems auf Allotransplantate gegeben werden: Aus Spendergewebe werden Antigene freigesetzt, die Kontaktlymphozyten des Wirts sensibilisieren. Diese werden wiederum vom Lymphsystem aufgefangen und identifiziert. Dies löst eine massive Proliferation und Transformation lymphatischer Zeller aus, deren Endstadium einerseits antikörperbildende Zellen (Plasmazellen), andererseits sensibilisierte Lymphozyten (T-Zellen oder sog. Killerzellen) sind. Diese Endprodukte zerstören das transplantierte Gewebe innerhalb befristeter Zeit (Abb. 1).

Durch LD-Antigene (lymphozytendefinierte Antigene) wird über den Thymus die T-Lymphozytenproliferation stimuliert. Diese T-Lymphozyten tragen Antikörper auf ihrer Oberfläche und wirken als Killerlymphozyten; als Helfer- oder Suppressorzellen modifi-

Hefte zur Unfallheilkunde, Heft 185
Herausgegeben von D. Wolter/K.-H. Jungbluth
© Springer-Verlag Berlin Heidelberg 1987

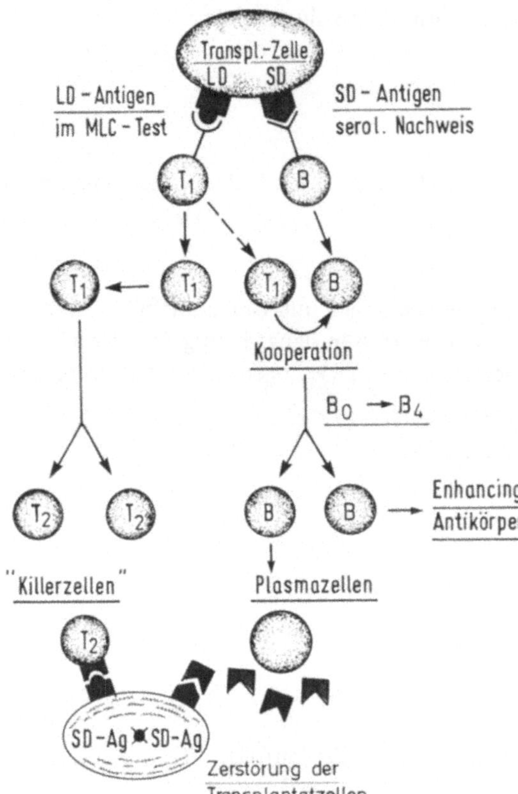

Abb. 1. Immunologische Vorgänge bei der Abstoßung von Transplantaten: LD-Antigen sensiblisiert über den Thymus die T-Lymphozytenreihe (T_1-T_2), antikörpertragende „Killerlymphozyten" zerstören die Transplantatzelle (zellgebundene Immunität). SD-Antigen prägt B-Lymphozyten, T-Helferzellen (T_1) modulieren die weitere B-Zellentwicklung (B_0-B_4). Von B-Lymphozyten produzierte Enhancing-Antikörper induzieren Toleranzentwicklung, Plasmazellen produzieren zytotoxische Antikörper (humorale Abwehr)

zieren sie die zellgebundene Immunantwort. Diese zellgebundene Immunität spielt für die Knochentransplantation eine entscheidende Rolle.

Serumdefinierte SD-Antigene stimulieren dagegen die Produktion der B-Lymphozyten. Durch diese werden über mehrere Zwischenstufen Plasmazellen gebildet, die Antikörper produzieren, und damit die humorale Abwehr in Gang gesetzt.

Interessante Phänomene sind die bei der Tumortransplantation beschriebenen Vorgänge des Enhancement, die möglicherweise auch in der Transplantatimmunologie ein Äquivalent haben. Es kommt zu einer Art Toleranzentwicklung, die durch blockierende Antikörper ermöglicht wird. Ob hier durch „Densibilisierung" in vivo Ansätze zur Verringerung der Immunantwort auf immunogen wirkende Knochentransplantate zu erwarten sind, ist fraglich (Bos et al. 1983).

Über die Bedeutung der verschiedenen Bausteine des Knochengewebes (Zellen, Matrix mit Kollagen und Mineral, Markzellen) bei der Sensibilisierung und anschließenden Abwehrreaktion berichtet u.a. Friedlaender (1983). Daß es sich hierbei um ähnlich starke Abstossungen handelt, wie sie bekanntermaßen bei Hauttransplantaten auftreten, zeigen Halloran et al. (1979).

Beim Knochen wird der entscheidende Vorgang der Immunisierung zunächst durch oberflächlich liegende Transplantatzellen induziert. Nach 8–30 Tagen kommt es im Transplantatgebiet zur Rundzellinfiltration, die zur Zerstörung der transplantierten Zellen und zum Abräumen des im Rahmen der 1. Phase der Osteogenese erzeugten Osteoids führt. Die bis dahin ins Transplantat eingesproßten Gefäße gehen ebenfalls zugrunde.

Erst nach dieser Phase beginnt die erneute Vaskularisierung des Transplantats und eine induzierte Osteogenese vom Lager her. Stimulierende Faktoren der Knochenneubildung wie Proteoglykane stammen aus der Knochenmatrix des Transplantats.

Der Literatur ist zu entnehmen, wie durch unterschiedliche Verfahren physikalischer und chemischer Art versucht wurde, die Antigenität von homologem Knochen zu verringern und dabei die Stimulation der Osteogenese durch Matrixsubstanzen nicht zu mindern. So berichtet Inclan (1942) aus Kuba über Konservierung durch Tieffrieren bei -40° C und Vorratshaltung in einer Knochenbank (Busch 1947).

Es liegen zahlreiche klinische und experimentelle Versuche vor, homologen Knochen durch Gefrieren, Gefriertrocknen, Bestrahlung mit hochenergetischen Strahlen (Pelker er al. 1983), Sterilisation (Formalin, Merthiolat), chemische Vorbehandlung (Tuli u. Chandhuri 1979), Entkalken und Enteiweißen und andere Verfahren vorzubereiten und durch Denaturierung seine allergene Wirkung zu vermindern (Mschvidobadse 1978; Herndon u. Chase 1954, Ray 1972). Die erzielten Ergebnisse sind wegen unterschiedlicher und z.T. recht grober Beurteilungskriterien, v.a. aber wegen noch allgemein unzureichender Kenntnis über immunologische Vorgänge bei der Knochentransplantation, nicht miteinander vergleichbar.

Trotzdem liegen sorgfältige klinische Untersuchungen vor, wie die von Weaver (1949) oder Jonck (1981, und die jüngeren Datums von Dederich et al. (1985) und Boerner (1985), die über gute Transplantationsergebnisse mit homologer Spongiosa berichten und osteoblastische Tätigkeit in 80% der Fälle nachweisen konnten. Als Kriterium dient allerdings lediglich die Tatsache, daß — unabhängig von der Qualität — überhaupt Knochenbildung induziert wurde. Die Beschreibung negativer Ergebnisse, wie Stabler et al. (1985) berichten, ist selten.

Vergleiche kältekonservierter homologer Spongiosatransplantate mit autologen Knochentransplantationen zeigten bei unseren Patienten jedoch nur in etwa 30% der Fälle überzeugende Resultate. Ein Mangel an zuverlässigen, vergleichbaren Beurteilungskriterien war auch hier zu beklagen.

Die künftige Entwicklung homologer Knochentransplantationen läßt sich nur schwer beurteilen. Sichere Vorhersagen über den Erfolg oder die massive Abstoßung solcher Gewebeübertragungen sind bisher nicht möglich. Ungeklärt ist auch, ob die Berücksichtigung einer HLA-Typisierung hier bessere Ergebnisse (Muscolo et al. 1976; Popkirow u. Minev 1976; Bos et al. 1983) bringt oder vernachlässigt werden kann (Langer et al. 1975; Burchardt 1983; Boerner 1985; Dederich et al. 1985). Auch besteht bisher nicht einmal eine sichere Korrelation zwischen Immunantwort und Überleben eines Transplantats mit anschließendem Remodelling (Campbell 1972). Ungeachtet dessen werden in jüngster Zeit durch Immunsuppression gute Ergebnisse bei der Transplantation massiver homologer Skelettanteile gesehen (Burchardt et al. 1981; Goldberg et al. 1984; Siliski et al. 1984). Das Interesse richtet sich v.a. auf den Teilersatz von knöchernen Extremitätenanteilen mit Gefäßanschluß bei Tumorpatienten.

Literatur

Boerner M (1985) Experimentelle Grundlagen und klinische Erfahrungen bei der Anwendung allogener Spongiosa. Aktuel Traumatol 15:210–218

Bos GD, Goldberg UM, Zika JM, Heiple KG, Powell AE (1983) Immune responses of rats to frozen bone allografts. J Bone Joint Surg (Am) 65:239–240

Burchardt H (1983) The biology of bone graft repair. Clin Orthop 174:28–42

Burchardt H, Glowczewskie FP, Enneking WF (1981) Shortterm immunsupression with fresh segmental fibular allografts in dogs. J Bone Joint Surg (Am) 63:411–445

Bush LF (1947) The use of homogenous bone grafts, a preliminary report on the bone bank. J Bone Joint Surg (Am) 29:620–628

Campbell CJ (1972) Homotransplantation of a half or whole joint. Clin Orthop 87:146–156

Chalmers J (1959) Transplantation immunity in bone homografting. J Bone Joint Surg (Br) 41:161–179

Curtiss PH, Chase SW, Herndon CH (1956) Immunological factors in homogenous bone transplantation. II. Histological studies. J Bone Joint Surg (Am) 38:324–328

Dederich R, Wolf L, Moeller F (1985) Homologe Knochentransplantation. Unfallchirurgie 88:299–302

Friedlaender GE (1983) Bone and cartilage transplantation (editorial comment). Clin Orthop 174:1–4

Goldberg UM, Bos GD, Heiple KG, Zika JM, Powell AE (1984) Improved acceptance of frozen bone allografts in genetically mismatched dogs by immunosuppression. J Bone Joint Surg (Am) 66:937–950

Halloran PF, Lee E, Ziv I, Langer F (1979) Bone grafting in inbred mice: Evidence for H-2K, H-20, and non-H-2 antigens in bone. Transplantat proc 11:1507–1509

Herndon CH, Chase SW (1954) The fate of massive autogenous and homogenous bone-grafts including articular surfaces. Surg Gynecol Obstet 98:283

Inclan A (1942) The use of preserved bone graft in orthopaedic surgery. J Bone Joint Surg (Am) 24:81–96

Jonck LM (1981) Allogenic bone transplantation, part 1. A review of the status of allogenic bone banks. S Afr Med J 60:428–430

Langer F, Czitrom A, Printzker KP, Gross AE (1975) The immunogenicity of allograft fresh and frozen allogenic bone. J Bone joint surg (Am) 57:216–220

Medawar PB (1944) The behaviour and fate of skin autografts and skin homografts in rabbits. J Anat 78:176

Mschvidobadse MV (1978) Allotransplantation sterilisierter Knochen und Halbgelenke bei Knochendefekten. Zentralbl Chir 103:1138–1148

Muscolo DL, Kawai S, Ray RD (1976) Cellular and humoral immune response analysis of bone-allografted rats. J Bone Joint Surg (Am) 58:826–832

Pelker RR, Friedlaender GE, Markham TC (1983) Biomechanical properties of bone allografts. Clin Orthop 174:54–57

Popkirov S, Minev M (1976) Die klinische Bedeutung der immunoseologischen Befunde bei der Transplantation von Alloknochen. Arch Orthop Trauma Surg 85:289–298

Ray RD (1972) Vascularisation of bone grafts and implants. Clin Orthop 87:43–48

Siliski JM, Sompkin S, Green CJ (1984) Vascularized whole knee joint allografts in rabbits immunosuppressed with cyclosporin A. Arch Orthop Trauma Surg 103:26–35

Stabler CL, Eismont FJ, Brown MD, Green BA, Malinin TI (1985) Failure of posterior cervial fusions using cadaveric bone craft in children. J Bone Joint Surg (Am) 67:371–375

Tuli SM, Chaudhuri RH (1979) Effect of preimplantation treatment on the bone-forming potential of decalcified allogenic and honogeneic bone-matrix implants. Arch Orthop Trauma Surg 94:167–173

Weaver JB (1949) Experiences in the use of homogenous (bone bank) bone. Bone Joint Surg (Am) 31:778–792

Die Bedeutung der autologen Kortikalistransplantation für die Überbrückung von Knochenkontinuitätsdefekten

H. Schöttle, M. Dallek und U. Dietz

Abteilung für Unfallchirurgie (Leiter: Prof. Dr. K.H. Jungbluth), Universitätskrankenhaus Eppendorf, Martinistraße 52, D-2000 Hamburg 20

Bei der Beschäftigung mit der Kortikalistransplantation erscheint es angebracht, an Lexer (1908), den Begründer der Plastischen und Wiederherstellungschirurgie, zu erinnern. Er verwendete bereits seit Beginn dieses Jahrhunderts das periostbedeckte autologe Kortikalistransplantat zugleich als Stabilisierungs- und Transplantatmaterial mit osteogenetischer Wirkung bei Frakturen oder Pseudarthrosen.

Um so erstaunlicher ist es, daß seit den 60er Jahren mit der Verbreitung der stabilen Osteosyntheseverfahren das Kortikalistransplantat fast vollständig in Vergessenheit geraten ist, obwohl seit dieser Zeit sehr viel besser geeignete Implantate für eine stabile Fixation des Kortikalisspans zur Verfügung standen als die früher verwendeten Drahtschlingen.

In experimentellen Untersuchungen wurde nachgewiesen, daß am Metatarsus des Schafs 2 cm lange, durch Kompressionsosteosynthese stabil eingepaßte, autologe und homologe Kortikalissegmente durch Havers-Umbau innerhalb von 10 Monaten ersetzt werden. Dagegen kam es bei instabiler Fixierung des Kortikalistransplantats zur Resorption (Schmit-Neuerburg u. Wilde 1971, 1973).

Wir haben in einer tierexperimentellen Untersuchung bei 12 Hunden das Verhalten des stabil fixierten autologen Kortikalisspans als Widerlager zu einer Plattenosteosynthese bei 2 cm langen Segmentdefekten des Femurs über 12 bzw. 40 Wochen u.a. radiologisch, szintigraphisch und histologisch untersucht. In einer Vergleichsgruppe wurde bei 12 Hunden zur Defektstabilisierung eine Doppelplattenosteosynthese durchgeführt (Schöttle 1978; Schöttle et al. 1979, 1980).

Im Materialprüfstand wurden zunächst an 15 Präparaten die mechanischen Eigenschaften der defektüberbrückenden Osteosynthesen mit und ohne mediales Widerlager geprüft. Erwartungsgemäß zeigt sich ein hoher Stabilitätsgewinn, nämlich um den Faktor 3, bei den Osteosynthesen mit medialer Abstützung im Vergleich zur einfachen Plattenosteosynthese (Abb. 1).

Ergebnisse des Tierversuchs

Nach 12 und nach 40 Wochen entsteht bei den Doppelplattenosteosynthesen in keinem Fall eine feste Verbindung zwischen dem proximalen und dem distalen Femuranteil (Abb. 2). Bei allen Tieren lockern sich die Implantate im Verlauf einiger Wochen. Dagegen heilt das stabil fixierte Kortikalistransplantat in 11 Fällen komplikationslos ein. Es entstehen feste knöcherne Verbindungen zwischen dem Kortikalisspan und dem Femur an den Anlagerungsstellen (Abb. 3). Eine spontane knöcherne Überbrückung des Defekts tritt bei den Osteosynthesen mit dem Kortikalisspan in 8 Fällen ein. Die Mikroangiographien zeigen, daß der Kortikalisspan vom Knochen- und vom Weichteillager vaskularisiert wird (Abb. 4).

Hefte zur Unfallheilkunde, Heft 185
Herausgegeben von D. Wolter/K.-H. Jungbluth
© Springer-Verlag Berlin Heidelberg 1987

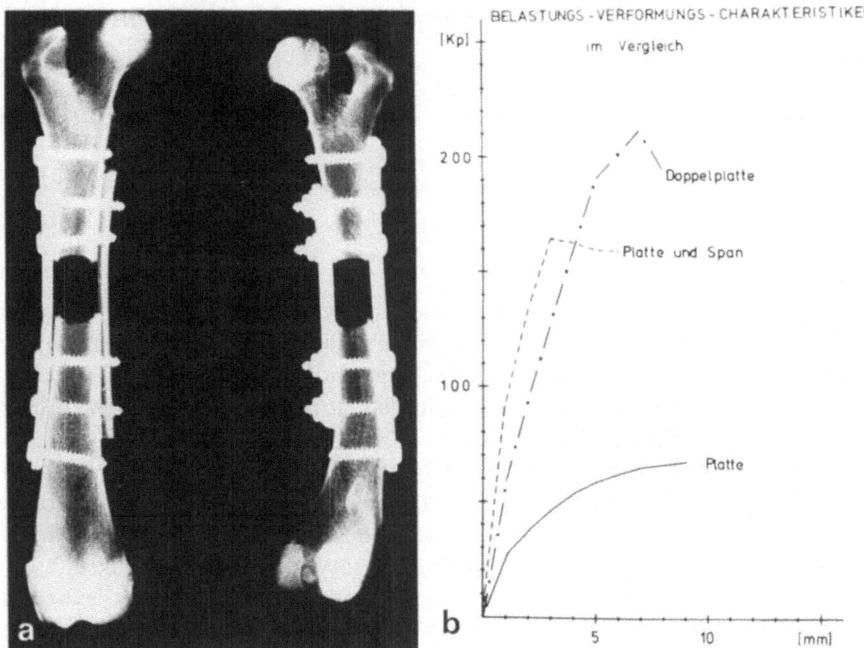

Abb. 1. a Kortikalisspanplattenosteosynthese und Doppelplattenosteosynthese. **b** Belastungs- und Verformungscharakteristiken im Vergleich. Stabilitätsverhalten der Osteosynthesen mit (Platte und Span bzw. Doppelplatte) und ohne mediales Widerlager (Platte)

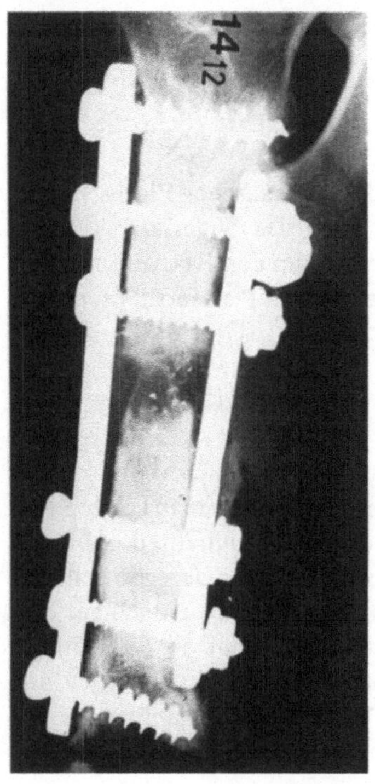

Abb. 2. Lockerung der Doppelplattenosteosynthese, Zustand nach 12 Wochen: keine knöchern feste Durchbauung des Defekts

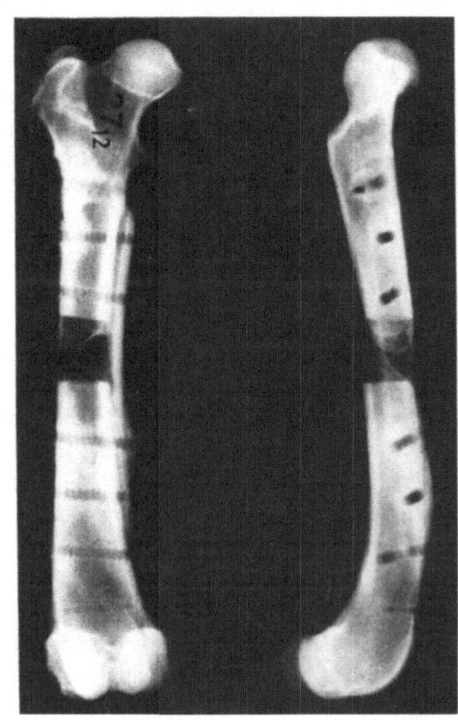

Abb. 3. 12 Wochen nach Kortikalisspanplattenosteosynthese: Zwischen dem Span und dem
Femur sind feste knöcherne Verbindungen entstanden

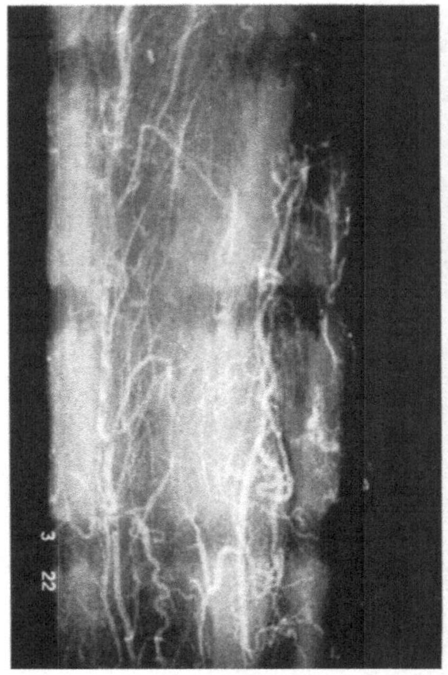
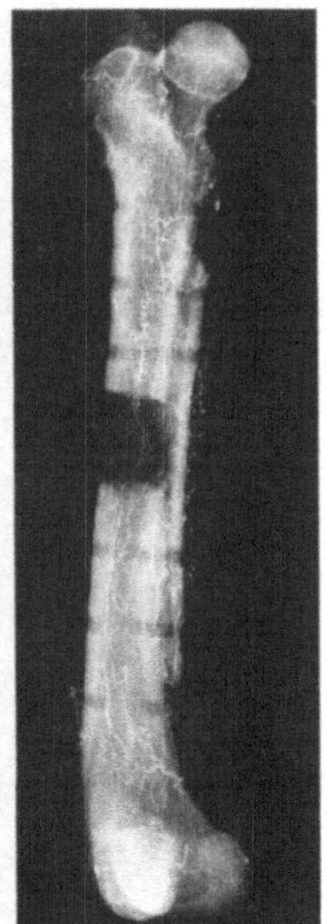

Abb. 4. Der Kortikalisspan
wird innerhalb von 12 Wochen
hauptsächlich vom Femur
aus, aber auch vom Weichteillager her vaskularisiert

Auch in den unentkalkten Knochenschliffpräparaten ist zu erkennen, daß das Kortikalistransplantat vaskularisiert und vollständig umbaut wird. Nach 40 Wochen ist bei 2 von 5 Hunden bereits eine funktionell angepaßte Durchstrukturierung des neugebildeten Knochens im gesamten Bereich des ehemaligen Defekts zu erkennen (Abb. 5).

Die histologischen Untersuchungen zeigen, daß es durch Osteogenese im Spalt an den Anlagerungsstellen des Kortikalistransplantats zu knöchernen Verbindungen zwischen dem Span und der Femurkortikalis kommt (Abb. 6). Das histologische Bild entspricht dem der „Spaltheilung". An Stellen, wo diese Verbindungen gerade aufgebaut werden, ist zu erkennen, daß die Osteogenese sowohl vom Kortikalisspan als auch von der Femurkortikalis ausgeht.

Auch im Defektbereich wird am Kortikalisspan auf der endostalen Seite Faserknochen neu gebildet. Die angebaute Knochenschicht aus jungem Geflechtknochen und frisch mineralisiertem Osteoid ist häufig ebenso dick wie der Span selbst. Die Knochenneubildung ist an der endostalen Seite des Spans meist wesentlich stärker als an der periostalen. Der angelagerte Kortikalisspan ist auch 12 Wochen nach der Operation mikroskopisch noch deutlich abzugrenzen. Innerhalb des Spans liegen erweiterte Havers-Systeme, die osteoide Säume mit Osteoblasten enthalten.

Der Span wird häuptsächlich in Längsrichtung vaskularisiert und umgebaut. Die Gefäßsprossen sind bei der fluoreszenzmikroskopischen Untersuchung von einem feinen tetrazyklinmarkierten Saum umgeben. Insgesamt weist die deutliche Auflockerung der Spanstruktur auf die hohe Umbauaktivität hin. Neugebildete Osteone haben nach 12 Wochen

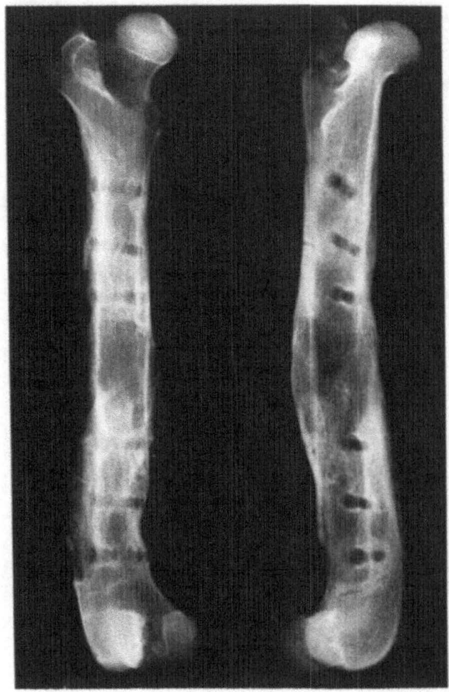

Abb. 5. 40 Wochen nach Kortikalisspanplattenosteosynthese: Der Kortikalisspan ist durch neue Kortikalis ersetzt worden. Auch im ehemaligen Plattenlager hat sich eine Kortikalis gebildet. Der gesamte im alten Defektbereich neugebildete Knochen weist bereits eine funktionell orientierte Struktur auf

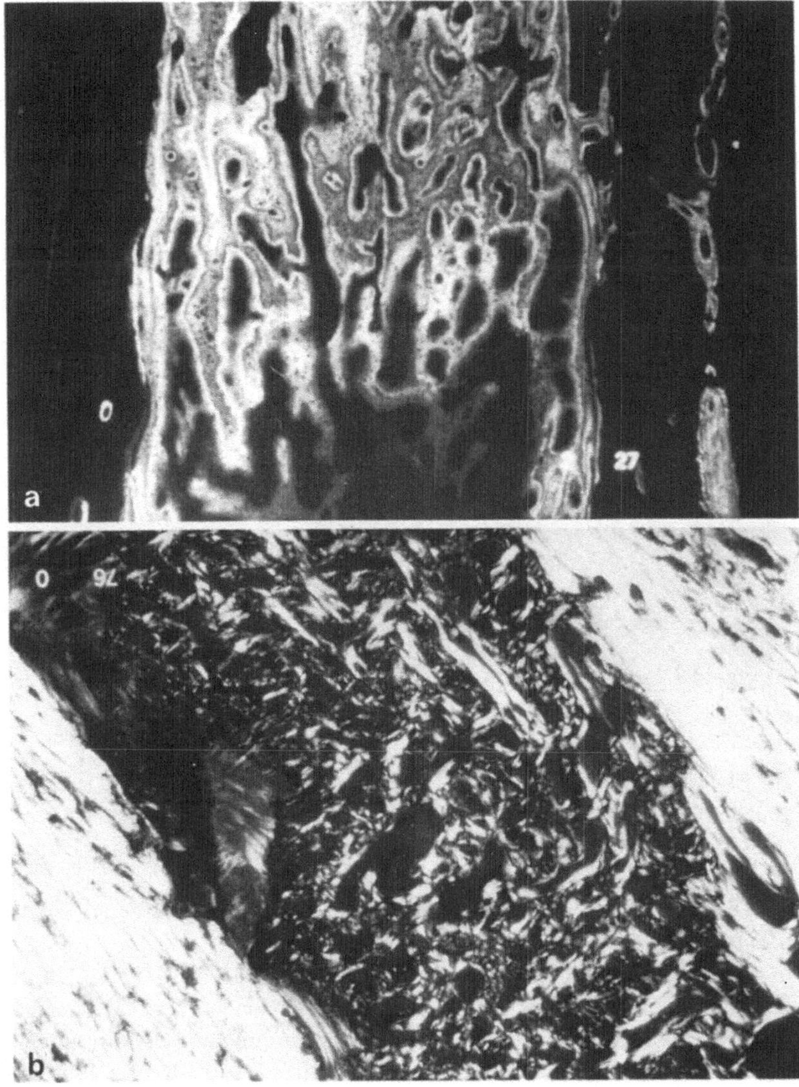

Abb. 6. a. Knöcherne Brückenbildung (Geflechtknochen) zwischen Femurkortikalis (*links*) und Kortikalistransplantat (*rechts*) 12 Wochen nach Kortikalisspanplattenosteosynthese. Längsschnitt 5 μ, Goldner, b Neugebildetes Geflechtknochengerüst 12 Wochen nach Kortikalisspanplattenosteosynthese zwischen Femurkortikalis (*rechts*) und Kortikalisspan (*links*), Längsschnitt 10 μ, Polarisation, Vergr. 38 : 1

maximal 3 Tetrazyklinmarkierungsringe. Nennenswerte Resorptionsphänomene sind am Kortikalisspan nicht zu sehen.

Nach 40 Wochen ist der Kortikalisspan auch histologisch nicht mehr als Transplantat abzugrenzen. Er ist durch neugebildeten längsstrukturierten lamellärgeschichteten Knochen ersetzt (Abb. 7).

82

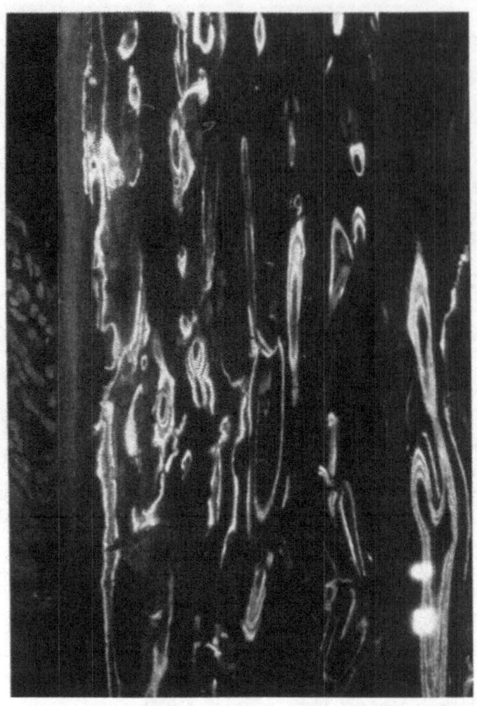

Abb. 7. Kortikalistransplantat in Höhe des alten Defekts 40 Wochen nach Kortikalisspanplattenosteosynthese. Das Transplantat ist weitgehend durch neue Kortikalis ersetzt worden. Längsschnitt 5 μ, Fluoreszenz. Vergr. 38 : 1

Bei dem einzigen Mißerfolg mit dem Kortikalisspan handelte es sich um ein Tier, das sich auf der Seite der Spanentnahme bei einem Sprungversuch eine Femurfraktur zuzog und deswegen die Gegenseite überlastete. Wegen mechanischer Unruhe konnte das Kortikalistransplantat nicht einheilen.

Die Ergebnisse der experimentellen Untersuchungen bedürfen der Ergänzung durch *klinische Erfahrungen.*

Inzwischen haben wir seit 1976 bis Mitte 1984 bei 21 Patienten mit großen, meist segmentalen Knochendefekten nach Tumorresektionen (n = 12) oder nach Unfällen (n = 9) freie Kortikalisspantransplantationen in Verbindung mit Osteosynthesen angewandt.

In 15 Fällen wurde die im Tierexperiment erprobte Kortikalisspanplattenosteosynthese durchgeführt. Die Knochendefektstrecke betrug in diesem Kollektiv durchschnittlich 7,5 cm. In allen Fällen wurde die Fibula, in 5 Fällen die längsgespaltene Fibula als Transplantat in einer Länge von durchschnittlich 15 cm verwendet. Die Fibula wurde wie ein Tischlerspan zubereitet und als Widerlager zur Platte mit dem mittleren etwas breiteren Anteil exakt in den Defekt eingepaßt (Abb. 8). Der Defekt wurde in allen Fällen mit Spongiosa aufgefüllt. In 19 Fällen wurde autologe und nur in 2 Fällen homologe Spongiosa verwendet.

Alle so operierten Knochendefekte waren infektionsfrei. Sie lagen in 12 Fällen am Oberschenkel, 5mal am Oberarm und nur jeweils 2mal am Unterschenkel und Unterarm.

In 20 von 21 Fällen heilte das Kortikalistransplantat komplikationslos ein. Ein Mißerfolg ist auf eine Infektion nach Resektion eines Osteosarkoms am Unterschenkel bei einem 18jährigen, der zytostatisch nachbehandelt wurde, zurückzuführen. Die durchschnittliche

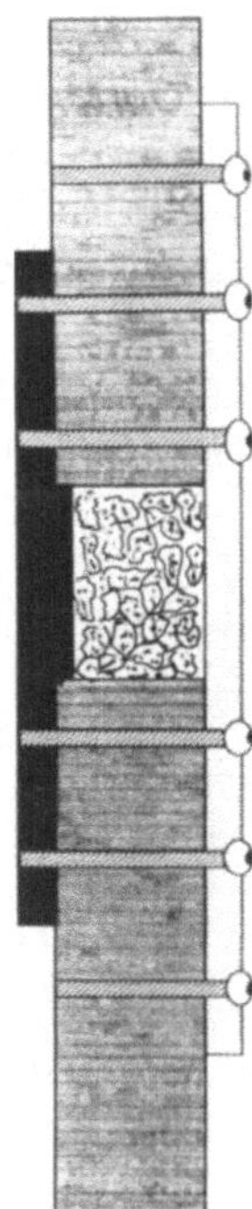

Abb. 8. Die in der Klinik angewendete Form der Kortikalisspanplatten-osteosynthese. *Rechts* Platte, *links* zubereitetes Fibulatransplantat. Der Defekt wird mit autologer Spongiosa aufgefüllt

Dauer für die belastungsstabile knöcherne Durchbauung der Defekte betrug in diesem Kollektiv ca. 6 Monate. Bei 2 Patienten waren langstreckige Segmentdefekte am Oberschenkel nach Tumorresektion bereits nach 12 Wochen belastungsstabil knöchern durchbaut.

Zusammenfassung

In abgewandelter, nämlich stabiler Montageform, haben wir das Verhalten des Lexer-Spans im Tierexperiment bei Femursegmentdefekten untersucht.

Das Kortikalistransplantat, stabil fixiert als Widerlager zur Platte, wird innerhalb von 12 Wochen vaskularisiert und bis zur 40. Woche in neue Kortikalis durch direkten Havers-Umbau umstrukturiert.

Die klinischen Erfahrungen bei 21 Patienten mit großen Knochendefekten oder atrophen Pseudarthrosen bestätigen die Ergebnisse des Tierversuchs in vollem Umfang.

Durch die zusätzliche Auffüllung des Knochendefekts mit autologer Spongiosa, die wir bei den Patienten regelmäßig durchführen, werden sowohl die knöcherne Ausheilung des Defekts als auch die Vaskularisation und die Umwandlung des Spans in eine neue Kortikalis beschleunigt. Wir sind aufgrund unserer klinischen Erfahrung der Überzeugung, daß bei großen Segmentdefekten an den Röhrenknochen die Osteosynthese und alleinige Spongiosa-transplantation der längere Weg ist, da die Umwandlung von Spongiosa in Kortikalis mehr Zeit erfordert als der Ersatz des stabil fixierten und schlüssig im Kraftfluß liegenden Kortikalisspans, wenn der Defekt zusätzlich mit autologer Spongiosa aufgefüllt wird.

Auch sind die biomechanischen Voraussetzungen für die knöcherne Ausheilung großer Knochenkontinuitätsdefekte unter Verwendung eines Kortikalisspans günstiger, da ohne mediales Widerlager zur Platte eine ausreichende Stabilität in diesen Fällen nicht zu erreichen ist. Als Alternative zum Kortikalisspan kommt bei Kontinuitätsdefekten an Röhrenknochen der kortikospongiöse Beckenkammspan oder die Rippentransplantation in Betracht.

Diese Transplantate stehen allerdings wegen ihrer gekrümmten Form häufig nicht in der erforderlichen Länge zur Verfügung.

Literatur

Lexer E (1908) Die Verwendung der freien Knochenplastik nebst Versuchen über Gelenkversteifung und Gelenktransplantation. Arch Klin Chir 86:939—954

Schmit-Neuerburg KP, Wilde D (1971) Bedeutung der stabilen Druckosteosynthese für die Einheilung konservierter homologer Cortikalis-Segmente. Langenbecks Arch Chir 329: 1027—1028

Schmit-Neuerburg KP, Wilde C-D (1973) Defektüberbrückung an langen Röhrenknochen. Hefte Unfallheilkd 103:1—112

Schöttle H (1978) Die Bedeutung der autologen Cortikalis-Transplantation bei Segment-Defekten an Röhrenknochen. Habilitationsschrift, Universität Hamburg

Schöttle H, Langendorff H-U, Vogel H, Knop J, Ringe J-D (1979) Heilungsvorgänge bei Segmentdefekten an Röhrenknochen. Tierexperimentelle Untersuchungen. Teil 1: Radiologische Befunde. Unfallchirurgie 5:133—140

Schöttle H, Dallek M, Langendorff H-U, Schöntag H, Jungbluth KH (1980) Heilung von Segmentdefekten an Röhrenknochen. Tierexperimentelle Untersuchungen. Teil 2: Histologische und mikroangiographische Befunde. Unfallchirurgie 6:71—78

Die Wertigkeit der autologen Spongiosa als Knochentransplantat

C. Eggers

Abteilung für Unfall-, Wiederherstellungs- und Handchirurgie (Leiter: Prof. Dr. D. Wolter) des Allgemeinen Krankenhauses St. Georg, Lohmühlenstraße 5, D-2000 Hamburg 1

Einleitung

Zur Beurteilung der Wertigkeit eines knöchernen Transplantats muß nach seiner Wirksamkeit bei der knöchernen Auffüllung von Knochendefekten, nach dem Vermögen, eine Instabilität solide zu überbrücken, nach der vaskulären Erschließbarkeit auch im schlecht durchbluteten ersatzschwachen Lager und nach der Fähigkeit der knöchernen Konsolidierung im Infekt gefragt werden (Abb. 1). Zur Erfüllung dieser Wirksamkeitserwartungen müssen bestimmte Eigenschaften des Transplantat gegeben sein.

Hefte zur Unfallheilkunde, Heft 185
Herausgegeben von D. Wolter/K.-H. Jungbluth
© Springer-Verlag Berlin Heidelberg 1987

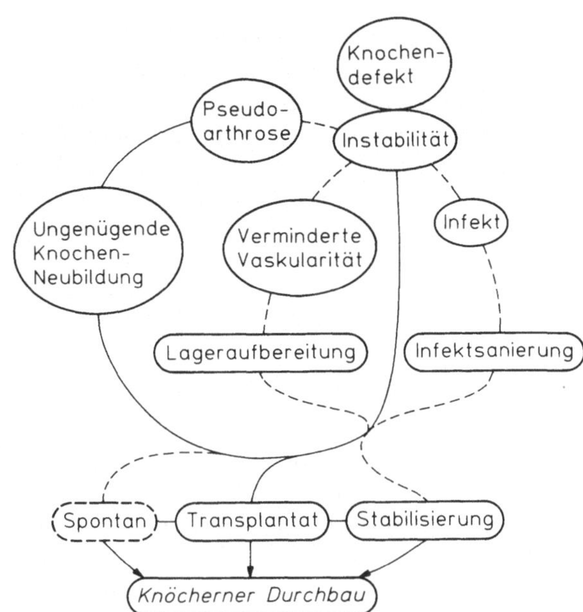

Abb. 1. Problemkreis des instabilen Knochendefekts bei gestörter Vaskularität oder Infektion

Es wird eine aufgelockerte Struktur des Transplantats verlangt. Der Pflänzling soll eine hohe Vitalität besitzen und überlebende Osteoblasten enthalten, um schon in der 1. Frühphase der Osteogene aktiv zu sein. Die biochemische Zusammensetzung muß unverändert und unzerstört sein, um in der 2. osteoinduktiven Phase eine effektive Differenzierung spezifischer Mesenchymzellen zu knochenbildenden Zellen hervorzurufen.

Das Transplantat muß geeignet sein, instabile Lagerbedingungen zu beseitigen oder bei anhaltender Instabilität die auftretenden Gewebedehnungen gleichmäßig über seine gesamte Länge zu verteilen.

Letzlich sollte das verwendete Transplantat individualspezifisch sein, d.h. es sollte keine Antigenreaktion hervorrufen, um eine störungsfreie zelluläre und induktive Osteogenese zu gewährleisten.

Wertparameter der frischen autologen Spongiosa

Die von einem knöchernen Transplantat erwarteten Wertigkeitsparamer erfüllt die frische autologe Spongiosa. Ihre allen anderen Transplantaten überlegene osteogene Potenz ist unumstritten [1, 6, 8].

Transplantatstruktur

Die locker strukturierte Spongiosa bietet den einsprossenden Kapillaren eine leichte Erschließbarkeit. Die Revaskularisation geht wesentlich rascher voran als im kompakten Transplantat. An mikroangiographischen Vergleichsuntersuchungen nach Spongiosa- und

Kompaktatransplantation konnten Dambe et al. dies deutlich machen [3]. Histologisch finden sich schon nach 1 Woche in den spongiösen Transplantaten Osteoklasten- und Osteoblastenaktivitäten, die sich an der Oberfläche der einzelnen Spongiosabälkchen vollziehen. Nach 4 Wochen beginnt die 2. Umbauphase zu einem ungeordneten Havers-System. Ab der 8. Woche vollzieht sich dann in der 3. Stufe der Umbau zur trajektoriellen, der Lagercharakteristik allmählich angepaßten Knochenarchitektur.

Dicht strukturierte Transplantate wie die Kortikalis benötigen für ihre Revaskularisation erheblich längere Zeiträume. Häufig bleibt nach ihrer Einpflanzung auch der knöcherne Einbau aus.

Osteoblastäre Vitalität

Frost [5] wies 1960 nach, daß die Umbaurate in den einzelnen Skelettabschnitten sehr unterschiedlich ist. So weist die Spongiosa eine etwa 3mal höhere Umbaurate als die Kompakta auf. Daraus ergibt sich zwangsläufig die höhere osteogenetische Potenz der Spongiosa, da sie eine größere Zahl an osteoblastischen Zellen enthält, die in der Frühpase der Osteogenese von großer Bedeutung sind.

Osteoinduktive Wirkung

Entscheidend für die Erhaltung der osteogenetischen Leistung der Spongiosa ist ihre schonende Aufbereitung und Lagerung. Austrocknung und Denaturierung der Eiweißstrukturen zerstören die zur osteogenetischen Wirkung befähigten Oberflächenzellen und die Knochengrundsubstanz. Demnach ist die frische und die biochemische Unversehrtheit der Spongiosa unverzichtbar für den Erfolg der Transplantation, denn Bestandteile der Grund- und Kittsubstanz, der Komplex der Mukopolysaccharide, sind verantwortlich für die osteoinduktive Wirkung durch Induktion der mesenchymalen Zellen des einsprossenden Lagergewebes zu Osteoblasten [9].

Untersuchungen von Urist et al. [10] bestätigen diese auch von Schweiberer [9] beschriebene Osteoinduktion. Er konnte eine säurelösliche Proteinfraktion als Wirksubstanz identifizieren.

Biomechanische Eigenschaften

Voraussetzungen für den ungestörten Ablauf der Knochenneubildung ist die Ruhe im Transplantatlager und somit die ungestörte Revaskularisation des Transplantats. Darüberhinaus scheint auch die dynamische Gewebedehnung an der Grenzschicht von Transplantatlager und Transplantat sowie im Transplantat selbst eine wesentliche Rolle für die Gewebedifferenzierung zur Knochenbildung zu spielen. Wirkt auf das eingebrachte Transplantat eine Bewegung ein, die durch die Instabilität des Lagers gegeben ist, so kann bei entsprechender Dichte des Transplantats dieses das instabile Lager zunächst abstützen. Im Zuge des Umbaus wird das Transplantat jedoch aufgelockert und insbesondere werden die Randzonen abgebaut, so daß die stabilisierende Wirkung verlorengeht. In diesem

Moment treten große dynamische Gewebedehnungen an der Grenzschicht des Transplantats auf, so daß eine Differenzierung des eingesproßten Gewebes zu Knochen nicht mehr möglich sein wird.

Liegt das Transplantat aber in einer aufgelockerten Form vor, wie z.B. bei der zerkleinerten Spongiosa, dürfte sich die auf das Transplantat wirkende Beweglichkeit des Lagers über die Gesamtlänge des Transplantats erstrecken, so daß die Dehnung des eingesproßten Gewebes zwischen den einzelnen Spongiosapartikeln einen kritischen Grenzwert nicht mehr übersteigt. Dann wäre die progressive Versteifung des Gewebes vom Granulationsgewebe über Binde- und Knorpel- zu Knochengewebe gegeben.

Spezifität

Unmöglich sind die aufgezeigten Mechanismen des Transplantateinbaus bei Ausbildung einer Antigenreaktion nach Transplantation nichtindividualspezifischen Knochens. Während die heterologen Transplantate durch ihren Gehalt an zellulären T-Antigenen und grundsubstanzspezifischen H-Antigenen für jede Transplantation ausscheiden, könnten die T-antigenhaltigen Transplantate eine bedingte Einsatzfähigkeit besitzen. Optimal ist jedoch nur das autologe antigenfreie Transplantat, bei dem weder die zelluläre noch die induktive Knochenneubildung gestört ist.

Klinische Aspekte

Das Ziel des therapeutischen Einsatzes von autologer Spongiosa ist die Unterstützung und Beschleunigung der lagerständigen Knochenregeneration. Dementsprechend findet die autologe Spongiosa bei bestimmten Indikationen ihren klinischen Einsatz.

Defektauffüllung

Bei frischen Frakturen benötigen ausgedehnte Trümmerzonen in diaphysären und metaphysären Abschnitten der langen Röhrenknochen die primäre Spongiosaplastik. Knöcherne Defekte, die bei der Rekonstruktion von Gelenkfrakturen und bei der Aufrichtung von Wirbelkörperkompressionsfrakturen entstehen, müssen mit einem spongiösen Transplantat aufgefüllt werden. Auch Defektbildungen, die in der zementfreien Alloarthroplastik oder bei Verlängerungs- und Umstellungsosteotomien auftreten, erfordern die Spongiosatransplantation.

Instabiles Lager

Durch die Anwendung der heute üblichen Osteosyntheseverfahren gelingt es meistens, instabile Lagerbedingungen vor der Transplantation zu beseitigen. Verbleibt eine Instabilität, wie z.B. nach Anwendung des Fixateur externe, so kann ein kompakterer kortikospongiöser Block paßgenau in das Lager eingefalzt werden und in direktem kraftschlüssigen Kontakt zu den Fragmentenden zu deren Stabilisierung beitragen. Andererseits scheinen locker eingebrachte Spongiosabälkchen, die einen ausreichenden Abstand zueinander aufweisen, auch zum knöchernen Durchbau eines instabilen Defekts zu führen [4]. Dieses Phänomen könnte seine Ursache in der abnehmenden Gewebedehnung bei zunehmendem Partikelabstand und gleichbleibender Instabilität haben.

Ersatzschwaches Lager

Im ersatzschwachen Lager, wie es bei der atrophischen Pseudarthrose oder dem durch Voroperationen endostal und periostal geschädigten Knochen anzutreffen ist, muß das Transplantat eine hohe osteoblastäre Vitalität und osteoinduktive Fähigkeit aufweisen, um die erloschene Osteogenese zu beleben. Diese Voraussetzungen erfüllt nur die frische, direkt verpflanzte autologe Spongiosa.

Bei vollständig zerstörter Vaskularität im ersatzunfähigen Lager sind die Osteinduktion und der Havers-Umbau nicht mehr möglich, so daß die wichtigste Voraussetzung für die Transplantation hier die Sanierung des Lagers ist [9].

Infektion

Infizierte Knochendefekte bieten das Problem der sich nicht schließenden Höhle und des sich aus der Höhle unterhaltenden Infekts. Durch Transplantation der biologisch hochwertigen frischen autologen Spongiosa besteht die Möglichkeit der Defektauffüllung mit vitalem, d.h. auch durchblutetem Knochen und der dauerhaften Infektsanierung [2]. Vor der Transplantation steht immer die Behandlung des Infekts mit den üblichen chirurgischen Mitteln wie Sequestrektomie, Dekortikation des Lagers und Entfernung eitrig nektrotischen Materials kombiniert mit Spül-Saug-Drainagen oder antibiotikatragenden Depots.

Zusammenfassung

Die frische autologe Spongiosa ist durch ihre aufgelockerte vaskularisationserleichternde Struktur, ihre hohe osteoblastäre Vitalität, ihre gute osteoinduktive Wirkung, ihre günstigen biomechanischen Eigenschaften und ihre fehlende antigene Reaktion ein unentbehrliches Knochentransplantat bei der Behandlung von Knochendefekten, bei der Überbrückung instabiler Lager, bei der Anregung erloschener Osteogenese im ersatzschwachen Lager und bei der Auffüllung infizierter Knochenhöhlen mit vitalem Knochen.

Literatur

1. Axhausen W (1969) Die Behandlung der verzögerten und ausgebliebenen Knochenbruchheilung mit der freien Knochenüberpflanzung. Langenbecks Arch Chir 325: 825–834

2. Burri C (1979) Posttraumatische Osteitis. Huber, Bern Stuttgart Wien
3. Dambe LT, Sauer K, Eitel F, Schweiberer L (1981) Morphologie der Einheilung von frischen autologen und homologen Spongiosatransplantaten in Diaphysendefekte. Unfallheilkunde 84:115−120
4. Eggers C, Perren SM, Wolter D, Ziegler W (1985) Einbauverhalten autologer Spongiosa und Corticalispartikel als lockere und komprimierte Transplantate im stabilen und instabilen Lager. Hefte Unfallheilkunde 174:96−101
5. Frost HM (1960) Micropetrosis. J Bone Joint Surg (Am) 42:144
6. Matti H (1932) Über freie Transplantationen von Knochenspongiosa. Langenbecks Arch Klin Chir 168:236−258
7. Rehn J (1976) Erfahrungen mit der autologen Spongiosa bei Defektüberbrückung nach Frakturen und Pseudarthrosen. Nova Acta Leopoldina 223/44:181−185
8. Schweiberer L (1970) Experimentelle Untersuchungen von Knochentransplantaten mit unveränderter und mit denaturierter Knochengrundsubstanz. Springer, Berlin Heidelberg New York (Hefte Unfallheilkunde, Heft 103)
9. Schweiberer L, Brenneisen R, Dambe LT, Eitel F, Zwank L (1981) Derzeitiger Stand der auto- hetero- und homoplastischen Knochentransplantation. In: Cotta H, Martini A (Hrsg) Implantate und Transplantate in der Plastischen- und Wiederherstellungschirurgie, Bd 17. Springer, Berlin Heidelberg New York, S 115−126
10. Urist MR, Iwata H, Byod SD (1974) Observations implicating and extracellular enzymic mechanism of control of bone morphogenesis. J Histochem Cytochem 22:88

Kombination von Spongiosa und Kortikalistransplantation[*]

P.J. Meeder[2], B. Rahn[1], S.M. Perren[1] und S. Weller[2]

[1] Laboratorium für experimentelle Chirurgie, Schweizerisches Forschungsinstitut, Davos (Leiter: Prof. Dr. med. S.M. Perren), Obere Straße 22, CH-7270 Davos
[2] Berufsgenossenschaftliche Unfallklinik in Tübingen (Ärztlicher Direktor: Prof. Dr. med. S. Weller), Rosenauer Weg 95, D-7400 Tübingen

Die Transplantation autologer Spongiosa, von Matti (1932) empfohlen, stellt heute eine weltweit anerkannte Methode der Chirurgie und Orthopädie dar. Sie dient zur Auffüllung und Überbrückung von Defekten bei der Behandlung von Frakturen, Tumoren, Pseudarthrosen und bei Osteotomien, Arthrodesen und Alloarthroplastiken. Während die Anwendungsmöglichkeiten der autologen Spongiosa unbegrenzt erscheinen, ist die Menge der zu transplantierenden Spongiosa limitiert. Bei ausgedehnteren Defekten könnte eine erfolgreiche Kombination von autologer Spongiosa mit einem weiteren kortikospongiösen Material wie das eines autologen Rippenspans die operativen Möglichkeiten erweitern helfen.

* Mit finanzieller Unterstützung des Hauptverbandes der gewerblichen Berufsgenossenschaften e.V. ausgeführten Forschungsarbeit

An 15 2- bis 9jährigen, ausgewachsenen Schweizer Bergschafen konnte die Einheilung eines zur Defektüberbrückung transplantierten autologen, kortikospongiösen und ungeteilten Rippenspans in Kombination mit autologer Beckenkammspongiosa unter klinisch stabilen Osteosynthesebedingungen untersucht werden.

Die Kontinuitätsunterbrechung wurde am rechten Radius eingesetzt. Zur Stabilisierung verwandte man neben einer schmalen 7-Loch-DC-Platte zusätzlich temporär einen unilateralen Klammer-Fixateur-externe der AO (Abb. 1). Der 9. Rippe links wurde ein 6 cm langes Stück subperiostal entnommen, das spongiöse Material als reine autologe Spongiosa dem linksseitigen Beckenkamm. Nach Ablösen des Periosts auf der Vorder- und Rückseite des Radius auf Plattenlänge ließ sich mit Hilfe der oszillierenden Säge durch planparallele, quere Osteotomie ein 1,5 cm langer Defekt schaffen. Der Rippenspan wurde der Rückseite des Radius angelagert, durch eine Zugschraube im Defekt zentral gefaßt und durch eine weitere Schraube jeweils proximal- und distalwärts der Osteotomie stabil fixiert. Die Montage eines unilateralen Klammer-Fixateur-externe und das Auffüllen des Defekts, der lateral, medial und komplett zentral mit locker gestopfter, autologer, reiner Beckenkammspongiosa überbrückt wird – entsprechend der Terminologie von Wolter (1976) und Eggers (1984, persönliche Mitteilung) – beendeten den operativen Eingriff.

Die postoperativen Röntgenaufnahmen des Radius in 2 Ebenen dienten zunächst der Kontrolle der Osteosynthese und der Spanlage, später auch zur Beurteilung der knöchernen Heilung des Defekts. Eine Pseudarthrosenbildung trat bei keinem Tier auf, nach der 8. postoperativen Woche konnte der Klammer-Fixateur-externe stets entfernt werden. Postoperative Komplikationen wie Plattenlockerung oder Osteitis blieben aus. Bis zur Tötung in der 9., 17., 26., 35., 44. und 58. Woche postoperativ wurde bei 12 der insgesamt 15 Tiere eine polychrome Sequenzmarkierung nach dem von B. Rahn (1976) angegebenem Schema durchgeführt. Als Fluochrome wurden verwandt: Xylenol Orange, Kalzeingrün, Alizarin Komplexon und Tetrazyklin (Abb. 2).

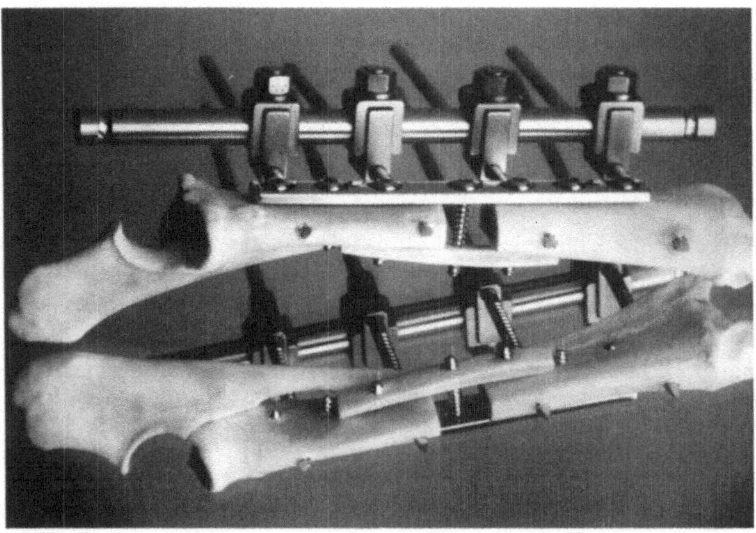

Abb. 1. Spiegelbildliche Darstellung des Defektmodells am Radius des Schafs

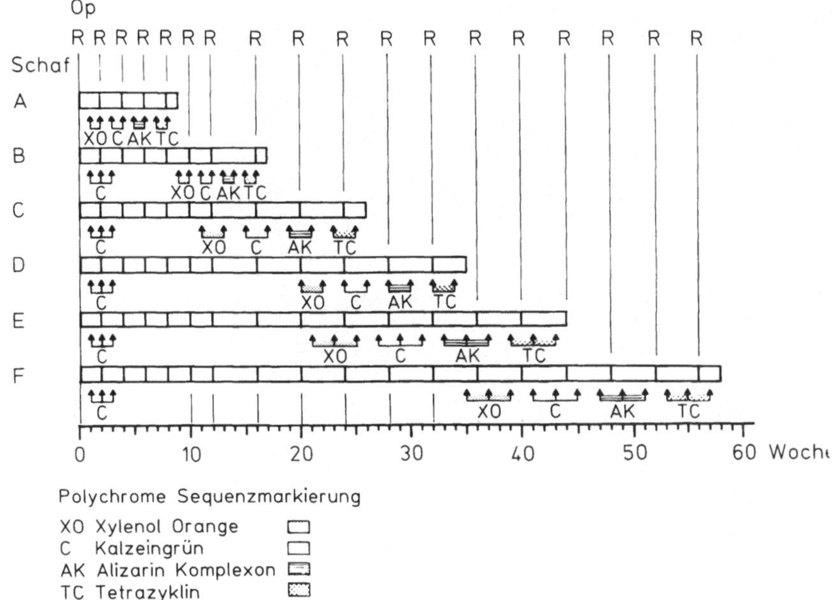

Abb. 2. Schema der polychromen Sequenzmarkierung. Versuchsanordnung und -dauer. *R* Röntgen. (Nach B. Rahn, 1976)

Eine histologische Untersuchung führte man bei allen Schafen durch, so daß zur Beurteilung der Situation in der 9., 26. und 58. Woche jeweils 3 Präparate zur Verfügung standen, ansonsten 2. Bei dieser histologischen Untersuchung interessierte uns neben dem Verhalten der überbrückend lateral und medial eingebrachten Spongiosa vor allen Dingen das Schicksal der zentral — etwa in Höhe der Zugschraube — transplantierten Spongiosa, da in der Humanmedizin die Ergebnisse auch ausgedehnter Spongiosaplastiken an langen Röhrenknochen bei dieser Implantationstechnik oft enttäuscht haben (Abb. 3).

In der 9. postoperativen Woche sind radiologisch die Osteotomieflächen des Radius im wesentlichen noch glatt begrenzt, der Rippenspan ist gut zu erkennen, zwischen der Rippe und der rippennahen Kortikalis des Radius hat sich eine knöcherne Verbindung eingestellt. Im seitlichen Strahlengang scheint die Spongiosa im Defekt weitgehend homogen strukturiert, der Verlauf der Zugschraube ist an einer Aussparung zu erahnen. Im a.-p.- Strahlengang erkennt man jedoch bereits, daß die Spongiosa bei beginnender Brückenbildung lateralwärts zentral rarifiziert ist.

Im histologischen Präparat und in der Darstellung der Fluoreszenz sind die knöchernen Strukturen von Rippe und Radius klar abgrenzbar, für die Menge der transplantierten Spongiosa ist im Defekt nur eine geringe Anfärbbarkeit knöcherner Strukturen feststellbar, die sich in der Fluoreszenz weiterhin als neugebildeter Knochen klassifizieren lassen (Abb. 4).

In der 17. postoperativen Woche hat radiologisch die Strukturierung der Spongiosa im Defekt als Summationseffekt der Brückenbildung lateral- und medialwärts zugenommen, der Rippenspan ist weniger gut als in der 9. postoperativen Woche zu erkennen.

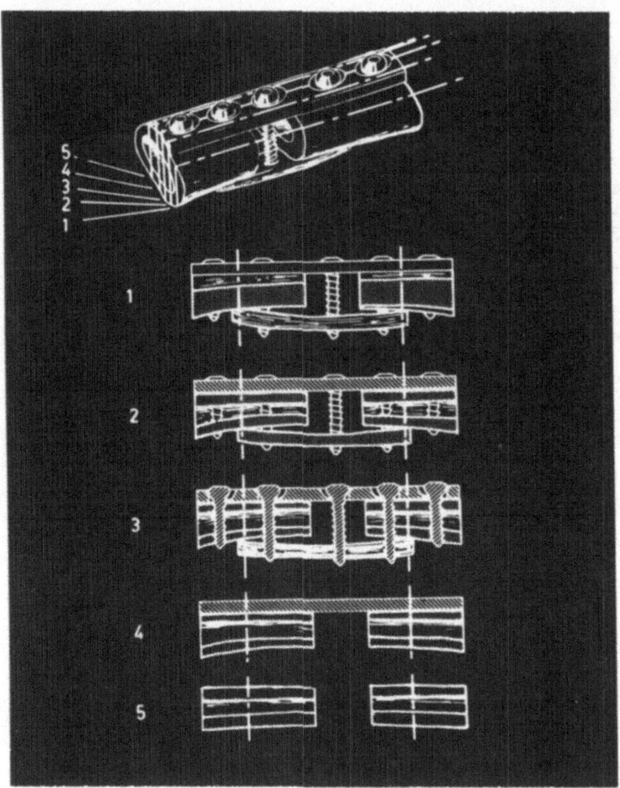

Abb. 3. Schema der Schnittebene zur histologischen
Untersuchung

Histologisch und in der Fluoreszenz zeigt sich eine Knochenneubildung unterhalb der Platte von distalwärts, eine endostale und eine an der rippennahen Kortikalis des Radius defektwärts. Der Zwischenraum zwischen Rippe und Kortikalis des Radius erscheint fest überbrückt. Eine größere Resorptionszone des Radius besteht bei diesem Tier plattennah distal.

Als wesentliches röntgenologisches Ergebnis läßt sich in der 26. postoperativen Woche eine solide knöcherne Ausheilung des Defekts beschreiben bei beginnender Differenzierung in Kortikalis- und Markraumanteile.

Histologisch ist die Kortikalis unter der Platte partiell bis in Höhe der Zugschraube von distalwärts wiederhergestellt. Auffällig sind die Zunahme der endostalen Knochenneubildung um die Zugschraube herum und deutliche Resorptionszonen der rippennahen Kortikalis des Radius und in der angrenzenden Kortikalis der Rippe, proximal betont (Abb. 5). Röntgenologisch ergeben sich in der 35. postoperativen Woche keine neuen Gesichtspunkte. Der Defekt ist knöchern fest verheilt.

Histologisch und in der polychromen Sequenzmarkierung ist die Kortikalis unter der Platte nunmehr wiederhergestellt, die Resorption der rippennahen Kortikalis des Radius nun distalwärts hat sich verstärkt, proximalwärts ist eine vermehrte Knochenneubildung sichtbar. Der Rippenspan zeigt unverändert eine Markhöhle.

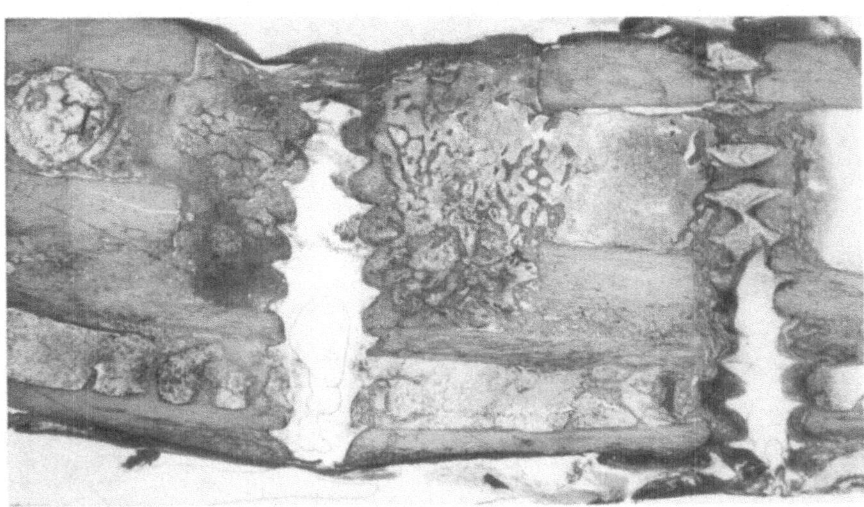

Abb. 4. 9. postoperative Woche, Bild der Schnittebene 3

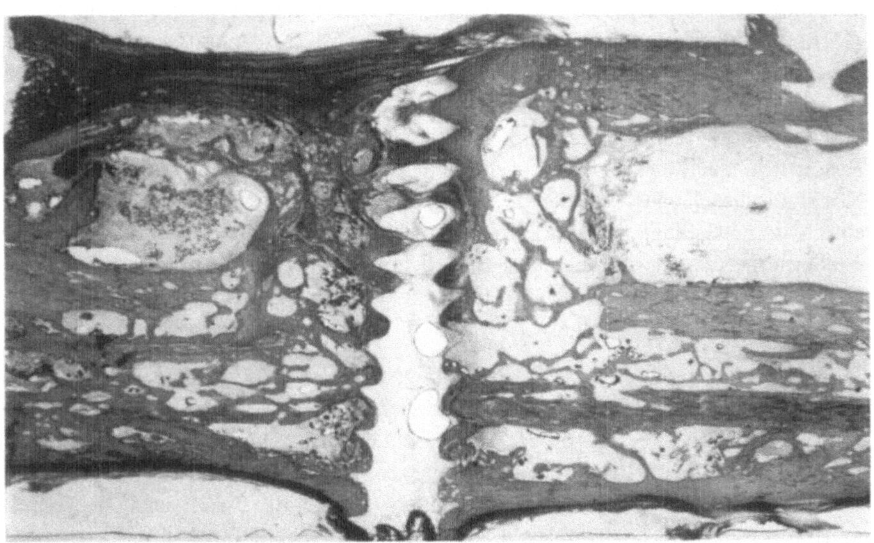

Abb. 5. 26. postoperative Woche, Bild der Schnittebene 3

Auch in der 44. postoperativen Woche weisen die Röntgenaufnahmen keine Besonderheiten auf.

Bei der feingeweblichen Untersuchung und in der Fluoreszenz erkennt man jedoch, daß sich die Kortikalis unter der Platte weiter strukturiert hat und daß die Resorption der rippennahen Kortikalis des Radius zu einer weitgehenden Spongiosierung geführt hat. Der Markraum der Rippe ist geschwunden, und die Kortikalisanteile der Rippe scheinen mit-

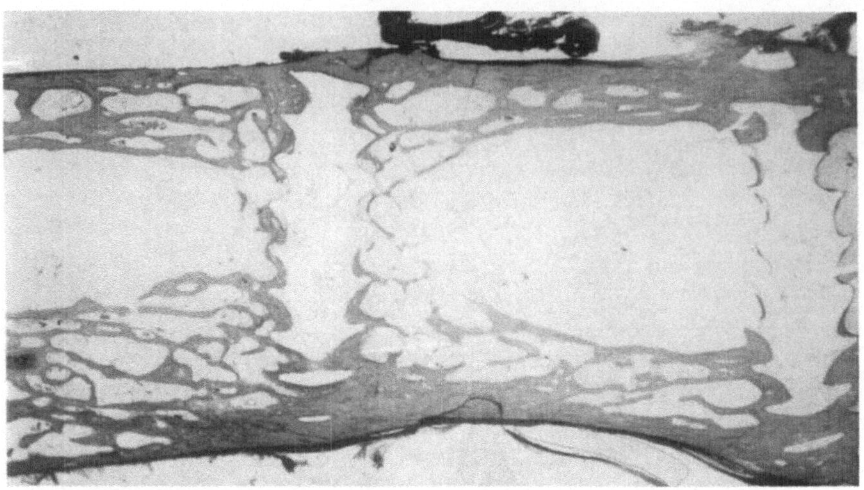

Abb. 6. 58. postoperative Woche, Bild der Schnittebene 3

einander verschmelzen zu wollen bei deutlicher Knochenneubildung der plattenfernen Kortikalis der Rippe, distalwärts betont. In der 58. postoperativen Woche zeigt sich weiterhin röntgenologisch am Radius im ehemaligen Defektbereich eine gute, aber noch keine originäre Differenzierung in Kortikalis- und Markraumanteile.

Histologisch und in der polychromen Sequenzmarkierung erkennt man, daß durch Resorption der Markraum weitgehend rekanalisiert ist. Die plattennahe und plattenferne Kortikalis des Radius weist eine spongiöse Struktur auf, nur die äußere Begrenzung entspricht lamellär angeordnetem Knochen. Die ursprüngliche Form des Radius ist annähernd wiederhergestellt, der Rippenspan ist vollständig integriert (Abb. 6).

Für die Klinik läßt sich folgern:

1. Auch nach 1 Jahr ist bei röntgenologischer solider, knöcherner Konsolidierung eines Defekts die Wiederherstellung − Remodelling − des Knochens noch nicht abgeschlossen.
2. Der stabil fixierte, autologe, subperiostal entnommene kortikospongiöse Rippenspan nimmt zuverlässig und reproduzierbar an der Wiederherstellung der Form eines langen Röhrenknochens teil, zumindest in einem ersatzstarken Wirtslager.
3. Die in der Tiefe des Defekts eines langen Röhrenknochens eingebrachte reine autologe Spongiosa wird resorbiert. Sie ist in der Tiefe des Defekts versunken und vermag sich − zumindest aufgrund der beiden hier gezeigten Methoden − nicht mehr an dem Remodelling des Knochens zu beteiligen.
Bei langen Röhrenknochen hat die Transplantation der zur Defektsanierung verwandten autologen Spongiosa und des Rippenspans in Form einer Brücke zu erfolgen, um einen Brückenschlag zwischen den Fragmentenden zu gewähren.

Literatur

Burri C, Wolter D (1977) Das komprimierte autologe Spongiosatransplantat. Unfallheilkunde 80:169−175

Eitel F, Schweiberer L, Saur K, Dambe LT, Klapp F (1980) Osteogenese und Revascularisation als Leistung des Wirtslagers. In: Hierholzer G, Zilch M (Hrsg) Transplantatlager und Implantatlager bei verschiedenen Operationsverfahren. Springer, Berlin Heidelberg New York, S 1−12

Lexer E (1924) Die freien Transplantationen. Enke, Stuttgart (Neue Deutsche Chirurgie, Bd 26b)

Matti H (1932) Über die Behandlung von Pseudarthrosen mit Spongiosatransplantation. Arch Orthop Trauma Surg 31:218−231

Müller-Färber J, Rehn J (1983) Morphologic aspects of bone healing after third-degree open fractures. Arch Orthop Trauma Surg 101:201−212

Rahn BA (1976) Die polychrome Sequenzmarkierung − intravitale Zeitmarkierung zur tierexperimentellen Analyse der Knochen- und Dentinbildung. Habilitationsschrift, Universität Freiburg

Sauer HD, Niese D, Schöttle H, Jungbluth K-M (1978) Die stabilisierende Wirkung des autologen corticospongiösen Spanes in der Behandlung knöcherner Defekte. Unfallheilkunde 81:565−567

Schenk RK (1977) Histologie der Frakturheilung und der Pseudarthrosen. Bulletin der Schweizerischen Arbeitsgemeinschaft für Osteosynthesefragen

Schmit-Neuerburg KP, Wilde CD (1973) Defektüberbrückung an den langen Röhrenknochen. Hefte Unfallheilkd 113:1−112

Schöttle H, Langendorff H-U, Vogel H, Knop J, Ringe J-D (1979) Heilungsvorgänge bei Segmentdefekten an Röhrenknochen. Tierexperimentelle Untersuchungen, Teil 1: Radiologische Befunde. Unfallchirurgie 5:133−140

Schöttle H, Dallek M, Langendorff HU, Schöntag H, Jungbluth KH (1980) Heilung von Segmentdefekten an Röhrenknochen. Tierexperimentelle Untersuchungen, Teil 2: Histologische und mikroangiographische Befunde. Unfallchirurgie 6:71−78

Schweiberer L, Schenk R (1977) Histomorphologie und Vaskularisation der sekundären Knochenbruchheilung, unter besonderer Berücksichtigung der Tibiaschaftfraktur. Unfallheilkunde 80:275−286

Stürmer KM (1984) Histologische Befunde der Frakturheilung unter Fixateur externe und ihre klinische Bedeutung. Unfallchirurgie 10:110−122

Willenegger H, Perren SM, Schenk R (1971) Primäre und sekundäre Knochenbruchheilung. Chirurg 42:241−252

Wolter D (1976) Das komprimierte und geformte autologe Spongiosatransplantat. Habilitationsschrift, Universität Ulm

Experimentelle Knochenallotransplantate unter Immunsuppression mit mikrochirurgischer Revaskularisation*

M. Aebi[1], O. Schwarzenbach[2] und P. Regazzoni[3]

[1] Klinik und Poliklinik für Orthopädische Chirurgie der Universität Bern, Inselspital, CH-3010 Bern
[2] Labor für Experimentelle Chirurgie des Schweizerischen Forschungsinstituts, Obere Straße 22, CH-7270 Davos
[3] Chirurgische Universitätsklinik, Kantonspital Basel, CH-4031 Basel

Obschon durch die Mikrochirurgie in den letzten Jahren die vaskularisierte und damit vitale Transplantation von autologem Knochen zum Ersatz großer segmentaler Defekte möglich wurde [4, 6], ist die Verfügbarkeit von eigenem Knochen in diesem Ausmaß limitiert. Zudem wird durch die Entnahme so großer eigener Transplantate eine wesentliche zusätzliche Läsion gesetzt, und die Entnahme selbst hat ihre eigene Morbidität. Mankin [2] und andere haben unter Verzicht auf vitalen Knochen diese Probleme durch die Transplantation nichtvaskularisierter großer Allotransplantate zu umgehen versucht. Jedoch hat auch diese Form der Knochenübertragung eine Reihe von Komplikationen wie Infektion, Pseudarthrose und Ermüdungsfrakturen zur Folge.

Von verschiedenen Autoren [1, 3, 5, 7] wurden experimentelle Untersuchungen vorgeschlagen, um die Vorteile der unabhängigen Knochenentnahme beim Allotransplantat und der Revaskularisation durch mikrochirurgische Anastomosierung beim Autotransplantat zu kombinieren, indem *vaskularisierte Allotransplantate* übertragen werden sollen.

Die idealen Voraussetzungen für jede Form von Knochentransplantation wären aufgrund der heutigen Kenntnisse wie folgt zu definieren:

1. Eine gute mechanische Stabilität, d.h. eine optimale stabile Osteosynthese,
2. unmittelbare Revaskularisation, um die Vitalität des Knochens aufrechtzuerhalten, d.h. mikrochirurgische Anastomose der knochenversorgenden Gefäße,
3. eine empfängerunabhängige Knochenentnahme, d.h. Übertragung allogenen Knochenmaterials unter Beeinflussung der Antigenizität in Form von Immunsuppression oder Manipulation des Transplantats selbst und
4. eine orthotope Transplantation.

Wir haben deshalb experimentelle Untersuchungen begonnen mit dem Ziel, die Knochenheilung großer segmentaler Allotransplantate in einem technisch standardisierten Modell zu untersuchen und die möglichen Vorteile einer mikrochirurgischen Revaskularisation und einer steroidfreien kurzzeitigen Immunsuppression auf die Vitalität und das Remodelling des Transplantats zu analysieren.

* Arbeit unterstützt durch den Schweizerischen Nationalfonds No. 3-926-82 und ein AO-Forschungsstipendium

Hefte zur Unfallheilkunde, Heft 185
Herausgegeben von D. Wolter/K.-H. Jungbluth
© Springer-Verlag Berlin Heidelberg 1987

Material und Methode

Aus 38 ausgewachsenen, immunologisch nicht verwandten Schäferhundbastarden beiderlei Geschlechts wurden 6 Gruppen gebildet, um vergleichbare Kontrollen zu haben:

1. Autotransplantate mit und ohne mikrochirurgische Revaskularisation,
2. Allotransplantate mit und ohne mikrochirurgische Revaskularisation und
3. Allotransplantate mit Cyclosporin-A als Immunsuppression mit und ohne mikrochirurgische Revaskularisation.

Die chirurgische Technik bestand in der Übertragung eines 8 cm langen trapezförmigen Tibiaschaftsegments. Für die mikrochirurgische Revaskularisation wurden die Vasa nutritia verwendet. Das Periost des Transplantats wurde vollständig entfernt, so daß primäre Revaskularisation lediglich über den intakten Gefäßstiel und über die Grenzschicht zwischen Empfänger und Spender erfolgen konnte. Die Osteosynthese wurde mit einer 12-Loch-3,5-DCP-AO-Platte durchgeführt. Die Trapezform des Transplantats entstand durch je eine proximale und distale Schrägosteotomie, durch die bei der Replantation an der Spender-Empfänger-Grenze je eine Zugschraube gesetzt wurde. Das Transplantat wurde zusätzlich lediglich durch eine unikortikale Schraube in der Mitte gefaßt (Abb. 1). Die minimale Anzahl der Schrauben im Transplantat selbst wurde absichtlich so gewählt, um eine Störung der medullären Vaskularität im Transplantat möglichst zu vermeiden. Sofortige Vollbelastung wurde postoperativ erlaubt. Cyclosporin-A — ein neues nichtsteroidales Immunsuppressivum mit einer signifikanten Verbesserung des Transplantatüberlebens in der Organ- und Knochenmarkstransplantation — wurde nur für die ersten 4 Wochen postoperativ

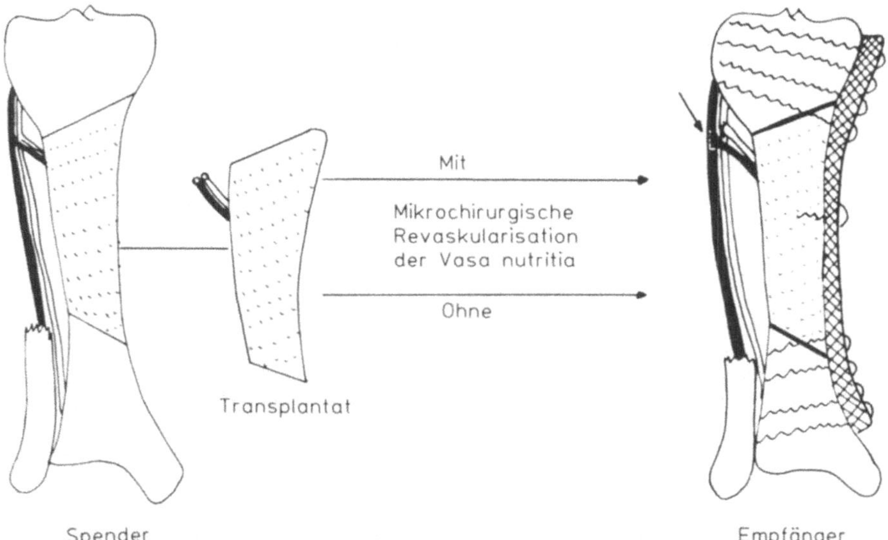

Abb. 1. Skizze des Transplantationsmodells. Hundetibia mit Segment (*punktiert*) als Transplantat mit anhaftender Vasa nutritia (Beschreibung s. Text)

appliziert. Die Serumspiegel von Cyclosporin wurden regelmäßig gemessen. Während des postoperativen Verlaufs von 20 Wochen wurden die Tiere mit Fluorochrom markiert, und am Ende der 20-Wochen-Periode erhielten sie disulfinblau i.v. injiziert, das die Perfusion bis zu den Kapillaren zur Darstellung bringt. Konventionelle Röntgenbilder wurden regelmäßig gemacht, und am Ende der 20-Wochen-Periode wurden standardisierte Röntgenbilder und Computertomographien und bei den vaskularisierten Transplantaten Angiographien durchgeführt. Der Knochen wurde dann bezüglich der Fluoreszenzmikroskopie, der Disulfinblaufärbung und der Histomorphologie aufgearbeitet.

Resultate

In dieser Mitteilung konzentrieren wir uns auf die Resultate bezüglich der Knochenheilung an der Empfänger-Spender-Grenze, auf die Form des Revaskularisationsmusters im Transplantat selbst und auf die erhaltene Vitalität des Transplantats. Das Heilungsmuster an der Spender-Empfänger-Grenzfläche ist in der Abb. 2 dargestellt. Es ist ersichtlich, daß die Allotransplantate ohne Immunsuppression sich deutlich abheben von den Allotransplantaten mit Immunsuppression, die sich in einem ähnlichen Bereich bewegen wie die Autotransplantate. Die beiden nicht geheilten Transplantate bei den immunsupprimierten Allotransplantaten wiesen bei der Blutspiegelgestimmung von Cyclosporin große Schwan-

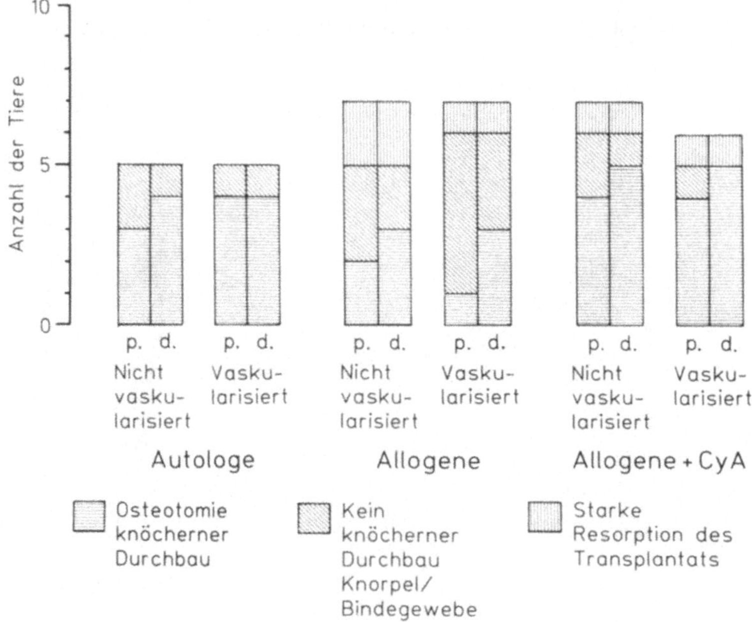

Abb. 2. Zustand der Osteotomien nach 20 Wochen. Knochenheilung an der Empfänger-Spender-Grenzschicht („Osteotomie"). Bei den 2 Tieren mit Cyclosporin-A (*CyA*) mit starker Resorption wurde nie ein therapeutischer Blutspiegel von CyA erreicht. *p* proximal, *d* distal

kungen auf und erreichten bei den Messungen nie einen im therapeutischen Bereich liegenden Blutspiegel. Bei den Allotransplantaten erfolgt unter stabilen Verhältnissen meistens eine primäre Knochenheilung in Form einer Spaltheilung. Bei den nichtimmunsupprimierten revaskularisierten Allotransplantaten erfolgte eine rasche Knochenresorption, die wahrscheinlich sekundär zu einer Instabilität im Bereich der Empfänger-Spender-Osteotomie geführt hat und somit die Heilung in diesem Bereich beeinträchtigte.

Die Analyse der Disulfinblaubilder wurde mit einem semiquantitativen Wertsystem analysiert. Es wurde dabei die Anzahl der perfundierten Gefäße in vergleichbaren repräsentativen Schnitten aus der Mitte des Transplantats miteinander verglichen. Die höchste Perfusion ist beim nichtvaskularisierten Autotransplantat zu erwarten, da dort das größte Remodelling erfolgt.

Der Vergleich der Vaskularität unter den verschiedenen Gruppen zeigt, daß das nichtimmunsupprimierte vaskularisierte Allotransplantat die niedrigste Punktezahl bezüglich Perfusion erreichte. Im Gegensatz zum vaskularisierten Autotransplantat, in dem eine gleichmäßige Perfusion sämtlicher Knochenareale von periostal bis endostal erfolgt, findet sich bei allen übrigen Transplantaten die Perfusion vorwiegend von periostal nach endostal gerichtet und im Bereich der Spender-Empfänger-Grenzfläche. Die nichtimmunsupprimierten Allotransplantate zeigen am deutlichsten toten Knochen mit wenig Revaskularisation von der Peripherie her (Abb. 3).

Die Vitalität wurde an den fluorochrommarkierten Osteonen gemessen. Dabei wurde die Anzahl markierter Osteone in identischen Segmenten aus Schnitten durch die Mitte des Transplantats miteinander verglichen. Hier zeigt sich ein deutlicher Unterschied zwischen den Allo- und Autotransplantaten, da bei sämtlichen Allotransplantaten die Fluorochrom-

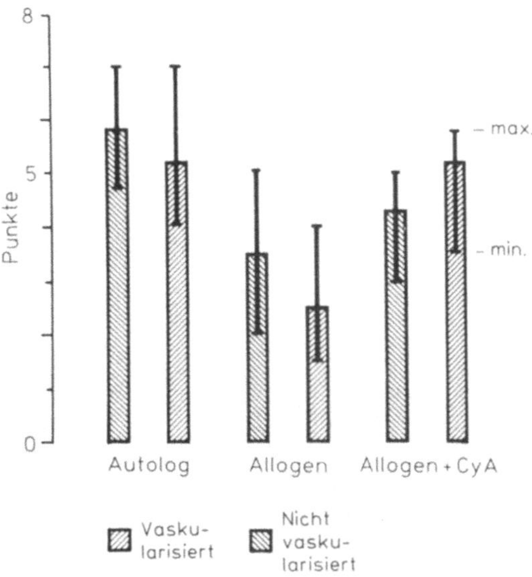

Abb. 3. Durchblutungswertung. Perfusionsmuster der verschiedenen Transplantate: Der Unterschied bei den vaskularisierten Allotransplantaten mit und ohne Cyclosporin-A (*CyA*) ist signifikant

markierung weit unter derjenigen der Autotransplantate liegt. Ein Unterschied ist noch ersichtlich zwischen den vaskularisierten Allotransplantaten mit und ohne Immunsuppression, wobei die ersteren eindeutig besser abschneiden. Die Immunsuppression ist offensichtlich für die nichtvaskularisierten Allotransplantate weniger von Bedeutung, da es nicht zu einem unmittelbaren, raschen Kontakt zwischen Spendergewebe und Empfängerblut kommt. Beim vaskularisierten Allotransplantat ist die Immunsuppression jedoch in der Lage, die durch die Revaskularisation zwangsläufig stattfindende immunologische Reaktion zumindest partiell zu unterdrücken (Abb. 4).

Schlußfolgerungen

Bei den immunsupprimierten Allotransplantaten ist die Heilung der Spender-Empfänger-Grenzfläche ähnlich derjenigen bei den Autotransplantaten. Sowohl die Revaskularisation als auch das Remodelling der Allotransplantate ist durch die Immunsuppression den nichtimmunsupprimierten überlegen. Die nichtvaskularisierten Allotransplantate *mit und ohne* Immunsuppression sind nicht wesentlich verschieden voneinander. Dies ist möglicherweise Ausdruck einer wenig ausgeprägten immunologischen Reaktion, da es zu einem geringen initialen Kontakt zwischen Spendergewebe und Empfängerblut kommt.

Das Ziel, allogenen Knochen als „lebendes Organ" zu übertragen, ist in diesen Versuchen nicht voll erreicht worden. Die Gründe hierfür können entweder in der kurzzeitigen Immunsuppression gesucht werden, oder aber im Verschluß der anastomosierten Gefäße. Mit Hilfe von Laser-Doppler-Flowmessungen der Transplantatdurchblutung und Langzeitimmunsuppression wird z.Z. in einer neuer Versuchsserie diesen Fragen nachgegangen.

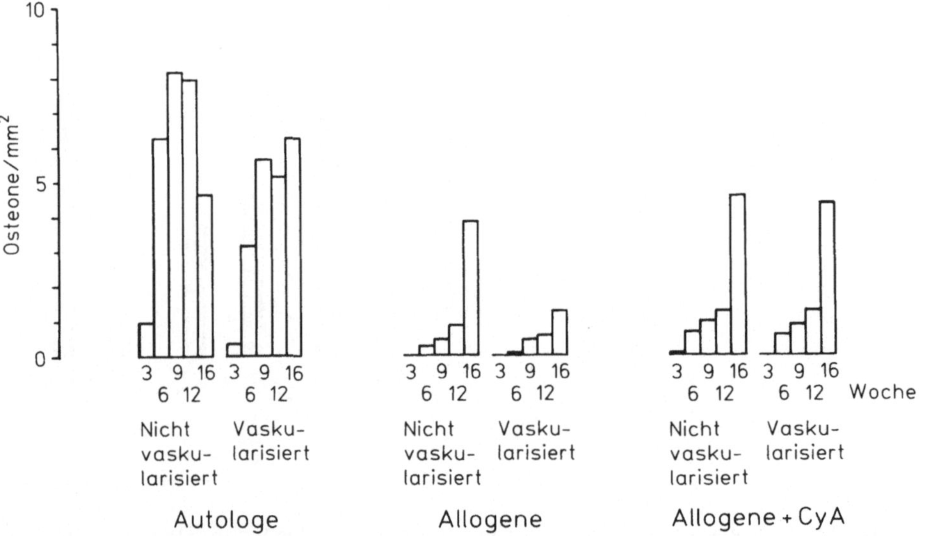

Abb. 4. Knochenumbauwertung in den verschiedenen Transplantaten: Deutlicher Unterschied zwischen den vaskularisierten Allotransplantaten mit und ohne Cyclosporin-A (*CyA*)

Literatur

1. Aebi M, Schwarzenbach O, Regazzoni P, Perren S (in press) Microsurgical revascularized allografts with immunosuppression in a canine model. Orthop Trans
2. Mankin HJ (1983) Complications of allograft surgery. In: Friedlaender GE, Mankin HJ, Sell KW (eds) Osteochondral allografts. Little, Brown, Boston, Toronto, pp 259–274
3. Moore JR, Phillips TW, Weiland AJ, Randolph MA (1984) Allogenic transplants of bone revascularized by microvascular anastomoses: A preliminary study. J Orthop Res 1:352
4. Ostrup LT, Fredrickson JM (1974) Distant transfer of a free, living bone graft by microvascular anastomoses. Plast Reconstr Surg 54:274
5. Shaffer JW, Field GA, Goldberg VM (1984) Regional blood flow and repair following successful vascularized fibula allografts. Trans Orthop Res Soc 9:243
6. Taylor GI, Miller GDH, Ham FJ (1975) The free vascularized bone graft. Plast Reconstr Surg 55:533
7. Yaremchuk MJ, Sedacca T, May JW Jr (1982) Vascularized knee allograft transplantation in a rabbit model. Trans Orthop Res Soc 7:174

Aufbereitung von Transplantat und Lager (experimentelle Befunde)

Zerkleinerung und Formung des Transplantats (Spongiosa, Kortikalismikrospäne)

C. Eggers

Abteilung für Unfall-, Wiederherstellungs- und Handchirurgie (Leiter: Prof. Dr. D. Wolter) des Allgemeinen Krankenhauses St. Georg, Lohmühlenstraße 5, D-2000 Hamburg 1
Laboratorium für Experimentelle Chirurgie (Leiter: Prof. Dr. S.M. Perren) des Schweizerischen Forschungsinstituts, Davos

Einleitung

Über die hohe osteogenetische Wertigkeit der autologen Spongiosa bestehen keine Zweifel [1, 2, 3, 5, 6, 8, 9, 10, 11, 12]. Die Spongiosatransplantation hat in der Klinik besonders nach der Entwicklung und Vervollkommnung der Osteosynthesetechnik und der daraus resultierenden stabileren Versorgung von Frakturen, Arthrodesen und Knochendefekten eine weite Verbreitung gefunden. Dennoch hat es immer wieder Bestrebungen gegeben, den Transplantationserfolg zu optimieren [4, 5, 13, 14] oder andere, der Spongiosa annähernd gleichweitige Knochentransplantate zu finden. Man suchte nach Methoden, die zu einer unmittelbaren Stabilisierung eines instabilen Defekts führen sollten. Die Spongiosatransplantation erfüllt diese Forderung nicht, da die locker eingebrachten Spongiosapartikel keine primär abstützende Wirkung übernehmen können.

Hefte zur Unfallheilkunde, Heft 185
Herausgegeben von D. Wolter/K.-H. Jungbluth
© Springer-Verlag Berlin Heidelberg 1987

Durch das Einpflanzen strukturdichter Kortikalisblöcke kann zwar unmittelbar eine knöcherne Abstützung und damit eine Stabilitätsvermehrung im Defekt erreicht werden [7], jedoch hat die Kompakta den Nachteil der schlechten vaskulären Erschließbarkeit. Die Einheilungserfolge waren nach Anwendung solcher kompakten Kortikalisblöcke häufig enttäuschend. Darüberhinaus mußte man erkennten, daß der primär erreichte Stabilitätsgewinn durch Resorption und Umbau des Transplantats schon bald nicht mehr gegeben war (Abb. 1).

Experimenteller Ansatz

Aus diesen Überlegungen wurde eine theoretische Modellanordnung entwickelt. Eine konstante diaphysäre Defektosteotomie sollte mit verschiedenen Instabilitätsgraden versehen werden. Die Auffüllung der Defekte sollte einmal nach dem Prinzip einer Feder erfolgen, die die in der Defektzone auftretenden Bewegungen elastisch auffängt und die auf sie einwirkende Gesamtdehnung auf ihre Länge gleichmäßig verteilt.

Nach einem zweiten Prinzip sollten die Defekte mit einem steifen Körper aufgefüllt werden, der in direktem kraftschlüssigem Kontakt zu den Fragmentenden zu deren Stabilisierung beiträgt (Abb. 2). Für das erste Prinzip bot sich die Verwendung komprimierter Spongiosazylinder an. Die aus Spongiosa komprimierten Körper wiesen aufgrund ihres Anteils an elastischen Gewebeelementen ein elastisches Verhalten auf.

Die physikalische Prüfung der komprimierten Spongiosazylinder ergab eine elastische Deformierbarkeit der geformten Körper, die sich nach Wegnahme des Kompressionsdrucks

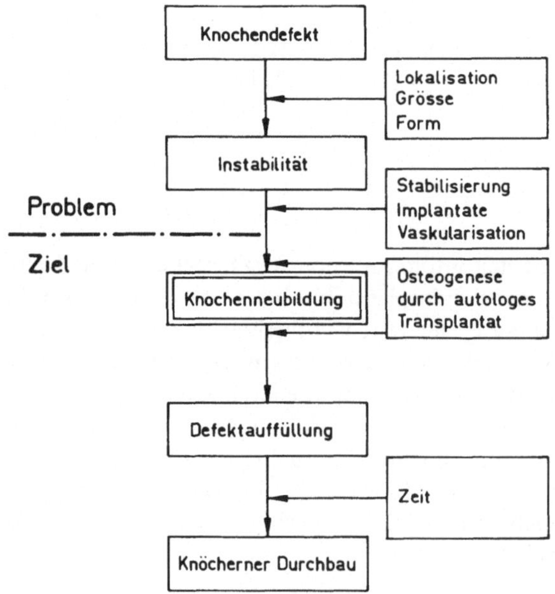

Abb. 1. Problematik des instabilen Knochendefekts mit den ihn beeinflussenden Faktoren

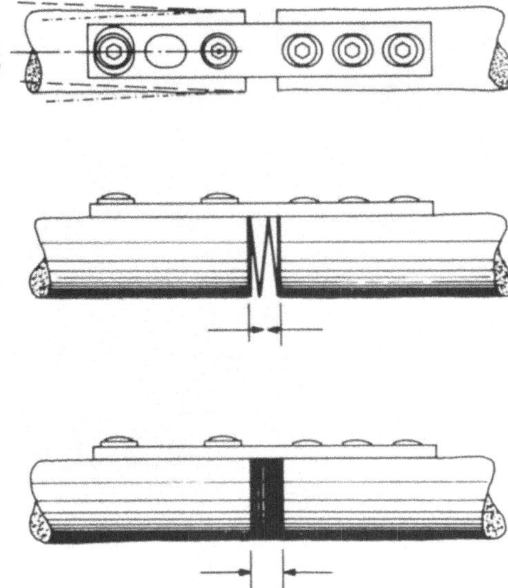

Abb. 2. 2 Grundprinzipien der Auffüllung eines instabilen Defekts: 1. Elastisches Transplantat verteilt Deformation. 2. Steifes Transplantat wirkt abstützend

um etwa 20% wieder ausdehnten. Dieses Verhalten war reproduzierbar, ohne daß die Zylinder zerfielen.

Entsprechend dem zweiten Prinzip mußte ein weitgehend starrer, den mechanischen Eigenschaften der Kortikalis ähnlicher Körper gefunden werden, der aber eine bessere Revaskularisationstendez aufweisen sollte. Durch Hobeln der Kortikalis zu $80-100$ μm dicken und $2-3$ mm langen Spänen wurde die Oberfläche vergrößert. Diese Kortikalismikrospäne wurden dann zu Zylindern komprimiert, die in einer In-vitro-Versuchsreihe auf ihre Steifigkeit untersucht wurden. Dabei konnte demonstriert werden, daß die mit 12 kp/mm^2 komprimierten Zylinder aus gehobelter Kortikalis erst bei einer Axialbelastung von 3 kp/mm^2 irreversibel deformiert wurden.

Anhand rasterelektronenmikroskopischer Untersuchungen wurde dann die Porosität sowohl der komprimierten Spongiosazylinder als auch der komprimierten Kortikalismikrospanzylinder untersucht. Dabei wurde deutlich, daß die Spongiosazylinder Porendurchmesser von $60-80$ μm aufwiesen (Abb. 3), während die Kortikalismikrospanzylinder nur etwa 20 μm große Poren enthielten (Abb. 4).

Tierexperimentelle Anordnung

In einer tierexperimentellen Versuchsanordnung wurde dann das biologische Einbauverhalten autologen spongiösen Knochens in lockerer und komprimierter Form sowie von Kortikalismikrospänen in lockerer und komprimierter Anwendung im instabilen diaphysären Defekt beider Radii bei 30 Beaglehunden untersucht. Die Defektgröße betrug 5 mm. Es wurden 3 Versuchsgruppen mit abgestufter Instabilität gebildet. In der 1. Versuchsgruppe war der Knochendefekt mit einer stabilen Osteosynthese überbrückt (Abb. 5). Die 2. Versuchsgruppe war mit einer instabilen Osteosynthese versehen (Abb. 6), und die 3. Versuchsgruppe wies eine nur geringe Instabilität auf (Abb. 7).

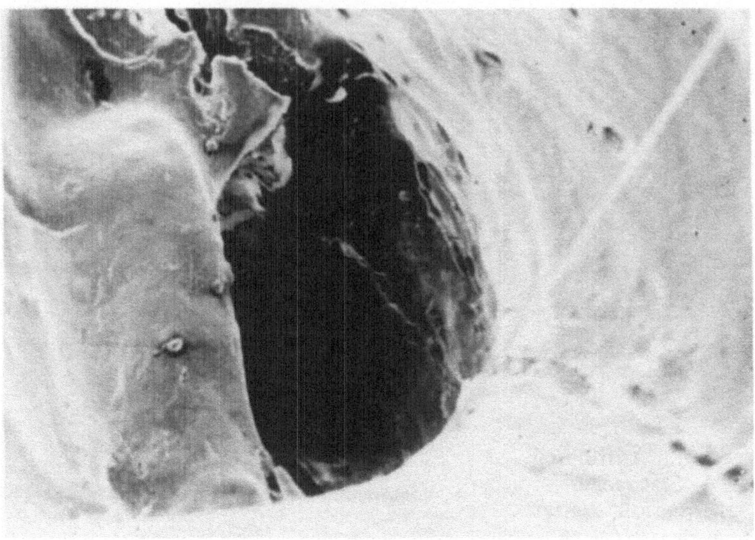

Abb. 3. Rasterelektronenmikroskopische Darstellung der Oberfläche des Zylinders aus komprimierter Spongiosa mit weiten Poren. Vergr. 1 000 : 1

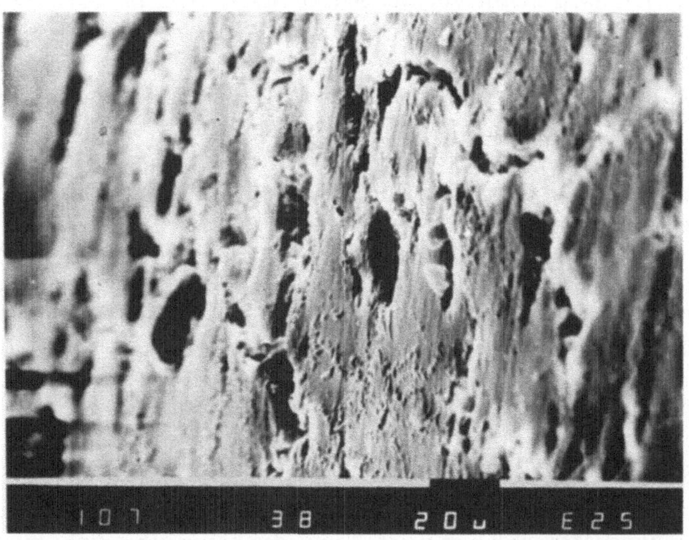

Abb. 4. Rasteralektronenmikroskopische Darstellung der Oberfläche des Zylinders aus komprimierten Kortikalishobelspänen mit geringer Porosität. Vergr. 1 000 : 1

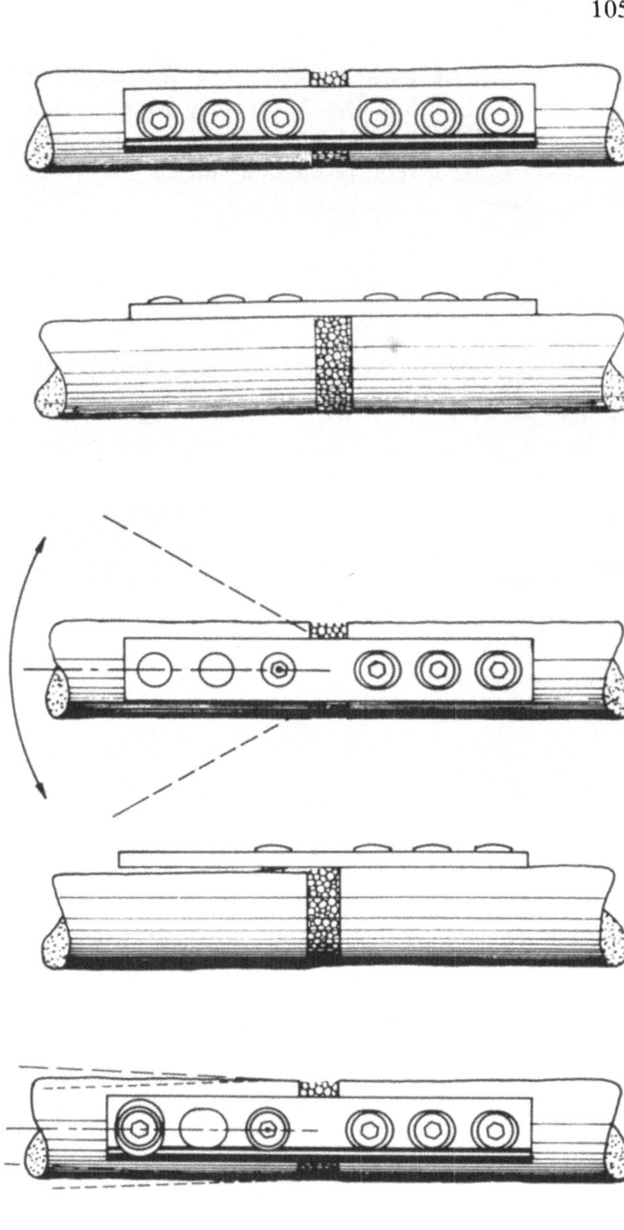

Abb. 5. Schematische Darstellung der stabilen Defektüberbrückung

Abb. 6. Schematische Darstellung der instabilen Defektüberbrückung

Abb. 7. Schematische Darstellung des mit geringer Instabilität überbrückten Defekts

106

Nach einer Beobachtungszeit von 8 Wochen erfolgte die Entnahme und Aufarbeitung des Knochenmaterials. Die Auswertung wurde radiologisch anhand der Röntgenverlaufskontrollen, Makroradiographien und Computertomographien durchgeführt und histologisch an Mikroradiographien, Giemsa-Färbungen und Tuschefüllungen sowie den polychromen Fluoreszenzmarkierungen vorgenommen.

Zielsetzung

Ziel der Untersuchung war die Klärung folgender Fragen:

1. Wie gut sind Transplantate aus autologer Spongiosa und autologen Kortikalismikrospänen in Hinsicht auf einen soliden knöchernen Durchbau eines instabilen Defekts in einer möglichst kurzen Zeit?
2. Kann durch Kompression von autologer Spongiosa und autologen Kortikalismikrospantransplantaten eine Verbesserung der Knochenheilung im instabilen Defekt erreicht werden?

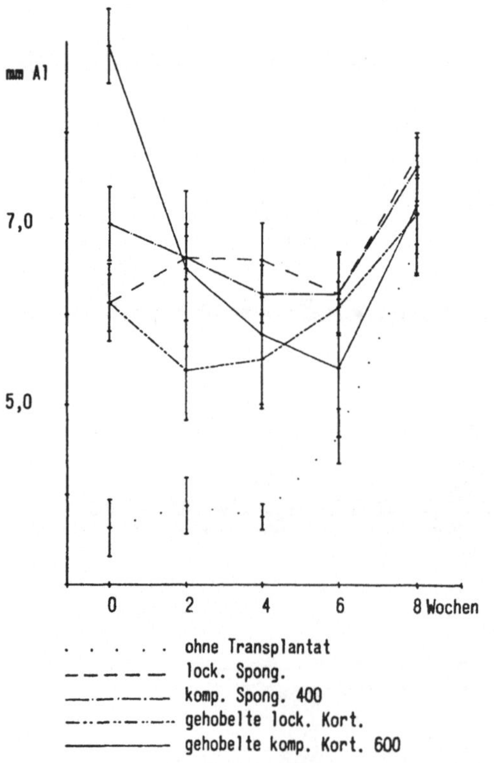

Abb. 8. Radiologische Dichte mit Standardröntgen der stabilen Versuchsgruppe. Mittelwerte ± Standardfehler

Ergebnisse

Die Auswertung der Standardröntgenbilder zeigte im Verlauf einen starken Abbau der komprimierten Transplantate bis zur 6. postoperativen Woche deutlich an den abnehmenden Dichtewerten. Erst dann begann die Knochenneubildung den Abbau zu überwiegen. Die locker eingebrachten Transplantate schienen schon früher zu einer überwiegenden Knochenneubildung zu führen. Von der 4. Woche an lagen ihre Dichtewerte über denen der anderen Transplantate (Abb. 8). In der instabilen Versuchsgruppe war die Abnahme der radiologischen Dichte besonders auffällig. Lediglich die locker eingebrachte Spongiosa führte schon nach 2 Wochen zur Knochenneubildung (Abb. 9).

Dementsprechend war der knöcherne Durchbau zu bewerten. Transplantate, die zu überwiegender Knochenneubildung führten, ließen einen rascheren knöchernen Durchbau erwarten. Dies ließ sich für die lockere Spongiosa in allen 3 Versuchsgruppen nachvollziehen, während locker eingebrachte Kortikalismikrospäne nur in der stabilen Versuchsgruppe einen Durchbau bewirkten. Einschätzungen zum erfolgten oder fraglichen knöchernen Durchbau bei den komprimierten Transplantaten waren unsicher, da nicht resorbierte Transplantatreste einen Knochendurchbau vortäuschen konnten.

Durch die Auswertung der Mikroradiographien wurde bestätigt, daß die hohen Dichtewerte und möglicher knöcherner Durchbau nach 8 Wochen bei den komprimierten Trans-

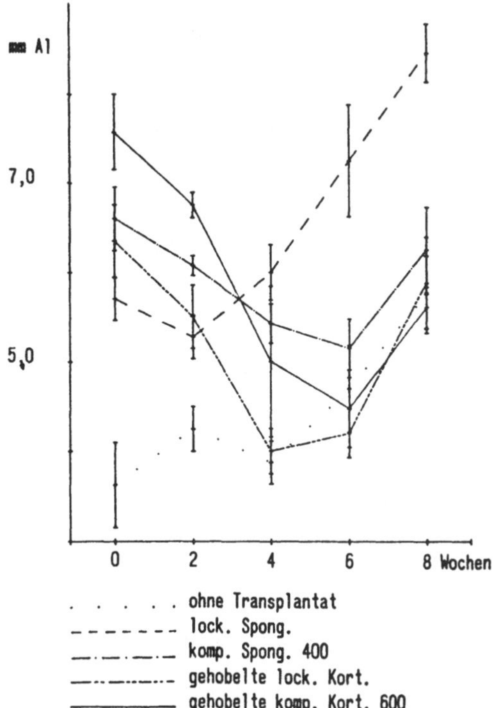

Abb. 9. Radiologische Dichte im Standardröntgenbild der instabilen Versuchsgruppe. Mittelwerte ± Standardfehler

plantaten durch nicht resorbierte Transplantatpartikel vorgetäuscht waren. Die großen Anteile nicht abgebauter Transplantatreste fielen in allen 3 Versuchsgruppen nach Anwendung der komprimierten Form von Spongiosa oder Kortikalismikrospänen auf.

Betrachtet man die Mittelwerte unveränderter Transplantatreste in allen 3 Versuchsgruppen, so war deutlich zu erkennen, daß bei komprimierten Spongiosa- und Kortikalismikrospantransplantaten die höchsten Werte auftraten. Mit abnehmendem Kompressionsdruck nahm auch die Anzahl unveränderter Transplantatpartikel ab (Abb. 10).

Die mikroskopische Flächenmessung des interfragmentär neugebildeten Knochens ergab, daß locker eingebrachte Spongiosatransplantate in allen 3 Versuchsgruppen mehr Knochenneubildung bewirkten als die komprimierten Spongiosatransplantate, deren nachteilige Wirkung mit zunehmender Instabilität besonders deutlich wurde. Locker eingebrachte Kortikalismikrospäne führten in der Versuchsgruppe stabil zu ebensoviel Knochenneubildungen wie die lockere Spongiosa. Sie waren jedoch in jeder Versuchsgruppe günstiger als komprimierte Kortikalismikrospäne (Abb. 11), jedoch in der instabilen Gruppe ungünstiger als die Spongiosatransplantate (Abb. 12).

Verglich man die Ergebnisse der Flächenmessungen an den Mikroradiographien und den Giemsa-gefärbten Präparaten so ergab sich eine deutliche Korrelation (Abb. 13).

Interessant war eine objektive Aussage über den knöchernen Durchbau anhand fluoreszenzmikroskopischer Untersuchungen. Subtrahiert man den Anteil der Schnitte mit knöcherner Brückenbildung von der Gesamtschnittzahl, so ergab sich in der stabilen Versuchs-

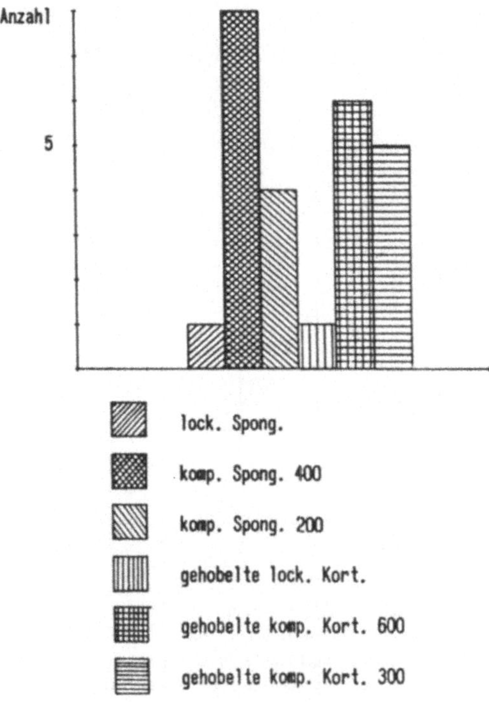

Abb. 10. Mittelwerte unveränderter Transplantatreste der Gruppen 1, 2 und 3 in der Mikroradiographie

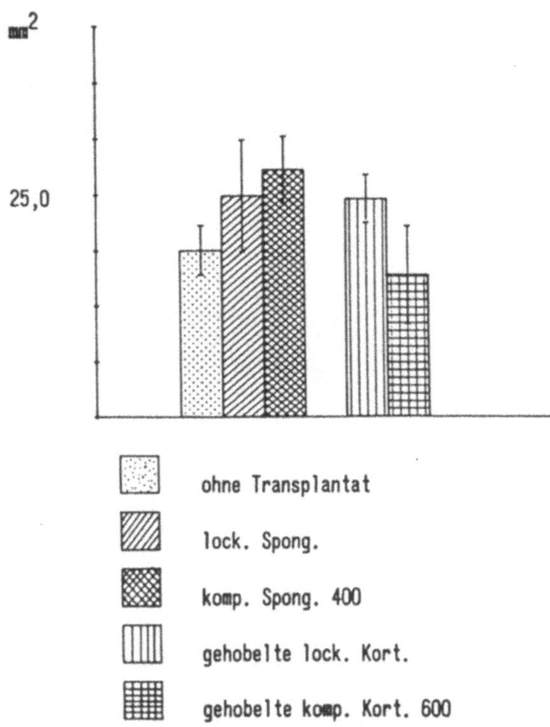

Abb. 11. Interfragmentärer Kallus in der Mikroradiographie der stabilen Versuchsgruppe. Mittelwerte ± Standardfehler

gruppe eine deutliche Überlegenheit der lockeren Spongiosa sowie der locker eingebrachten Kortikalismikrospäne (Abb. 14).

In der instabilen Versuchsgruppe war die Zahl der knöchern durchgebauten Schnitte nach Transplantation lockerer Spongiosa gegenüber allen anderen Transplantaten signifikant höher (Abb. 15).

Untersuchte man den Zeitpunkt des knöchernen Durchbaus, so wurde deutlich, daß 75% der Präparate in der Versuchsgruppe stabil mit lockerer Spongiosa bereits in der 4. Woche, solche mit gehobelter lockerer Kortikalis in der 5. Woche eine Brücke aus neugebildeten Knochen entwickelt hatten. Die anderen Transplantate führten erst später zum Durchbau.

In der instabilen Versuchsgruppe erfolgte die Brückenbildung erst sehr viel später. Lockere Spongiosa führte in 75% der beurteilten Präparate in der 7. Woche zum Durchbau. Komprimierte Spongiosa und lockere Kortikalismikrospäne zeigten in 25% eine Brückenbildung in der 8. Woche.

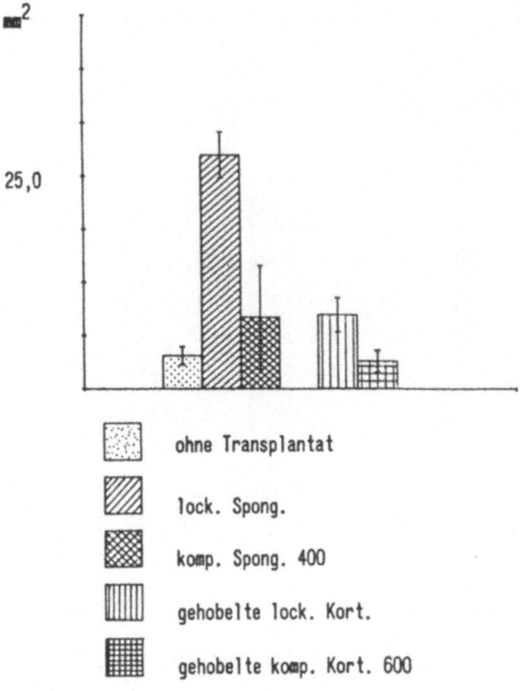

Abb. 12. Interfragmentärer Kallus in der Mikroradiographie der instabilen Versuchsgruppe. Mittelwerte ± Standardfehler

Zusammenfassung

Zusammenfassend und in Beantwortung der eingangs gestellten Fragen läßt sich sagen:

1. Transplantate aus autologer lockerer Spongiosa und autologen Kortiaklismikrospänen eignen sich im stabilen Knochenlager zur Auffüllung eines Defekts. Sie erreichten in der Versuchsreihe etwa gleich gute Ergebnisse bezüglich des knöchernen Durchbaus. Im instabilen Defekt erwies sich die locker eingebrachte autologe Spongiosa deutlich allen anderen Transplantatformen überlegen.
2. Durch Kompression von autologer Spongiosa und autologen Kortikalisspänen mit hohem Druck konnte keine Verbesserung der Knochenheilung im instabilen diaphysären Defekt erreicht werden.

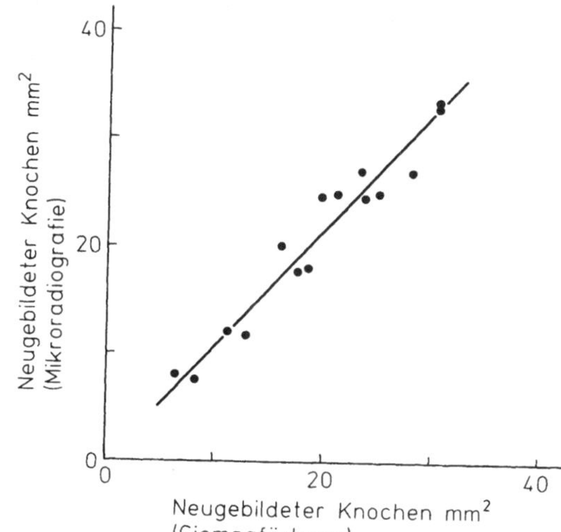

Abb. 13. Korrelationsdarstellung der Flächenmessungen durch 2 verschiedene Beobachter in den Mikroradiographien und den Giemsa-gefärbten Präparaten

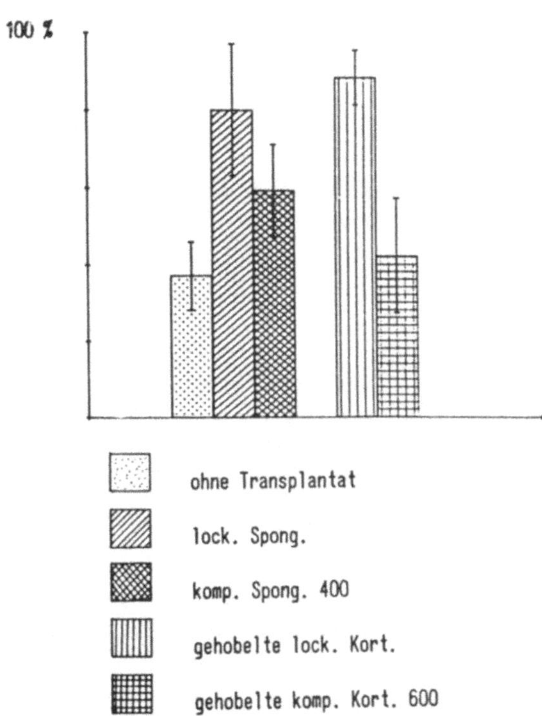

Abb. 14. Anteil der Schnitte mit knöcherner Brückenbildung von der Gesamtschnittzahl in der Fluoreszenzmikroskopie der stabilen Versuchsgruppe. Mittelwerte ± Standardfehler

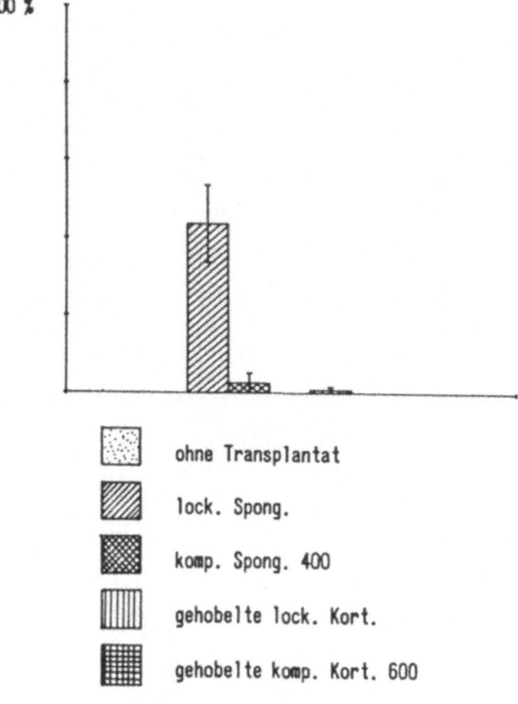

Abb. 15. Anteil der Schnitte mit knöcherner Brückenbildung von der Gesamtschnittzahl in der Fluoreszenzmikroskopie der instabilen Versuchsgruppe. Mittelwerte ± Standardfehler

Literatur

1. Axhausen W (1969) Die Behandlung der verzögerten und ausgebliebenen Knochenbruchheilung mit der freien Knochenüberpflanzung. Langenbecks Arch Chir 325: 825–834
2. Axhausen W (1951) Die Quellen der Knochenneubildung nach freier Knochenüberpflanzung. Langenbecks Arch Chir 270:439–443
3. Burri C (1979) Posttraumatische Osteitis. Huber, Bern Stuttgart Wien, S 215–216
4. Burri C, Wolter D (1977) Das komprimierte autologe Spongiosatransplantat. Unfallheilkunde 80:175–196
5. Eggers C, Perren SM, Wolter D, Ziegler W (1985) Einbauverhalten autologer Spongiosa- und Corticalispartikel als lockere und komprimierte Transplantate im stabilen und instabilen Lager. Hefte Unfallheilkunde 174:96–101
6. Kuner EH, Weyand F, Danres B (1972) Zur Leistungsfähigkeit autologer Spongiosa bei der Behandlung knöcherner Defekte. Monatsschr Unfallheilkd 75:189–202
7. Lexer E (1924) Die freien Transplantationen. Enke, Stuttgart (Neue Deutsche Chirurgie, Bd 26b)
8. Über die Behandlung von Pseudarthrosen mit Spongiosatransplantation. Arch Orthop Unfallchir 31:218–231
9. Matti H (1932) Über freie Transplantationen von Knochenspongiosa. Langenbecks Arch Klin Chir 168:236–258
10. Rehn J (1976) Erfahrungen mit der autologen Spongiosa bei Defektüberbrückung nach Frakturen und Pseudarthrosen. Nova Acta Leopoldina 223/44:181–185

11. Sauer K, Damke LT, Schweiberer L (1978) Experimentelle Untersuchungen zum Einbau autologer Spongiosa in die Kompakta des Röhrenknochens. Arch Orthop Trauma Surg 92:211–219
12. Schweiberer L, Eitel F, Betz A (1982) Spongiosatransplantation. Chirurg 53:195–200
13. Urist NR (1967) The bone induction principle. Klin Orthop 35:243–283
14. Wolter D (1976) Das komprimierte und geformte autologe Spongiosatransplantat. Habilitationsschrift, Universität Ulm

Der Effekt der Spongiosakompression auf die Knochenneubildung

C. Eggers und D. Wolter

Abteilung für Unfall-, Wiederherstellungs- und Handchirurgie (Leiter; Prof. Dr. D. Wolter), Allgemeines Krankenhaus St. Georg, Lohmühlenstraße 5, D-2000 Hamburg 1

Einleitung

Viele Untersuchungsergebnisse lassen den Schluß zu, daß die Menge des neugebildeten Knochens bei der Transplantation von autologem Material in der induktiven Phase von der Menge der transplantierten Knochensubstanz abhängt [7, 8, 10, 11]. Wir sind deshalb in den letzten Jahren der Frage nachgegangen, ob die Konzentration der autologen Spongiosa durch Kompression zu einer Intensivierung der Knochenneubildung führt [2, 4, 9].

Experimenteller Teil

Transplantation in Bohrlochdefekte beim Schaf

In einer 1. Versuchsanordnung wurde ein von Ecke et al. [3] angegebenes Modell zur Untersuchung von Transplantaten modifiziert. Dabei wurden 2 mm tiefe Bohrlöcher von 7 mm Durchmesser in den diaphysären Bereich des Schaffemur im Abstand von 17 mm gesetzt (Abb. 1), ohne die Markhöhle zu eröffnen. Die Defekte wurden mit lockerer bzw. komprimierter autologer Spongiosa aufgefüllt (Abb. 2). Die Kompression der Spongiosa wurde manuell durchgeführt (Abb. 3), so daß die Drücke 50 kp nicht überstiegen.

Dabei war zu beobachten, daß nach Wegnahme des Drucks eine Ausdehnung des komprimierten Transplantats stattfand. Dies führte zum Teil dazu, daß die komprimierte Spongiosa das Niveau des Defekts leicht überragte.

Um den Einfluß der Vaskularisation sicher beurteilen zu können, wurde die Oberfläche des Knochendefekts einmal mit Knochenwachs abgetrennt, zum anderen wurde ein Periostmuskellappen direkt auf das Knochentransplantat gelegt.

Die vor fast 10 Jahren durchgeführte Auswertung der Knochenneubildung basierte auf der Auszählung von Fluoreszenzbanden nach der Methode von Blaschke [1].

Hefte zur Unfallheilkunde, Heft 185
Herausgegeben von D. Wolter/K.-H. Jungbluth
© Springer-Verlag Berlin Heidelberg 1987

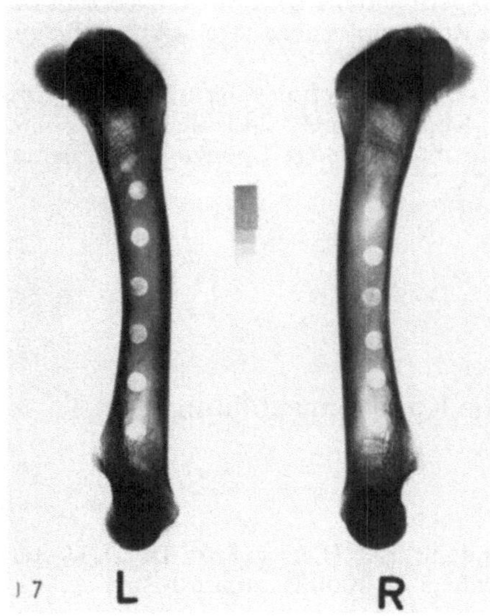

Abb. 1. Lage der Bohrlöcher im Schafsfemur

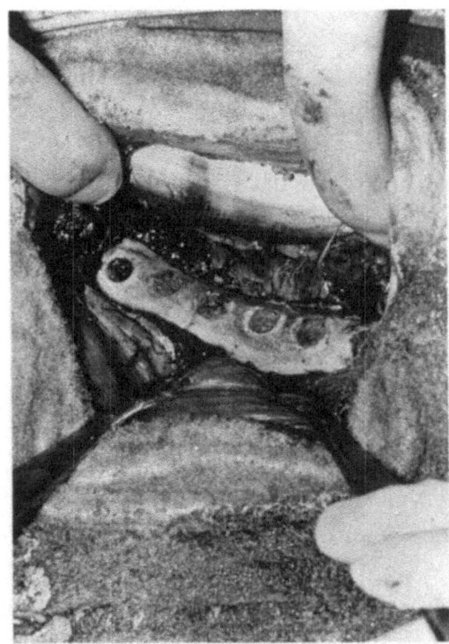

Abb. 2. In die 2 mm tiefen Bohrlöcher sind Transplantate aus komprimierter und lockerer Spongiosa eingebracht

Als wesentliche Ergebnisse ergaben sich damals [9]:

1. Die Behinderung der Vaskularisation vom Weichteillager her führte bei Wachsabdeckung zu einem deutlich verlangsamten Knochenumbau bei allen Transplantatformen.
2. Die komprimierte Spongiosa zeigte im Bereich des Transplantats einen intensiveren Knochenumbau, als bei der lockeren Spongiosa bei gleichem Gewebeanteil zu erkennen war.

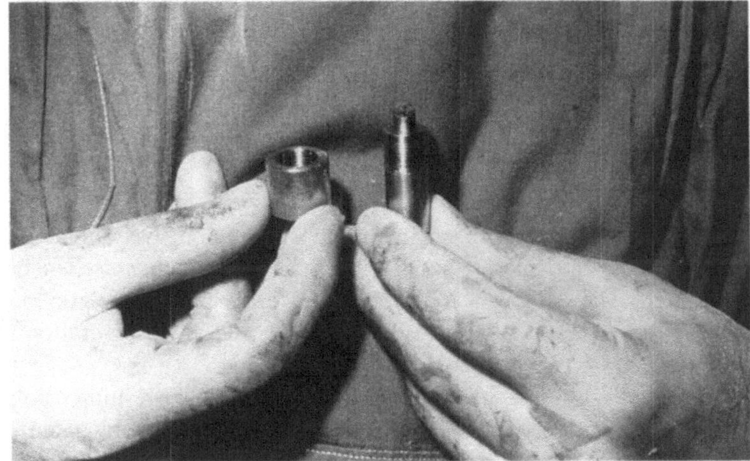

Abb. 3. Manuelle Kompression der Spongiosa mit einem Schraubzylinder

3. Füllte man den gesamten Defekt mit komprimierter Spongiosa auf, wobei die doppelte Gewichtsmenge eingebracht werden mußte, zeigte sich die stärkste Knochenneubildung.

Transplantation in Kontinuitätsdefekte beim Hund

In einer weiterführenden Versuchsanordnung sollte dann das Verhalten von komprimierter Spongiosa unter instabilen Lagerbedingungen geprüft werden. Es wurden 3 Instabilitätsmodelle entwickelt.

1. Eine 5-mm-Defektosteotomie in der Diaphyse des Hunderadius wurde mit einer 6-Loch-Platte, die an beiden Knochenfragmenten mit je 3 Kortikalisschrauben fixiert war, überbrückt (Abb. 4).

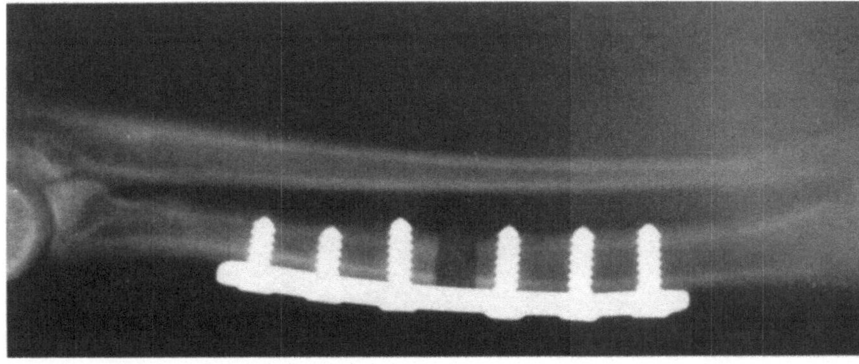

Abb. 4. Mit 6-Loch-Platte überbrückter 5-mm-Kontinuitätsdefekt des Hunderadius

2. Die 5-mm-Defektosteotomie wurde mit einer Spezialplatte, die eine definierte Instabilität im Osteotomiedefekt zuließ, überbrückt (Abb. 5).
3. Die 5-mm-Defektosteotomie wurde mit einer 6-Loch-Platte so überbrückt, daß nur das defektnahe proximale Plattenloch mit einer Kortikalisschraube besetzt wurde, so daß im Defekt eine große Beweglichkeit gegeben war (Abb. 6). (Modifiziertes Pseudarthrosemodell nach Müller et al. [5].)

Die Defekte wurden zum einen mit lockerer Spongiosa aufgefüllt, zum anderen wurden komprimierte Spongiosazylinder eingebracht, die sich zwischen den Fragmentenden verklemmten. Die Kompression der Spongiosazylinder erfolgte maschinell (Abb. 7) und betrug 400 kp. Eine axiale Ausdehnung nach der Transplantation war durch die Verklemmung der Zylinder nicht möglich (Abb. 8).

Die Beobachtungszeit betrug 8 Wochen. Die Auswertung erfolgte durch Densiometrie der Röntgenverlaufskontrollen und der Makroradiographien, durch mikroskopische Flächenmessungen an Mikroradiographien und an Giemsa-gefärbten Präparaten sowie fluoreszenzmikroskopisch.

Die Auswertung [4] ergab in der ersten, d.h. stabilsten Versuchsgruppe annähernd gleiche Ergebnisse bezüglich der Knochenneubildung nach Spongiosatransplantation und komprimiert eingebrachter Spongiosa. Lediglich der Zeitpunkt des knöchernen Durchbaus war für die locker eingebrachte Spongiosa nach 5 Wochen günstiger als für die komprimierte Spongiosa nach 7 Wochen.

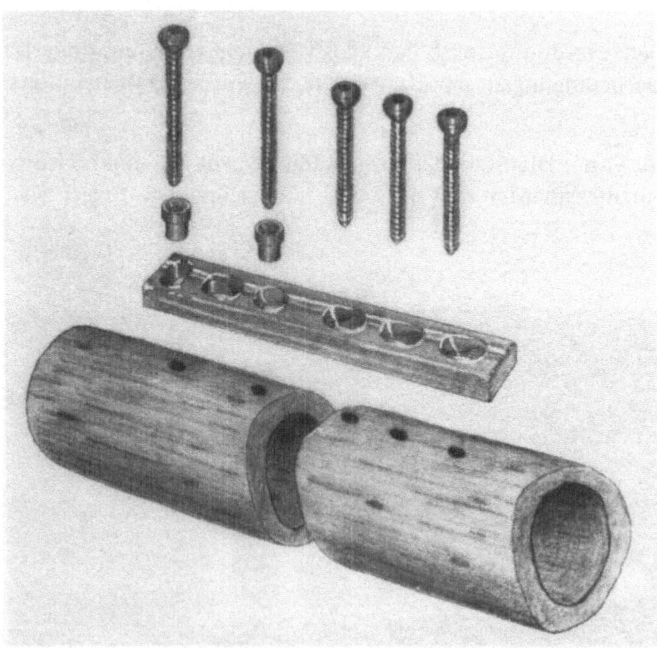

Abb. 5. Modell der definiert instabilen Defektüberbrückung am Röhrenknochen mit Spezialplatte und Nylongleithülsen

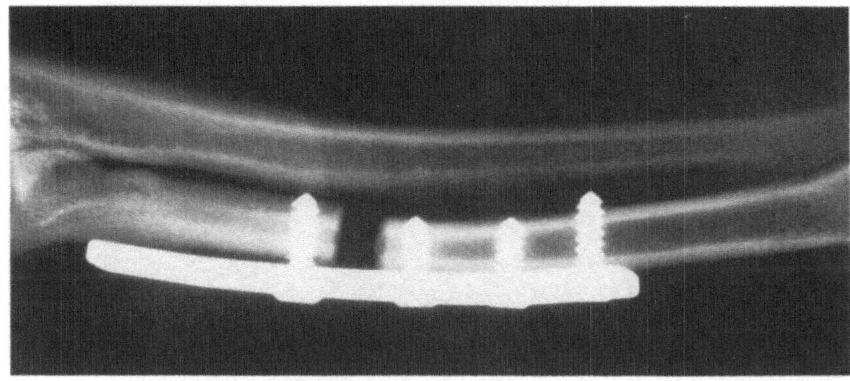

Abb. 6. Instabil überbrückter 5-mm-Kontinuitätsdefekt des Hunderadius. (Modifiziert nach Müller [5])

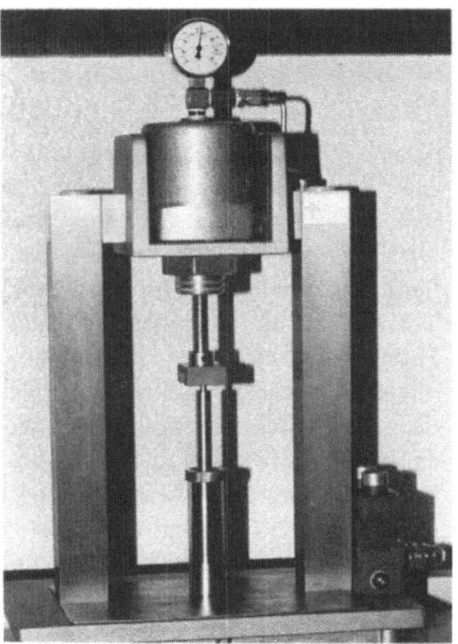

Abb. 7. Hydraulich betriebene Spongiosakompressionsmaschine nach Wolter

Mit zunehmender Instabilität in den Versuchsgruppen 2 und 3 wurde jedoch der Anteil neugebildeten Knochens nach der Anwendung komprimierter Spongiosa ungünstiger.

Diskussion

Die ungünstigen Ergebnisse nach Transplantation komprimierter Spongiosa in der 2. Versuchsanordnung dürften in erster Linie ihre Ursache in den hohen Kompressionsdrücken

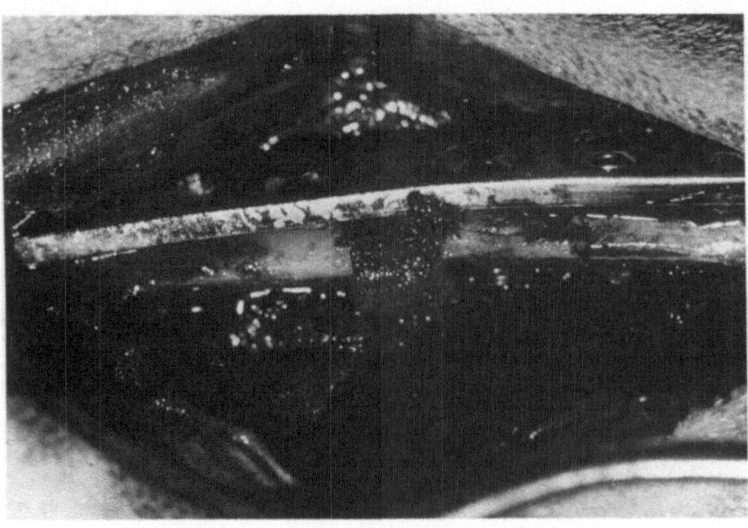

Abb. 8. Im Kontinuitätsdefekt eingeklemmter komprimierter Spongiosazylinder

haben. Mit steigendem Kompresssiondruck kam es zur Abnahme der Porosität und zu einer Zunahme der Steifigkeit der Spongiosazylinder.

Offenbar war einerseits eine verminderte Revaskularisationsfähigkeit die Folge, andererseits bedingte die zunehmende Steifigkeit eine geringere Flexibilität der komprimierten Spongiosazylinder. Dadurch traten größere Gewebedehnungen an den Grenzflächen von Transplantat und Knochenlager sowie innerhalb des Transplantats zwischen den einzelnen Spongiosapartikeln auf. Liegen die einzelnen Transplantatpartikel, wie bei der komprimierten Spongiosa, dicht beieinander, so dürften die zwischen diesen Partikeln auftretenden Gewebedehnungen bei einer von außen auf den komprimierten Spongiosazylinder einwirkenden Bewegung höher sein als bei weiter auseinanderliegenden Partikeln. Überschreitet dabei die Gewebedehnung einen kritischen Wert, so ist die Differenzierung des einsprossenden Granulationsgewebes zu Knochen wohl nicht mehr möglich [6].

Die Differenzierung der Ergebnisse in der 1. Versuchsanordnung mit Bohrlöchern im Schafsfemur und der 2. Versuchsanordnung mit Kontinuitätsdefekten am Hunderadius dürfte zum einen mit den höheren Kompressionsdrücken in der 2. Versuchsanordnung zusammenhängen, aber im wesentlichen durch die Instabilität der 2. Versuchsanordnung verursacht sein. Darüberhinaus war in der 1. Versuchsanordnung eine axiale Ausdehnung der komprimierten Zylinder aus dem Bohrloch möglich, während in der 2. Versuchsanordnung diese axiale Ausdehnung durch Verklemmung der Spongiosazylinder zwischen den Fragmentenden nicht gegeben war. Dieser Effekt bewirkte die hohe Strukturdichte der Transplantate auch nach dem Einbringen in das Transplantatlager, während in der Versuchsanordnung am Schafsfemur durch Ausdehnung des Transplantats eine Strukturlockerung auftrat.

Zur endgültigen Klärung der Frage, ob eine Formung und Kompression der Spongiosa eine Vergrößerung der Knochenneubildung bewirkt, muß daher die Druck- und Kompressionsgröße untersucht werden.

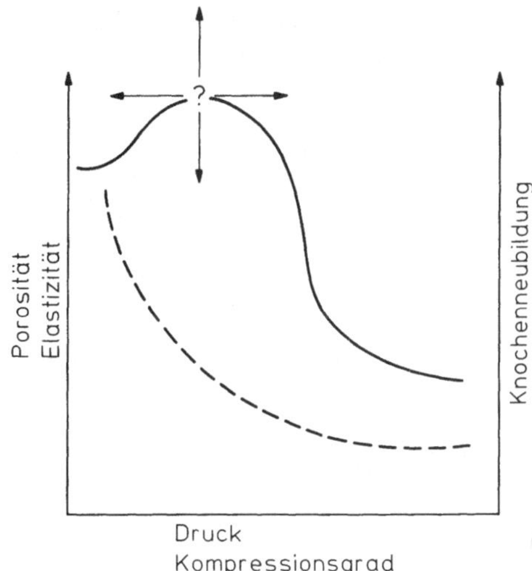

Abb. 9. Modellansatz für weitere Untersuchungen

Von theoretischer Seite ist daher zu fordern, daß ein komprimiertes und geformtes Transplantat

1. eine genügende Porosität zur Revaskularisation aufweist und
2. die biomechanischen Eigenschaften des Transplantats im instabilen Lager durch die hohe Strukturdichte nicht verschlechtert werden.

Das heißt, daß das komprimierte Transplantat genügend Flexibilität behält, um sich den Bewegungen wie ein elastischer Körper anzupassen, und der Abstand der einzelnen Transplantatpartikel im Verhältnis zur Instabilität des Lagers groß genug ist.

Wo das Optimum der Formung und Kompression eines spongiösen Transplantats liegt, müssen daher weitere Untersuchungen zeigen (Abb. 9). Hierbei scheinen die Befunde dafür zu sprechen, daß nur eine mäßige oder geringe Kompression und Formung anzustreben sein wird.

Literatur

1. Blaschke R (1970) Indirekte Volumen-, Oberflächen-, Größen- und Formfaktorenbestimmung der Mineralsalzdichte in Spongiosa und Kompakta des Fingernknochens. Z Orthop 108:503−507
2. Burri C, Wolter D (1977) Das komprimierte autologe Spongiosatransplantat. Unfallheilkunde 8:169−175
3. Ecke H, Rompel K, Grabow L (1964) Tierexperimentelle Untersuchungen zur Bestimmung der Qualität von Knochenspänen verschiedener biologischer Herkunft für Transplantationszwecke. T I, 1. Austestung herkömmlichen Spanmaterials. Langenbecks Arch Chir 307:169−178
4. Eggers C, Perren SM, Wolter D, Ziegler W (1985) Einbauverhalten autologer Spongiosa und Cortikalispartikel als lockere und komprimierte Transplantate im stabilen und instabilen Lager. Hefte Unfallheilkd 174:96−101

5. Müller J, Schenk R, Willenegger H (1968) Experimentelle Untersuchungen über die Entstehung reaktiver Pseudarthrosen am Hunderadius. Helv Chir Acta 35:301–308
6. Perren SM, Cordey J (1977) Die Gewebsdifferenzierung in der Frakturheilung. Unfallheilkunde 80:161–164
7. Thielemann FW, Speath G, Veihelmann D, Schmidt K (1982) Osteoinduction. Arch Orthop Trauma Surg 99:217–222
8. Urist MR (1967) The bone induction principle. Clin Orthop 53:243–283
9. Wolter D (1976) Das komprimierte und geformte autologe Spongiosatransplantat. Habilitationsschrift, Universität Ulm
10. Wolter D, Hutschenreuter P, Burri C (1974) Einbaustudien autologer Spongiosa am kompakten Knochen in Abhängigkeit von der übertragenen Menge und des anliegenden Gewebes. Langenbecks Arch Chir Forum (Suppl) 225–228
11. Wolter D, Hutschenreuter P, Burri C, Steinhardt B (1975) Einbau autologer Spongiosa am kompakten Knochen in Abhängigkeit von der Vitalität der transplantierten Zellen. Langenbecks Arch Chir Forum (Suppl) 383–387

Transplantatkombination und Ersatzstoffe

Kombination von autogenen und allogenen Knochentransplantaten

P. Kalbe[1], D. Rogge[2] und J. Hock[1]

[1] Unfallchirurgische Klinik der Medizinischen Hochschule Hannover (Direktor: Prof. Dr. H. Tscherne), Konstanty-Gutschow-Straße 8, D-3000 Hannover 61
[2] Zentralkrankenhaus Reinkenheide, Unfallchirurgische Klinik, Postbrookstraße, D-2850 Bremerhaven

Einleitung

Die Transplantation von allogenem Knochen hat mittlerweile als Ergänzung der autogenen Knochentransplantation in der Klinik weite Verbreitung gefunden. Dabei bleibt aber unbestritten, daß Fremdknochen bezüglich der biologischen Wertigkeit, d.h. v.a. der osteogenen Potenz, autogenem Knochen unterlegen ist. Die patienteneigenen Spongiosareservoirs sind allerdings begrenzt, während in der Knochenbank allogener Knochen in nahezu unbegrenzter Menge zur Verfügung steht.

Gelegentlich bietet sich die Kombination von autogenem und allogenem Knochen an, um die Vorteile beider Materialien auszunutzen. Diese Arbeit berichtet über klinische Erfahrungen mit diesen kombinierten Transplantaten und gibt Indikationen für ihre Anwendung an.

Hefte zur Unfallheilkunde, Heft 185
Herausgegeben von D. Wolter/K.-H. Jungbluth
© Springer-Verlag Berlin Heidelberg 1987

Material und Methode

Die Unfallchirurgische Klinik der Medizinischen Hochschule Hannover verfügt seit 1972 über eine Knochenbank. Die Konservierung der Transplantate wird seit 1975 ausschließlich durch Tiefkühlung bei -70° C vorgenommen. Das Knochenmaterial wird entweder von Leichenspendern entnommen oder bei orthopädisch rekonstruktiven Eingriffen asserviert. So werden z.B. bei Totalendoprothesenimplantation die resezierten Hüftköpfe und bei Osteotomien kortikospongiöse Keile gewonnen. Die Organisation der Knochenbank wird an anderer Stelle ausführlich beschrieben (Rogge 1985; s. auch Beitrag Illgner).

Die Indikation zur kombinierten Transplantation von autogenem und allogenem Knochen wird relativ selten gestellt. In den Jahren 1981—1983 wurden an unserer Klinik bei 378 Operationen allogene Transplantate verwendet. Nur bei 29 davon (7,7%) wurde gleichzeitig autogener Knochentransplantiert. Die Tabelle 1 gibt einen Überblick über die Art der durchgeführten Operationen. Dabei fällt auf, daß kombinierte Transplantate überdurchschnittlich häufig in der Therapie von Pseudarthrosen sowie bei Tumor- oder Zystenausräumungen zum Einsatz kamen. Seltener wurde diese Indikation bei der primären Frakturversorgung gestellt. Die weitaus häufigsten Lokalisationen waren Oberschenkel und Tibia, andere Lokalisationen kamen nur bei 3 Operationen vor (Tabelle 2).

Tabelle 1. Allogene Knochentransplantationen 1981—1983

Indikation	Allogen	Kombination autogen/allogen	%
Frakturbehinderung primär	181	8	4,2
Frakturbehinderung sekundär	46	4	8,0
Pseudarthrosen	32	5	13,5
Orthopädisch-rekonstruktive Operationen	52	5	8,8
Tumoren/Zysten	38	7	15,6
Gesamt	349	29	7,7

Tabelle 2. Allogene Knochentransplantationen 1981—1983

Lokalisation	Allogen	Kombination autogen/allogen	%
Oberschenkel	155	18	10,4
Tibia	64	8	11,1
Unterarm	37	1	2,6
Andere	93	2	2,1
Gesamt	349	29	7,7

Tabelle 3. Defektauffüllung bei infizierten Pseudarthrosen 1972–1983

Defektlänge cm	Anzahl Patienten n	Autogen n	Allogen n	Kombination auto-/allogen n	%
< 5	44	80	5	3	3,4
> 5 < 10	28	55	2	3	5,0
> 10 < 15	10	19	10	–	
> 15	4	8	2	2	16,7
Gesamt	86	162	19	8	4,2

Da die Anwendung kombinierter Auto-/Allotransplantate bei Pseudarthrosen und Knochentumoren nahezu ausschließlich zum Aufbau von knöchernen Defekten diente, wurden diese Fälle näher untersucht.

Die Tabelle 3 zeigt, daß die Indikation sowohl zur allogenen als auch zur kombiniert auto-/allogenen Knochentransplantation bei *infizierten Pseudarthrosen* nur selten (14,3%) gestellt wurde, am häufigsten noch bei langstreckigen segmentalen Defekten über 10 cm Länge. Überwiegend wurde autogener Knochen transplantiert (85,7%).

Bei nicht infizierten *Pseudarthrosen* und *Defektfrakturen* (Tabelle 4) wurden allogene und kombinierte Transplantate deutlich häufiger verwendet (13 Operationen) und etwa ebenso oft wie autogenes Material allein (12 Operationen).

Die meisten Fälle mit Transplantation kombiniert autogen/allogenen Knochens fanden sich bei der Defektauffüllung nach Resektion von *Knochentumoren* bzw. *-zysten* (Tabelle 5), bei 16 von 55 derartigen Operationen (29,0%). In 20 Fällen (36,3%) wurde allogener Knochen allein verwendet, nur in 19 Fällen (34,6%) kam ausschließlich autogenes Knochenmaterial zum Einsatz. Bei kleinen Defekten wurde meist ausschließlich allogener Knochen verwendet, bei Defektlängen über 10 cm wurden wiederum häufiger kombinierte Transplantate angewandt.

In 25 Fällen wurde Bankspongiosa mit autogener Spongiosa kombiniert, in 5 Fällen autogene Fibulatransplantate mit allogener Spongiosa und einmal ein allogenes Fibulatransplantat mit autogener Spongiosa (Tabelle 6).

Nach dem Auftauen des gefrorenen Allotransplantats in Ringer-Nebacetin-Lösung bei Raumtemperatur wurden Spongiosachips hergestellt, die anschließend mit der parallel

Tabelle 4. Defektauffüllung bei Frakturen und nicht infizierten Pseudarthrosen (1972–1983)

Defektlänge cm	Anzahl Patienten	Autogen	Allogen	Kombination auto-/allogen	
< 5	12	9	3	6	
> 5 < 10	1	–	1	–	
> 10 < 15	3	3	2	1	
Gesamt	16	12	6	7	(28,0%)

Tabelle 5. Defektauffüllung bei Knochentumoren und -zysten (1972–1983)

Defektlänge cm	Anzahl	Autogen	Allogen	Kombination auto-/allogen	
< 5	9	2	6	2	
> 5 < 10	16	8	12	8	
> 10 < 15	6	5	1	1	
> 15	5	4	1	5	
Gesamt	36	19	20	16	(29,0%)

Tabelle 6. Transplantatkombinationen (autogen/allogen)

Indikation	Spongiosa/ Spongiosa	Kortikalis/ Spongiosa
Infektpseudarthrose	7	1
Pseudarthrose Defektfraktur	7	—
Tumoren/Zysten	11	5
Gesamt	25	6

dazu gewonnen autogenen Spongiosa vom vorderen oder hinteren Beckenkamm vermengt wurden. Die dadurch gründlich durchmischten allogenen und autogenen Chips wurden in den Defekt eingebracht und leicht komprimiert.

Gelegentlich wurden aber auch die allogene und die autogene Spongiosa getrennt angelagert, wenn nämlich an bestimmten kritischen Stellen die hohe osteogene Potenz von autogener Spongiosa erforderlich war. Dies traf z.B. zu für die Übergangsstellen eines interponierten Fibulatransplantats auf den Empfängerknochen sowie für Situationen mit örtlich marginaler Durchblutung des Transplantatlagers.

Folgendes Fallbeispiel soll das praktische Vorgehen erläutern:

G.K., 26 Jahre, weiblich, Chondrom linker proximaler Oberschenkel. Segmentresektion, Kondylenplattenosteosynthese und Defektaufbau mit autogener Fibula (12 cm), autogener Spongiosa aus dem hinteren linken Beckenkamm und allogener Spongiosa aus 3 Hüftköpfen (Abb. 1). Nach 16 Wochen teilweise Resorption der Spongiosa (Abb. 2), daher Anlagerung von autogener Spongiosa aus dem rechten hinteren Beckenkamm. Wegen erneuter Resorption und fehlendem Durchbau nach 44 Wochen kombinierte Transplantation von autogener Spongiosa aus beiden vorderen Beckenkämmen sowie allogener Spongiosa aus 2 Hüftköpfen und 2 Tibiaköpfchen (Leichenspender). Danach Auffüllung eines Restdefekts durch Einbringen der noch vorhandenen Restspongiosa aus dem rechten hinteren Beckenkamm. Wegen Plattenbruch nach akzidenteller Vollbelastung Restosteosynthese mit Kondylenplatte nach 95 Wochen und Anlagerung der restlichen autogenen Spongiosa aus dem rechten vorderen Beckenkamm. 125 Wochen nach der Erstoperation vollständiger Durchbau, volle Belastung mit 1 Gehstütze bei freier Gelenkfunktion (Abb. 3).

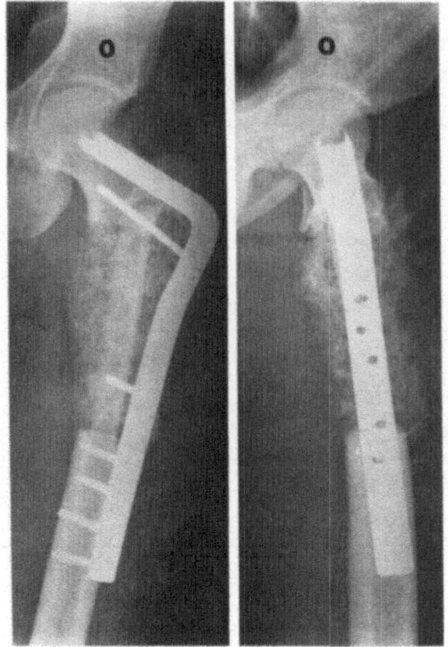

Abb. 1. Segmentresektion, Kondylenplattenosteo-synthese, Defektaufbau mit autogener Fibula und kombiniert autogen/allogener Spongiosa

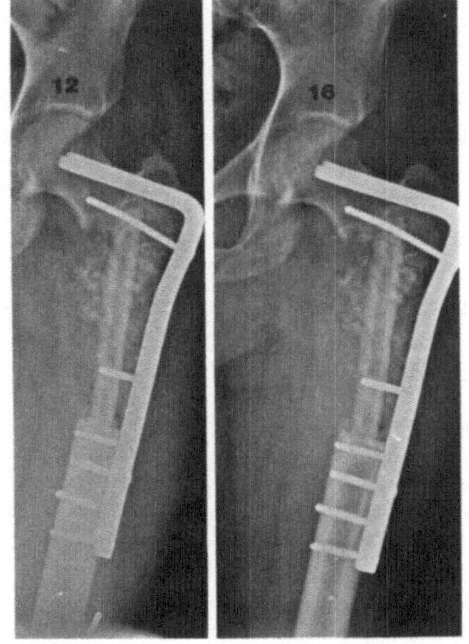

Abb. 2. Nach 12 und 16 Wochen teilweise Resorption der transplantierten Spongiosa

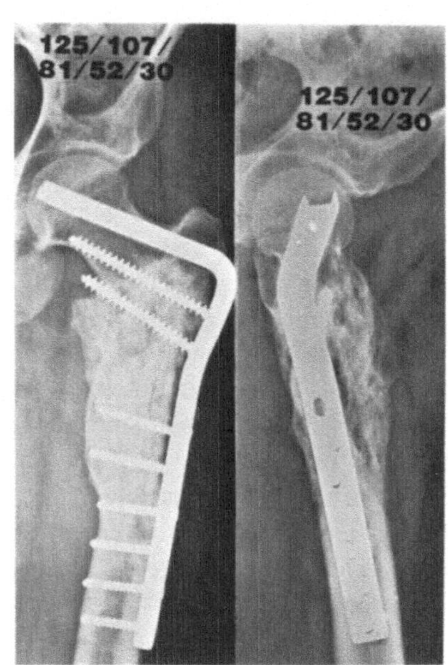

Abb. 3. Nach 125 Wochen vollständiger Durchbau und volle Belastbarkeit

Ergebnisse

Bei 24 von 31 kombiniert auto-/allogenen Transplantationen war die röntgenologische Beurteilung des Transplantateinbaus möglich. Dabei fand sich 11mal eine teilweise Resorption unter 50%, 4mal eine überwiegende oder vollständige Resorption. Bei 20 Transplantaten war das Stadium der vollständigen Trabekularisierung zu beobachten, und zwar nach durchschnittlich 31,9 Wochen.

Eine Beurteilung des klinischen Gesamtergebnisses und ein Vergleich der Umbaurate von kombinierten Transplantaten zu der von autogenen und allogenen Transplantaten ist aus zweierlei Gründen schwierig. Zum einen sind die Fallzahlen bei den verschiedenen Indikationen zu gering und die Begleitumstände (Voroperationen, Güte des Transplantatlagers und der Weichteildeckung) zu unterschiedlich. Zum anderen sind die kombinierten Transplantationen häufig nur einzelne Schritte beim Defektaufbau in mehreren Operationen, so daß der Beitrag des einzelnen Transplantats zum Gesamtergebnis kaum zu differenzieren ist.

Diskussion

Die biologischen Grundlagen der Kombination von frischer alloger Spongiosa mit autogenem Knochenmark wurden tierexperimentell von Burwell (1964) untersucht. Er konnte zeigen, daß diese kombinierten Transplantate („composite grafts") praktisch die gleiche osteogene Potenz besitzen wie frische autogene Spongiosa. Als Konsequenz für die Klinik schlug er vor, für die Transplantation im kritischen Transplantatlager Bankknochen durch die Zugabe von frischer autogener Beckenkammspongiosa oder auch nur von autogenem

126

Mark, welches per Aspiration aus dem Os ilium gewonnen wird, aufzuwerten (Burwell 1966). Ähnliche Schlüsse zogen Simmons et al. (1975) aus ihren experimentellen Arbeiten. Sie postulierten, daß die Überlegenheit der kombinierten Transplantate darauf beruhen könnte, daß im Stroma des autogenen Marks eine große Anzahl von induktiblen perivaskulären Bindegewebezellen in unmittelbarer Nachbarschaft der induzierenden Substanz („bone morphogenetic protein", BMP, Urist et al. 1977) liegen und nicht erst durch die Revaskularisierung vom Transplantatbett aus einwachsen müssen (Abb. 4). Sie halten außerdem eine gewisse Immunprotektion des Allotransplantats durch die Knochenmarkzellen für möglich. Die Interaktion von Spongiosa als Osteoinduktur mit Zellen des Markstromas als Osteoprogenitorzellen (Abb. 4) im experimentellen Befund bestätigt, daß sowohl bei Transplantation von allogener Spongiosa allein als auch von Knochenmark allein deutlich weniger neuer Knochen gebildet wird als bei der Verwendung von Composite grafts (Burwell 1964).

Man kann davon ausgehen, daß diese Befunde für die Kombination von frischer allogener Spongiosa mit autogenem Knochenmark im wesentlichen auch auf die Kombination von konservierter allogener Spongiosa mit autogener Spongiosa übertragbar sind. Bei der Durchmischung der beiden Komponenten wird nämlich ebenfalls in gewissem Maße eine Imprägnierung der Spongiosatrabekel des Fremdknochens mit autogenem Mark erreicht. Außerdem ist ohnehin konservierte Fremdspongiosa dem frischen allogenen Material wegen der erheblich geringeren Immunogenität überlegen.

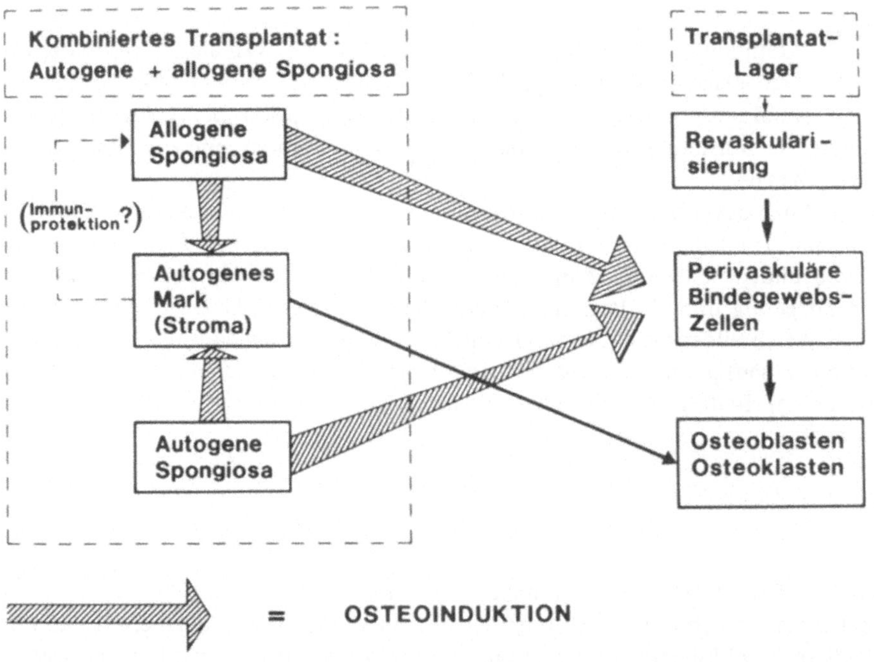

Abb. 4. Schematische Darstellung der möglichen biologischen Interaktion im kombinierten Spongiosatransplantat und mit dem Transplantatlager. (Nach Burwell 1964, 1966; Simmons et al. 1975)

Die klinischen Erfahrungen mit kombinierten Knochentransplantaten waren bis vor kurzem auf die Berichte von Salama u. Weissmann (1978) beschränkt, die zur Knochendefektüberbrückung mit gutem Erfolg eine Kombination von xenogenem Knochen (Kieler-Knochen) und autogenem Mark verwendeten. Da Kieler-Knochen keine osteoinduktive Potenz besitzt (Schweiberer 1971; Salama 1983), beruht der unterstützende Effekt des transplantierten Knochens hier lediglich auf dem passiven Mechanismus der Osteoinduktion. Dies wird auch durch die neueren experimentellen Arbeiten von Gupta et al. (1982) bestätigt.

Urist u. Dawson (1981) verwendeten eine Kombination von "autolyzed antigen-extracted allogeneic"-(AAA-)Knochen mit lokaler autogener Spongiosa aus den Wirbelkörpern für Wirbelverblockungen. Die klinischen Ergebnisse waren denen mit autogenen Knochenkeilen nur unwesentlich unterlegen.

Mehrere Arbeiten über die klinische Verwendung von kombinierten Transplantaten liegen aus dem Bereich der Kieferchirurgie vor. Sanders et al. (1983) verwendeten ebenso wie Kline u. Rimer (1983) sowie Zhe u. Tingchun (1982) mit gutem Erfolg Kombinationen von gefriergetrocknetem allogenem Knochen und autogener Spongiosa. De Fries (1981) benutzte zur Defektüberbrückung am Unterkiefer erfolgreich allogene Mandibulatransplantate in Kombination mit autogener Spongiosa bzw. autogenem Knochenmark.

Auch unsere eigenen Erfahrungen mit der Anwendung von kombinierten autogenen/allogenen Knochentransplantaten zeigen, daß mit dieser Methode gute klinische Ergebnisse erzielt werden können. Bei der Indikationsstellung sollten folgende Gesichtspunkte berücksichtigt werden:

1. Bei der primären Frakturversorgung ist zur Auffüllung kleinerer Knochendefekte und zur Beschleunigung der Knochenheilung in der Regel die Transplantation von allogener Spongiosa ausreichend.
2. Bei infizierten Defektpseudarthrosen sollte nach Infektsanierung, Sequesterotomie und Weichteildeckung zum Auffüllen der entstandenen Defekte autogenes Knochenmaterial verwendet werden. Allogener Knochen oder kombinierte Transplantate kommen hier nur zum Einsatz, wenn autogenes Material nicht (mehr) in ausreichender Menge zur Verfügung steht und ohne Knochentransplantation die Erhaltung der Extremität gefährdet wäre.
3. Als Hauptindikation für die kombinierte autogen/allogene Knochentransplantation gilt die Defektauffüllung nach Tumorresektion und bei nicht infizierten Pseudarthrosen, v.a., wenn es sich um segmentale langstreckige Defekte handelt.

Insgesamt sind also kombinierte autogen/allogene Knochentransplantate immer dann von Vorteil, wenn einerseits die überlegene osteogene Potenz des autogenen Knochens benötigt wird, andererseits aber die beim Patienten selbst vorhandene Menge zur Defektauffüllung nicht ausreicht.

Zusammenfassung

Die biologischen Grundlagen der Kombination von autogenem und allogenem Knochenmaterial in einem Transplantat beruhen auf dem Zusammenwirken der osteoinduktiven

Substanzen aus der Knochenmatrix des autogenen und allogenen Knochens mit vitalen induktiblen Zellen des autogenen Knochenmarkstromas. Die osteogene Potenz der kombinierten Transplantate ist größer als die allogener Transplantate. Die Indikation zur Verwendung von kombinierten Transplantaten wird immer dann gestellt, wenn einerseits eine möglichst große osteogene Potenz erwünscht ist, andererseits aber die Spongiosareservoirs des Patienten allein zur Überbrückung des vorhandenen Defekts nicht ausreichen. Diese Situation ergibt sich am häufigsten bei der Überbrückung langstreckiger Defekte nach Resektion von Knochentumoren und bei Defektpseudarthrosen. Bei der Therapie von Infektdefektpseudarthrosen werden kombinierte Transplantate nur ausnahmsweise verwendet.

Literatur

Burwell RG (1964) Studies on the transplantation of bone. VII. The fresh composite homograft-autograft of cancellous bone. An analysis of factors leading to osteogenesis in marrow transplants and in marrow-containing bone grafts. J Bone Joint Surg (Br) 46:110

Burwell RG (1966) Studies on the transplantation of bone. VIII. Treated composite homograft-autografts of cancellous bone. An analysis of inductive mechanisms in bone transplantation. J Bone Joint Surg (Br) 48:532

DeFries HO (1981) Reconstruction of the mandible: Use of combined homologous mandible and autologous bone. Otolaryngol Head Neck Surg 89:694

Gupta D, Khanna S, Tuli SM (1982) Bridging large bone defects with a xenograft composited with autologous bone marrow. An experimental study. Int Orthop 6:79

Kline SN, Rimer SR (1983) Reconstruction of osseous defects with freeze-dried allogeneic and autogenous bone. Clinical and histological assessment. Am J Surg 146:471

Rogge D (1985) Transplantation von Spongiosa und Knorpel. Z Allg Med 61:366

Salama R (1983) Xenogenoic bone grafting in humans. Clin Orthop 174:113

Salama R, Weissmann SL (1978) The clinical use of xenografts of bone and autologous red marrow. J Bone Joint Surg (Br) 60:111

Sanders JJ, Sepe WW, Bowers GM et al. (1983) Clinical evaluation of freeze-dried bone allografts with and without autogenous bone grafts. J Periodontol 54:1

Schweiberer L (1971) Neuere Ergebnisse zur Knochenregeneration und ihre klinische Bedeutung. Langenbecks Arch Chir 329:986

Simmons JD, Lesker P, Elsasser C (1975) Survival of osteocomponent marrow cells in vitro and the effect of PHA-stimulation on osteoinduction in composite bone grafts. Proc Soc Exp Biol Med 148:986

Urist MR, Dawson E (1981) Intertransverse process fusion with the aid of chemosterilized autolyzed antigen-extracted allogeneoic (AAA) bone. Clin Orthop 154:97

Urist MR, Granstein R, Nogami H, Svenson L, Murphy L (1977) Transmembrane bone morphogenesis across multiple-walled diffusion chambers. Arch Surg 112:612

Zhe C, Tingchun W (1982) Reconstruction of mandibular defects with composite autologous iliac bone and freeze-treated allogeneic rib grafts. J Oral Maxillofac Surg 40:1982

Trikalziumphosphat- und Hydroxyapatitkeramik

P.E. Ochsner

Abteilung für Orthopädie und Traumatologie (Leitender Arzt: Priv.-Doz. Dr. P.E. Ochsner), Kantonsspital, Rheinstraße 26, CH-4410 Liestal

Grundlagen

Durch den Prozeß der Sinterung lassen sich aus verschiedensten mineralischen Grundsubstanzen Keramiken verschiedenster Qualität herstellen. Variabel sind dabei im wesentlichen die gewählten Grundstoffe, zugefügte Flüssigkeiten und Gase, der verwendete Druck und die Temperatur. Bhasker et al. (1971), Köster et al. (1976) und Rejda et al. (1978) fanden im Trikalziumphosphat ein im Knochen ausgezeichnet einheilendes und zudem abbaubares Implantat. Klein et al. (1980) und Denissen et al. (1980) beschäftigten sich mit den sehr günstig einheilenden, aber weniger resorbierbaren Hydroxyapatiten. Von Korallen stammende, poröse Hydroxyapatite wurden mit gutem Erfolg von Patel et al. (1980a, b) und Piecuch (1982) getestet. Winter et al. (1981) verglichen die Eigenschaften der verschiedenen in Frage kommenden Materialien, und Metsger et al. (1982) verfaßten eine Literaturübersicht über Trikalziumphosphatkeramik.

Beide behandelten Keramikgruppen besitzen als wichtigste Eigenschaft eine deutliche Osteokonduktivität, d.h. Knochengewebe wächst nahtlos über sie hinweg, kommen sie in mechanisch ruhigen, direkten Kontakt über lebendem Knochen (Denissen et al. 1980). Die Substanzen sind aber spröde und unelastisch und gelten deshalb in der Keramikindustrie als minderwertige Werkstoffe. Immerhin ist die Druckfestigkeit steuerbar und kann bei dichtgesinterten Materialien beträchtliche Ausmaße annehmen. Die Dichte, die Porosität und die Resorbierbarkeit sind steuerbar, wobei aber eine enge Abhängigkeit dieser Komponenten voneinander besteht und Kombinationen nicht beliebig sind (Rejda et al. 1978; Winter et al. 1981). Die Keramiken können mikroporös (Porengröße einige μ), makroporös (Porengröße 50 bis einige 100 μ) oder gemischtporös hergestellt werden. Es ist möglich, die Poren so herzustellen, daß sie kanalförmig mit der Oberfläche in Verbindung stehen. Von praktischer Bedeutung sind v.a. 2 grundsätzlich verschiedene Aufbereitungsgruppen, nämlich die Granulate einerseits und die festen Keramikblöcke andererseits.

Keramikgranulat (Trikalziumphosphat und Hydroxyapatit)

Es sind weiche mikroporöse Granulate sowie gemischt mikro- und markoporöse etwas festere Granulate aus Trikalziumphosphat erhältlich. Letztere werden auch aus Hydroxyapatit gefertigt angeboten und zeichnen sich dann durch eine geringere Resorbierbarkeit aus. Eigene experimentelle Erfahrung haben wir mit den Trikalziumphosphatkeramiken. Sehr rasch nimmt das körpereigene Knochengewebe nach Einbringen des Granulats in eine gut vaskularisierte Höhle Kontakt mit dem Granulat auf (Abb. 1a, b). Die Integration schreitet sukzessive vom Rand her gegen das Zentrum fort, wobei allenfalls ein zentraler Anteil der Granula nicht knöchern, sondern nur bindegewebig durchwachsen wird. Knö-

Hefte zur Unfallheilkunde, Heft 185
Herausgegeben von D. Wolter/K.-H. Jungbluth
© Springer-Verlag Berlin Heidelberg 1987

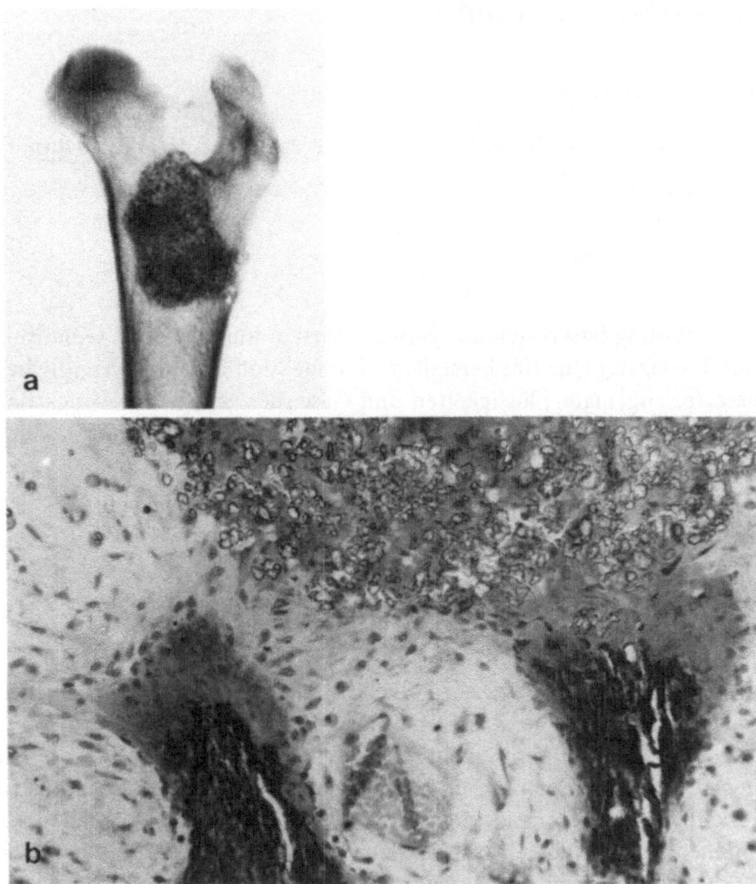

Abb. 1. a Proximales Femur eines Hundes, 4 Jahre. Plombe mit Trikalziumphosphatkeramikgranulat, weich gesintert, 50% mikroporös. Experimentdauer 14 Tage. **b** Dünnschnitt am unentkalkten Knochen. Aus den anliegenden Spongiosabälkchen (*unten*) Aussprossen von Geflechtknochen und ausgedehntes Eindringen von „Osteoidfingern" in die Mikroporen des Granulats (*oben*)

chern erfaßtes, mikroporöses Granulat wird sukzessive abgebaut und durch ein Maschenwerk von Geflechtknochen ersetzt, in dem zunächst noch zahlreiche Mikrokristalle integriert bleiben. Im Zuge des weiteren Umbaus werden Knochenlamellen an- und abgebaut, und in belasteten Gebieten gelingt es dem Körper, ohne Behinderung durch die Reste des Trikalziumphosphatgranulats neue Osteone einzupassen. Durch diesen Umbauprozeß verschwinden die Granulatreste sukzessive. Nach 6 Monaten sind nur noch minimale Reste des Granulats nachweisbar. In den mechanisch wenig beanspruchten Markhöhlenanteilen bleibt das Granulat wesentlich länger liegen, z.T. kaum umgebaut, ist aber mit einem Maschenwerk von kollagenen Fasern und Fibrozyten durchdrungen.

Verwendet man ein sowohl mikro- wie makroporöses Granulat, muß dieses wegen seiner prozentual viel größeren Porosität etwas härter gesintert werden und ist deshalb etwas weniger resorbierbar. Auffallend ist, daß sich in der Umgebung gut integrierten Granulats rasch wieder völlig unauffälliges, blutbildendes Knochenmark nachweisen läßt, ohne Anreicherung mit Riesenzellen und ohne Entzündungszeichen (Ochsner et al. 1983, 1985b). Anders verhält sich Granulat, das ohne nahtlosen Kontakt mit dem Knochen diesem außen angelagert ist. In keinem Fall konnten wir eine knöcherne Integration dieses Materials nachweisen. Diese Granula werden bindegewebig durchwachsen und sukzessive auseinandergebrochen. In der Umgebung finden sich zahlreiche Riesenzellen, z.T. dicht bepackt mit Mikrokristallen. Der weitere Weg dieser Riesenzellen ist noch nicht detailliert erklärt. Klein et al. (1985) fanden mehrere Monate nach Einlagerungen von Trikalziumphosphat in die Weichteile eine Ansammlung von Mikrokristallen in regionalen Lymphknoten. In unseren Experimenten, in denen wir die Grnulate praktisch ausschließlich in knöcherne Umgebung einbrachten, konnten wir bei bis 6monatiger Experimentdauer keine entsprechenden Beobachtungen machen. Allerdings wurden nur bei einem Teil der Tiere Lymphknoten untersucht.

Gilt der intraossäre Heilungsverlauf für in sich geschlossene Knochenhöhlen, so sind die Verhältnisse bei weit nach außen offenem Defekt wesentlich weniger günstig. Nach Einbringen von festgesinterten Hydroxyapatitbröckeln in 3 cm lange Teildefekte des distalen Hundefemurs mußten wir feststellen, daß es zu nur sehr unvollständiger Integration der Partikel praktisch ausschließlich bei direktem Kontakt mit dem Wirtsknochen kam. Alle übrigen Partikel wurden lediglich fibrös eingebaut (Versburg 1983). Will man Granulate zur Rekonstruktion großer Teilsegment- oder Segmentdefekte beiziehen, sind sie höchstens als Hilfsstoffe verwendbar, z.B. als zentral angelagertes Material umgeben von autologer Spongiosa. Durch die Verwendung von resorbierbaren Netzen läßt sich einer solchen Rekonstruktion ein besserer Halt verleihen (Ochsner et al. 1985a). Beim Auftreten eines Infekts kann es vorkommen, daß Granulat vom Einbringungsort in die Weichteile weggeschwemmt wird. Nach Ausheilen des Infekts liegengebliebenes Granulat heilt in den Weichteilen wie oben beschrieben ein und wird sukzessive durch Riesenzellen desintegriert. In der Knochenhöhle liegengebliebenes Material wird, wie oben beschrieben, teilweise knöchern eingebaut, teilweise nur fibrös durchwachsen.

Vergleichen wir die Einsatzmöglichkeiten eines Keramikgranulats mit derjenigen von Spongiosa, so weist die Spongiosa eine deutlich erhöhte Elastizität gegenüber dem spröden Granulat auf. Die Dichte und die Porosität sind je nach Herkunft für die Spongiosa variabel. Für das Keramikgranulat sind beide Parameter definiert und begrenzt wählbar. Autologe Spongiosa ist resorbierbar, Keramikgranulat je nach dem, wie es gesintert wurde. Die Korngröße ist in beiden Fällen wählbar.

Keramikblöcke (Hydroxyapatit)

Keramikblöcke können mit einer beträchtlichen Druckfestigkeit hergestellt werden, wobei es aber immer wieder vorkommen kann, daß sie auch bei schonender Behandlung wegen ihrer Sprödigkeit brechen oder daß ihre Kanten verletzt werden. Da man von ihnen in der Regel eine eigentliche Druckübernahme erwartet, sind sie eher dichtgesintert und nicht nennenswert resorbierbar. Für das Einheilen entsprechender Blöcke ist die große Osteokonduktivität ihrer Oberfläche von entscheidender Bedeutung. Demgegenüber darf nicht außer Acht gelassen werden, daß v.a. in diaphysären Bereichen zwischen Knochen und

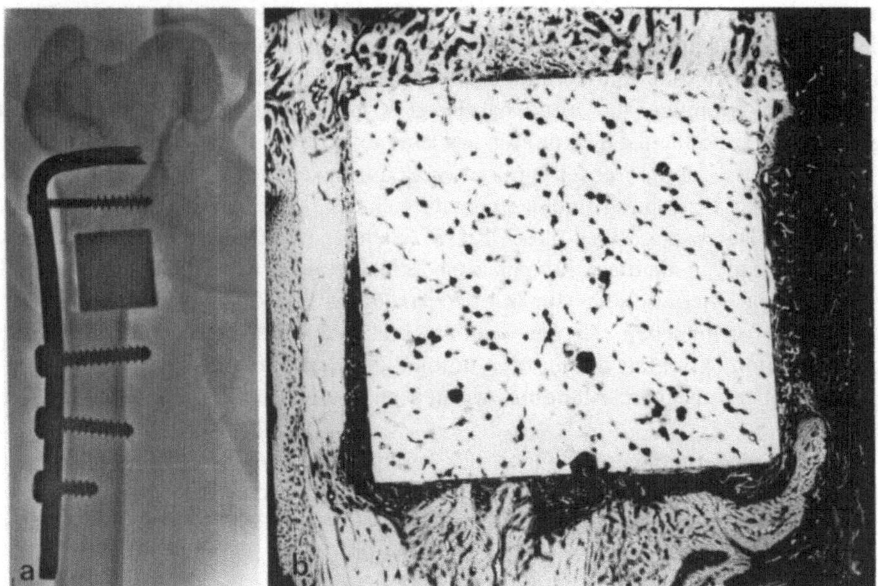

Abb. 2. a Proximales Femur eines Hundes, 4 Jahre. Postoperatives Röntgenbild nach nahtlosem Einpassen eines Hydroxyapatitkubus mit Seitenlänge von 1,7 cm, makroporös (ca.
10−20%). Die Elastizität erhaltende Osteosynthese. Experimentdauer 3 Monate, **b** Mikroradiographie eines unentkalkten Schliffpräparats nach 3 Monaten. Kranial sattes Einheilen,
wobei Knochen in die Makroporen einwächst, distal große Zone von Knochenresorption
mit Umbau der angrenzenden Knochenareale. Bild ähnlich einer Pseudarthrose

Keramikblöcken ein großer Elastizitätsunterschied besteht. Dies wirkt sich auf das Einhei-
lungsverhalten ebenfalls aus (Abb. 2, 3). Zwar gelingt es durch andere Montageformen
durchaus, auch im diaphysären Bereich große Keramikblöcle zur Einheilung zu bringen
(Patka et al. 1985). Man muß sich aber vergegenwärtigen, daß dadurch die Harmonie
des behandelten Knochens dauernd beeinträchtigt wird und potenzielle Sollbruchstellen
entstehen. Im Bereich der Gelenke ist auch das Knochengefüge starr, wenig elastisch. Diese
Region ist deshalb potenziell auch wesentlich besser für die Implantation derartiger Materialien geeignet.

Vergleichen wir die Eigenschaften eines kortikospongiösen Spans mit denjenigen eines
festen Keramikblocks, so ist ersterer resorbierbar und zeigt mit der Zeit eine im Rahmen
der Resorption abnehmende Druckfestigkeit. Er ist elastisch und wirkt osteoinduktiv. Der
Keramikblock ist nicht resorbierbar, behält seine Druckfestigkeit, ist aber spröde, bruch-
anfällig und „nur" osteokonduktiv.

Klinische Anwendung

Als klinische Anwendung für die Keramikmaterialien ist v.a. ein Einsatz im ersatzstarken
Lager denkbar. Es können Höhlendefekte aufgefüllt und gelenknahe Frakturen unterfüttert
werden. Nicht zu vergessen ist aber, daß ein Granulat bei Druckbelastung zerbricht und sich

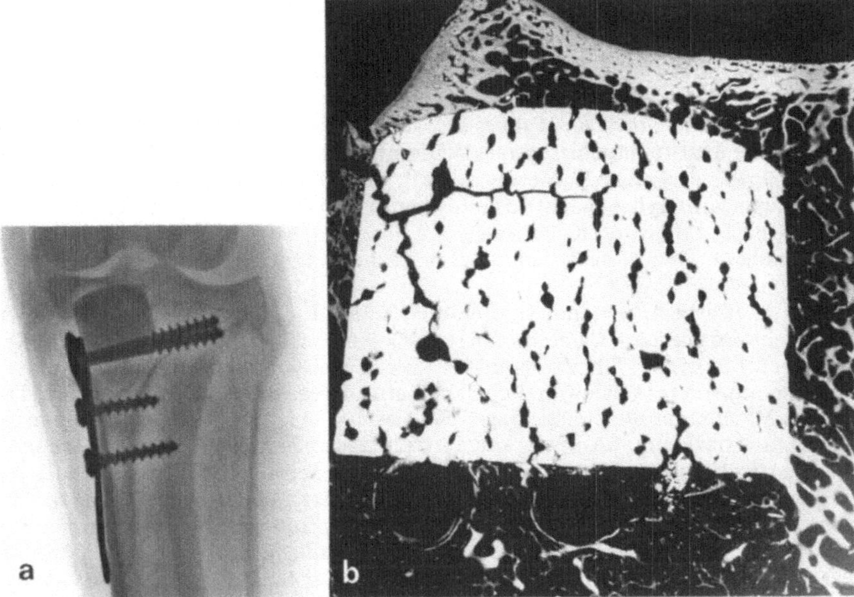

Abb. 3. a Proximale Tibia vom gleichen Hund, postoperatives Röntgenbild. Einpassen eines speziellen Hydroxyapatitzylinders nicht nahtlos möglich. Kleine Hohlräume sind mit autologer Spongiosa gefüllt. Abstützende Osteosynthese, **b** Mikroradiographie nach 3 Monaten. Riß im Zylinder als Artefakt. Allseitige, nahtlose Kontaktaufnahme mit Spongiosabälkchen als Ausdruck ähnlicher Elastizitätsvoraussetzungen von Knochen und Implantat

nach Druckentlastung nicht wieder aufrichtet, wie das von einem Spongiosatransplantat erwartet werden kann. Mit Blöcken wurde schon mehrfach eine Abstützung bei der Durchführung ventraler Spondylodesen gewährleistet (Magerl). Im Kieferbereich wurde das Material schon mannigfaltig verwendet (Roth et al. 1984). Gerade im Kieferbereich haben sich eher nichtresorbierbare Materialien bewährt, kann doch damit die Involution des Kiefers aufgehalten werden.

Zusammenfassung

Mit den beiden Materialien Trikalziumphosphat und Hydroxyapatit stehen uns Keramiken für die medizinische Verwendung zur Verfügung, die zwar sehr pröde sind, bei harter Sinterung dafür eine ansprechende Druckstabilität, bei weicher Sinterung eine Resorbierbarkeit aufweisen. Sie sind osteokonduktiv, d.h. bei gutem Kontakt mit dem Wirtsknochen wächst Knochen nahtlos über die angelagerten Keramikkörper hinweg. Als Granulat konzipierte, resorbierbare Formen stören nach Einheilung die weitere Umstrukturierung des Knochens wenig. Sie sind zum Füllen von Knochenhöhlen bei ersatzstarkem Lager ohne Druckbeanspruchung geeignet. Dicht gesinterte Keramikblöcke vermögen Druck abzufangen, z.B. im Rahmen von Spondylodesen, werden aber in der Folge nicht abgebaut und beeinflussen die mechanischen Eigenschaften des Wirtsknochens dauernd.

Literatur

Baskar SN, Brady JM, Getter L, Grower MF, Driskell T (1971) Biodegradable ceramic implants in bone. Electron and light microscopic analysis. Oral Surg 336–346

Denissen HW, de Groot K, Makkes PC, van den Hooff A, Klopper PJ (1980) Tissue response to dense apatite implants in rats. J Biomed Mater Res 14:713–721

Klein CPAT, de Groot K, Vermeiden JP, van Kamp G (1980) Interaction of some serum proteins with hydrocyapatite and other materials. J Biomed Mater Res 14:705–712

Klein CPAT, de Groot K, Driessen AA, van der Lubbe HBM (1985) Interaction of biodegradable β-withlockite ceramics with bone tissue: An in vivo study. Biomaterials 6: 189–192

Köster K, Karbe E, Kramer H, Heide H, König R (1976) Experimenteller Knochenersatz durch resorbierbare Calciumphosphat-Keramik. Langenbecks Arch Chir 341:77–86

Metsger DS, Driskell TD, Paulsrud JR (1982) Tricalcium phosphate ceramic — a resorbable bone implantat: Review and current status. J Am Dent Assoc 105:1035–1038

Ochsner P, Berchtold D, Uehlinger K, Verburg A (1983) Ein- und Abbau von resorbierbarem Tricalciumphosphatgranulat. Vorläufiger Bericht. Hefte Unfallheilkd 165:77–80

Ochsner P, Uehlinger K, Berchtold D (1985a) Experimentelle Rekonstruktion großer metaphysärer Defekte mit verschiedenen geschichteten Materialien. Z Orthop 123:597

Ochsner P, Uehlinger K, Berchtold D (1985b) Einfluß verschiedener Implantatlager auf den Umbau von Tricalciumphosphatkeramik (Granulat). Z. Orthop 123:788–789

Patel A, Honnart F, Guillemin G, Patat JL (1980a) Utilisation de fragments de squelette de coraux madreporaires en chirurgie orthopedique et reparatrice. Chirurgie 106:199–205

Patel A, Honnart F, Guillemin G, Patat JL, Chetal M, Fournie J (1980b) Colonisation osseuse de materiaux mineraux. Rev Chir Orthop 66:63–64

Patka P, den Otter G, de Groot K, Driessen AA (1985) Reconstruction of large bone defects with calcium phosphat ceramics — an experimental study. Neth J Surg 37:38–44

Piecuch JF (1982) Extraskeletal implantation of a porous hydroxyapatite ceramic. J Dent Res 61:1458–1460

Rejda BV, Peelen J, Vermeiden JGJ, de Groot K (1978) Botverwangend material vervaardig uit calciumfosfaat. Ned Tijdschr Geneeskd 122:625–628

Roth HV, Müller W, Spiessl B (1984) Zur Behandlung großvolumiger Knochendefekte im Kieferbereich mit Hydroxylapatit-Granulat. SSO Schweiz Monatsschr Zahnheilkd 94: 222–227

Verburg AD (1983) Reconstruction of large bone defects with spongiosa or calciumphosphat ceramics. Rodopi, Amsterdam

Winter M, Griss P, de Groot K, Tagai H, Heimke G, Dijk HJA, Sawai K (1981) Comparative histocompatibility testing of seven calcium phosphate ceramics. Biomaterials 2:159–160

Tierexperimentelle Untersuchungen zum Einfluß von Fibrinkleber, Faktor XIII und Kalzitonin auf den Ein- und Umbau autologer Spongiosatransplantate

L. Claes, H. Gerngroß und C. Burri

Klinik für Unfallchirurgie, Hand-, Plastische- und Wiederherstellungschirurgie der Universität Ulm (Ärztlicher Direktor: Prof. Dr. C. Burri), Steinhövelstraße 9, D-7900 Ulm

Die autologe Spongiosatransplantation ist heute das geeigneteste Verfahren zur Therapie knöcherner Defekte [9, 10, 14, 27]. Schlechte Transplantatlagerbedingungen, wie ungenügende Durchblutung, große Distanzen und Infektion, beeinträchtigen jedoch ihre Wirksamkeit. Auch ist autologe Spongiosa nur in begrenztem Maße verfügbar.

Aus diesem Grund beschäftigten sich zahlreiche Untersuchungen in den vergangenen Jahren mit der Verbesserung und Beschleunigung des Ein- und Umbaus autologer Spongiosa in den Knochendefekt [19, 21, 22, 25, 26, 28].

Der Zusatz homologen Fibrinklebers führt nach den Ergebnissen mehrerer Versuchsreihen [5, 7, 24] zu einer verbesserten Einheilung des Transplantats. Als Ursache wurde die beschleunigte Einsprossung von Kapillaren und omnipotenten Zellen, eine deutlich rascher induzierte Knochenneubildung in der Entzündungsphase und 1. osteogenetischen Phase angegeben. Bei diesen Arbeiten wurde stets die Zugabe von Faktor XIII (fibrinstabilisierender Faktor) zum Fibrinkleber gefordert, unter der Vorstellung, daß nur ein „stabilisierter Fibrinclot" die stets vorhandene Fibrinolyse hemmen könnte.

Der aus anderen Untersuchungen bekannte Einfluß des Faktor XIII auf die Wundheilung [3, 4, 15] läßt auch die alleinige Anwendung des Faktor XIII zur Beschleunigung des Transplantatein- und -umbaus interessant erscheinen [2]. Aufgrund positiver Vorarbeiten [16, 30, 31] erschien uns eine weitere endogene Substanz in diesem Zusammenhang interessant. Kalzitonin soll knocheninduzierende Eigenschaften durch die vermehrte Einschleusung von Kalzitonin in den Knochenstoffwechsel aufweisen. Auch eine Hemmung des osteoklastären Abbaus durch das Hormon wurde nachgewiesen [16]. Die klinische Forderung einer besseren Ausnutzung der transplantierten autologen Spongiosa sowie der angebliche positive Einfluß von Fibrinkleber, Faktor XIII und Kalzitonin auf den Knochenstoffwechsel gaben den Anstoß zu einer vergleichenden experimentellen Untersuchung am Tier.

Material und Methoden

Für die Versuche verwendeten wir etwa 2jährige gleichrassige, männliche Schafe mit einem durchschnittlichen Gewicht von 55 kg.

Die Operation wurde in Intubationsnarkose nach Einleitung mit Trapanal, sowie Prämedikation mit Atropin und Rompun durchgeführt.

Die Spongiosa für die Transplantation wurde vom Beckenkamm entnommen. In die Medialfläche der Tibia frästen wir je 4 zylindrische Kortikalislager von 7 mm Durchmesser und 2 mm Tiefe in einem Abstand von 20 mm. Das proximale Loch war ca. 40 mm distal des Kniegelenkspalts plaziert.

Hefte zur Unfallheilkunde, Heft 185
Herausgegeben von D. Wolter/K.-H. Jungbluth
© Springer-Verlag Berlin Heidelberg 1987

Die vom Beckenkamm entnommene Spongiosa wurde zerkleinert und in Portionen zu 0,1 g aufgeteilt (Präzisionswaage: Sauter, Typ K 1200). Zusätzlich zur Spongiosa kamen lokal Fibrinkleber, Faktor XIII und beide in Kombination zur Anwendung; parenteral wurde Faktor XIII und Kalzitonin verabreicht.

Behandlungsmaterial

1. Fibrinkleber aus homologem Fibrinogen (Fa. Immuno, Wien), mit ca. 100 mg agglutinierbarem Präzipitat in 1 ml. Die Klebelösung enthielt in 1 ml 500 NIH Thrombin, 40 mval Kalziumchlorid und 3 000 KIE Aprotinin. Das tiefgefrorene Fibrinogen wurde vor Anwendung auf Körpertemperatur aufgetaut.
2. Faktor XIII (Fibrogammin, Fa. Behring) wurde sowohl lokal als auch parenteral appliziert. Lokal in einer Konzentration von 62,5 IE/ml, parenteral in einer Dosis von 1 250 IE i.v.
3. Kalzitonin (Caibacalcin, Fa. Geigy) wurde parenteral in einer Dosierung von 100 U = units/l/Tag i.m. gegeben.

Behandlung

Bei der lokalen Behandlung wurden die Kortikalislager permutativ wie folgt besetzt:

I   — autologe Spongiosa allein (0,1 g)
II   — autologe Spongiosa (0,1 g) + FKS
III — autologe Spongiosa (0,1 g) + F XIII
IV   — autologe Spongiosa (0,1 g) + FKS + F XIII

Die Mischung der Spongiosa erfolgte bei II, III und IV mit je 0,5 ml der jeweiligen Substanz. Bei der Formung zu einem paßgenauen Zylinder wurde der überwiegende Teil der Substanz wieder aus der Spongiosa ausgedrückt, so daß nur ca. 5% im Transplantat verblieben. Der Eintritt der Klebung zeigte sich in einer eiweißartigen Konsistenz des Fibrins, was im Schnitt nach ca. 60 s der Fall war. In Abb. 1 werden die fertig implantierten Spongiosazylinder in der Tibia gezeigt.

Nach Transplantation wurde das zuvor türflügelartig zurückgeklappte Periost wieder vernäht und die Haut verschlossen. Bei der parenteralen Behandlung teilten wir die 24 Schafe in 3 gleich große Gruppen ein. Eine Gruppe blieb unbehandelt (leer), eine wurde mit Faktor XIII (F XIII) über 7 Tage täglich, sowie prä- und postoperativ behandelt und die 3. Gruppe erhielt Kalzitonin (CT) täglich über die gesamte Dauer des Versuchs.

Die Schafe wurden nach 9 Wochen getötet (Abb. 2).

Untersuchungsmethoden

Röntgenaufnahmen der operierten Tibiae erfolgten unmittelbar postoperativ, nach 4 Wochen und nach Tötung. Dabei wurde der Knochen sowohl mit als auch ohne Weichteilmantel im Feinstrukturröntgengerät (Faxitron) geröntgt.

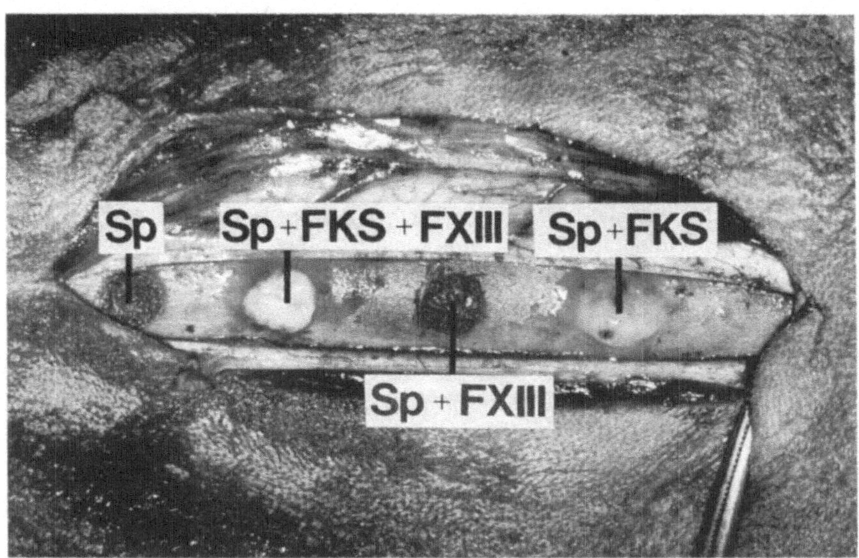

Abb. 1. Mediale Fläche der Tibia nach Besetzung der Transplantatlager; die Reihenfolge wurde über den Versuch permutiert. *Sp* Spongiosa, *FKS* Fibrinkleber, *FXIII* Faktor XIII

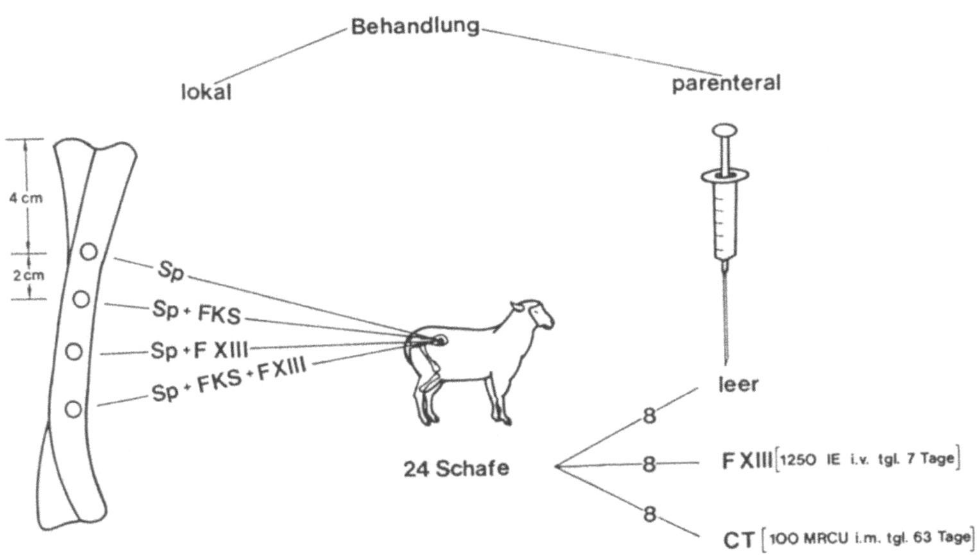

Abb. 2. Schematische Darstellung des Versuchsmodells mit lokaler und parenteraler Behandlungsart. *CT* Kalzitonin

138

Eine polychrome Sequenzmarkierung erfolgte 1 Woche postoperativ mit Reverin (Gelb-
fluoreszenz), nach 4 Wochen mit Kalzein Grün (Grün-Fluoreszenz) und nach 8 Wochen mit
Xylenol Orange (Orangefluoreszenz).

Blutentnahmen wurden prä- und postoperativ sowie anschließend wöchentlich zur Gewinnung von Plasma und Serum durchgeführt. Es sollten dabei der F-XIII-Gehalt sowie das
Serumkalzium bestimmt werden (Abb. 3).

Unmittelbar vor der Tötung wurden 2 Tiere aus jeder Gruppe in Narkose nach der
Methode von Rhinelander [17] mikroangiographiert. Dabei wurde als Zugang die A. femoralis des operierten Beins gewählt.

Nach Explantation der Tibiae folgte die Aufteilung des Knochens in die lagertragenden
Segmente, die zentral durch das Lager geteilt wurden. Die eine Hälfte des Segments wurde
entkalkt und danach ein 1000-μm-Schnitt durch das Lager mikroradiographiert. Die andere
Hälfte wurde nach einer Fuchsinfärbung in Methacrylat eingebettet, gesägt und auf ca.
100 μm Dicke geschliffen. Untersucht wurden die Schnitte im Fluoreszenzauflicht sowie
im Durchlicht.

Die quantitative Auswertung der vorhandenen Knochen im Lager erfolgte durch Auszählung der Trefferpunkte mit einem 20-Punkte-Okular, wobei pro Lager 6 Felder ausgezählt wurden. Rechnerisch läßt sich damit der Volumenanteil des Knochens im Lager
bestimmen [29].

Die fluoreszenzoptisch sichtbar gemachte Knochenanbaurate wurde auf einem Bezirk
von 1 x 1 mm in den beiden Lagerecken ausgezählt. Aus methodischen Gründen konnte
nicht das gesamte Lager erfaßt werden.

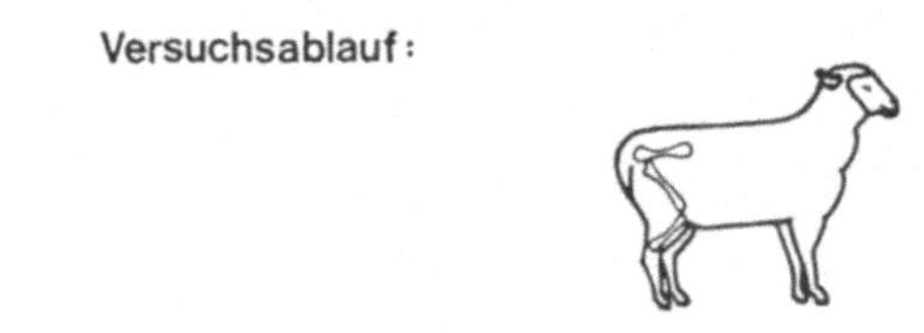

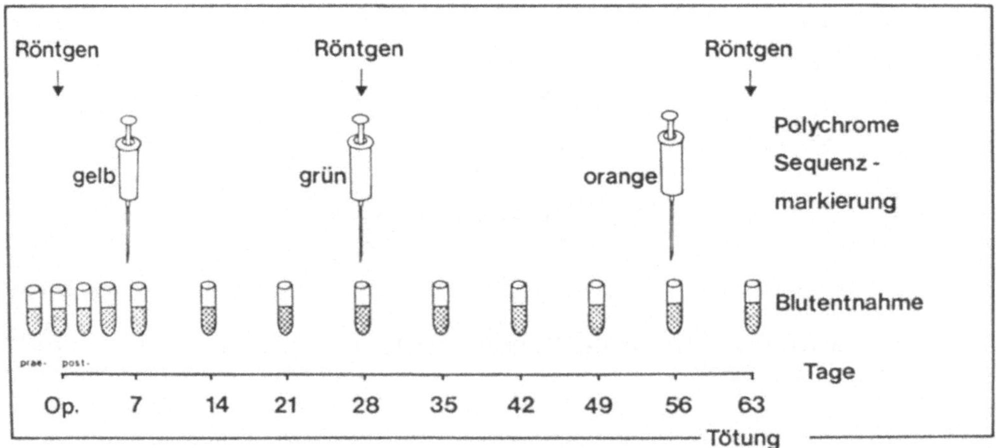

Abb. 3. Schematische Darstellung des Versuchsablaufs nach der Operation

Die Ergebnisse wurden mit dem Mehrfelder-χ^2-Test auf Signifikanz geprüft; ein parametrischer Test konnte wegen des Fehlens von Normalverteilungen (geprüft mit dem F-Test) nicht durchgeführt werden.

Ergebnisse

Um für jede Gruppe 24 permutierte Transplantatlager auswerten zu können, mußten 33 Schafe operiert werden. 7 Schafe schieden durch manifesten, bzw. nicht sicher ausschließbaren Infekt aus, 2 Schafe mußten wegen Frakturen vorzeitig getötet werden.

Die Kontrollröntgenuntersuchungen 4 Wochen nach Operation bzw. nach Explantation deuteten für die Anwendung von Fibrinkleber eine weniger starke Sklerosierung des Transplantatlagers an als bei den anderen Behandlungen.

Makroskopisch waren alle Lager durchbaut. Kallusreaktionen periostal fanden sich häufig, insbesondere an der Periostschnittstelle.

Histomorphologisch konnte in der Fuchsinfärbung eine mehr oder minder starke Auffüllung des Transplantatlagers mit Geflechtknochen und nur vereinzelter Havers-Durchbau gesehen werden. Am besten durchbaut erschienen jeweils die Lagerecken, der Anschluß des Lagergeflechtknochens an das Lager selbst war in allen Schnitten vollständig. Eine besondere Ausrichtung des zeitweilig auftretenden Lamellenknochens fand sich nur am Boden des Lagers, wo eine parallele Ausrichtung in fast allen Schnitten gesehen werden konnte.

Die Knochenneubildung wurde in der Auflichtfluoreszenz untersucht, wobei auffiel, daß nur noch ganz vereinzelt transplantierter Knochen vorhanden war. Der vollständige Durchbau des Transplantats war die Regel. Die von uns angewandten Fluorochrome, optisch gelb, grün, orange, konnten in allen Lagern in unterschiedlicher, meist bandenartiger Verteilung nachgewiesen werden. Der Wirtsknochen selbst zeigte nur ganz sporadisch eine Fluoreszenz im Bereich der ernährenden Gefäße. Dabei fiel auf, daß es sich hierbei stets um eine Ausbildung von Sekundärosteonen handelte.

Die quantitative Auswertung der Fuchsinschnitte mit der Methode nach Blaschke ergab im Mittel für Spongiosa 79%, für Fibrinspongiosa 43%, Spongiosa mit F XIII 59%, Fibrinspongiosa mit F XIII 59% Knochen. Signifikante Unterschiede ($p < 0,01$) fanden sich nur zwischen der Gruppe Spongiosa (Abb. 4a) und der Gruppe Fibrinspongiosa (Abb. 4b).

In der Fluoreszenzhistologie zeigten die Fibrinspongiosaplastiken vermehrt schollige, gelb fluoreszierende Bezirke auf Kosten der Grünfluoreszenz. Diese Bezirke erschienen auch zellärmer, und die Zellen lagen regellos. Die reine Spongiosaplastik und die Spongiosaplastik mit F XIII wies weniger Gelbbanden auf; bei den Grünbanden, die in der Mehrzahl vorlagen, war eine perlschnurartige Aufreihung der Zellen zu sehen. Es zeigte sich, daß sich die Fibrinspongiosaplastiken praktisch identisch verhalten: die Hälfte der Fluoreszenzbanden war von Gelbbanden eingenommen, Grün trat nur in 30% der Fläche auf. Bei der reinen Spongiosa und bei der Spongiosa mit F XIII wurden nur 32% der Fläche von Gelbbanden belegt, während die Grünbanden etwa 50% der Fluoreszenzbanden einnahmen. Der Anteil der Xylenol-Orange-Banden war für alle Applikationsarten im Mittel mit 18% gleich.

Die Auswertung der Mikroangiographien ließ keine verwertbaren Unterschiede zwischen den Gruppen erkennen. Deutlich zeigte sich jedoch, daß die Dichte des Gefäßnetzes mit der Qualität des Durchbaus keineswegs korrelierte. Alle Transplantate waren im Gegensatz zur

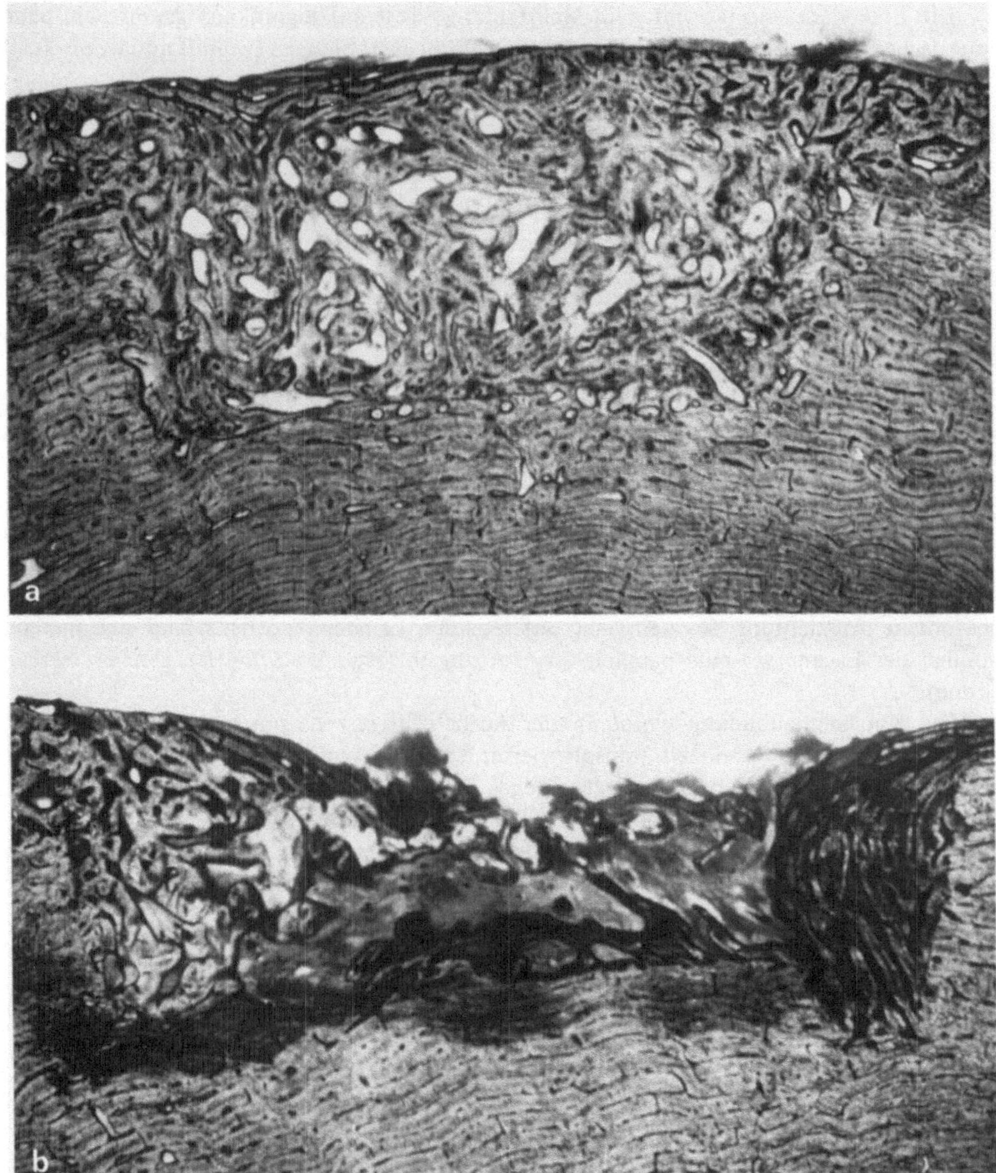

Abb. 4a, b. Transplantate nach 9 Wochen. Methacrylat, Fuchsin, 100 μm, **a** reines Spongiosatransplantat, **b** Fibrinspongiosaplastik

Lagerkortikalis stark durchblutet, die Faserknorpel- und Bindegewebebezirke bei den Fibrinspongiosaplastiken wiesen weitaus das dichteste Gefäßnetz auf (Abb. 5).

Die Auswertung der parenteralen Behandlung mit Faktor XIII und Kalzitonin ließ nur in der Gruppe der reinen Spongiosa eine signifikante Zunahme der Knochendichte im Lager für die systemische F-XIII-Gabe erkennen ($p < 0{,}05$). So waren im Mittel bei der Spongiosa

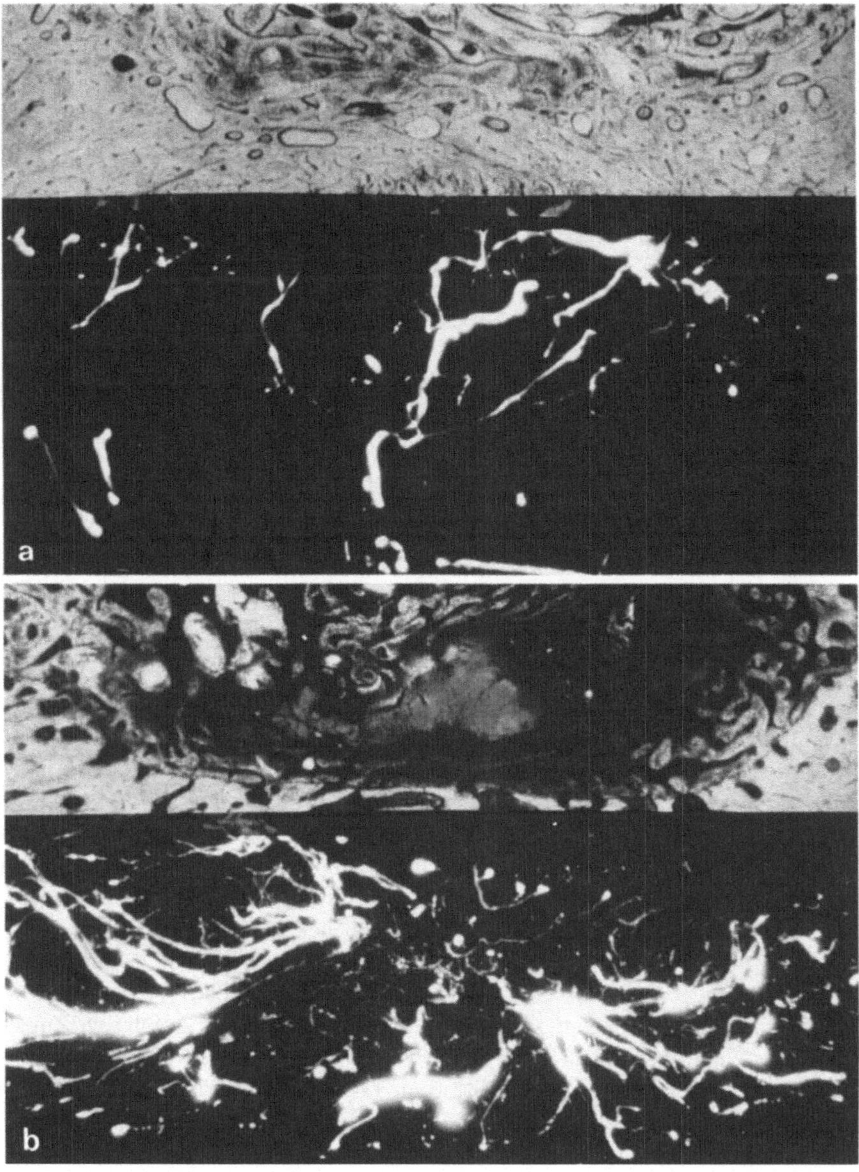

Abb. 5a, b. Knochenschnitt und korrespondierende Mikroangiographie, **a** reines Spongiosatransplantat, **b** Fibrinspongiosaplastik

ohne parenterale Behandlung 79%, mit systemischer F-XIII-Gabe 92% und mit Kalzitonin 74% des Lagers aufgefüllt. In der lokalen Behandlungsgruppe bewirkte der parenteral gegebene F XIII im Mittel stets eine Zunahme der Knochendichte, Kalzitonin stets eine Abnahme (beides nicht signifikant). Kalzitonin führte zu einer Senkung des Kalziums im Serum über die gesamte Versuchsdauer, wobei der initiale Abfall postoperativ signifikant war (p < 0,01) (Abb. 6).

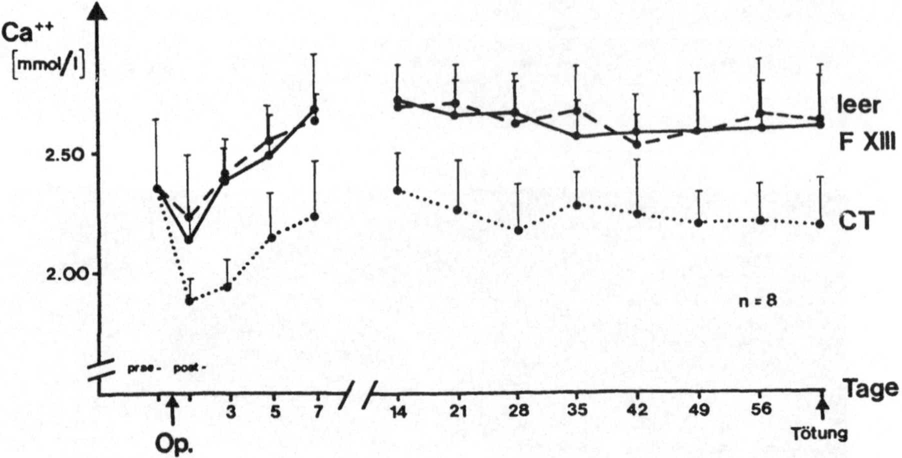

Abb. 6. Verlauf der Serumkalziumkonzentration. Serumkalzium nach Behandlung mit Kalzitonin (*CT*) und Faktor XIII (*F XIII*)

Diskussion

Beim Vergleich unserer Versuchsergebnisse mit Ergebnissen anderer Arbeitsgruppen muß berücksichtigt werden, daß die Versuchsbedingungen z.T. stark voneinander abweichen. Wir wählten ein sog. „ersatzschwaches" Kortikalislager, während andere Versuchsgruppen [7, 32] im gut durchbluteten spongiösen Lager transplantierten oder einen Anschluß des Transplantats an die Gefäßversorgung des Markraums erlaubten. Die Verwendung verschiedener Tierspezies, verschiedener Konzentrationen der getesteten Substanzen und v.a. die Tatsache, daß quantitative Angaben häufig fehlen, läßt einen direkten Vergleich der Versuchsergebnisse nur bedingt zu. Trotz all dieser Einschränkungen scheinen uns die quantitativ bestimmten Ergebnisse zum Ein- und Umbau der Fibrinspongiosaplastik, wie sie hier dargestellt wurden, signifikant von einigen bisher vorliegenden Ergebnissen abzuweichen. Untersuchungen von Bösch [6, 7, 8] zum Ein- und Umbau von Fibrinspongiosatransplantaten fanden eine Begünstigung des Transplantatumbaus durch die Zugabe von Fibrinklebesystemen. Als mögliche Ursache wird die direkte Einwirkung der Fibrinkleberkomponenten auf die Osteogenese diskutiert. Zilch [32] fand in seinen Untersuchungen am Hund — im Gegensatz zu früher gemachten Beobachtungen am Kaninchen [33] — bei Anwendung einer dünnen Fibrinkleberschicht zwischen Lager und Transplantat eine Zunahme der Vaskularisation.

Eine erhöhte Vaskularisation konnten wir im Falle der Fibrinspongiosaplastik gegenüber der normalen Spongiosatransplantation zwar auch beobachten, ein erhöhter Transplantatein- und -umbau war damit jedoch nicht verbunden.

Im Gegensatz zu diesen Untersuchungen finden wir eine signifikante Verminderung des Transplantatvolumens nach Fibrinkleberzugabe. Bei allen Transplantaten mit Fibrinkleberzusatz war im Zentrum des Transplantatlagers ein Defekt zu beobachten, der mit Bindegewebe und Faserknorpel aufgefüllt war. Nach 9 Wochen war hier dem Knochenabbau keine oder noch keine Knochenneubildung erfolgt, so daß man davon ausgehen muß, daß das Fibrinklebersystem den Transplantatein- und -umbau hemmte.

Unterschiede zwischen dem reinen Spongiosatransplantat und dem Fibrinspongiosatransplantat zeigten sich auch im zeitlichen Ablauf der Knochenneubildung. In der Hauptumbauphase, der 4. Woche, waren deutlich mehr grüne Farbbanden bei dem reinen Spongiosatransplantat zu sehen als beim Fibrinspongiosatransplantat. Nach 1 Woche zeigten sich dagegen mehr gelb markierte Flächen in den Präparaten des Fibrinspongiosatransplantats. Die Gelbmarkierung des Fibrinspongiosatransplantats unterscheidet sich jedoch in der Struktur von den Gelbbanden des reinen Spongiosatransplantats. Bei der reinen Spongiosa dominierten Banden mit perlschnurartig aufgereihten Zellen, während bei der Fibrinspongiosa diffusschollige und zellarme Strukturen überwogen. Dies wirft die Frage uaf, ob es bei der Fibrinspongiosatransplantation in der frühen Umbauphase nicht überwiegend zu einer nicht zellgebundenen Verkalkung gekommen ist.

Unsere Ergebnisse stehen in Übereinstimmung mit den Vorstellungen von Schweiberer [23], der bei jedem Zusatz zum Transplantat eine Verzögerung der Kinetik von Abbau und Wiederaufbau des Transplantats selbst vermutet. Neueste quantitative Untersuchungen von Albrecktsson et al. [1] bestätigen unsere Ergebnisse. Die Knochenneubildung in einer Kammer mit autologer Spongiosa wurde durch Fibrinkleber singifikant gehemmt.

In letzter Zeit wird der Zusatz von F XIII zum Fibrinkleber unter der Vorstellung gefordert, daß nur ein „stabilisierter" Fibrinclot die vorhandene Fibrinolyse bremsen könnte [5, 7, 24]. Unsere Ergebnisse scheinen dies zu bestätigen, jedoch auch unter diesen Bedingungen wurden die Ergebnisse des reinen Spongiosatransplantats nicht erreicht. Bei der Gruppe der mit Faktor XIII parenteral behandelten Tiere zeigte sich in allen Gruppen eine Zunahme des Knochendurchbaus im Knochenlager. Signifikant war dies allerdings nur in der Gruppe der reinen Spongiosaplastik. Kalzitinin, dem in anderen Versuchen [31] eine Beschleunigung des Transplantateinbaus bescheinigt wird, zeigte in unserer Versuchsanordnung keine Beeinflussung des Ein- und Umbaus des Transplantats. Insgesamt muß festgestellt werden, daß die von uns erwarteten Effekte von Fibrinkleber und Kalzitonin auf die autologe Transplantatspongiosa ausgeblieben sind, lediglich parenteral gegebener Faktor XIII konnte bei der lokal unbehandelten Gruppe eine signifikante Steigerung des Knocheneinbaus erreichen. Die offensichtlich unterschiedliche Kinetik des Transplantateinbaus unter den verschiedenen lokalen Behandlungsarten eröffnet verschiedene interessant Ansätze zu weiteren Untersuchungen.

Nach den Ergebnissen unserer Untersuchungen liegt für uns bei der autologen Spongiosatransplantation keine Indikation zum klinischen Einsatz des Fibrinklebersystems vor. Weitere experimentelle Untersuchungen über die Wirkung des F XIII im Hinblick auf den Knochenumbau scheinen uns jedoch von klinischem Interesse zu sein.

Literatur

1. Albrecktsson T, Dach A, Edshage S, Jönsson A (1982) Fibrin adhesive system (FAS) influence on bone healing rate. Acta Orthop Scand 53:757
2. Benfer J, Struck H (1977) Factor XIII and fracture healing. Eur Surg Res 9:217—223
3. Biel H, Bohn H, Ronneberger H, Zwisler O (1971) Beschleunigung der Wundheilung durch Faktor XIII der Blutgerinnung. Arzneimittelforsch 21:1429
4. Blümel J, Köhnlein HE, Krieg G, Kutschera H (1974) Einfluß der therapeutischen Defibrinisierung und Faktor XIII-Substitution auf die Wundreißfestigkeit im Tierversuch. Langenbecks Arch Chir (Suppl) 245—248

5. Böhler N, Eschberger F, Grundschober H, Kuderna H, Plenk H, Redl H (1980) Die autologe Spongiosaplastik unter Anwendung des Fibrinklebers in verschiedenen Mischverhältnissen, experimentelle Untersuchungen und klinische Anwendung. Hefte Unfallheilkd 148:800

6. Bösch P, Braun F, Eschberger J, Kovac W, Spängler HP (1977) Die Beeinflussung der Knochenheilung durch hochkonzentriertes Fibrin. Arch Orthop Trauma Surg 89:259

7. Bösch P, Lintner F, Braun R (1979) Die autologe Spongiosatransplantation unter Anwendung des Fibrinklebersystems im Tierexperiment. Wochenschr 91:628

8. Bösch P, Lintner F, Arbes H, Brand G (1980) Experimental investigations of the effects of the fibrin adhesive on the Kiel heterologous bone graft. Arch Orthop Trauma Surg 96:177

9. Burri C (1975) Posttraumatische Osteitis. Huber, Bern

10. Burri C, Betzler M (1977) Knochentumoren, Huber, Bern

11. Frost HM (1969) Tetracycline-based analysis of bone remodelling. Calcif Tissue Res 3:211

12. Gerngroß H, Claes L (1982) Der Einbau der autologen Fibrinspongiosaplastik in das ersatzschwache und ersatzstarke Kortikalislager. In: Cotta H, Braun A (Hrsg) Fibrinkleber in Orthopädie und Traumatologie. Thieme, Stuttgart, S 75

13. Gerngroß H, Claes L, Burri C (1981) Tierexperimentelle Untersuchungen zur autologen Fibrinspongiosaplastik unter Calcitonin- und Faktor XIII-Behandlung. Langenbecks Arch Chir (Suppl) Forum 81:109−112

14. Jesserer H (1971) Knochenkrankheiten. Urban & Schwarzenberg, München Wien Baltimore

15. Knochen H, Schmitt G (1976) Autoradiographische Untersuchungen über den Einfluß des Faktor XIII auf die Wundheilung im Tierexperiment. Arzneimittelforsch 26:547

16. Rasmussen H (1974) Die hormonale Steuerung der Knochenzellfunktion. Triangel 12/3:103

17. Rhinelander FW (1968) The normal microcirculation of diaphyseal cortex and its response to fracture. J Bone Joint Surg (Am) 50/4:784

18. Romeis B (1968) Mikroskopische Technik. Oldenburg, München Wien

19. Rudzki M (1978) Der Einfluß der Revaskularisation und des Lagergewebes auf den Um- und Einbau eines autologen Spongiosatransplantates. Promotionsschrift, Universität Ulm

20. Rudzki M, Burri C, Hutzschenreuter P (1976) Der Ein- und Umbau von autologer Spongiosa und Compacta im ersatzschwachen Knochenlager. Langenbecks Arch Chir (Suppl) 263−266

21. Saur K, Dambe LT, Schweiberer L (1978) Experimentelle Untersuchungen zum Einbau autologer Spongiosa in die Compacta des Röhrenknochens. Arch Orthop Trauma Surg 92:211

22. Schweiberer L (1970) Experimentelle Untersuchungen von Knochentransplantaten mit unveränderter und denaturierter Knochengrundsubstanz. Springer, Berlin Heidelberg New York (Hefte zur Unfallheilkunde, Heft 103)

23. Schweiberer L (1981) Mitteilung: Symposium Fibrinkleber in Orthopädie und Traumatologie. Heidelberg, 15./16. Mai 1981

24. Stübinger B, Haases S, Stemberger A, Erhardt W, Bruckner WL, Blümel G (1980) Experimentelle Untersuchungen zur Beeinflussung von Trümmerfrakturen durch Fibrinkleber beim Kaninchen. Hefte Unfallheilkd 148:804

25. Urist MR, Jurist JM, Dubic FL (1970) Quantitation of new bone formation in intramuscular implants of bone matrix in rabbits. Clin Orthop 68:279

26. Urist MR, Silverman BF, Büring K (1967) The bone induction principle. Clin Orthop 53:243−253

27. Weber BG, Czech O (1973) Pseudarthrosen. Huber, Bern Stuttgart Wien

28. Wolter D (1976) Das komprimitierte und geformte autologe Spongiosatransplantat. Habilitationsschrift, Universität Ulm

29. Zeiss C (1978) Integrations- und Korngrößenplatten für Revolverokular und Projektionsscheiben. Zeiss-Werkzeitschrift G 41–260–d
30. Ziegler R (1978) Zur Therapie mit Calcitonin. Dtsch Med Wochenschr 47:1860
31. Ziegler R, Delling G (1972) Effect of calcitonin on the regeneration of incumscribed bone defect. Acta Endocrinol (Copenh) 69:497
32. Zilch H (1981) Der Einfluß des Fibrinklebers auf die Revaskularisierung des Knochentransplantates. Unfallheilkunde 84:353
33. Zilch H, Fuchs W (1980) Verbessert die Fibrinspongiosaplombe die Einheilung der Spongiosa? In: Hierholzer G, Zilch H (Hrsg) Transplantat und Implantatlager bei verschiedenen Operationsverfahren. Springer, Berlin Heidelberg New York

Besonderheiten des subchondralen Knochendefekts

N.M. Meenen[1], K.H. Jungbluth[1] und K. Donath[2]

[1] Unfallchirurgische Abteilung (Direktor: Prof. Dr. K.H. Jungbluth), des Universitätskrankenhauses Hamburg-Eppendorf, Martinistraße 52, D-2000 Hamburg 20
[2] Pathologisches Institut (Direktor: Prof. Dr. G. Seifert) des Universitätskrankenhauses Hamburg-Eppendorf, Martinistraße 52, D-2000 Hamburg 20

Bei unseren Untersuchungen über Knochentransplantation und Knochenersatz haben wir uns unter experimentellen Bedingungen der Auffüllung von Defekten im subchondralen Bereich zugewandt, nachdem wir feststellen konnten, daß die subchondrale Knochenlamelle mit dem darüberliegenden Gelenkknorpel unter physiologischer Wechseldruckbelastung einen äußerst sensiblen Indikator für die funktionelle Wertigkeit des Unterfütterungsmaterials im ersatzstarken Lager darstellt. Bereits geringe Änderung der Steifigkeit der subchondralen Areale führt über Mikrofrakturen und deren Ausheilungsstadien (Pugh et al. 1974) zu degenerativen Knorpelveränderungen. Untersuchungen der Vaskularisation der Defektregion durch Angiographie (Dambe et al. 1978) oder die Tracermicrospheres-Methode (Börner 1985), Aufnahme radioaktiver Substanzen (Elves 1974; Ray 1972; Kollmer u. Maerkl 1976), densitometrisch-radiologische, wie Mikroradiographie, oder histologische, fluoreszenzoptische, auch quantitative Verfahren geben keinen Aufschluß über die Qualität des Implantatmaterials und der aus diesen Substanzen durch Ersatzvorgänge entstehenden knöchernen Defektauffüllung. Ebenso läßt sich mit den genannten Methoden kein Kriterium für die mechanische Stabilität an der operierten Extremität finden. Unser Modell einer unter physiologischer Belastung entstandenen und kontinuierlich überprüften Unterfütterung gibt direkte Hinweise auf mechanische, nutritive und immunologische Störungen während des gesamten Ablaufs der reparativen Osteogenese und des folgenden Havers-Umbaus zu funktionsausgerichtetem gelenknahem Knochenmaterial.

Hefte zur Unfallheilkunde, Heft 185
Herausgegeben von D. Wolter/K.-H. Jungbluth
© Springer-Verlag Berlin Heidelberg 1987

146

Material und Methoden

An 80 ausgewachsenen, ca. 4 kg schweren Kaninchen des Stammes Hasengrau werden mittels einer speziell entwickelten stereotaktischen Bohrvorrichtung mit einem Rosenbohrer von 3,1 mm Durchmesser (Abb. 1, 2) in der Hauptbelastungszone der medialen Femurkondylen standardisierte, subchondral gelegene Knochendefekte gesetzt, Knochensplitter und Bohrmehl sorgfältig ausgespült. Es verbleibt eine aufgrund der Bohrerform annähernd planparallele Knorpel-Knochen-Lamelle von 0,5 mm Dicke. Zur Vermeidung von Fehlbelastungen werden jeweils beide Hinterläufe operiert.

Zur Überprüfung ihrer funktionellen Wertigkeit werden bei je 15 Tieren folgende Materialien implantiert:

1. frische autologe Spongiosa,
2. homologe, bei -40° kältekonservierte Spongiosa von jungen Tieren des gleichen Stamms,
3. Hydroxylapatit-(HAK)Granulat von ca. 1,0 mm Korngröße und 40% Porenvolumen (Osprovit, Feldmühle AG, Plochingen) und
4. Polyglactin 910 (Vicryl, Ethicon GmbH, Hamburg) als komprimiertes Netz.

Als Referenzversuch wird eine Reihe von Defekten unaufgefüllt gelassen.

Alle Tiere dürfen die operierten Gelenke sofort belasten und erhalten einmalig 2 Tage vor Tötung eine Tetrazyklinmarkierung (Reverin 30 mg/kg KG). Aus jeder Gruppe werden je 5 Tiere nach den unten beschriebenen Intervallen getötet. Die Präparate werden in Methacrylat (Dallek et al. (1978) eingebettet und makroskopisch, licht- und fluoreszenzoptisch beurteilt.

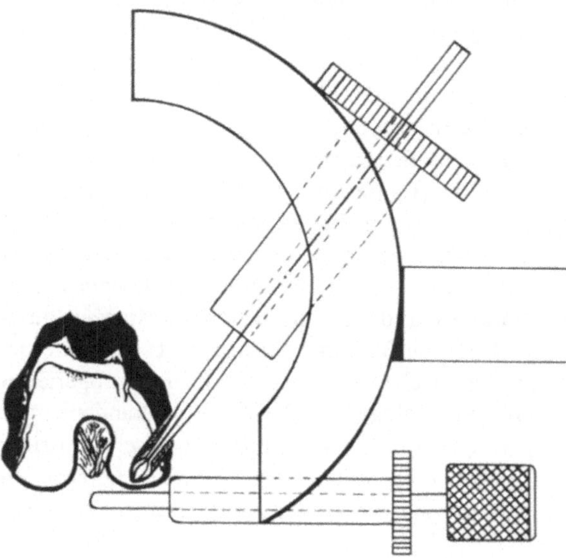

Abb. 1. Technische Zeichnung der stereotaktischen Bohrvorrichtung während des Setzen des Defekts im medialen Femurkondylus

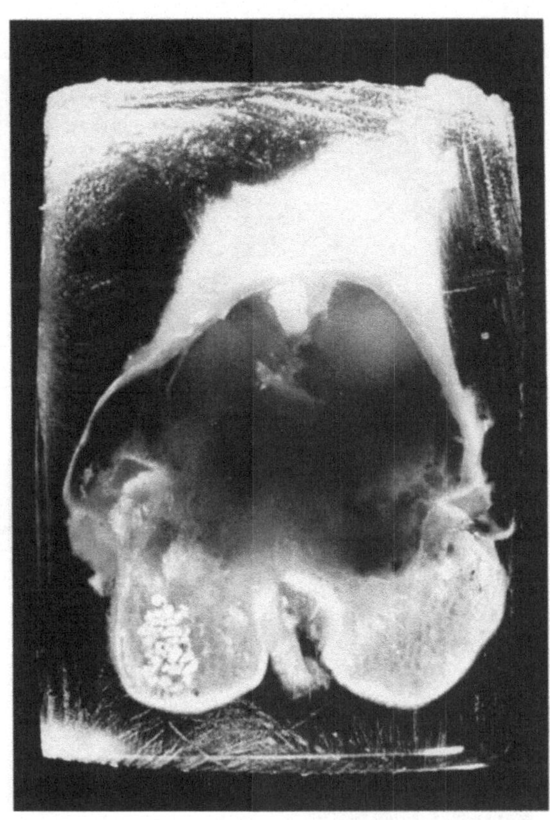

Abb. 2. In Methacrylat eingebettetes
Präparat mit implantiertem HAK-
Granulat

Befunde

Sämtliche Operationswunden heilen primär, 2 Kaninchen sterben während des Untersuchungszeitraums an nicht operationsrelevanten Erkrankungen. Bereits am ersten postoperativen Tag belastet der überwiegende Teil der Tiere die Hinterläufe seitengleich.

Bei allen *nicht aufgefüllten Defekten* und den in Vorversuchen mit *Knochenwachs* oder *Refobacin-Pallacos* (Scheer 1978) gefüllten Bohrungen finden sich schon makroskopisch regelmäßig Einbrüche der Gelenkflächen nach spätestens 8–12 Wochen (Abb. 3). Histopathologisch sieht man bei unaufgefüllten Defekten einen Einbruch von Knorpel und knöcherner Deckplatte und Auffüllung der Defekte durch ein kollagenfaserreiches Bindegewebe (Abb. 4).

Bei *autologer Spongiosatransplantation* weist kein Tier einen gelenkschädigenden Einbruch der Knorpel-Knochen-Lamelle auf. Die aufgefüllte Spongiosa wird bis zur 8. Woche von neugebildetem Knochen überkleidet (Abb. 5). Es findet sich ein Havers-Umbau zu funktionell ausgerichteter Spongiosa.

Bei *homologer Unterfütterung* kommt es nach 4 Wochen zur Kernverdämmerung in Knorpelzellschichten ohne makroskopisch faßbare Schäden. Die transplantierten Knochenbälkchen sind umgeben von Rundzellinfiltraten. Nach 8 Wochen finden sich devitale Knochenstücke in einem zellreichen Bindegewebe (Abb. 6). Die dem zellreichen Bindegewebe zugekehrten Knochenoberflächen weisen eine wellenförmige Oberfläche als Ausdruck einer vorausgegangenen Knochenresorption auf. Im Bindegewebe sieht man flächenhafte Osteoidabscheidungen. Nach 12 Wochen sind die Gelenkoberflächen ohne Ausnahme

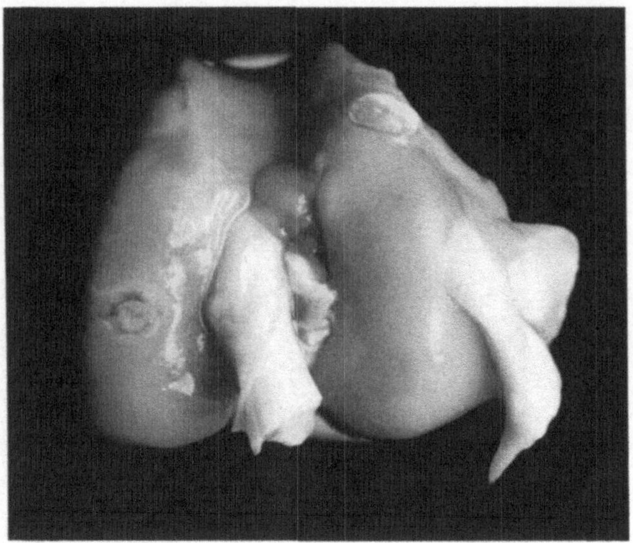

Abb. 3. Makroskopischer Aspekt des Gelenkflächenschadens bei nicht unterfüttertem Defekt

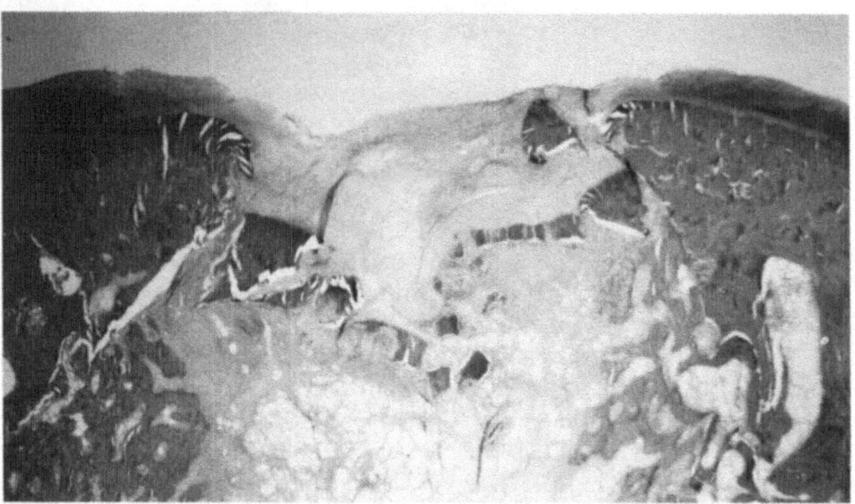

Abb. 4. Einbruch des Knorpels und der knöchernen Deckplatte; Auffüllung des Defekts mit faserreichem Bindegewebe

eingebrochen. Mikroskopisch sind die Defekte im oberen Anteil von Granulationsgewebe ausgefüllt, in der Tiefe fand reparative Knochenneubildung statt.

Bei Auffüllung der subchondralen Defekte mit *Hydroxylapatitkeramik (HAK)* (Osprovit) findet sich im gesamten Beobachtungszeitraum nur bei einem Präparat ein Einbruch der Knorpel-Knochen-Lamelle, wofür ein erkennbarer technischer Fehler beim Bohren verantwortlich war. Bereits nach 14 Tagen sieht man eine knöcherne Integration des HAK-Granulats. Große Teile der Oberflächen und auch der Mikroporen werden oberflächlich von einer

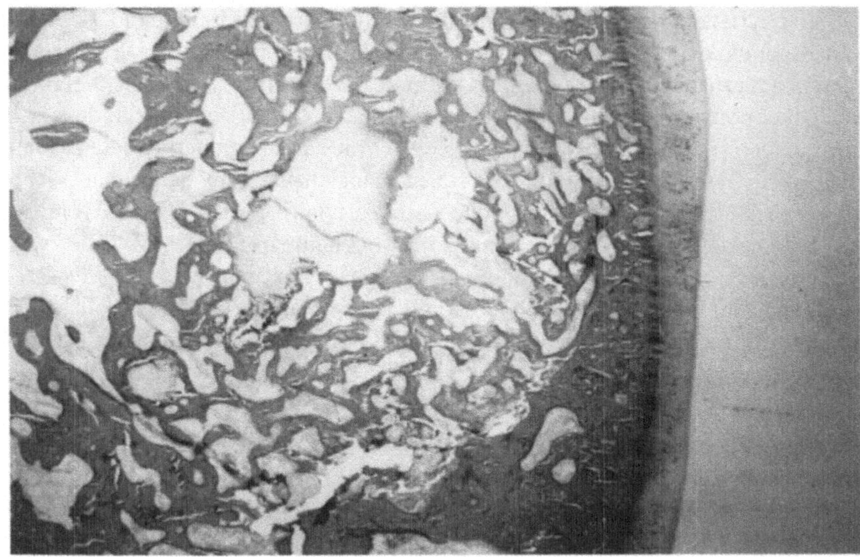

Abb. 5. Bei noch gut erkennbaren Bohrkanalgrenzen beginnender knöcherner Durchbau 8 Wochen nach autologer Transplantation

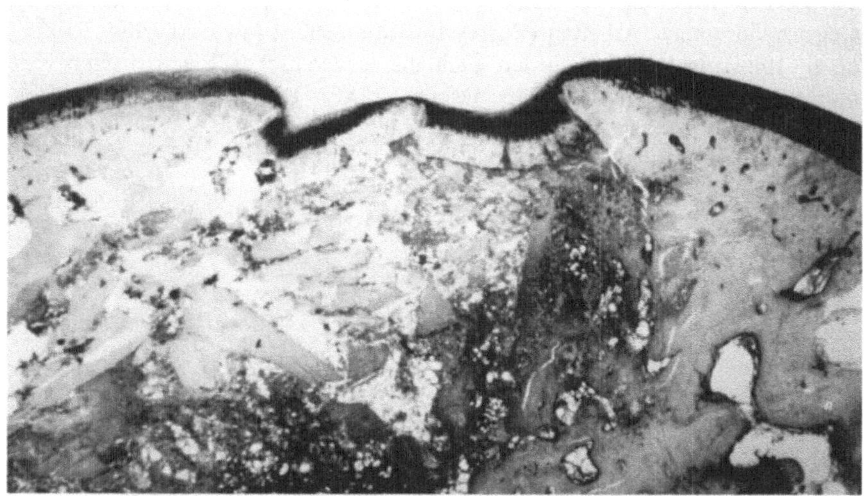

Abb. 6. Gelenkflächeneinbruch 8 Wochen nach homologer Unterfütterung. Devitale Knochenbälkchen

schmalen Knochenlamelle Osteoid mit einem Osteoblastensaum überkleidet. An den Grenzbereichen des neugebildeten Knochens wie auch an knochenfreien Keramikflächen sieht man resorptive Vorgänge durch mehrkernige Riesenzellen. Nach 3 Monaten wird die Keramikoberfläche über größere Abschnitte vom Knochen direkt überkleidet. Einzelne Granulatpartikel zeigen Auflösungserscheinungen innerhalb der Kristallstruktur mit Anfärbung der Kristallzwischenräume. Einzelne Kristallpartikel sind in den Knochen inkorporiert. Ein Keramikdegradation in Form der Herauslösung von Kristallen sieht man an nichtossifizierten Oberflächen. Das angrenzende Bindegewebe enthält einzelne Keramikkristalle und auch mehrkernige Riesenzellen. Nach 6 Monaten findet sich vollständige knöcherne Integration der HAK-Partikel (Abb. 7). Neben von Knochen überkleideten Oberflächen sieht man auch freie Keramik dem endostalen Kanälchensystem benachbart (Abb. 8). Nach 9 Monaten läßt sich voll in die Knochenstruktur inkorporiertes HAK-Granulat nachweisen und wenige abgebaute Keramikpartikel im Knochenmark.

Unterfütterungen des subchondralen Defekts mit komprimiertem *Vicrylnetz* zeigen bei allerdings nur geringer Fallzahl ebenfalls keine wesentlichen rundzelligen Infiltrate und keinen Einbruch der Knorpel-Knochen-Membran bei schleichendem Ersatz des hydrolytisch abgebauten synthetischen Materials, zunächst durch Osteoid, anschließend nach 6–8 Wochen zunehmend durch lamellären Knochen (Abb. 9).

Diskussion

Am vorgestellten Modell kann die Wirkung der physiologischen Wechseldruckbelastung über eine dünne Knorpel-Knochen-Lamelle auf die Regenerationsvorgänge nach Implantation verschiedener Materialien zur Defektauffüllung überprüft werden. Defekte der hier untersuchten Größe können ohne Auffüllung nicht primär knöchern überbrückt werden (Schenk 1978). Die Änderung des Ablaufs von knöchernen Umbauprozessen unter Belastung ist Gegenstand einiger Arbeiten (Currey u. Butler 1975; Jaworski 1984; Rubin 1984; Meade et al. 1984); untersucht wurden auch die mechanischen Eigenschaften vieler Implantatmaterialien (Pelker et al. 1983; Osborn 1985). Die Steifigkeit der Defektplombe hat

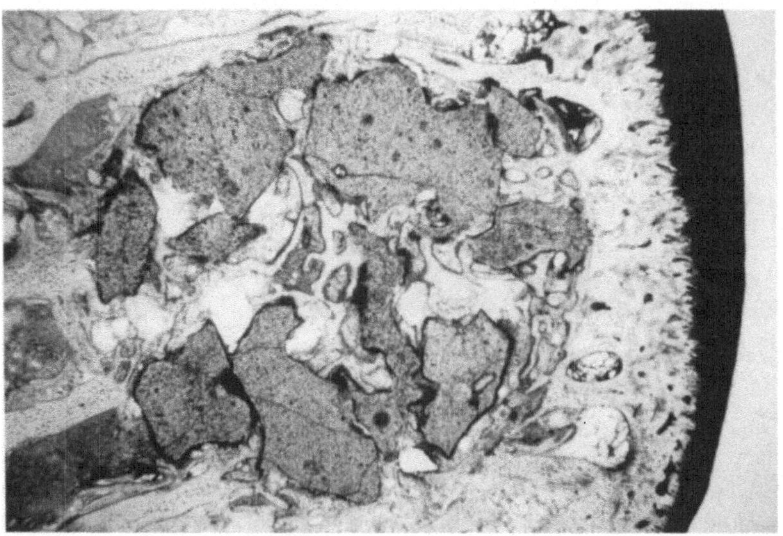

Abb. 7. Knöcherne Integration der Hydroxylapatitkeramik nach 6 Monaten

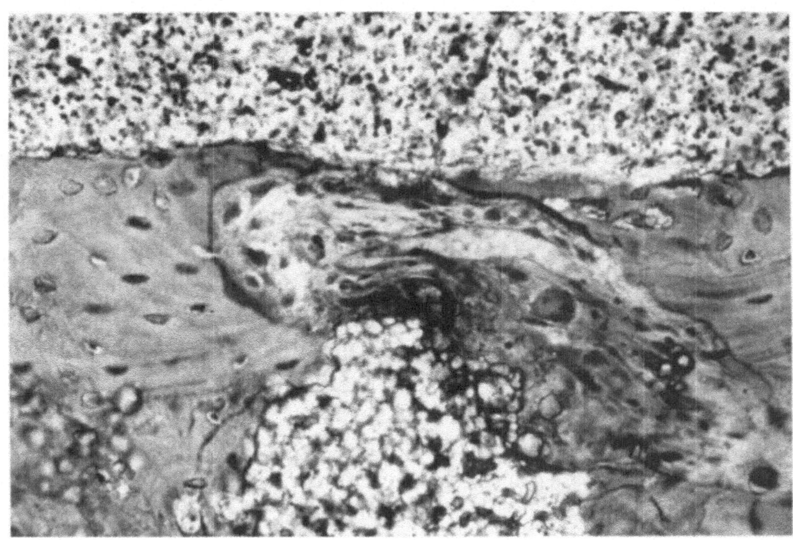

Abb. 8. Direkter Knochenkontakt mit der Hydroxylapatitkeramik. Degradationvorgänge der Kristalle in Gefäßnähe

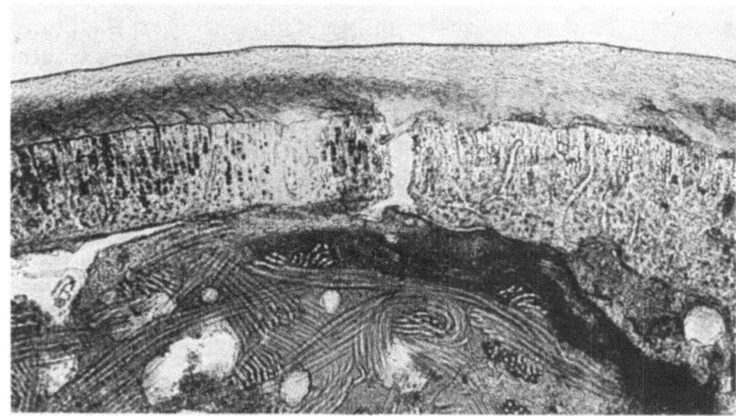

Abb. 9. 14 Tage nach Vicrylunterfütterung noch deutlich sichtbare Polyglaktinfasern. Der Bruch der subchondralen Lamelle ist Präparationsartefakt

während der Umbauvorgänge und im Endzustand nach Ersatz (oder, wie bei HAK, Verbund mit körpereigener, biomechanisch ausgerichteter Spongiosa) Auswirkungen auf den Erhalt des Gelenkknorpels (Pugh et al. 1974). In unseren Untersuchungen wirkt die subchondrale Knochenlamelle und der Knorpel als Überträger des Kraftflusses bei Belastung und als Indikator für unphysiologische Kraftaufnahme und -verarbeitung durch das Unterfütterungsmaterial. Die Sensibilität des Modells ist bewiesen durch die regelhaften Einbrüche bei fehlender Defektauffüllung unter der Gelenkfläche.

152

Die Ergebnisse zeigen, daß weiterhin die autologe Spongiosa mit ihrer zweistufigen Osteogenese (Axhausen 1952) durch transplantierte Osteozyten und Osteoinduktion das Transplantatmaterial der ersten Wahl bleibt.

Für die homologe Spongiosa hingegen weist der regelmäßige Einbruch der Knorpel-Knochen-Lamelle — ähnlich wie bei unaufgefüllten Defekten — auf erhebliche Minderung der Stabilität hin. Veränderungen im elastischen Verhalten des transplantierten Materials und des nach dessen Ersatz neuentstandenen spongiösen Widerlagers sind als Ursachen anzugeben. Ob hier nur mechanische Faktoren oder immunologische Vorgänge oder eine Kombination von beiden Komponenten zum Einwachsen von lockerem Bindegewebe zwischen die avitalen Spongiosabölkchen des Transplantats führen, ist anhand des vorgestellten Modells nicht zu entscheiden. Diese Frage bleibt weiteren Untersuchungen vorbehalten. Jedenfalls kommt es zu deutlich verringerter Intensität der Osteogenese und zu einer zeitlichen Verzögerung ihres Beginns.

Experimentelle Arbeiten anderer Gruppen zeigen bei Verwendung homologer Spongiosa als Implantat überwiegend negative Ergebnisse (Hutchison 1952; Dambe et al. 1981; Herndon u. Chase 1954; Mommsen et al. 1984; Goldberg et al. 1984; Muscolo et al. 1977; Burchardt et al. 1981). Klinische Anwendungen unter strenger Indikationsstellung (Börner 1985; Gräfe u. Bennek 1980; Dederich et al. 1985; Mankin et al. 1983; Tomford et al. 1983) werden abschließend deutlich positiver beurteilt, wenngleich auch hier kritische Berichte (Stabler et al. 1985) nicht fehlen.

Die ausgezeichnete Kompatibilität der hier verwendeten Hydroxylapatitkeramik wird durch nur minimal rundzellige Infiltrate dokumentiert. Die primäre, substantielle Integration der HAK in die physiologische Rekonstruktionsmasse des Knochengewebes führt, wie beim frischen autologen Transplantat, in keinem Fall zu Schwächung der die subchondrale Lamelle tragenden Trabekel. Trotz ausgeprägter Steifigkeit und Härte des Grundmaterials führt dessen Belastung im biomechanisch adaptierten Verbund mit dem körpereigenen Knochengewebe zu keinen Knorpelschäden.

Zusammenfassung

Es werden beim Kaninchen definierte subchondral gelegene Knochendefekte am distalen Femur gesetzt. Zur Auffüllung werden unterschiedliche Transplantat- und Implantatmaterialien verwendet. Unter dauernder physiologischer Wechseldruckbelastung wird deren Auswirkung auf die reparative Osteogenese im ersatzstarken Lager und das anschließende Remodelling überprüft. Störungen dieser Vorgänge führen zum Einbruch der Knorpel-Knochen-Lamelle und damit zur Destruktion des betreffenden Gelenks. Nach den hier vorliegenden Ergebnissen eignen sich von den untersuchten Substanzen uneingeschränkt nur autologe Spongiosa und Hydroxylapatitkeramik zur Auffüllung knöcherner Defekte.

Literatur

Axhausen W (1952) Die Knochenregeneration — ein zweiphasiges Geschehen. Zentralbl Chir 77:435

Börner M (1985) Experimentelle Grundlagen und klinische Erfahrungen bei der Anwendung allogener Spongiosa. Aktuel Traumatol 15:210—218

Burchardt H, Glowczewskie FP, Enneking WF (1981) Short-term Immunsuppresion with fresh segmental fibular allografts in dogs. J Bone Joint Surg (Am) 63:411−445

Currey JD, Butler G (1975) The mechanical properties of bone tissue in children. J Bone Joint Surg (Am) 57:810−814

Dallek M, Schöttle H, Sauer H-D (1978) Eine Methacrylat-Einbettungsmethode zur Herstellung großer Knochenschliffe. Unfallchirurgie 4:129−132

Dambe LT, Suar K, Schweiberer L (1978) Revaskularisation frischer homologer Knochentransplantate in der Diaphyse des Röhrenknochens beim Hund. Arch Orthop Trauma Surg 92:35−45

Dambe LT, Saur K, Eitel F, Schweiberer L (1981) Morphologie der Einheilung von frischen autologen und homologen Spongiosatransplantaten in Diaphysendefekte. Unfallheilkunde 84:115−120

Dederich R, Wolf L, Moeller F (1985) Homologe Knochentransplantation. Unfallchirurgie 88:299−302

Elves MW (1974) An evaluation of the use of strotium for the assessment of experimental bone grafts. Acta Orthop Scand 45:641

Goldberg VM, Bos GD, Heiple KG, Zika JM, Powell AE (1984) Improved acceptance of frozen bone allografts in genetically mismatched dogs by immunosuppression. J Bone Joint Surg 66:937−950

Graefe G, Bennek J (1980) Erfahrungen in der Behandlung juveniler Knochenzysten. Zentralbl Chir 105:1262−1269

Herndon CH, Chase SW (1954) The fate of massive autogenous and homogenous bonegrafts including articular surfaces. Surg Gynecol Obstet 98:283

Hutchison J (1952) The fate of experimental bone autograft and homografts. Br J Surg 39:552−561

Jaworski ZFG (1984) Lamellar bone turnover system and its effector organ. Calcif Tissue Int 36:46−55

Kollmer WE, Maerkl A (1976) Nachweis eines verbesserten Mineralstoffwechsels mittels 85 SR bei allogenen Knochentransplantationen nach Behandlung mit Antilymphozytenserum. Arch Orthop Trauma Surg 86:95−100

Mankin HJ, Doppelt S, Tomford W (1983) Clinical experience with allograft implantation. The first ten years. Clin Orthop 174:69−86

Maede JB, Cowin SC, Klawitter JJ, Van Buskirk WC, Skinner HB (1984) Bone remodelling due to continuously applied loads. Calcif Tissue Int 36:25−30

Mommsen U, Meenen NM, Osterloh J, Jungbluth KH (1984) Der Wert homologer Spongiosa bei der Auffüllung subchondral gelegener Knochendefekte. Unfallchirurgie 10:273−277

Muscolo DL, Kawai S, Ray RD (1977) In vitro studies of transplantation antigen present on bone cells in the rat. J Bone Joint Surg (Br) 59:342

Osborn JF (1985) Implantatwerkstoff Hydroxylapatitkeramik. Quintessenz, Berlin

Pelker RR, Friedlaender GE, Markham TC (1983) Biomechanical properties of bone allografts. Clin Orthop 174:54−57

Pugh JW, Radin EL, Rose RM (1974) Quantitative studies of human subchondral cancellous bone. Its relationship to the state of its overlying cartilage. J Bone Joint Surg (Am) 56: 313−321

Ray RD (1972) Vascularisation of bone grafts and implants. Clin Orthop 87:43−48

Rubin CT (1984) Skeletal strain and the functional significance of bone architecture. Calcif Tissue int 36:11−18

Scheer H (1978) Subchondrale Unterfütterung im Tierexperiment. Dissertation, Universität Hamburg

Schenk RK (1978) Die Histologie der primären Knochenheilung im Lichte neuer Konzeption über den Knochenumbau. Unfallheilkunde 81:219−227

Stabler CL, Eismont FJ, Brown MD, Green BA, Malinin TI (1985) Failure of posterior cervical fusions using cadaveric bone graft in children. J Bone Joint Surg (Am) 67: 371−375

Tomford WW, Doppelt SH, Mankin HJ, Friedländer GE (1983) Bone bank procedures. Clin Orthop 174:15

Teil III. Klinische Anwendung

Entnahmestellen und Entnahmetechniken autologer Spongiosa und autologer kortikospongiöser Transplantate

A. Friedrich, D. Wolter und A. Biewener

Abteilung für Unfall-, Wiederherstellungs- und Handchirurgie (Prof. Dr. D. Wolter), Allgem. Krankenhaus St. Georg, Lohmühlenstraße 5, D-2000 Hamburg 1

Die Transplantation autologen Knochengewebes ist heute ein unverzichtbarer Bestandteil der Knochenchirurgie. Geeignete Entnahmestellen autologer Spongiosa und kortikospongiöser Transplantate sind im *Darmbeinschaufelrand* und der *Darmbeinschaufelwand* im vorderen und hinteren Anteil zu finden. Die Entnahmeorte ergeben sich hierbei aus der Anatomie des Beckens. Die Darmbeinschaufel zeigt vorn im Anschluß an die Spina iliaca anterior superior eine deutliche Verdickung, schmilzt dann im mittleren Anteil auf ihre beiden Kortikalisblätter zusammen und verbreitert sich anschließend nach dorsal zu bis zum Iliosakralgelenk. Im Bereich der Verbreiterungen ist spongiöser Knochen zu finden, dorsal ca. 3- bis 4mal soviel wie ventral. Die Entnahmestellen vereinigen größtmögliche Entnahmemenge und höchste biologische Wertigkeit der Transplantate.

Weitere Entnahmeorte, wie das *Trochantermassiv*, die *Femurkondylen*, der *Tibiakopf* und die *distale Tibia* sowie der *distale Radius* und das *Olekranon* sollten nur in Ausnahmefällen, beispielsweise bei Erschöpfung der erstgenannten Lager oder zur Entnahme „am Ort" genutzt werden. Die Entnahme von Rippen und Fibulaanteilen ist besonderen Indikationen vorbehalten.

Die Wertigkeit der letztgenannten Ausweichlager wird unterschiedlich angegeben, die mengenmäßige Ausbeute ist abnehmend gering.

Die Wahl der Entnahmestelle am Beckenkamm wird sich in den meisten Fällen nach der Lagerung, die für den Haupteingriff erforderlich ist, richten können. In Rückenlage sind die vorderen und in Bauchlage die hinteren Beckenkämme zugänglich. Die Seitenlage erlaubt den Zugang sowohl zum vorderen als auch zum hinteren Beckenkamm auf der gleichen Seite. Somit kann eine intraoperative Umlagerung des Patienten fast immer vermieden werden [6].

Bei operativen Eingriffen an der unteren Extremität sollte die Entnahme an der gleichen Seite erfolgen, um eine schmerzbedingte Funktionseinschränkung der anderen Extremität zu vermeiden. Ist die benötigte Transplantatmenge sehr groß, sollte eher der hintere Beckenkamm gewählt werden. Daneben besteht die Möglichkeit, gleichzeitig aus 2 oder sogar mehreren unterschiedlichen Entnahmestellen am Beckenkamm Transplantate zu gewinnen. Frühere Entnahmen sind zu berücksichtigen; es besteht aber die Erfahrung, daß 1 Jahr nach Spongiosaentnahme an gleicher Entnahmestelle wieder transplantatfähiges Gewebe vorhanden ist.

Hefte zur Unfallheilkunde, Heft 185
Herausgegeben von D. Wolter/K.-H. Jungbluth
© Springer-Verlag Berlin Heidelberg 1987

156

Vorderer Beckenkamm

Bei der Entnahme aus dem vorderen Beckenanteil ist besonders auf den N. cutaneus femoris zu achten, der einen variablen Verlauf nahe dem vorderen oberen Darmbeinstachel hat. Als Ast aus dem Plexus lumbalis versorgt er sensibel die seitliche Oberschenkelregion. Dabei verläuft er zunächst über den die Darmbeinschaufel innen bedeckenden M. Iliacus und tritt neben der Spina iliaca anterior superior unter dem Lig. inguinale und über den M. sartorius ziehend zum Oberschenkel. Er kann aber auch durch das Leistenband oder oberhalb von ihm oder sogar über dem Darmbeinstachel verlaufen (Abb. 1).

Der Hautschnitt wird parallel zum Beckenkamm ca. 1 Querfinger nach medial an seiner tastbaren Kante angelegt. Die Faszie der Bauchwand und der Glutäalmuskulatur und das Periost werden in gleicher Richtung scharf bis auf den Knochen durchtrennt und abgeschoben. Zur Spongiosaentnahme wird nun ein flacher, breiter Meißel so in den Beckenkamm hineingetrieben, daß seine Spitze nach ca. 2–3 cm in flachem Winkel auf die medialseitige Kortikalis trifft und diese leicht einkerbt. Um den N. cutaneus femoris lateralis sicher zu schonen, sollte hierbei ein Abstand von 2 cm zum vorderen Darmbeinstachel gewahrt werden. Mit einem schmalen Meißel wird nun beidseits im rechten Winkel dazu die medialseitige Kortikalis in gleicher Richtung und Tiefe durchtrennt und somit ein Knochendefekt gebildet, der zur Beckeninnenseite aufgeklappt wird, wobei das kaudal intakt gebliebene Periost das Scharnier bildet (Abb. 2).

Durch die in der Crista entstandene Öffnung wird nun alle erreichbare Spongiosa mit dem scharfen Löffel entnommen. Nach Entnahme wird der Deckel zurückgeklappt und durch Periost- und Fasziennähte wieder verschlossen. Eine *Redondrainage* sollte nur *epifaszial* gelegt werden, um eine Aussaugung aus dem spongiösen Bereich zu vermeiden.

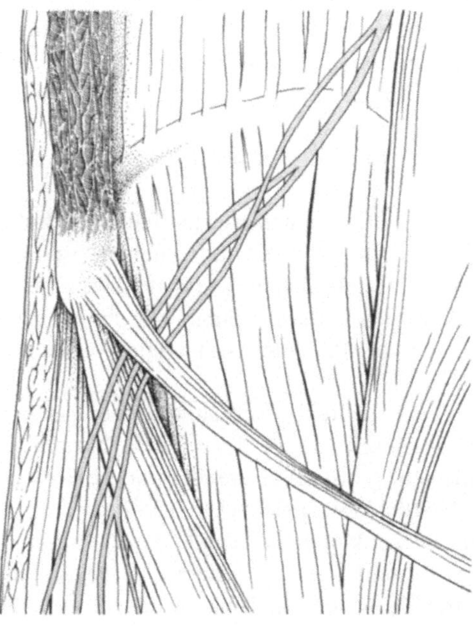

Abb. 1. Normaler Verlauf des N. cutaneus femoris

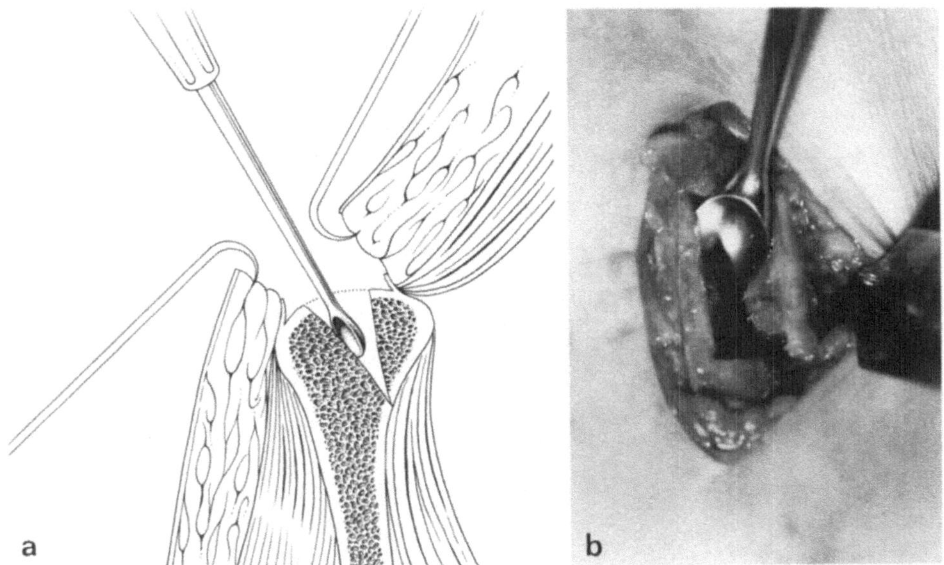

Abb. 2. a Schematische Darstellung der Spongiosaentnahme aus dem vorderen Beckenkamm sowie **b** intraoperativer Situs

Bei der Entnahme eines *kortikospongiösen Blocks* aus der *Beckenschaufel* sollte immer
die Konfiguration und die Intaktheit des Beckenkamms erhalten bleiben.

Hautschnitt-, Faszien- und Periostdurchtrennung erfolgen in gleicher Weise wie bei der
Spongiosaentnahme. Periost und Faszie werden nun aber mit anhängender Glutäus- bzw.
Iliakusmuskulatur mehrere Zentimeter nach kaudal von der äußeren und inneren Becken-
wandung abgeschoben, Mit der oszillierenden Säge wird nun von lateral unterhalb der
Crista beginnend ein Knochenblock von erforderlicher Größe aus der Beckenwand herausgesägt. Um den Schnitt senkrecht zur Knochenoberfläche zu führen, läßt sich bei Bedarf
die oszillierende Säge leicht umbiegen. Anschließend wird der Block nach medial oder
lateral herausgedrückt und entnommen (Abb. 3).

Bei Bedarf kann nun noch zusätzlich mit dem scharfen Löffel die Spongiosa aus dem
Knochenfensterrahmen entfernt werden. Anschließend wird zur Deckung des Defekts,
zur Blutstillung und zur Hernienprophylaxe bei großen Entnahmen die innen- und außen-
seitig der Beckenwand anliegende Muskulatur durch das Fenster hindurch mit Dexonfäden
vereinigt. Über der Crista werden wie bei der Spongiosaentnahme Periost und Faszie durch
Naht verschlossen und eine epifasziale Drainage gelegt [6].

Muß ein größerer kortikospongiöser Block, z.B. zum Ersatz eines Defekts in der Wirbelsäule, gewonnen werden, so kann nach Vorschlag von Wolter ein sog. Sandwichblock gebildet werden [10, 11]. Hierbei werden mehrere einzelne Blockstücke durch Schrauben
miteinander vereinigt. Die Frage der Perforation der kortikospongiösen Blöcke durch Bohrlöcher ist strittig. Es soll hierdurch zu einer besseren Revaskularisation des transplantierten
Knochens kommen.

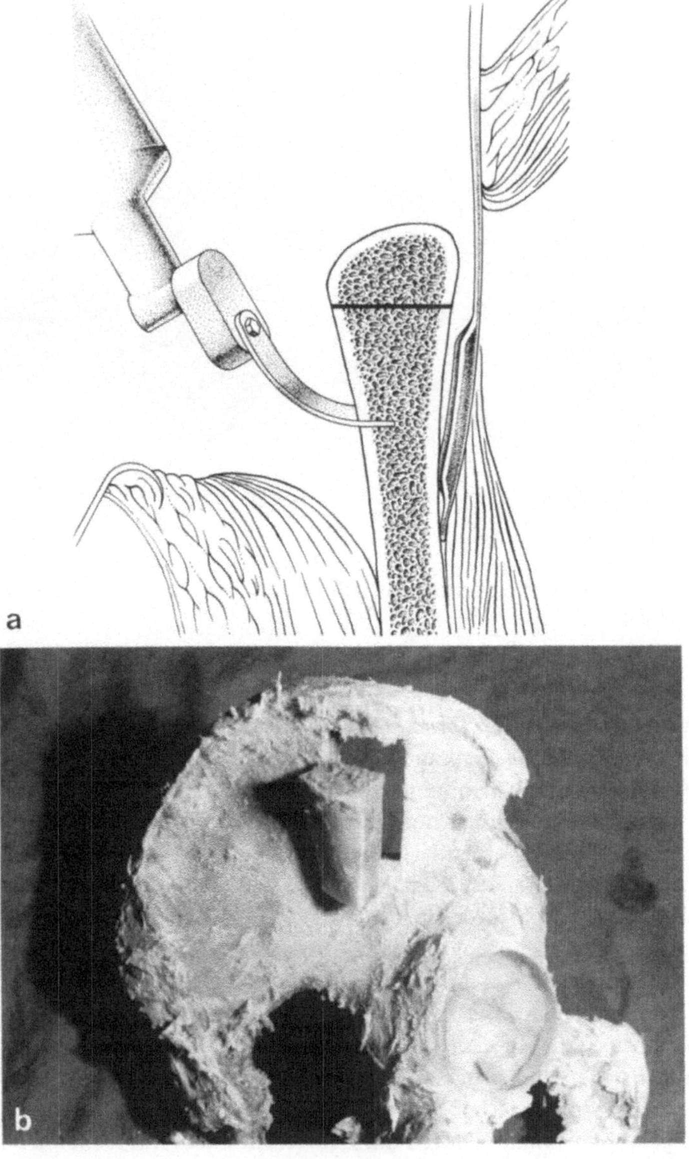

Abb. 3a, b. Entnahmetechnik des kortikospongiösen Transplantats. **a** Führung der oszillierenden Säge; **b** laterales Herausklappen des kortikospongiösen Blocks

Im *Kindesalter* ist bei der Knochentransplantatentnahme die Wachstumszone im Bereich des gesamten Beckenkamms und des unteren vorderen Darmbeinstachel zu beachten und unbedingt zu schonen. Als Entnahmestelle bietet sich wegen der zum Erwachsenen unterschiedlichen Dicke der Beckenwand der Bereich *unterhalb der Crista* (zwischen Spina iliaca anterior superior und inferior) an. Es wird hier nach Abschieben der Muskulatur ein Deckel in der lateralen Kortikalis gebildet und von hier aus Spongiosa entnommen [2].

Hinterer Beckenkamm

Besonders zu beachten sind hier die Vasa glutaea superiora, die an die Beckenaußenseite durch das Foramen suprapiriforme in die Glutäalmuskulatur ziehen.

Der Hautschnitt beginnt ca. 5 cm paravertebral und folgt schräg nach lateral-kranial dem Beckenkamm. Analog zum Vorgehen am vorderen Beckenkamm wird hier vom Darmbeinkamm aus ein Scharnierdeckel in der lateralen Kortikalis gebildet und nach Eröffnen des Deckels alle erreichbare Spongiosa entnommen. Von lateral her kann leicht ein kortikospongiöser Block mit der oszillierenden Säge entnommen werden, es ist hierbei aber die Iliosakralfuge zu schonen.

Andere Entnahmestellen

Wegen der geringeren Wertigkeit und Menge der Transplantate sind die anderen Entnahmestellen nur in Ausnahmefällen zu benutzen. Die Indikation sollte den Fällen vorbehalten werden, in denen nur eine kleinere Transplantatmenge benötigt wird und sich die Entnahme „am Ort" der Hauptoperation anbietet. Immer ist besonders darauf zu achten, daß die Stabilität des Spenderknochens nicht gefährdet wird. Entsprechend ist die Statistik am Entnahmeort zu beachten und die Entnahmemenge zu begrenzen.

Zur Entnahme sollte das Kortikalisfenster möglichst klein und evtl. rund angelegt werden. Der Zugangsweg zu den Entnahmestellen an den Extremitätenknochen ergibt sich in der Regel durch den dort durchgeführten Haupteingriff. Bei der Entnahme aus der *Trochanterregion* muß aus Stabilitätsgründen der Bereich des Adam-Bogens gemieden werden. Am *Tibiakopf* sollte die kuppelförmige Lage der Spongiosa Beachtung finden.

Bei Bedarf kortikaler oder kortikospongiöser Transplantate bietet sich in besonderen Fällen die Verwendung eines Rippen- oder Wadenbeinteilstücks an.

Zur *Rippenresektion* wird in der Regel die 7.–9. Rippe vorn lateral gewählt. Die Rippe wird hierbei über einen parallel zu ihr angelegten Zugang dargestellt und aus ihrem Periost herausgeschält. Mit der oszillierenden Säge wird ein Rippensegment in benötigter Länge herausgeschnitten und das Periost wieder schlauchartig durch Naht vereinigt. Kommt es hierbei zu einer Verletzung der Pleura mit anschließendem Pneumothorax, ist der Thoraxraum mit einer Drainage zu versorgen. Für mikrovaskuläre Transplantate sind die lang zu präsentierenden Gefäße der Rippen vorteilhaft, nachteilig ist aber häufig ihre Krümmung [4].

Die *Fibulateilresektion* kann im mittleren Abschnitt der Fibula erfolgen. Als Zugang wird die Loge zwischen dem Hinterrand des M. peronaeus longus und des M. soleus gewählt. Hierbei ist im unteren Bereich auf den R. cutaneus nervi fibularis, im oberen Bereich auf die motorischen Äste des N. fibularis zu achten [4].

Alle Knochentransplantate sollten erst unmittelbar vor ihrer Anwendung am Empfängerort entnommen werden, da hierdurch eine höchstmögliche Wertigkeit der Transplantate gewährleistet ist. Die Lagerung bis zur Verwendung erfolgt in Schalen, wobei die Transplantate mit in Ringer-Laktat getränkten Bäuschen bedeckt bleiben.

Komplikationen

Die Nachuntersuchung eines Kollektivs von 1000 Patienten durch Müller [7] ergab folgende Komplikationen:

- 32 Hämatome, von denen 3 operativ ausgeräumt werden mußte,
- 7 Schädigungen des N. cutaneus femoris lateralis nach Entnahme aus dem vorderen Beckenkamm,
- 2 Infektionen, die durch sofortige operative Revision zur Ausheilung gebracht werden konnten und
- 1 pertrochantere Fraktur nach Spongiosaentnahme aus dem Trochanter major.

Etwa 1/4 der Patienten klagten über z.T. länger anhaltende Schmerzen nach Knochenentnahme vom Beckenkamm [7].

Laurie et al. [5] berichten in einer Nachuntersuchung von 104 Patienten, daß alle über die Dauer von 2 Wochen bis 2 Monaten und z.T. darüberhinaus über Schmerzen an der Entnahmestelle am Beckenkamm geklagt hätten und diese weitaus stärker empfunden hatten als die Schmerzen des Haupteingriffs selbst. Sie berichten weiter, daß in allen Fällen, in denen eine temporäre Ablösung und Drahtrefixation eines Beckenkammteilstücks erfolgt sei, die Beckenkontur anschließend irregulär gewesen sei. Dies sei in keinem Fall bei intakt gebliebenem Beckenkamm beobachtet worden.

5 Patienten hatten eine Hyp- oder Anästhesie des N. cutaneus femoris lateralis [5].

Die intraoperative Verletzung oder postoperative Beeinträchtigung durch Narbenzug des N. cutaneus femoris lateralis ist eine nicht ganz seltene typische Komplikation nach Transplantatentnahme aus dem vorderen Beckenkamm. Langanhaltende Beschwerden im Sinne einer Meralgia paraesthetica werden von verschiedenen Autoren beschrieben [7, 9].

Bei der Entwicklung von Bauchwandhernien nach Entnahme von sehr großen kortikospongiösen Blöcken waren in fast allen Fällen auch Anteile des Beckenkamms mit entfernt worden [1, 8].

Streßfrakturen des Os ilium werden in 2 Fällen berichtet, in denen große Blöcke aus der vorderen Beckenschaufel entnommen wurden unter Belassung eines ca. 4 cm breiten Spinapfeilers und bei temporär abgelöstem und refixiertem Beckenkamm. Hierbei war es anschließend zum Zusammenbruch der Spina und Druckschaden des N. femoralis gekommen [3].

Bei der Nachuntersuchung unseres eigenen Patientengutes zwischen Januar 1979 und Juli 1985 fanden wir bei einer Gesamtzahl von 796 Knochentransplantatentnahmen (590 Entnahmen reiner Spongiosa und 206 Entnahmen kortikospongiöser Blöcke) insgesamt 6 Komplikationen (0,8%).

Im einzelnen waren dies

- ein Nervenschaden des N. cutaneus femoris lateralis,
- ein tiefer Infekt, der eine dreimalige operative Revision und mehrtägige Spüldrainage erforderlich machte,
- ein oberflächlicher Infekt,
- 2 Nachblutungen, die operativ ausgeräumt werden mußten und
- ein Hämatom, welches ohne operative Maßnahmen zur Resorption kam.

Zusammenfassung

Als bester Entnahmeort für autologe Spongiosa und kortikospongiöse Transplantate ist der vordere und hintere Beckenkamm anzusehen. Immer sollte die äußere Konfiguration und die Stabilität der Entnahmestellen beachtet werden, da mengenmäßig ausgedehnte Knochentransplantatenentnahmen die Festigkeit entscheidend beeinträchtigen können. Typische Komplikationen sind Hämatome, Nervenschäden und Infekte. Selten werden Frakturen im Entnahmebereich oder Hernien (Beckenschaufel) beobachtet.

Literatur

1. Campbell WC (1980) Campbell's operative orthopaedics. Mosby, Toronto
2. Crockford DA, Converse JM (1972) The ilium as a source of bone grafts in children. Plast Reconstr Surg 50:270–274
3. Guha SC, Poole MD (1983) Stress fracture of the iliac bone with subfascial femoral neuropathy: Unusual complications at a bone graft donor report. Case Report. Br J Plast Surg 36:305–306
4. Hoppenfeld S (1984) Surgical exposures in orthopaedics. Lippincott, Philadelphia
5. Laurie SWS, Kaban LB, Mulliken JB, Murray JE (1984) Donor-site morbidity after harvesting rib an iliac bone. Plast Reconstr Surg 73:933–938
6. Mrazik J, Amato C, Leban S, Mashberg A (1980) The ilium as a source of autogenous bone for grafting: J Surg 38:29–32
7. Müller GW (1983) Beschwerden und Komplikationen nach Spongiosaentnahme am Becken – Klinische Studie an 1 000 Patienten. Dissertation, Universität Ulm
8. Reid RL (1968) Hernia through an iliac bone-graft donor site. J Bone Joint Surg 50:757–760
9. Weikel AM, Habal MB (1977) Meralgia paraesthetica: A complication of iliac bone procurement. Plast Reconstr Surg 60:572–574
10. Wolter D (1983) Die ventrale Plattenspondylodese der Brust- und Lendenwirbelsäule. 2. AO-Seminar, Bochum (Mai 1983)
11. Wolter D (1985) Die Wiederherstellung der Knochenstatik nach Defekten an der Wirbelsäule. Hefte Unfallheilkd 174:530–541

Wertigkeit und Anwendung von autologen Rippen- und kortikospongiösen Beckenkammtransplantaten

H. Ecke, K. Kunze und R.M. Voss

Unfallchirurgische Universitätsklinik (Leitender Arzt: Prof. Dr. H. Ecke), Klinikum der Justus-Liebig-Universität, Klinikstraße 29, D-6300 Gießen

Einleitung

Seit den Arbeiten Lexers aus den Jahren 1915, 1922 und 1924 [9, 10, 11] ist der osteogenetische Wert der autologen Rippenspanverpflanzung bekannt. Seit der grundlegenden Arbeit von Matti [12] im Jahre 1932 wissen wir auch um den Wert der autologen Spongiosa, der sich nach verbesserten Stabilisierungsverfahren in den letzten 20 Jahren noch erhöhte – und seit Anfang der 70er Jahre befürwortet Burri [1] den autologen kortikospongiösen Span für besondere Indikationen.

Im Jahre 1984 wiesen Mitarbeiter der Unfallchirurgischen Universitätsklinik Gießen [6, 7, 8] tierexperimentell erstmalig und einwandfrei nach, daß kortikospongiöse Beckenkammspäne im knöchernen Lager nahezu ebenso schnell und vollkommen einwachsen wie autologe Rippenspäne. Die Durchblutung beider Spanarten erreicht bereits 14 Tage nach der Transplantation unter den gegebenen Versuchsbedingungen ihren Ausgangswert.

Indikation

Eine Indikation zur Anwendung von kortikospongiösen Beckenkammtransplantaten und in bezug auf ihre Knochenformationen ähnlichen autologen Rippenspänen ist der plastische Wiederaufbau von Diaphysen. Darüber hinaus kommen als Indikationen Abstützungsfunktionen oder Überbrückungsfunktionen von verzögert heilenden Frakturen und Pseudarthrosen in Frage. Für diese Anzeigestellungen haben sich beide Verfahren und auch ihre Kombination mit zusätzlicher autologer Spongiosa seit Jahren bewährt. Eine schnelle Einheilung von autologem Knochen in ein knöchernes Lager ist aus vielen klinischen Ergebnissen bekannt. Sie beruht im wesentlichen auf folgenden Faktoren:

- Eine Abstoßungsreaktion, wie sie von Chalmers im Jahre 1959 [3], Burwell et al. 1963 [2] und von uns im Jahre 1967 [4] für homologe Knochenspäne an unterschiedlichen Tierspezies nachgewiesen wurde, wobei auch die Phase einer Totalnekrose des Transplantats wegfällt.
- Es überleben regelmäßig zahlreiche randständige Osteozyten den Transplantationsakt und beginnen sofort mit der Knochenneubildung.
- So gesehen bringen viele kleine Knochenspäne und, besser noch, viele kleine Spongiosaspäne wegen der hierdurch erheblich vergrößerten osteogenetisch aktiven Oberfläche auch eine vermehrte Osteogenese.
- Spaneigenleistung und Lagerleistung ergänzen und potenzieren sich. Hierdurch beschleunigt sich die Gesamtrate des Knochenumbaus gegenüber Knochenspänen anderer biologischer Herkunft, die ebenfalls eine osteogenetische Potenz haben, ganz wesentlich.

Hefte zur Unfallheilkunde, Heft 185
Herausgegeben von D. Wolter/K.-H. Jungbluth
© Springer-Verlag Berlin Heidelberg 1987

Die Erkenntnisse und Fakten hieraus lassen folgende Vorteile erkennen:

1. Autologe Späne heilen am schnellsten und vollkommensten in das Lager ein.
2. Je besser das Lager und je größer seine Stabilität, um so sicherer das Ergebnis auch bei der autologen Spongiosa.
3. Instabile Lagerabschnitte müssen deshalb zuvor stabilisiert werden.
4. Bei Kontinuitätsresektionen und -verlusten genügt die Verpflanzung autologer Spongiosa allein nicht.
5. Kortikospongiöse Späne aus Beckenkamm und Rippen sind hier zusätzlich nötig.

Methodik

Die entnommenen Rippen werden mit feinen sorgfältig gekühlten Sägen längs halbiert und bestehen nach ihrer Durchtrennung in Längsrichtung aus einem feinen Saum von Spongiosa und der Rippenkortikalis. Sie sind wegen ihrer hohen Elastizität, im Gegensatz zu der Verpflanzung intakter Rippen durch Lexer, gemeinsam mit zusätzlicher autologer Spongiosa oder kortikospongiösen Beckenkammspänen ein sehr geeignetes Mittel zum plastischen Wiederaufbau von Diaphysen.

Ergebnisse

Innerhalb eines Zeitraums von etwas mehr als 15 Jahren wurden in Gießen bei 898 Patienten autologe Knochenverpflanzungen durchgeführt. Sie bestanden z.T. aus Kombinationen von Spongiosa und kortikospongiösen Spänen oder von Spongiosa und kortikospongiösen Rippenspänen (Tabelle 1). Insgesamt wurden bei 907 Lokalisationen Spongiosatransplante, bei 411 kortikospongiöse Beckenkammspäne und bei 10 kortikospongiöse Rippenspäne verwendet. Bei den 70 Rippenentnahmen war nur 6mal ein Pneumothorax zu verzeichnen, der in typischer Weise versorgt wurde und keine Komplikationen, auch keine Thoraxsaugdrainage, verlangte. Außerdem haben wir 37 Fibula-pro-tibia-Operationen im gleichen Zeitraum durchgeführt. Zu erwähnen ist noch, daß bei all diesen Patienten bis zu 6mal voroperiert worden war (Tabelle 2). Die Indikationen der autologen Knochentransplantationen waren 781mal Frakturen und Pseudarthrosen, 291mal Osteitiden und 106mal Zysten und Tumoren (Tabelle 3). Die Verpflanzungsmaßnahmen wurden von 543 Osteosynthesen und 42 Fixateur-externe-Behandlungen begleitet sowie in 322 Fällen durch fixierende Verbände und 68mal von Spüldrainagen ergänzt (Tabelle 4). Ohne zusätzliche Fixation konnte 239mal vorgegangen werden.

Tabelle 1. Autologe Spanplastik 1970–Juli 1985 bei 898 Patienten. (Kombinationen der Maßnahmen ergeben die Differenz zur Patientenzahl)

Spongiosatransplantate	907
Kortikospongiöse Beckenkammspäne	411
Kortikospongiöse Rippenspäne	70
Fibula pro Tibia	26

Tabelle 2. Anzahl der autologen Knochentransplantationen pro Patient bis zum Ende der Behandlung

Zahl der Eingriffe	Patienten	%
1	700	78,0
2	135	15,0
3	38	4,2
4	15	1,7
5	7	0,8
6	3	0,3
Insgesamt: 1 197	898	

Tabelle 3. Indikation der autologen Knochentransplantationen 1970–Juli 1985 bei 898 Patienten (die Differenz der Indikationen zur Patientenzahl ergibt sich aus Mehrfacheingriffen)

Frakturen	453
Pseudarthrosen	328
Osteitis	291
Zysten und Tumoren	106

Die vorliegende Aufstellung umfaßt eine fast 16jährige, bis Juli 1985 gehende Behandlungszeit. Wegen der Kürze der Zeit und den sich z.T. hartnäckig der Nachuntersuchung entziehenden Patienten ist es noch nicht möglich, für die Zeit von 1981–1985 jetzt schon genaue Endresultate zu vermitteln. Unsere vorangegangene Studie von 1970–1981 ergab aber nach Spongiosatransplantationen in aseptische Lager eine Belastungsfähigkeit von 96% und nach derselben Verpflanzung in septische Lager eine solche von 88% als Endresultat. Nach der Verpflanzung kortikospongiöser Späne vom Beckenkamm hatten wir eine Belastungsfähigkeit von 97% der Fälle erreicht.

Tabelle 4. Begleitende Maßnahmen nach autologen Spanplastiken bei 898 Patienten 1970–Juli 1985 (Kombinationen der Maßnahmen ergeben die Differenz zur Patientenzahl)

	Aseptische Operationen	Septische Operationen	Gesamt
Fixierende Verbände	193	129	322
Osteosynthese	486	57	543
Fixateur externe	7	35	42
Spüldrainagen	0	68	68
Summe	686	289	975
Keine zusätzliche Fixation	62	177	239

Die kortikospongiösen Rippenspanplastiken wurden von uns im wesentlichen bei Kontinuitätsresektionen zum Wiederaufbau der Diaphyse verwendet und sie haben uns in diesem Bereich auch nicht enttäuscht, wenngleich von den 70 Patienten 6 Refrakturen hatten. Ohne besondere weitere Maßnahmen konnten sie aber alle auf konservativem Weg ausheilen. Die kortikospongiösen Rippenspäne wurden aber auch bei Pseudarthrosen mit gleich gutem Erfolg eingesetzt.

Zusammenfassung

Am Anfang der Entwicklung stand die Verpflanzung ganzer Rippen durch Lexer, die neben ihren osteogenetischen Fähigkeiten eine gewisse Stabilität zustande brachten. Der weitere Fortschritt auf diesem Entwicklungsbogen war die Entdeckung von Matti mit der besonderen Regenerationsbereitschaft autologer Spongiosa. Die Bedeutung dieser Erkenntnis nahm später nach verbesserter Möglichkeit der metallischen Fixation erheblich zu. Es gibt nun aber Knochenausfälle, bei denen der von Burri [1] empfohlene kortikospongiöse Span z.T. in Kombination mit autologer Spongiosa wesentliche Vorteile bringt. Der kortikospongiöse Rippenspan steht in seinen Ergebnissen dem kortikospongiösen Beckenkammspan in nichts nach und bringt die Lösung vieler Probleme bei der Schließung von Kontinuitätsdefekten. Er ist gegenüber dem Beckenkammspan flexibler und kann in Kombination mit Spongiosa, aber auch mit autologen Beckenkammspänen verwendet werden. Wegen der möglichen Länge des Transplantats ist er in der Lage, Distanzen von 23–25 cm zu überbrücken. Die bisherigen klinischen Ergebnisse, gestützt durch die Messung der Durchblutungswerte, sprechen für die Vorzüge dieser Methode.

Literatur

1. Burri C (1979) Posttraumatische Osteoitis. Huber, Bern Stuttgart Wien
2. Burwell RG, Gowland G, Dexter F (1963) Studies in the transplantation of bone. VI. Further observations concerning the antigenicity of homologous cortical and cancellous bone. J Bone Joint Surg (Br) 46:597
3. Chalmers J (1959) Transplantation immunity in bone homografting. Surg B 41:160
4. Ecke H (1967) Die Transplantation der Epiphysenfuge. Vorträge aus der praktischen Chirurgie, Heft 77. Enke, Stuttgart
5. Ecke H, Neubert C, Haas R, Rehm KE, Völkel W, Schultheis KH (1982) Ergebnisse nach autologen Knochenspanverpflanzungen – eine elfjährige Behandlungsperiode. Unfallchirurgie 8:392
6. Faupel L, Kunze K, Karfuke H, Winkler B (1985) Durchblutungsmessungen an frei transplantierten Rippen- und Beckenkammspänen mit der Tracer-mircrospheres-Methode. Unfallchirurgie 11:55
7. Kunze KG, Kraus J, Winkler B, Wüsten B (1978) Messung der Knochendurchblutung mit der Tracer-microspheres-Methode. Unfallchirurgie 4:253
8. Kunze KG, Faupel L, Kenne M (1982) Die Knochendurchblutung und ihr Verhalten nach Osteotomien und Osteosynthesen – Langzeituntersuchungen bei Schäferhunden. Hefte Unfallheilkd 158:54–59
9. Lexer E (1915) Blutige Vereinigung von Knochenbrüchen. Dtsch Z Chir 133:170
10. Lexer E (1920) Über die Entstehung von Pseudarthrosen nach Frakturen und nach Knochentransplantationen. Langenbecks Arch Chir 119:520

11. Lexer E (1924) Die freien Transplantationen, Teil 3. Enke, Stuttgart
12. Matti H (1932) Über freie Transplantation von Knochenspongiosa. Langenbecks Arch Chir 168:236
13. Schmelzeisen H, Bado Z (1979/1980) Das autologe Rippenresektat zur Behandlung größerer Knochenzysten. Chir Prax 26:653

Primärer Defekt

Die Knochentransplantation im Bereich der Wirbelsäule

D. Wolter, D. Eggers und C. Jürgens

Abteilung für Unfall-, Wiederherstellungs- und Handchirurgie, Allgemeines Krankenhaus St. Georg (Ltd. Arzt: Prof. Dr. D. Wolter), Lohmühlenstraße 5, D-2000 Hamburg 1

Einleitung

Die autologe Knochentransplantation stellt neben der Stabilisierung mit Implantation die wichtigste Maßnahme dar, um das Operationsziel, d.h. ein funktionsfähiges, möglichst anatomisch rekonstruiertes Achsenorgan zu erreichen. Die Benutzung von ausschließlich autologem Knochenmaterial erscheint dabei aus folgenden Gründen notwendig [11]:

1. Das autologe Knochenmaterial stellt nach allgemeiner Auffassung das beste Transplantatmaterial dar.
2. Homologe oder Fremdmaterialien sind einem erhöhten Infektionsrisiko ausgesetzt und heilen schlechter ein.
3. Gerade im Bereich der Wirbelsäule sollte jedes zusätzliche Risiko von seiten des Implantat- und Transplantatmaterials vermieden werden, da sekundäre Eingriffe sich hier als besonders schwierig erweisen.

Indikation

Trotz der vielfältigen Anwendungsmöglichkeiten lassen sich 3 große Gruppen abgrenzen:

1. *Defektauffüllung* bei Traumen, Infekten, Osteolysen gutartiger Tumoren u.a.
2. *Anlagerung* von Knochenmaterial an die knöcherne Wirbelsäule, z.B. als biologische Absicherung einer Verbundspondylodese, bei malignen osteolytischen Tumoren oder bei Versteifungsoperationen aus anderen Gründen.

Hefte zur Unfallheilkunde, Heft 185
Herausgegeben von D. Wolter/K.-H. Jungbluth
© Springer-Verlag Berlin Heidelberg 1987

3. Dorsale und ventrale *intersegmentale Knochentransplantation,* z.B. bei traumatischen Instabilitäten und degenerativen Erkrankungen.

Transplantate

Wir benutzen folgende 3 Transplantatformen:

1. den autologen kortikospongiösen Block bei kleinem Defekt [8],
2. den autologen kortikospongiösen Sandwichblock bei großem Defekt [10, 11],
3. die autologe Spongiosa zur transpedunkulären Defektauffüllung bei Infekten oder zur Anlagerung [3, 6].

Kleinere Defekte stellen in der Regel keine Probleme in bezug auf Größe und Form der Transplantate dar. Die jeweilige Operationstechnik ist durch die Arbeiten von Robinson, Caspar u.a. weitgehend standardisiert worden [1, 8].

Die Auffüllung von Defekten beim Ersatz von Lendenwirbelkörpern kann dagegen schwierig sein, da hier ein großes und möglichst belastungsfähiges Transplantat benötigt wird. Louis benutzt autologe kortikale Knochentransplantate (Fibula), da er bei der Verwendung von kortikospongiösen Transplantaten einen Korrekturverlust beobachtet hat (Louis 1985, persönliche Mitteilung).

Nach unseren Erfahrungen läßt sich ein großer ventraler Defekt durch einen sog. Sandwichblock auffüllen. Dieses Transplantat ist dadurch gekennzeichnet, daß mehrere große kortikospongiöse Knochenstücke durch 1 oder 2 Kleinfragmentspongiosaschrauben zu einem festen Block vereinigt werden. Die Entnahme erfolgt aus der Beckenschaufel. Das große Knochenstück wird in 2 oder 3 Teile zersägt, die paßgerecht aufeinander gelegt werden [11]. Dieser zusammengesetzte kortikospongiöse Block weist eine hohe Belastungsfestigkeit auf und ist in der Lage, auch große Defekte zu überbrücken (Abb. 1).

Entnahmestelle

Die Entnahmestelle des Transplantats ergibt sich aus dem geplanten Eingriff:

— ventrale Halswirbelsäule	— vorderer Beckenkamm
— ventrale Brust- und Lendenwirbelsäule	— gleichseitige Beckenschaufel
— dorsale Halswirbelsäule	— hinterer Beckenkamm bzw. mittlere Anteile der Beckenschaufel
— dorsale Brust- und Lendenwirbelsäule	— hintere Beckenkämme

Beide Operationsgebiete werden gleichzeitig abgedeckt, so daß die Entnahme des Knochenmaterials versetzt oder gleichzeitig mit dem Wirbelsäuleneingriff durchgeführt werden kann. Bei der Entnahme des Transplantatmaterials müssen die Risiken und Komplikationsmöglichkeiten beachtet werden.

Hier ist neben Infekt und Hämatom in erster Linie die Schädigung des N. cutaneus femoris und die Beeinträchtigung der Konfiguration des Beckenkamms zu nennen. In der Literatur wird weiterhin beschrieben, daß bei der Entnahme von großen kortikospongiösen Anteilen aus der Beckenschaufel sich eine Hernie entwickeln kann [2]..

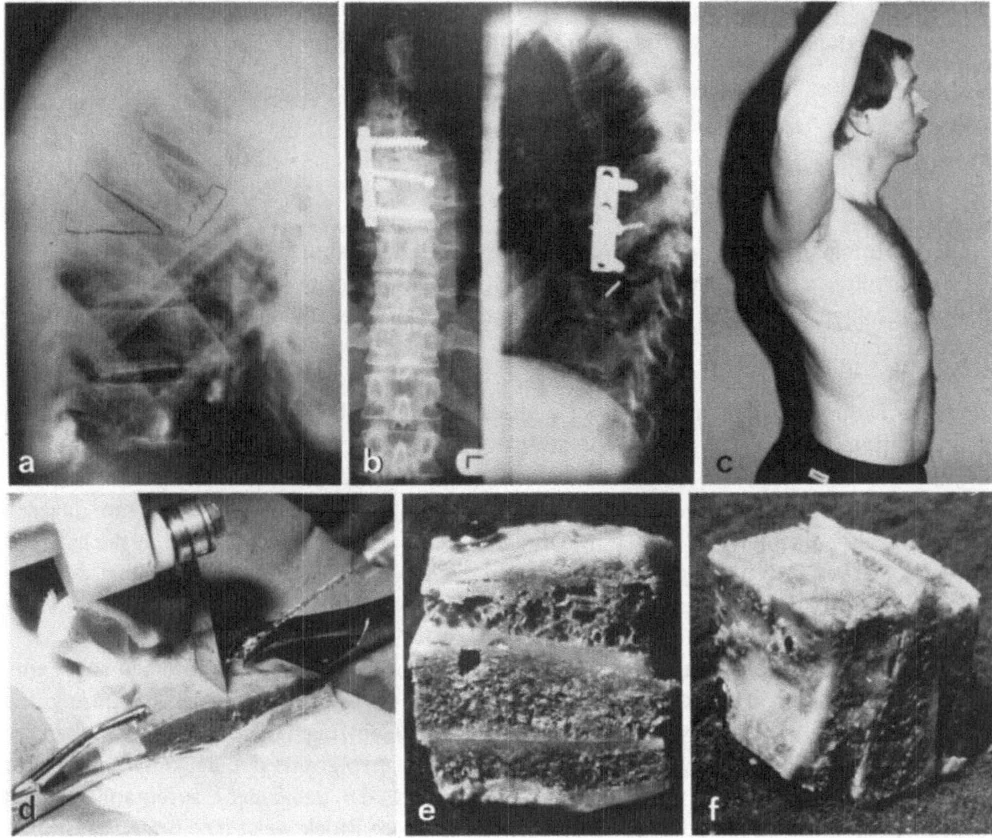

Abb. 1a—f. Herstellung eines kortikospongiösen Sandwichblocks durch Zuschneiden und Fixierung der einzelnen corticospongiösen Anteile durch Kleinfragmentzugschrauben (a—c). Ersatz des 8. BWK nach vorausgegangener Kompressions-Luxationsfraktur (Typ ABD II) durch einen Sandwichblock nach Teilresektion des Wirbelkörpers sowie der angrenzenden Zwischenwirbelscheiben. Zusätzliche Stabilisierung durch eine ventrolateral angelegte Platte (d—f)

Vorbereitung des Transplantatbettes

Die Vorbereitung des Transplantatbetts ist für die Einheilung des Transplantats von großer Bedeutung. Entscheidend ist hierbei, daß ein möglichst enger Kontakt zwischen dem knöchernen Transplantatbett und dem eigentlichen Transplantat gegeben ist. Im ventralen Bereich wird man dabei besonders darauf achten, daß eine möglichst genaue Einpassung erfolgt. Dabei ist es selbstverständlich, daß Zwischenwirbelanteile vollständig entfernt werden müssen und die Deck- und Grundplatte mit dem scharfen Löffel angefrischt werden.

Im dorsalen Bereich hat eine möglichst vollständige Entfernung der Weichteile von den Bögen, Dorn- und Querfortsätzen zu erfolgen, wobei ebenfalls dann die Knochenoberfläche mit dem scharfen Löffel oder der Fräse angefrischt werden muß, bevor die autologe Spongiosa angelagert wird (Louis 1985, persönliche Mitteilung).

Präparation des kortikospongiösen Transplantats

Die Präparation des kortikospongiösen Transplantats muß sich nach der Größe des Transplantatbetts richten. Hierbei läßt sich das Ausmaß des Defekts in der Tiefe folgendermaßen bestimmen: Mit Hilfe einer Spreizzange wird der Wirbelsäulenabschnitt so wiet distrahiert, bis eine anatomische Form erreicht ist. Die Öffnung der Spreizzange wird nun markiert, die Spreizzange herausgenommen und in ihre alte Öffnungsposition gebracht. Nun läßt sich an den Branchen exakt die Größe des Defekts abmessen. Die kortikospongiösen Blöcke sollten so angebracht werden, daß die Richtung der Kortikalisanteile in derselben Richtung wie die Hauptbelastung liegt.

Plazierung des Transplantats

Die Plazierung des Transplantats kann dann Schwierigkeiten bereiten, wenn der Defekt durch eine ungenügende Distraktion nicht ausreichend geöffnet ist.

Die Distraktion kann an der Halswirbelsäule durch einen vorher angelegten Haloring erfolgen oder aber auch durch Schrauben, die in die benachbarten Wirbelkörper eingebracht werden und über welche eine Distraktion mit Zangen erfolgt. Die Öffnung des Defekts mit Hilfe von Spreizzangen, deren Branchen im Defekt liegen, ist ebenfalls möglich, jedoch muß bei dieser Anwendung eine Überkorrektur erfolgen, um das Einpassen des Blocks zu ermöglichen. Bei der Herausnahme der Spreizzange besteht die Gefahr, daß das Transplantat disloziert.

Die transpedunkuläre Spongiosaplastik

Durch die Verbesserung der dorsalen Spondylodeseverfahren hat die transpedunkuläre Spongiosaplastik, wie sie von Magerl und Daniaux angegeben wurde, erheblich an Bedeutung gewonnen [3, 6]. Mit ihrer Hilfe werden ventrale Wirbelkörperdefekte, die bei der Reposition und Distraktion von Kompressionsfrakturen des Wirbelkörpers entstehen, aufgefüllt. Hier hat die Erfahrung gezeigt, daß ein frühzeitiger Operationszeitpunkt, falls er von der Gesamtsituation her möglich ist, für den Patienten und den Operateur viele Vorteile besitzt [4, 6, 9]. Die große Anzahl von elastischen Fasern in der spongiösen Wirbelstruktur trägt eintscheidend dazu bei, daß bei einer frühzeitigen operativen Distraktion sich die Wirbelkörperstruktur weitgehend aufrichtet [11].

Die guten Resorptionsergebnisse sind somit nicht nur auf die sog. Ligamento-taxis zurückzuführen, sondern auch auf die elastischen Eigenschaften der spongiösen Knochenstruktur. Diese Federeigenschaft geht mit zunehmender Wartezeit verloren und ist nach wenigen Tagen intraoperativ nicht mehr zu erkennen. Die Indikation zur transpedunkulären Spongiosaplastik ist von mehreren Faktoren abhängig. Hier ist der Grad der Depression des Wirbelkörpers, die Festigkeit des Knochens, das Alter des Patienten, das Ausmaß der Reposition und der Allgemeinzustand des Patienten, insbesondere beim Polytraumatisierten, zu nennen.

Nach Distraktion, Reposition und Stabilisierung der Wirbelsäule erfolgt das beidseitige Aufbohren der Bogenwurzeln des verletzten Wirbelkörpers, zuerst mit dem 3,2-, dann mit

170

dem 4,5-mm-Bohrer. Das Aufbohren mit einer größeren Bohrerdicke (6 mm) hängt von der Bogenwurzeldicke ab.

Mit Hilfe eines Trichters, durch den mit einem Zylinder die einzelnen Spongiosateilchen in den Wirbelkörper eingepreßt werden, wird der Defekt wieder aufgefüllt. Um das zu weite Einpressen des Trichters in den Wirbelkörper zu vermeiden, kann mit Hilfe einer Feststellschraube die Höhe erretiert werden (Abb. 2).

Je nach Größe und Form des Defekts muß die Spongiosaplastik ein- bzw. beidseitig vorgenommen werden. Das Einpressen der Spongiosa kann das Repositionsergebnis verbessern. Bei instabiler Hinterwand besteht jedoch die Gefahr, daß bei forcierter Spongiosaeinbringung ein erneutes Eindrücken der Hinterwand in Richtung des Spinalkanals erfolgen kann. Nach Beendigung der Knochentransplantation erfolgt das Einbeziehen dieser Borgenwurzeln in die Montage durch 2 Spongiosaschrauben, womit ein deutlicher Stabilitätsgewinn zu erzielen ist.

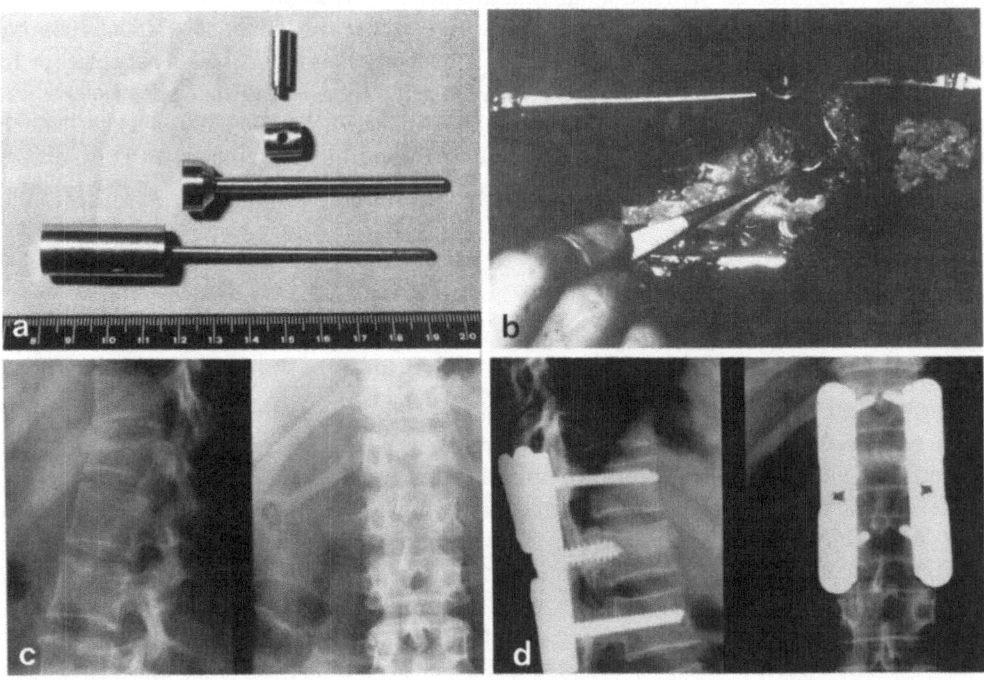

Abb. 2a–d. Transpedunkuläre Spongiosaplastik mit Hilfe eines Implantationsgerätes, bestehend aus einem Trichter, einem darin laufenden Zylinder sowie einer Feststellschraube. Operationssitus: Der Trichter ist durch die Bogenwurzel eingebracht. Die einzelnen zerkleinerten Spongiosaanteile werden mit Hilfe des Stößels in den Wirbelkörper gepreßt (**a, b**). Prä- und postoperatives Bild einer Kompressionsfraktur des 1. LWK (Typ AB I). Weitgehende anatomische Rekonstruktion. Das eingebrachte Knochenmaterial läßt sich im Röntgenbild erkennen (**c, d**)

Kombination von Spongiosa und kortikospongiösen Blöcken

Weniger im Halswirbelbereich als vielmehr im thorakalen und lumbalen Bereich ist die Kombination von autologer Spongiosa und kortikospongiösem Block sinnvoll, da mit der autologen Spongiosa bestehende Restdefekte oder Stufen aufgefüllt bzw. ausgeglichen werden können.

Ein weiteres Anwendungsgebiet für die autologe Spongiosa stellt auch ein ausgelockerter Kanal für die Schraubenimplantation dar. Füllt man diese Schraubenkanäle mit autologer Spongiosa nach dem Dübelprinzip auf, so finden anschließend die eingebrachten Schrauben wieder guten Halt.

Die Transplantation bei benignen oder malignen Tumoren

Bei gutartigen destruierenden Geschwülsten der Wirbelsäule wird im ventralen Bereich der kortikospongiöse Block und im dorsalen Bereich in erster Linie die autologe Spongiosa Anwendung finden. Ist eine pathologische Fraktur noch nicht eingetreten und besteht eine ausreichende Stabilität, so wird der Defekt nach Ausräumung mit autologem Material aufgefüllt (Abb. 3).

Im Gegensatz dazu kann eine pathologische Fraktur eine zusätzliche Spondylodese durch metallische Implantate erfordern [12].

Bei den malignen Tumoren der Wirbelsäule handelt es sich fast ausschließlich um metastatisch bedingte Osteolysen. Der Einsatz der Knochentransplantation muß hier je nach Art des Tumors und der Prognose ausgewählt werden. In den meisten Fällen wird die Verbundspondylodese das Verfahren der Wahl sein, wobei die Implantate durch die zusätzliche Anlagerung einer Spongiosastraße zu den angrenzenden Wirbelsäulenabschnitten biologisch abgesichert werden. Im Verlauf der nächsten Wochen und Monate kommt es in der Regel hier zur Ausbildung einer festen knöchernen Verbindung, die das sekundäre Auslockern des Fremdmaterials verhindert (Abb. 4).

Bei langstreckigen instabilen Osteosynthesen der Halswirbelsäule mit pathologischen Frakturen kann die Kombination eines kortikospongiösen ventralen Blocks in Verbindung mit einem Halofixateur und anschließender Radiatio zu einer belastungsstabilen Wirbelsäule führen.

Diese Kombinationstherapie ist nur dann angezeigt, wenn eine innere Fixation unmöglich ist und die Größe der Osteolyse ein Knochentransplantat sinnvoll erscheinen läßt [5].

Transplantation bei Spondylitis

Ist eine operative Herdsanierung bei entzündlichen Prozessen der Wirbelsäule möglich, so geschieht dies ein- oder zweizeitig durch Ausräumen des entzündeten Bereichs im Sinne einer Sequestrotomie unter Mitnahme der in den Entzündungsproueß einbezogenen Bandscheibenstrukturen, durch Spüldrainagen oder Einlegen von Refobacin-Palacos-Ketten sowie abschließend durch die Auffüllung der Defekte durch autologes Knochenmaterial. Hier bietet sich insbesondere eine Kombination von kortikospongiösen Spänen und Spongiosa an. Auf das Einbringen von Metallimplantaten in die Nähe des Infektionsherdes

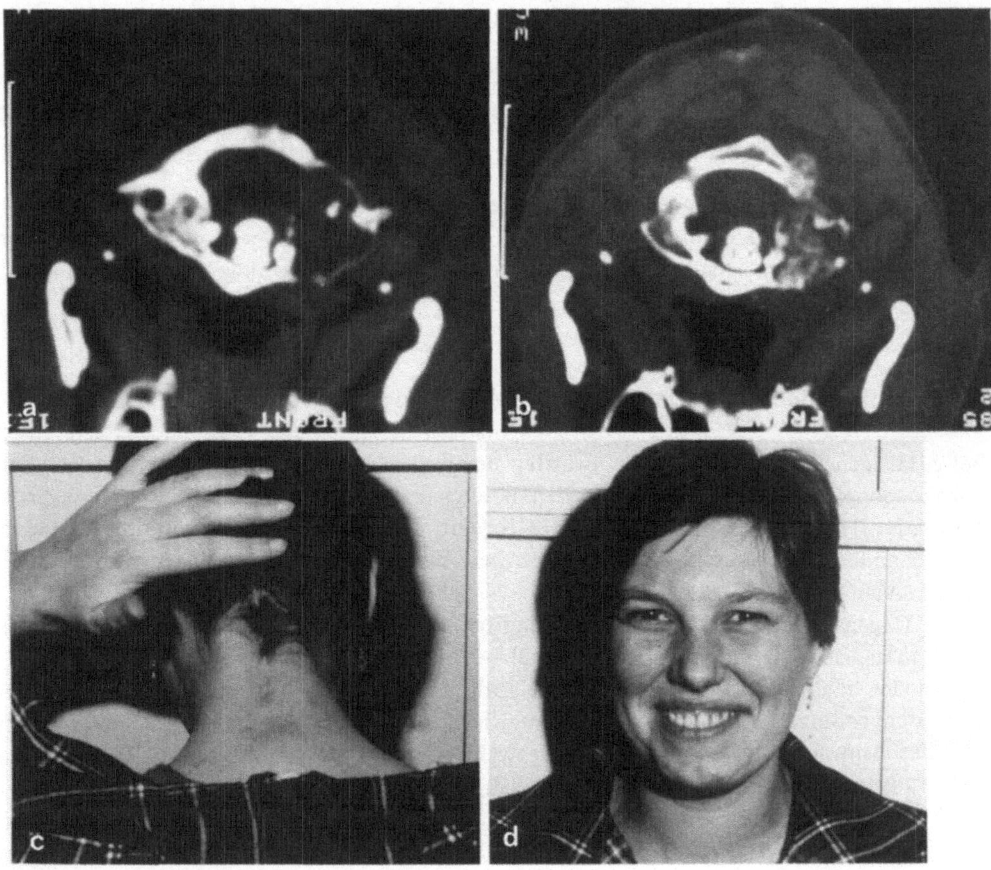

Abb. 3a–d. Große zystische Osteolyse des 1. HWK (aneurysmatische Knochenzyste) mit monatelang bestehenden starken Nackenschmerzen bei einer 30jährigen Frau. Die A. vertebralis läuft durch das Zentrum der Zyste. Ausräumen und Kürettieren der Zyste unter Zuhilfenahme des Operationsmikroskops. Auffüllen der Zyste mit autologer Spongiosa unter Schonung der A. vertebralis (**a, b**). Beschwerdefreiheit wenige Wochen nach dem Eingriff (**c, d**)

sollte in der Regel verzichtet werden. Das bedeutet im Bereich der Halswirbelsäule, daß eine Kombination von Herdsanierung, Knochentransplantation und Halofixateur die Methode der Wahl sein kann. Im Bereich der Brust- und Lendenwirbelsäule dagegen benutzen wir zur Stabilisierung eine dorsale Spondylodese mit der Schlitzlochplatte oder dem Plattenfixateur in Kombination mit einer ventralen Ausräumung und Defektauffüllung mit kortikospongiösen Spänen und Spongiosa. Eine gute Indikation dürfte hier auch der von Magerl eingesetzte Fixateur externe haben, mit dem wir jedoch keine eigenen Erfahrungen besitzen (Abb. 5).

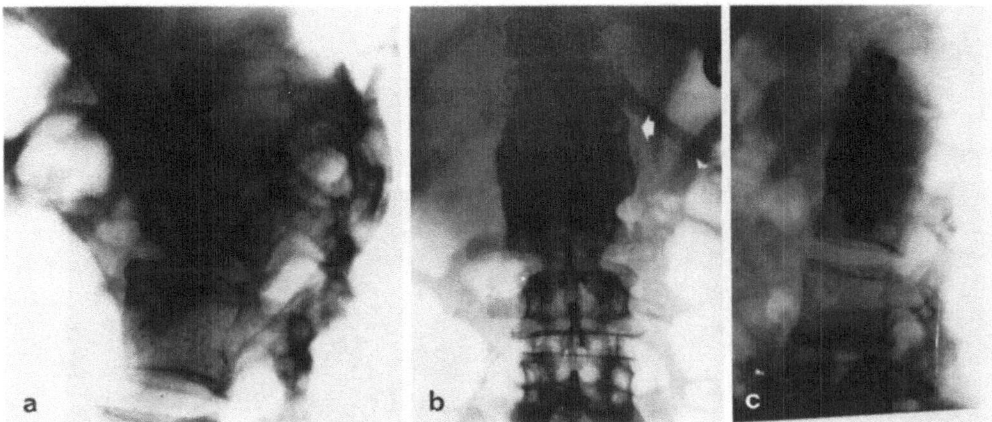

Abb. 4a–c. Destruktion des 1. LWK bei Mammakarzinom. Abgeschlossene Chemo- und Strahlentherapie. Zunehmende Osteolyse. Ersatz des Wirbelkörpers durch ein Distanzstück der ersten Generation und Knochenzement sowie zusätzliche Anlagerung von Spongiosa. 1 1/2 Jahre nach dem Eingriff ist es zu einer festen knöchernen Überbrückung im Bereich der Spongiosaanlagerung gekommen (a–c). Die Patientin war bis zu ihrem Tode durch eine generelle Metastasierung 2 1/2 Jahre nach dem Eingriff im Wirbelsäulenbereich beschwerdefrei

Zusammenfassung

Bei der Knochentransplantation im Wirbelsäulenbereich zur Defektauffüllung, zur Anlagerung sowie zur intersegmentalen Versteifung sollte ausschließlich autologes Material Anwendung finden. Muß das Transplantat primär keine abstützende Funktion übernehmen, so wird autologe Spongiosa, z.B. im Bereich der transpedunkulären Defektauffüllung, eingesetzt. Hat das Transplantat dagegen primär eine Abstützfunktion, so findet bei kleinem Defekt der autologe kortikospongiöse Block und bei großem Defekt der autologe kortikospongiöse Sandwichblock Anwendung. Bei Verbundosteosynthesen stellt die Anlagerung von autologem Knochenmaterial eine biologische Absicherung dar, indem sie einer Auslockerung entgegenwirkt.

Literatur

1. Caspar W (1982) Advances in cervical spine surgery. First experiences with the trapezial osteosynthetic plate and a new surgical instrumentation for anterior interbody stabilization. Orthop News 4:6
2. Crock HV (1983) Practice of spinal surgery. Springer, Wien New York
3. Daniaux H (1983) Technik und Ergebnisse der transpediculären Spongiosaplastik bei Brüchen im thoraco-lumbalen und Lendenwirbelsäulenbereich. Hefte Unfallheilkd 165: 182–184
4. Dick W (1984) Innere Fixation von Brust- und Lendenwirbelfrakturen. Huber, Bern Stuttgart Toronto

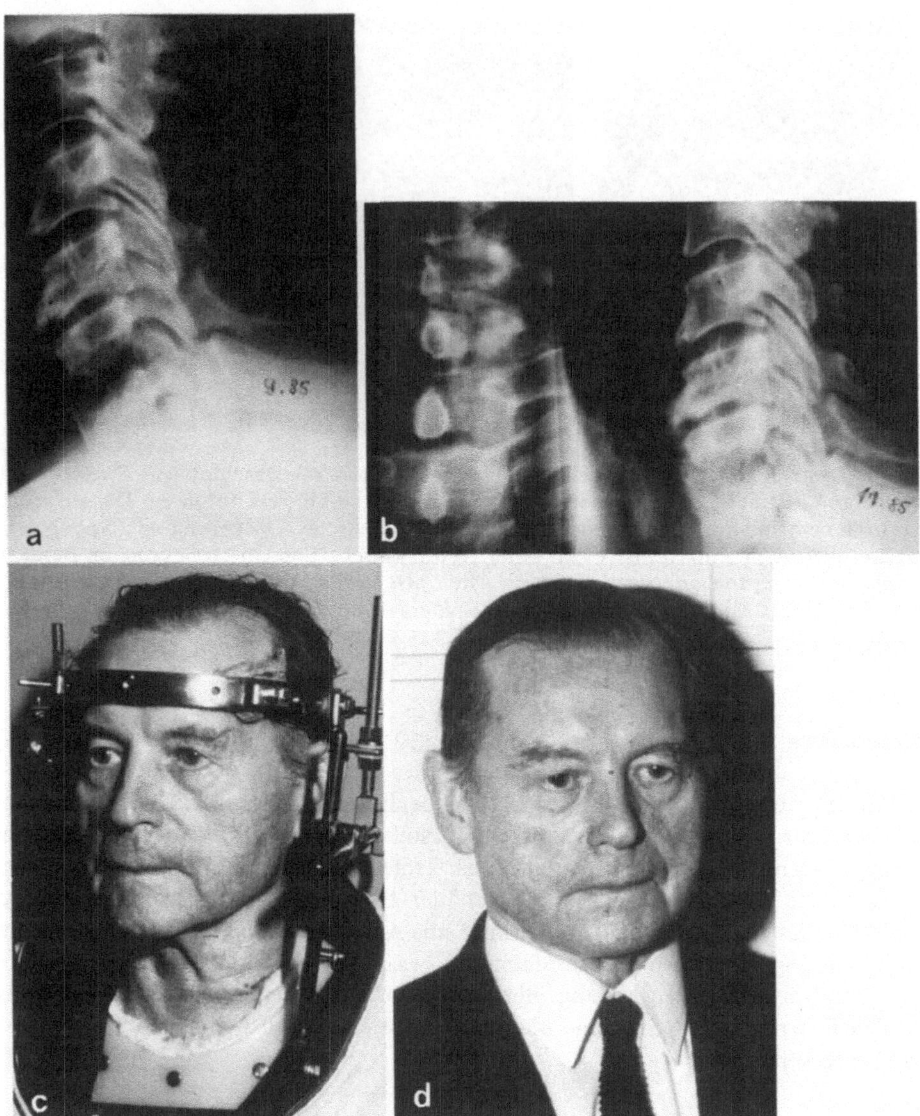

Abb. 5a–d. Spondylodiszitis HWK VI/VII bei einem 72jährigen Mann. Stabilisierung durch
Halofixateur und Ausräumung des Infektionsbereichs unter Mitnahme der Zwischenwirbel-
scheibe. Einpassen eines kortikospongiösen Blocks und Spongiosa (a–c). 10 Wochen nach
dem Eingriff Abnahme des Halofixateurs bei fest durchbautem Wirbelsäulenabschnitt (d).
Der Patient war während der gesamten Behandlungszeit voll mobilisiert

5. Jürgens C, Wolter D, Eggers C (1986) Die Behandlung langstreckiger metastatisch bedingter Osteolysen der Halswirbelsäule durch cortico-spongiösen Block, Halo-Fixateur und Radiatio. 2. Seminar für Wirbelsäulenchirurgie, Allgem. Krankenhaus St. Georg, Hamburg
6. Magerl F (1985) Der Wirbelfixateur externe. In: Weber BG, Magerl F (Hrsg) Fixateur externe. Springer, Berlin Heidelberg New York Tokyo
7. Rathke FW, Schlegel KF (1974) Wirbelsäule und Becken. In: Hackenbroch M, Nitt AN (Hrsg) Orthopädisch-chirurgischer Operationsatlas, Bd III. Thieme, Stuttgart
8. Robinson RA, Riley LJV (1975) Techniques of exposure and fusion of the cervical spine. Clin Orthop 109:78–84
9. Roy-Camille R (1980) Management of fresh fractures of the thoracic and lumbar spine. Hefte Unfallheilkd 148:18–27
10. Wolter D (1983) Die ventrale Plattenspondylodese der Brust- und Lendenwirbelsäule. 2. AO-Seminar, Bochum (Mai 1983)
11. Wolter D (1985) Die Wiederherstellung der Knochenstatik nach Defekten an der Wirbelsäule. Hefte Unfallheilkd 174:530–541
12. Wolter D, Eggers C, Schwabe G (1982) Dekomprimierende und stabilisierende Maßnahmen bei Osteolysen und pathologischen Frakturen der Wirbelsäule unter Verwendung eines Teleskop-Distanzstückes. In: Wolter D (Hrsg) Osteolysen – Pathologische Frakturen, I. Paul Sudeck-Symposium. Thieme, Stuttgart, S 154–175

Gelenkbereich

Die Behandlung von Knochendefekten an der Hand

B.-D. Partecke

Abteilung für Handchirurgie und Plastische Chirurgie (Leitender Arzt: Prof. Dr. D. Buck-Gramcko), Berufsgenossenschaftliches Unfallkrankenhaus, Bergedorfer Straße 10, D-2000 Hamburg 80

Bei den Knochendefekten an der Hand können im wesentlichen 2 Gruppen unterschieden werden. Zur ersten gehören jene Defekte, die nach Kontinuitätsresektion zur Behandlung von Tumoren und tumorähnlichen Knochenerkrankungen entstehen. Die zweite Gruppe umfaßt die angeborenen und die traumatisch erworbenen Defekte. Die Defektüberbrückung erfolgt fast ausschließlich entweder mit autologen kortikospongiösen Knochenspänen oder Spongiosa aus den vorderen Beckenkämmen. Die Ausnahme davon bildet das am Gefäßstiel übertragene, von der Kortikalis befreite Os pisiforme als vaskularisierte Spongiosa zur Behandlung der Mondbeinnekrose im Stadium I nach Decoulx oder eines starken zystisch veränderten Mondbeins (Kienböck 1910; Decoulx et al. 1957; Beck 1971).

Hefte zur Unfallheilkunde, Heft 185
Herausgegeben von D. Wolter/K.-H. Jungbluth
© Springer-Verlag Berlin Heidelberg 1987

Bei primär gutartigen Knochentumoren wird die radikale Resektion im Gesunden vorgezogen, wenn Lage und Ausdehnung der Geschwulst Rezidive oder zu erwartende Entartung die übliche Ausräumung und Spongiosafüllung unzweckmäßig oder sogar unzureichend erscheinen lassen. Bei semimalignen oder malignen Tumoren wird zusammen mit einem Knochenpathologen entschieden, ob nicht radikalere Maßnahmen, so z.B. eine Amputation, sinnvoller sind.

Zu den gutartigen Tumoren gehören die Enchondrome, die keine Beschwerden machen und häufig rein zufällig erkannt werden. Eine Entfernung ist dennoch ratsam, kommt es doch nicht selten vor, daß durch Bagatelltraumen der Knochen infolge ungenügender Stabilität frakturiert. Durch eine in die Kortikalis gestanzte kleine Öffnung erfolgt die vollständige Ausräumung und Auffüllung mit autologer Spongiosa. Eine kurzfristige, nicht länger als 2–3 Wochen dauernde Gipsruhigstellung in Funktionsstellung je nach Ausdehnung des Enchondroms ist erforderlich.

Bei stark zystisch veränderten und aufgetriebenen Knochen des Handskeletts ist die totale Resektion des betroffenen Knochens der Ausräumung vorzuziehen. Die Defektüberbrückung erfolgt mit einem kortikospongiösen Knochen aus dem vorderen Beckenkamm. Eine stabile Osteosynthese in Form von Verplattung am Mittelhandknochen oder K-Drähten (Lister 1978) am Fingerknochen setzt die komplikationslose Einheilung voraus. Durch eine stabile Fixation wird erst die Frühmobilisierung ermöglicht, die einen wichtigen Faktor zur Erlangung einer ausreichenden Funktion darstellt. Bei der räumlichen Enge der Gleitgewebe zum Knochen gerade im Handbereich ist die Gefahr der Verwachsung und Verklebung der Strukturen besonders groß. Aus diesem Grund ist eine frühzeitige, gezielte Krankengymnastik, verbunden mit der Ergotherapie, unerläßlich.

Therapeutische Probleme bereiten Knochentumoren in Gelenknähe, bei denen Teile der Gelenkflächen zur vollständigen Ausräumung reseziert werden müssen. Hier stellt sich die Frage, ob eine Arthrodese oder eine gelenkerhaltende operative Maßnahme ergriffen werden soll. Besonders die Grundgelenke der Langfinger und das Daumensattelgelenk stellen für die Greiffunktion der Hand einen hohen Stellenwert dar, während die Versteifung der anderen Fingergelenke, der Handwurzelknochen und des Handgelenks keine so wesentliche Funktionsbehinderung bedeutet.

Bei dem Knochentumor des Köpfchenbereichs des 3. Mittelhandknochens handelte es sich um ein Chondroblastom (Abb. 1). Um das Grundgelenk erhalten zu können, wurde zunächst nur eine Ausräumung und Spongiosaplastik vorgenommen. Leider kam es zu einem Rezidiv (Abb. 2), so daß doch eine vollständige Resektion der distalen 2/3 des Mittelhandknochens und eine Defektüberbrückung mit einem Beckenkammstan erfolgen mußten (Abb. 3). Zur Erhaltung einer Funktion wurde der Knochenspan als Gelenkköpfchen geformt und eine Perichondriumplastik (Skoog u. Johansson 1957) durchgeführt. Die vorher abpräparierten Gelenkseitenbänder konnten in den Knochen refixiert und somit eine ausreichende Seitenbandstabilität erreicht werden. Das postoperative Ergebnis nach 2 Jahren zeigte eine zufriedenstellende Funktion mit einem leichten Streckdefizit von 10° (Abb. 4) und einem vollen Faustschluß sowie einer Beugefähigkeit im Grundgelenk von 75° (Abb. 5). Im Röntgenbild lag ein gut entrundetes Köpfchen vor. Die Ansatzstellen der reinserierten Seitenbänder zeigten geringe Verknöcherungen (Abb. 6). Eine Arthrose im Gelenk lag nicht vor. Die Patientin ist vollkommen beschwerdefrei.

Das gleichzeitige Einbringen eines kortikospongiösen Spans und einer Silastikprothese bei Gelenkdefekten zur Erhaltung einer Funktion bringt nicht den gewünschten Erfolg. Die Implantation der Prothese in den Span bereitet keine Schwierigkeiten und stellt keinen Nachteil für die Knocheneinheilung dar. Die zu erwartende Funktion ist jedoch nicht vielversprechend, wobei selten mehr als ein geringes Bewegungsausmaß erzielt werden kann.

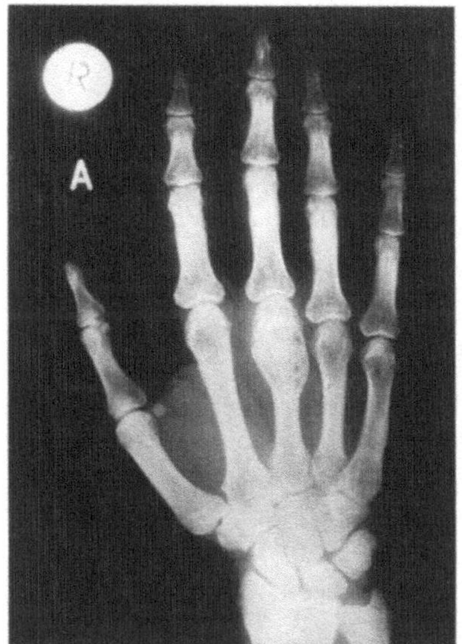
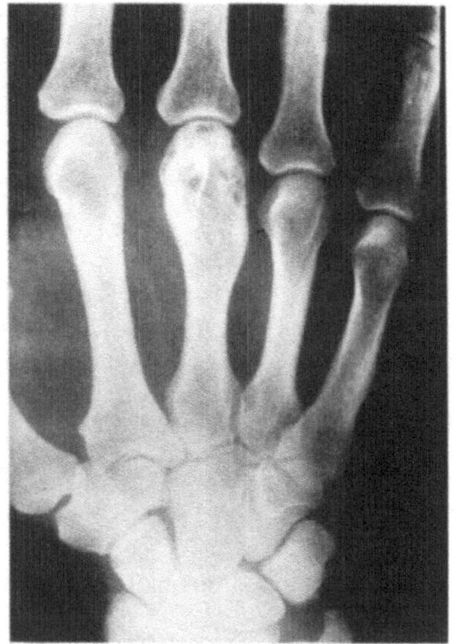

Abb. 1. *(Links)* Chondroblastom des 3. Mittelhandknochens rechts

Abb. 2. *(Rechts)* Rezidiv trotz Ausräumung und Spongiosaauffüllung

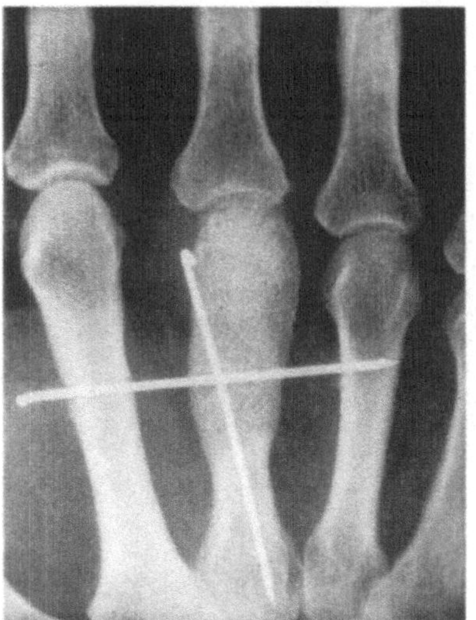
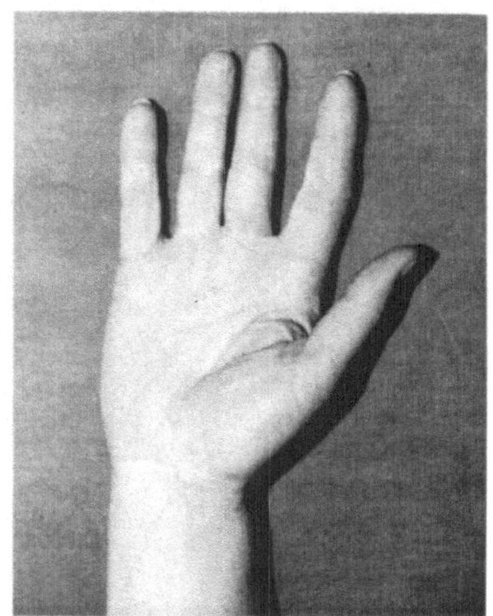

Abb. 3. *(Links)* Vollständige Resektion der distalen 2/3 des 3. Mittelhandknochens und Beckenspanersatz mit gleichzeitiger Perichondriumplastik am Grundgelenk

Abb. 4. *(Rechts)* Funktion nach 2 Jahren mit Streckung des 3. Fingers

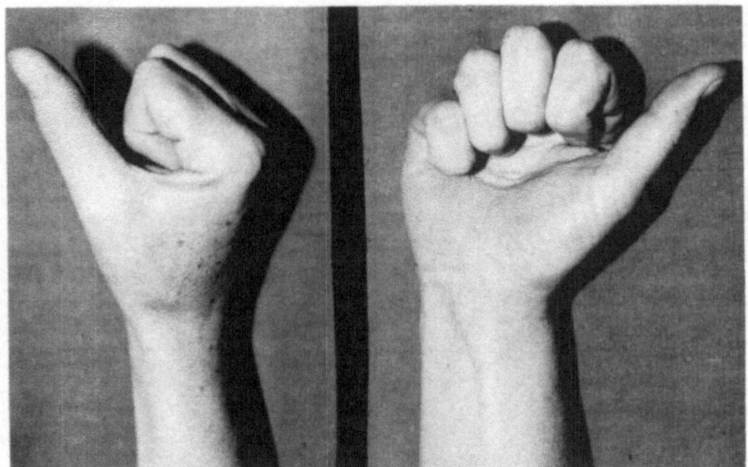

Abb. 5. Ungehinderter Faustschluß der rechten Hand

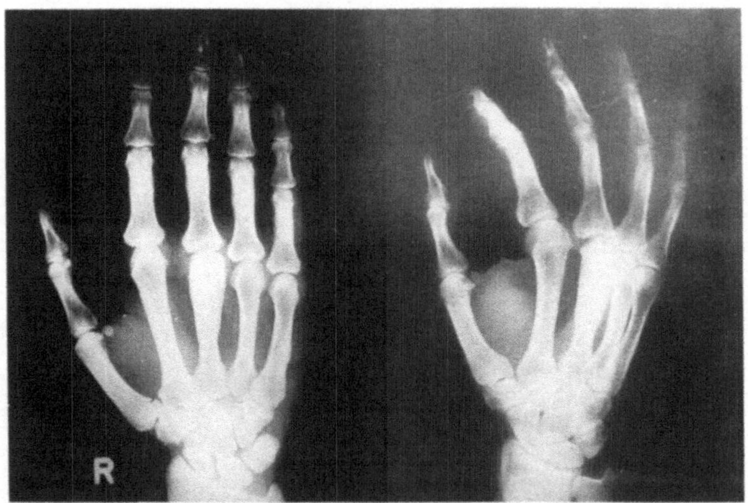

Abb. 6. Geringe Verknöcherung der Ansatzstellen der reinserierten Seitenbänder

Die mikrovaskuläre Übertragung einzelner Zehengelenke ist durch die großen Fortschritte im Bereich der mikrovaskulären Chirurgie ermöglicht worden (Haw u. O'Brien 1977). Eine größere Fallzahl sowie Langzeitergebnisse müssen jedoch darüber Auskunft geben, ob die freie Übertragung von Zehengelenken mit mikrovaskulärem Anschluß einen Vorteil bietet.

Von der Vielzahl der angeborenen Fehlbildungen und Knochendefekten an der Hand sollen hier nur die Formen der Symbrachydaktylie Erwähnung finden. Um eine Greiffunktion zu bekommen, werden 1 oder 2 Finger durch Knochenspaninterposition oder Aufstockung im Grundgliedrest verlängert. Der Weichteilmantel wird dabei so weit gedehnt, wie es die Durchblutung zuläßt, wodurch die Sensibilität erhalten bleibt.

Bei der Interpositionsverlängerung wird der Knochen quer osteotomiert und ein Span dazwischen gesetzt. Dieser kann von einem anderen Mittelhandknochen, der nicht weiter benötigt wird, oder vom Beckenkamm unter Schonung der Wachstumsfuge sowie von der Fibula entnommen werden. Die Fixation wird mit K-Drähten und intraossären Drahtnähten vorgenommen.

Eine Verlängerung mittels Spanaufstockung muß in den Fällen erfolgen, in denen die Grundgliedreste zu klein sind und somit eine Interposition nicht mehr möglich ist. Der große Nachteil der Aufstockung liegt in der manchmal fast vollständigen Resorption des Knochenspans. Welche Faktoren eine entscheidende Rolle für das Ausmaß der Resorption spielen, ist nicht bekannt, da die Spanauflösung von Patient zu Patient sowie von Finger zu Finger unterschiedlich stark sein kann. Das Einbringen von periostgedeckten Zehengrundgliedern scheint hier eine Ausnahme zu machen, wie die bisherigen Ergebnisse aufzeigen konnten (Goldberg u. Watson 1982; Carroll u. Green 1975).

Von den traumatisch erworbenen Knochendefekten steht die Kahnbeinpseudarthrose an erster Stelle. Die Behandlung wird durch Aushöhlung der beiden Fragmente und Auffüllung mit einem spongiösen Beckenkammspan nach der von Matti und Russe (Matti 1932; Russe 1954, 1960) angegebenen Operationsmethode vorgenommen. Eine oft lange, manchmal bis zu 4 Monaten dauernde Gipsruhigstellung schließt sich an, bis ein ausreichender Knochendurchbau erfolgt ist. Zunächst wird eine 6wöchige Gipsruhigstellung in einem Oberarmgips vorgenommen, danach reicht eine Unterarmgipsruhigstellung bis zum knöchernen Durchbau aus. Um diese recht lange dauernde Immobilisierung abzukürzen, führen wir seit ca. 1 1/2 Jahren die Kahnbeinverschraubung mit der Herbert-Schraube durch (Herbert 1982; Herbert u. Fischer 1984). Im Gegensatz zu den bisher üblichen Schrauben (Streli-Schraube, AO-Schraube) (Streli 1970; Gasser 1965) hat die Herbert-Schraube an beiden Enden je ein Gewinde. Da beide Gewinde gegenläufig sind, kann eine Kompression ausgeübt werden. Die Schraube wird vollends in den Knochen versenkt und braucht deshalb später nicht entfernt zu werden. Die Pseudarthrose wird reseziert, ein spongiöser Block eingesetzt und die Herbert-Schraube mit Hilfe eines Zielgeräts so eingebracht, daß die beiden Kahnbeinfragmente mit dem Knochenblock unter Kompression zusammenkommen. Eine Immobilisierung von etwa 6–8 Wochen wird benötigt, wobei oft nur noch ein Unterarmgips angelegt werden muß.

Spielt bei den Tumoren die ausreichend im Gesunden liegende Resektion die entscheidende Rolle, so ist bei traumatischen Knochenweichteildefekten eine gute Weichteilbedeckung von außerordentlicher Wichtigkeit. Nur dann kann ohne das Risiko einer Infektion eine primäre Knochenspanübertragung zur Defektüberbrückung vorgenommen werden. Kleine Defekte können mit einem lokalen Verschiebelappen, größere mit Fernlappen, wie z.B. Bauchhaut- oder Leistenlappen, verschlossen werden. Ist eine sichere Weichteilbedeckung nicht bei der primären Versorgung zu erreichen, ist es vorteilhafter, zunächst eine Distanzosteosynthese vorzunehmen, um dann später eine Knochenübertragung nach Abheilung durchzuführen. Eventuell können Septopalketten als Platzhalter eingelegt werden.

Neuerdings hat sich der distal gestielte Unterarmlappen zur Deckung von Weichteildefekten sehr gut bewährt. Voraussetzung dafür sind ein intakter Hohlhandbogen und eine A. ulnaris. Sowohl in der A. radialis wie auch in deren Begleitvenen kommt es zu einer

Stromumkehrung, so daß weder eine Arterien- noch eine Venennaht zusätzlich vorgenommen werden muß.

Liegt ein Knochenweichteildefekt vor, kann mi dem kutanen distal gestielten Unterarmlappen gleichzeitig ein Radiusspan mitgehoben, also ein gestielter osteokutaner Unterarmlappen übertragen werden (Partecke u. Buck-Gramcko 1983). Der Knochendefekt im Radius muß zur Vermeidung einer Fraktur mit Spongiosa aufgefüllt werden und es muß eine Plattenfixation erfolgen. Der Hebungsdefekt am Unterarm wird mit einem Spalthauttransplantat verschlossen. Auf eine Wiederherstellung der A. radialis durch ein Veneninterponat kann verzichtet werden. Thermographisch vorgenommene Untersuchungen zeigten, daß eine Minderdurchblutung und Kälteempfindlichkeit der Hand dabei nicht auftreten.

Bei Vorliegen einer Knocheninfektion ist die übliche vollständige Sequestrotomie und Einlage von Septopalminiketten erforderlich. Eine kurzfristige Antibiotikagabe je nach Austestung sollte hierbei nicht fehlen. Nach Abklingen der akuten Infektionszeichen kann eine Beckenkammspan- oder Spongiosaübertragung nach Entfernung der Septopalminiketten erfolgen. Eine stabile Osteosynthese, wiederum mit K-Drähten und Drahtnähten oder dem Minifixateur externe, ist ebenso indiziert wie eine gute Weichteildeckung, die bei Defekten mit gestielten Fernlappen oder Insellappen vorgenommen werden kann.

Literatur

Beck E (1971) Die Verpflanzung des Os pisiforme am Gefäßstiel zur Behandlung der Lunatummalazie. Handchirurgie 3:64

Carroll RE, Green DP (1975) Reconstruction of hypoplastic digits using toe phalanges. J Bone Joint Surg (Am) 57:727

Decoulx PM, Marchand, Minet P, Razemon JP (1957) La maladie de Kienböck chez le mineur. Lille Chir 12:65

Gasser H (1965) Delayed union and pseudarthrosis of the carpal navicular: Treatment by compressionscrew osteosynthesis. J Bone Joint Surg (Am) 47:249

Goldberg NH, Watson HK (1982) Composite toe (phalanx and epiphysis) transfers in the reconstruction of the aphalangic hand. J Hand Surg 7:454

Haw CS, Mc O'Brien B (1977) Experimental free small joint transfers with microvascular anastomosis. In: Mc O'Brien B (ed) Microvascular reconstructive surgery. Churchill-Livingstone, Edinburgh

Herbert TJ (1982) Management of the fractured scaphoid bone using a new surgical technique. J Bone Joint Surg (Br) 64:633

Herbert TJ, Fischer WE (1964) Management of the fractured scaphoid using a new bone screw. J Bone Joint Surg (Br) 66:114

Kienböck R (1910) Über traumatische Malazie des Mondbeines und ihre Folgezustände: Entartungsformen und Kompressionsfrakturen. Fortschr Röntgenstr 16:77

Lister G (1978) Interosseus wiring of the digital skeleton. J Hand Surg 3:427

Matti H (1932) Über freie Transplantationen von Knochenspongiosa. Langenbecks Arch Chir 168:236

Partecke B-D, Buck-Gramcko D (1983) Der Unterarmlappen als Insellappen oder freier neurovaskulärer Lappen. Handchirurgie (Suppl) 15:32

Russe O (1954) Erfahrungen und Ergebnisse bei der Spongiosaauffüllung der veralteten Brüche und Pseudarthrosen des Kahnbeins der Hand. Wiederherstellungschir Trauma 2:175

Russe O (1960) Fracture of carpal naviculare. J Bone Joint Surg (Am) 42:759

Skoog T, Johansson SH (1976) The formation of articular cartilage from free perichondrial grafts. Plast Reconstr Surg 57:1
Streli R (1970) Perkutane Verschraubung des Handkahnbeines mit Bohrdrahtkompressionsschraube (eine neue Methode). Zentralbl Chir 36:1060

Die klinische Anwendung der gelenknahen Knochentransplantation an der oberen Extremität beim primären Defekt*

R. Meyer-Schell und W. Berner

Unfallchirurgische Klinik der Medizinischen Hochschule Hannover (Direktor: Prof. Dr. H. Tscherne), Konstanty-Gutschow-Straße 8, D-3000 Hannover 61

Die gelenknahe Knochentransplantation an der oberen Extremität ist selten und nur bei bestimmten Bruchformen indiziert. In den letzten 5 Jahren wurden an unserer Klinik jährlich mehr als 200 Knochentransplantationen durchgeführt, insgesamt 1170 derartige Operationen mit autologem oder homologem Material (Abb. 1). Ungefähr jede 4. Spongiosaplastik betraf die obere Extremität, also 263 Fälle (Abb. 2). Diese Fälle beinhalten die primären (Abb. 3) und die sekundären Knochentransplantationen an den verschiedenen Regionen des Arms: Schulter, Oberarmschaft, Ellenbogengelenk, Unterarm und Handgelenk.

An der Schulter wurde in 92 Fällen eine Knochentransplantation durchgeführt. Der weitaus größte Anteil entfällt auf sekundäre Knochenanlagerungen. Die Kapselspanplastik bei habituellen Schulterluxationen steht mit 83 Operationen an 1. Stelle. Die primäre, gelenknahe Knochentransplantation im Schulterbereich wurde in unserer Klinik im Zeitraum von 1980–1984 nur 6mal durchgeführt. Es handelte sich ausschließlich um subkapitale Oberarmtrümmerbrüche, bei denen ein größerer Knochendefekt aufgefüllt werden mußte. In allen 6 Fällen war die Fraktur geschlossen; 3mal benutzten wir homologes und 3mal autologes Knochenmaterial. Die Einheilung erfolgte jeweils problemlos.

Ellenbogengelenksnah erfolgten in den letzten 5 Jahren 6 Knochentransplantationen. Der größte Anteil entfällt in dieser Region auf die primäre Spongiosaplastik. In 5 Fällen wurde bei supradiakondylären Oberarmtrümmerbrüchen wegen der Zerstörung des radialen oder des ulnaren Pfeilers Knochenmaterial angelagert. In 3 Fällen wurde Knochen von autologem und in 2 Fällen von homologem Ursprung benutzt. Einen Unterschied in der Einheilung konnten wir nicht feststellen. Die Beweglichkeit entsprach dem Bewegungsausmaß der supra-diakondylären Humerusfrakturen ohne Knochentransplantation; statistische Aussagen lassen sich wegen der geringen Fallzahl jedoch nicht machen.

---

* Zur Veröffentlichung in der Zeitschrift "Unfallheilkunde"

Hefte zur Unfallheilkunde, Heft 185
Herausgegeben von D. Wolter/K.-H. Jungbluth
© Springer-Verlag Berlin Heidelberg 1987

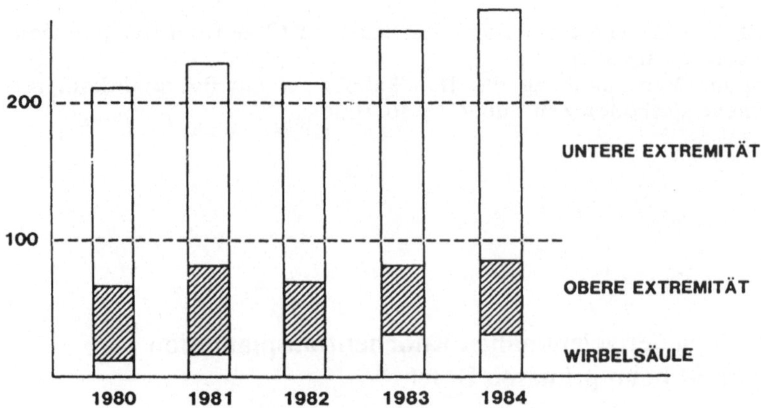

Abb. 1. Anzahl der Knochentransplantationen an der Unfallchirurgischen Klinik der Medizinischen Hochschule Hannover, 1980–1984

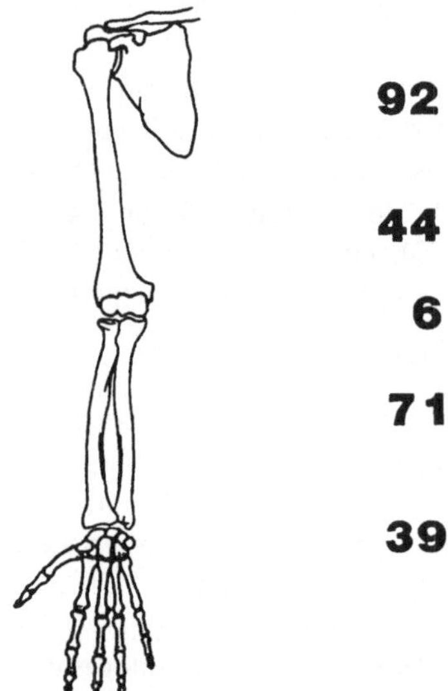

Abb. 2. Knochentransplantation am Arm, 1980–1984

Am Handgelenk führten wir in 39 Fällen eine Knochentransplantation durch. Die meisten Spongiosaplastiken entfallen – wie bereits am Schultergelenk – auf sekundäre Eingriffe: in 18 Fällen erfolgte die Sanierung einer Skaphoidpseudarthrose und in 13 Fällen die Korrekturosteotomie des distalen Radius. Nur 6mal wurde die Indikation zur primären Knochentransplantation bei distalen Radiustrümmerbrüchen gestellt. Größere Defekte nach erfolgter Reposition wurden aufgefüllt. Bei offenen Frakturen wählten wir ausschließlich autologes Material, dies war in 3 Fällen angezeigt. Homologes Material wurde 2mal implantiert. Die Ausheilung der Defekte erfolgte in allen Fällen problemlos; Infekte traten nicht auf.

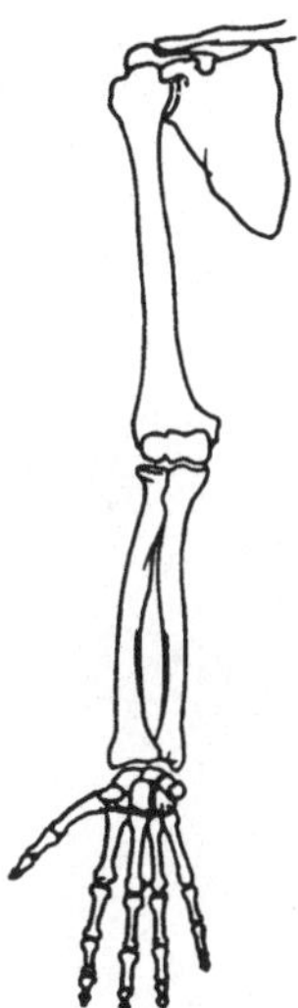

Abb. 3. Anzahl der primären, gelenknahen Knochentransplantationen am Arm, 1980–1984

Fallbeispiele

Fall 1 (Abb. 4). Ein 29jähriger Mann wurde beim Überqueren einer Straße von einem Lkw erfaßt und an der linken Körperseite verletzt. Er erlitt einen Oberarmkopfbruch und einen subkapitalen Oberarmtrümmerbruch, außerdem am gleichen Oberarm eine supra-diacondyläre Fraktur. Der Oberarmkopf wurde verschraubt, der subkapitale Defekt mit einer T-Platte überbrückt und mit autologem Knochenmaterial aufgefüllt. Nach einer Ruhigstellung von wenigen Tagen erfolgte eine funktionelle Nachbehandlung. Bei einer Kontrolluntersuchung nach 6 Monaten war das Schultergelenk bis zur Horizontalen beweglich. Es blieb jedoch eine Axillarisschädigung bestehen.

Fall 2 (Abb 5). Ein 21jähriger Mann, der bei einem Motorradunfall polytraumatisiert wurde: offene Schädelimpressionsfraktur, zweitgradig offene supra-diakondyläre Oberarmdefektfraktur, Unterarmmehrfragmentfraktur, multiple Handbrüche. Über eine Olekranonosteotomie wurde der distale Humerus freigelegt. Es bestand eine Zertrümmerung des radialen Pfeilers, der mit einem autologen Span ersetzt wurde. Nach 2 Wochen Gipsruhigstellung setzte die funktionelle Behandlung ein. Nach 12 Monaten bestand ein Streckdefizit von 55° bei einer Beugung von 95°. Die Pronation-Supination war frei beweglich.

Fall 3 (Abb. 6). Bei diesem Fallbeispiel handelt es sich um einen 29jährigen Mann, der als Motorradfahrer bei einem Frontalzusammenstoß mit einem Pkw verletzt wurde. Er verletzte sich an beiden Unterarmen; rechts eine geschlossene distale Radiustrümmerfraktur und links eine drittgradig offene distale Radiustrümmerfraktur mit Ulnafraktur und hoher Radiusfraktur.
Der Bruch am rechten Unterarm wurde geschlossen reponiert und mit einem Spickdraht und einer Handgelenkstransfixation mittels eines Monofixateurs ruhiggestellt. Links wurden die Schaftbrüche verplattet. Die distale Radiustrümmerfraktur mußte wegen ausgedehnter Defekte mit autologer Spongiosa aufgefüllt werden. Zur Ruhigstellung erfolgte wie auch rechts die Transfixation mit dem Monofixateur.

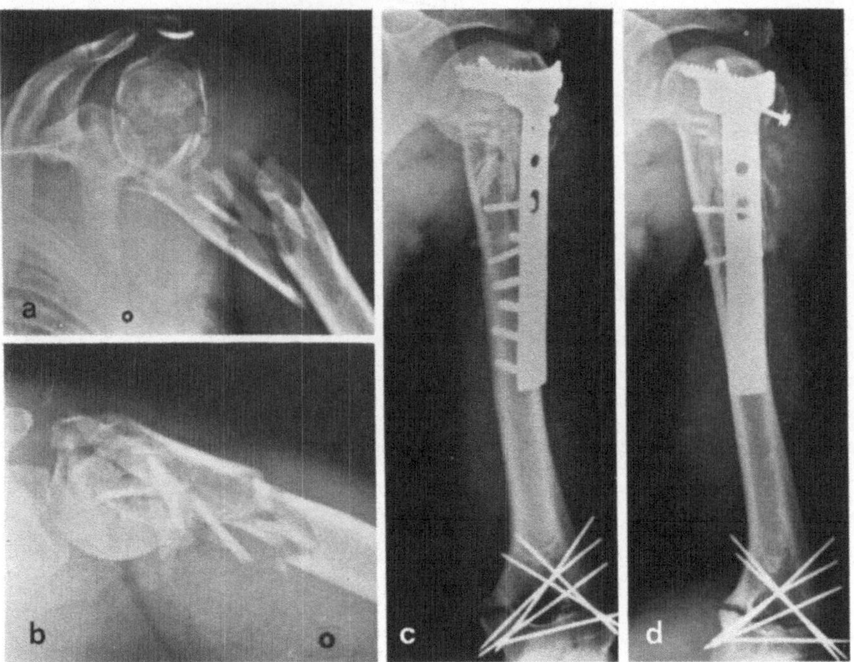

Abb. 4. a, b Unfallaufnahmen, **c, d** postoperative Aufnahmen

Der Fixateur wurde rechts für 5 Wochen und links für 9 Wochen belassen, danach Übungsbehandlung.

Schlußfolgerung

Die primäre, gelenknahe Knochentransplantation an der oberen Extremität gehört zu den seltenen Indikationen der Spongiosaplastik. In 5 Jahren erfolgte sie nur in 17 Fällen von 263 Knochentransplantationen am Arm bzw. von 1 170 insgesamt durchgeführten Transplantationen. Man kann bei dieser geringen Fallzahl keine statistischen Auswertungen vornehmen. Die primäre Knochentransplantation wurde nur bei ausgedehnten Defekten durchgeführt. Hierbei verwendeten wir sowohl homologes als auch autologes Material. Bei offenen Verletzungen erfolgte ausschließlich die autologe Spongiosaplastik.

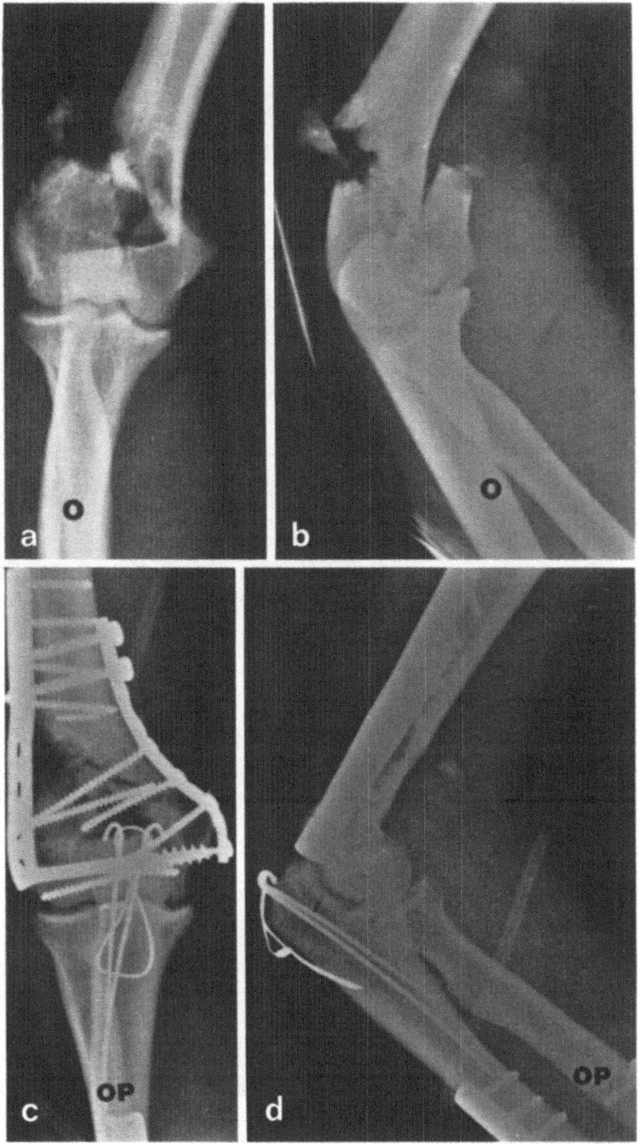

Abb. 5. a, b Unfallaufnahmen, **c, d** postoperative Aufnahmen

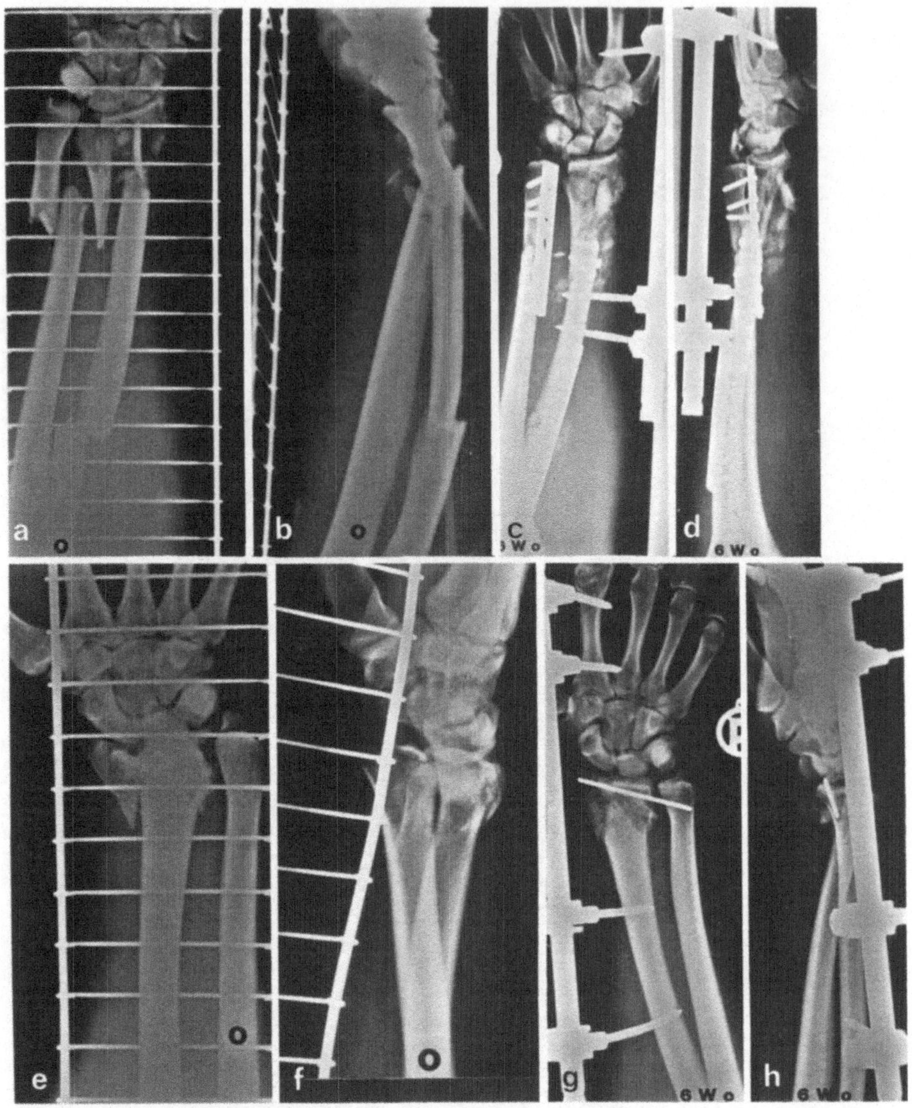

Abb. 6a–h. Linker Unterarm, Unfallaufnahmen (**a, b**), postoperative Aufnahmen (**c, d**); rechter Unterarm, Unfallaufnahmen (**e, f**), postoperative Aufnahmen (**g, h**)

Der primäre gelenknahe Knochendefekt an der unteren Extremität

L. Kinzl

Klinik für Unfall-, Hand- und Wiederherstellungschirurgie, Städtische Kliniken Kassel,
Mönchebergstraße 41, D-3500 Kassel

Primäre, traumatisch entstandene ossäre Defekte im gelenknahen bzw. subchondralen
Bereich sind statischen Erfordernissen zufolge durch den Einbau von autogenem Knochenmaterial aufzufüllen.

Je nach Art, Lage und Größe der Knochendefekte ist zu entscheiden, ob der Einsatz
von Spongiosa, kortikospongiösen Spänen oder eine Kombination beider Elemente ratsam ist.

Zumeist wird es sich jedoch als am günstigsten erweisen, den nach dem Anheben einer
Gelenkimpression entstandenen epimetaphysären Defekt mit reiner kompaktierter Spongiosa aufzufüllen.

Klassisches Beispiel für ein derartiges Vorgehen ist die Tibiakopf- und Pilonfraktur der
unteren Extremität.

In beiden Fällen ergibt sich nach der Gelenkrekonstruktion die zwingende Indikation
zur Unterfütterung, da es anderenfalls bei Belastung zum Kollaps der Oberflächenstrukturen
kommen muß.

Derartige Rekonstruktionen sind schwierig und sollten nur von einem erfahrenen Operateur beurteilt und versorgt werden.

Den Weichteilen ist dabei größte Aufmerksamkeit zu schenken, da Wundheilungsstörungen sich hier leicht katastrophal auswirken können.

Bei starker Schwellung ist deshalb die frühe Versorgung kontraindiziert und erst einige
Tage später nach Weichteilerholung durchzuführen.

Operationstaktisch empfiehlt es sich, standardisiert unter Berücksichtigung der folgenden 4 Punkte vorzugehen:

1. Rekonstruktion der Gelenkfläche,
2. Unterfütterung der reponierten Gelenkpartie mit autologer Spongiosa,
3. Stabilisierung der Fragmente mittels Abstützplatte oder Schrauben und
4. Prüfung des Bandapparats mit evtl. nachfolgender Rekonstruktion (Abb. 1).

Als Inzision wählt man den leicht bogenförmigen Schnitt über der entsprechenden Schienbeinkopfhälfte.

Bei meist lateral liegendem Schaden und Zugang werden anschließend die Retinacula
und die Faszie der lateralen Muskelloge in Faserrichtung etwa 3 mm neben der Tibiakante
gespalten und in einem Stück vom Schienbeinkopfknochen dorsalwärts bis auf Höhe des
Fibulaköpfchens abpräpariert.

Die sich darunter leicht vorwölbende Gelenkkapsel wird sodann unterhalb des Meniskus
quer eröffnet, wodurch wir den unerläßlichen Einblick in das Gelenk erhalten.

Die Gelenkrevision dient der Bestandsaufnahme der intraartikulären Verletzungen an
Menisken, Knorpel, Oberfläche und Bändern.

Hefte zur Unfallheilkunde, Heft 185
Herausgegeben von D. Wolter/K.-H. Jungbluth
© Springer-Verlag Berlin Heidelberg 1987

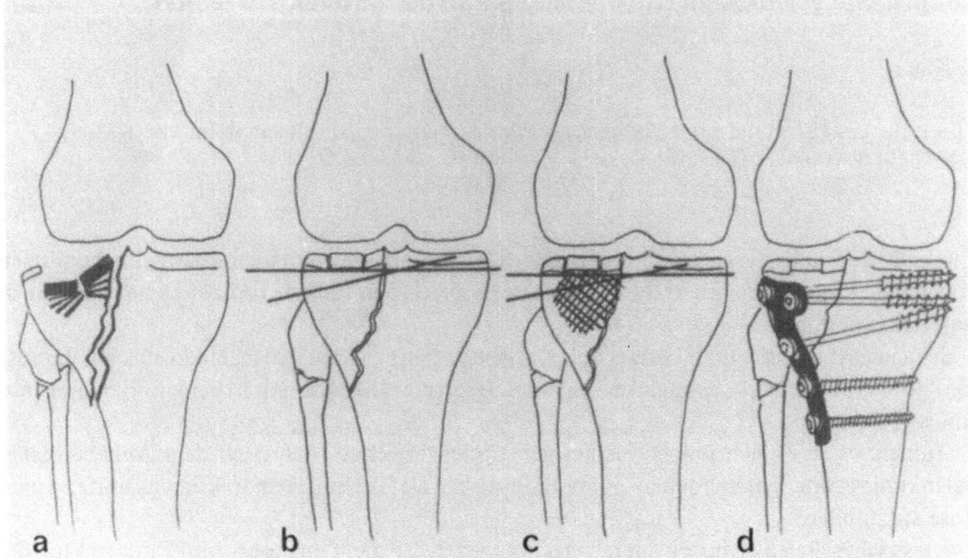

Abb. 1a–d. Schematische Darstellung der Rekonstruktion einer monokondylären Tibiakopfimpressionsfraktur. **a** Posttraumatischer Zustand, **b** nach Anhebung des Gelenkknorpels mit der subchondralen Schicht, temporäre Fixation mittels Kirschner-Drähten. **c** Auffüllung des subchondralen spongiösen Defekts mit autologer Spongiosa sowie **d** Retention mittels T-Abstützplatte

Zur Rekonstruktion der Gelenkfläche empfiehlt sich als estes die provisorische Fixation der angehobenen Fragmente mit Kirscher-Drähten, wobei die spätere Lage der definitiven Implantate eingeplant werden muß.

Während der Wiederaufbau der knorpeligen Gelenkooberfläche am zuverlässigsten unter Sicht zu beurteilen ist, erscheint die Röntgenkontrolle wichtig für die Bestimmung des Repositionsgrads gegenüber dem intakt gebliebenen Tibiaplateau. Leichte Überkorrekturen sind von Vorteil, da geringgradige sekundäre Absenkungen infolge allgemeiner Valgustendenz des öfteren beobachtet werden.

Der Knochendefekt unterhalb der angehobenen und rekonstruierten Gelenkfläche muß mit autologer Spongiosa unterfüttert werden, wobei auf ein sattes Einpressen des Transplantats geachtet werden soll. Zur bewegungsstabilen Fixation der Fragmente verwenden wir in der überwiegenden Anzahl der Fälle die T- oder L-Platte (Abb. 2).

Ähnlich dem soeben dargestellten Vorgehen am Tibiakopf sind die Behandlungsschritte bei Stauchungsbrüchen am distalen Unterschenkel.

Hier gilt es, zuerst die Fibula zu rekonstruieren, anschließend folgt der Wiederaufbau der Gelenkfläche, die durch autologe Spongiosaplastik zu unterfüttern ist. Erst danach wird durch ein Plattenimplantat meist medialseitig abgestützt.

Auch wenn mancherorts die Verwendung von heterologer Spongiosa oder synthetischem Hydroxyapatit für subchondrale Defektauffüllungen angegeben werden, sollten u.E. im epi- bzw. metaphysären Bereich Knochendefekte nur durch das osteogenetisch potenteste

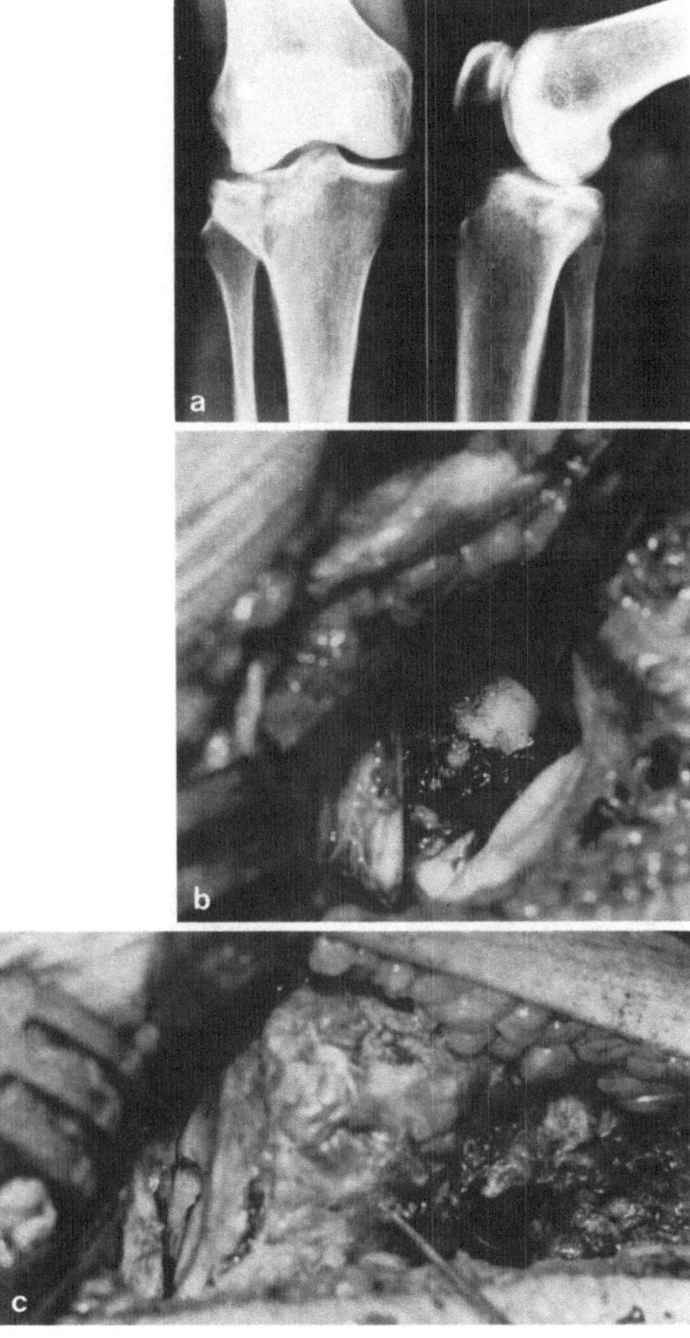

Abb. 2a—g. Monokondyläre Tibiakopfimpressionsfraktur. **a** Posttraumatisches Röntgenbild, **b** Einblick auf die zerstörte laterale Tibiakopfgelenkfläche nach seitlicher Ablösung des lateralen Meniskus, **c** Elevierter, primär traumatisch imprimierter Gelenkknorpel mit der subchondralen Schicht, temporäre Fixation mittels Spickdraht

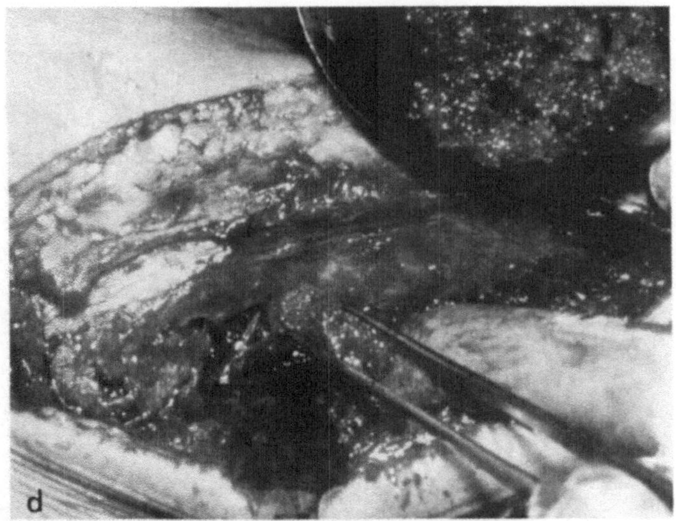

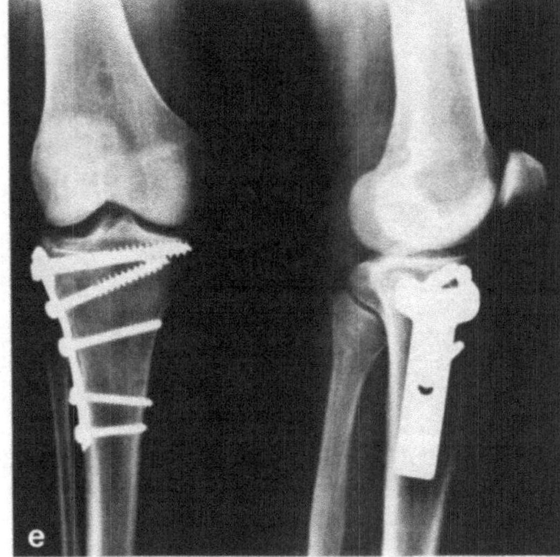

Abb. 2. d Dabei wird der subchondrale spongiöse Defekt über ein Fenster mit Spongiosa aufgefüllt (wobei eine geringfügige Überkorrektur sinnvoll ist), e postoperative Röntgenkontrolle

Material, nämlich autologe Spongiosa, aufgefüllt werden, um einen möglichst ungestörten Frakturheilungsverlauf zu gewährleisten.

Auch wenn Hawkins (1970) die Auffassung vertritt, daß Spongiosaplastiken bei der Rekonstruktion von Talusfrakturen nicht geeignet sind, zu einer Versserung der Vaskularisation beizutragen, so meinen wir doch, daß stets der Versuch einer Defektauffüllung mit autologem Spongiosamaterial vorgenommen werden sollte, da es durchaus gelingen kann, die Überbrückung avitaler Bereiche durch Spongiosaanlagerung zu fördern.

Bei den in letzter Zeit vermehrt operativ angegangenen Kalkaneusimpressionsfrakturen wird es ebenfalls häufig erforderlich, das angehobene zentrale Imprimat durch autologe Spongiosa abzustätzen (Abb. 3).

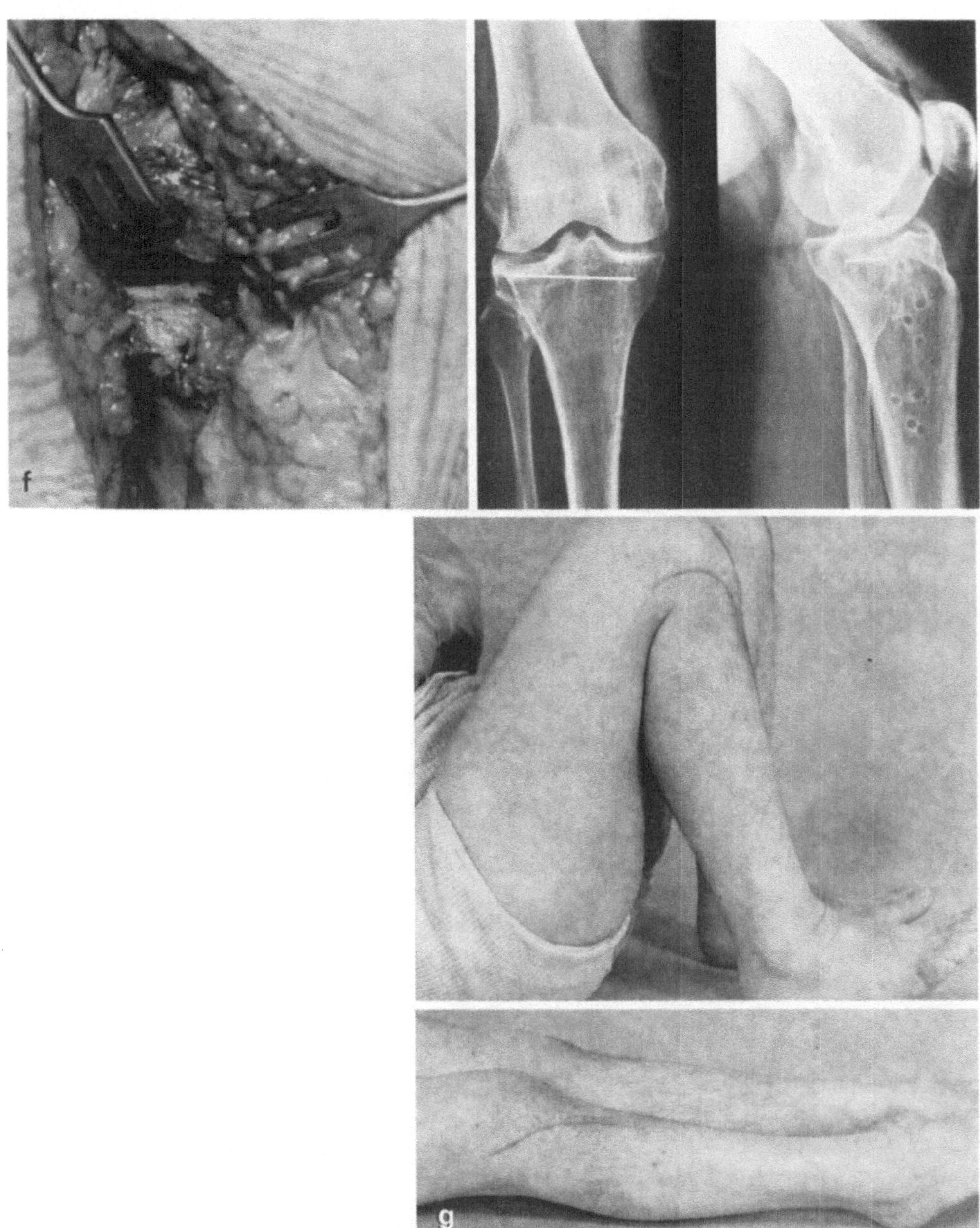

Abb. 2. f Im Rahmen der Metallentfernung Gelenkinspektion, die ein gutes, bleibendes Rekonstruktionsergebnis der Gelenkfläche zeigt, **g** Kniegelenkfunktion nach Metallentfernung

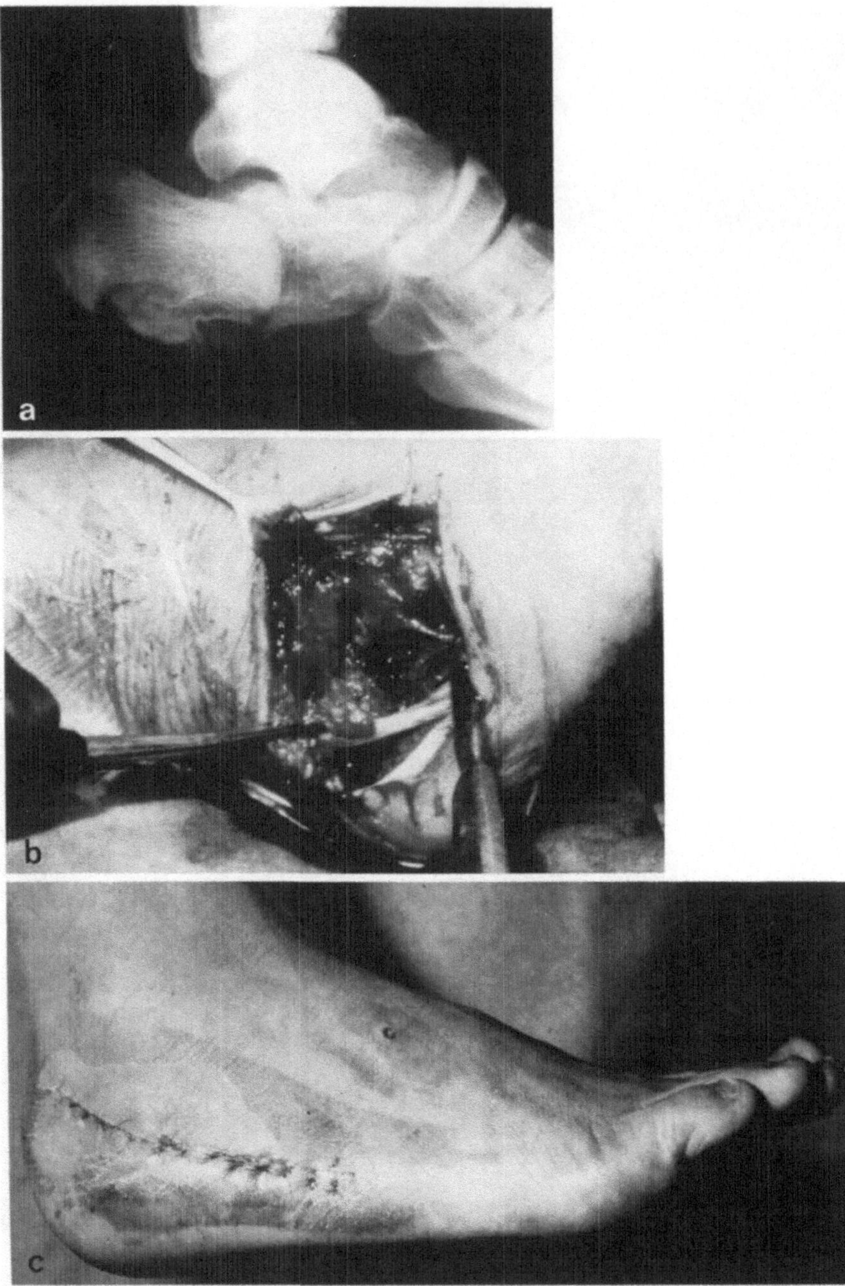

Abb. 3a–d. Kalkaneusmehrfragmentfraktur. **a** Die Kalkaneusmehrfragmentfraktur zeigt eine völlige Nivellierung des Tubergelenkwinkels, **b** Lateraler Zugang unterhalb der Fibulaspitze. Hierbei ist es möglich, nach Aufrichtung den zentralen Defekt am Kalkaneus mittels autologer Spongiosa aufzufüllen, **c** Postoperative Weichteilsituation

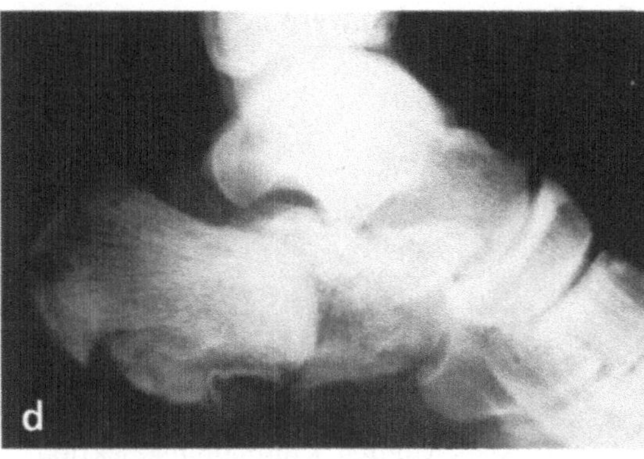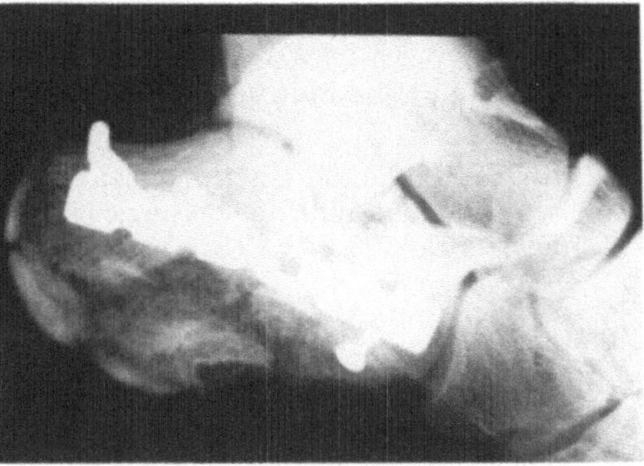

Abb. 3. d Präoperativer Befund mit Abflachung des Tubergelenkwinkels sowie postoperatives Röntgenergebnis mit aufgebautem Kalkaneus und rekonstruiertem Tubergelenkwinkel. Im Zentrum des Kalkaneus war autologe Spongiosa in kompaktierter Form eingebracht worden

Von einem lateralseitigen Zugang unterhalb des Außenknöchels geht man direkt in die Tiefe auf die laterale Kortikalis des Kalkaneus. Die Peronäalsehnen werden davor scharf abgelöst und zusammen mit dem nicht weiter auszupräparierenden N. suralis nach proximal mit einem stumpfen Haken weggehalten. Nach Durchtrennung des Lig. calcaneofibulare erhält man einen genügenden Einblick in das hintere untere Sprunggelenk, in die Impression und die übrigen Frakturlinien sowie in die mehr medial liegenden, meist intakten Gelenkabschnitte.

Die Reposition ist schwierig. Sie erfolgt einerseits durch Zug am Tuber calcanei mittels scharfem Haken, andererseits durch Aushebeln des Imprimats mittels Elevatorium. Das angehobene Imprimat wird dann an die Talusgelenkfläche angepreßt. Der Böhler-Winkel läßt sich nun korrigieren sowie gleichzeitig die seitliche Verbreiterung teilweise beheben.

Die erreichte Stellung wird mit 2–3, z.T. horizontalen, z.T. schräg in den Talus vorgebohrten Kirscher-Drähten provisorisch fixiert, dann die Unterfütterung vorgenommen und schließlich die definitive Stabilisierung mit einer Drittelrohrplatte erreicht.

Literatur

Courvoisier EF (1973) Fractures of the tibial tables. Official publication of the AO (Nov. 1973)
Hawkins LG (1970) Fractures of the talus. J Bone Joint Surg (Am) 52:991
Rüter A (1978) Einteilung und Behandlung der Frakturen des Pilon tibial. Hefte zur Unfallheilkunde 131:143

Knochentransplantation bei primärem Defekt an den Röhrenknochen

K.P. Schmit-Neuerburg und J. Hanke

Universitätsklinikum Essen, Medizinische Einrichtungen der Unverisät, Gesamthochschule Essen, Abteilung für Unfallchirurgie (Direktor: Prof. Dr. K.P. Schmit-Neuerburg), Hufeland-straße 55, D-4300 Essen 1

Einleitung

Knochendefekte an den langen Röhrenknochen entstehen durch Kontinuitätsresektion, Fragmentverlust oder Nekrose devaskularisierter Fragmente. Biomechanisch dem Knochen-defekt vergleichbar sind Mehrfragment- und Trümmerbrüche: Durch eine Plattenosteosyn-these kann die Frakturzone zwar stabilisiert, biomechanisch aber nicht ausreichend neutra-lisiert werden, um eine ungestörte Frakturheilung zu gewährleisten. Durch breite Anlagerung autogener Spongiosa kann dagegen eine ausreichende Knochenbrücke zwischen den Haupt-fragmenten auf der Plattengegenseite geschaffen werden, so daß die angestrebte Neutrali-sierung der Trümmerzone erreicht wird, bevor interfragmentäre Mikrobewegungen zu Resorption, Heilungsverzögerung und Plattenbruch führen. Der primäre Ersatz trauma-tischer Kortikalisdefekte durch autogene Spongiosa und die Spongiosaanlagerung an der Plattengegenseite zur Abstützung und Absicherung stabil fixierter, fraglich devitaler Bie-gungskeile und Trümmerzonen ist inzwischen Routine und fester Bestandteil der Opera-tionstechnik bei Plattenosteosynthesen am Röhrenknochen [3, 4]. Eine Sonderstellung nehmen Kortikalisdefekte bei Schaftfrakturen mit Marknagelindikation ein: Sofern die stabile Abstützung der Hauptfragmente über die halbe Zirkumferenz des Knochenschafts gewährleistet ist, genügt das am Knochendefekt austretende Bohrmehl, um eine lebhafte Knochenneubildung zu induzieren, die innerhalb von 4—6 Wochen den Knochendefekt überbrückt (Abb. 1).

Transplantate und Technik der Transplantation

Bevorzugte Transplantate zum Defektersatz an den Röhrenknochen sind *autogene Spon-giosachips* oder -blöcke aus den bekannten Entnahmestellen [7] am vorderen Becken-kamm, Trochanter major und Tibiakopf. Autogene *kortikospongiöse Späne* zur stabilen Defektüberbrückung können außerdem von der Spina iliaca dorsalis cranialis gewonnen werden. Bei Erschöpfung der körpereigenen Spongiosadepots können in Längsrichtung *gespaltene Rippenspäne* zur Auffüllung großer Knochendefekte und zur stabilen Defekt-überbrückung verwendet werden [3, 4, 7]. Allogene, durch Tiefkühlung bei *-70⁰ C kon-servierte Spongiosa* ist wegen der deutlich verzögerten Vaskularisation und erhöhten Infektionsrisikos für den primären Ersatz traumatischer Kortikalisdefekte ungeeignet [2, 9]. Für *allogene Kompaktatransplantate* besteht eine spezielle Indikation als ortho-tope Ersatzstücke in tumorbedingten Kontinuitätsdefekten, wenn das Transplantat paß-gerecht und stabil eingebaut und mit autogener Spongiosa an den Kontaktstellen abge-sichert wird [13] (s. Abb. 8).

Hefte zur Unfallheilkunde, Heft 185
Herausgegeben von D. Wolter/K.-H. Jungbluth
© Springer-Verlag Berlin Heidelberg 1987

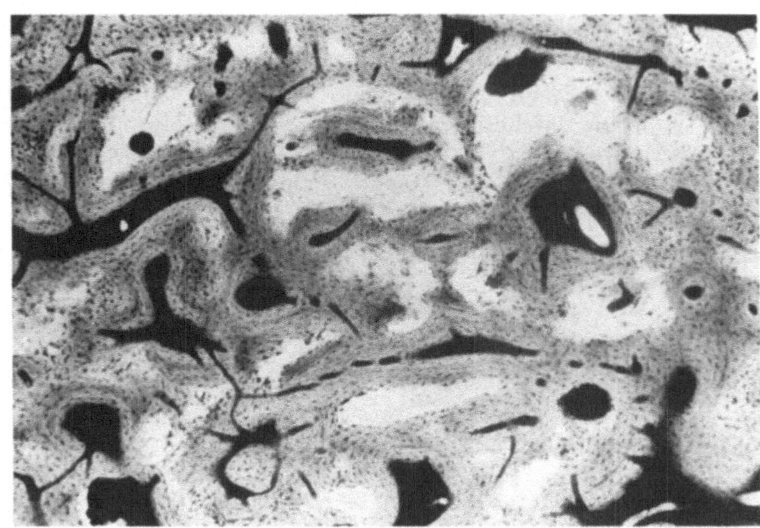

Abb. 1. Bohrmehl, 8 Wochen nach Tibiamarknagelung, lebhafte induktive Knochenneubildung (*grau*), die direkt von den Knochensplittern des Bohrmehls ausgeht

Operationstechnisch werden autogene Spongiosatransplantate zwischen die Hauptfragmente eingeschaltet und in Verbindung mit der Osteosynthese stabilisiert. Kontralaterale Spongiosaanlagerung wird über Trümmerzonen epiperiostal mit Schonung der Weichteilverbindungen zum Knochen, ansonsten subperiostal vorgenommen und muß auf jeden Fall proximal und distal die gesunde Kortikalis der Hauptfragmente erreichen. Kortikospongiöse Späne werden mit der Spongiosaseite auf die Kompakta der Hauptfragmente mit Zugschrauben aufgeschraubt. Am Unterschenkel hat sich die Überbrückung großer Tibiadefekte durch tibiofibulare Brückenplastik mit Spongiosaanlagerung auf der dorsalen Fläche der Membrana interossea bewährt, wenn die geschädigte Muskulatur als ersatzschwaches Transplantatlager für die Aufnahme spongiöser Knochentransplantate nicht geeignet ist [12].

Wichtigste *Voraussetzung für die Einheilung* der Transplantate ist die *Vaskularität* und *Stabilität* des Transplantatlagers und der feste *Kontakt zwischen Knochentransplantat und Lagergewebe.* Nur bei absoluter mechanischer Ruhe und ausreichender Gefäßversorgung im Transplantatlager kann eine rasche und möglichst vollständige Revaskularisation der Transplantate erzielt werden. Das muß sowohl intraoperativ bei der Vorbereitung des Transplantatlagers, bei der Osteosynthese und Plazierung der Transplantate als auch postoperativ bei der funktionellen Nachbehandlung und Mobilisierung während der ersten 4–6 Wochen berücksichtigt werden [13, 14].

Bezüglich des *Transplantatvolumens* ist bei kontralateral angelagerter autogener Spongiosa auch unter optimalen Bedingungen mit einem röntgenologisch faßbaren Flächenschwund bzw. Substanzverlust von ca. 30–40% zu rechnen [17]. Je größer die Transplantatmenge, desto ausgeprägter ist der Substanzverlust im zeitlichen Ablauf [17]. Da auch im autogenen Transplantat die Knochenneubildung v.a. induktiv in der 2. osteogenetischen Phase [1] stattfindet, ist die Gesamtmenge neugebildeten Knochens bestenfalls der Menge

angebotener Knochensubstanz proportional, nicht aber der Oberfläche des Transplantats
[13]. Im Weichteillager ist der knöcherne Ersatz von der Leistungsfähigkeit des umgebenden Gewebes abhängig. Die neugebildete Knochenmenge verhält sich proportional zum
Volumen der gut durchbluteten Muskulatur im Transplantatlager. Da sich die Vorgänge der
Osteogenese und der Resorption überschneiden, ist im ersatzschwächeren Weichteillager
mit verstärkter Resorption und überproportionalem Transplantatschwund zu rechnen
[13, 17]. Im übrigen ist durch *frühzeitiges aktives Muskeltraining* nicht nur eine verbesserte
Zirkulation, sondern auch eine gleichmäßig funktionelle Beanspruchung des Transplantats
zu erwarten, die sich auf die Osteosynthese positiv auswirkt [13].

Transplantateinheilung und Beurteilung der Transplantatentwicklung im Röntgenbild

Die Einheilung und Entwicklung von Knochentransplantaten erfolgt in 3 Phasen:

1. Vaskuarlisation,
2. osteogene Regeneration und
3. funktionelle Adaptation.

Beginn und Dauer der 3 Entwicklungsphasen sind durch die Histologie humanmedizinischer
Präparate und radiologischer Untersuchungen recht genau bekannt (Tabelle 1).

Die Vaskularisation autogener Spongiosa ist nach durchschnittlich 4—5 Wochen komplett, während *allogene Spongiosa* nach 6 1/2 Wochen noch eine deutliche Verzögerung
aufweist.

Die 2. Phase der *osteogenen Regeneration* benötigt 3—4 Monate und ist schon vor
Beginn der funktionellen Adaptation nach 9—14 Monaten abgeschlossen [5]. Danach wird
der stabilisierende Effekt autogener Spongiosa schon nach 4—6 Wochen wirksam, so daß
ohne Risiko für die Stabilität des Transplantatlagers und der Osteosynthese die funktionelle
Beanspruchung langsam gesteigert werden kann. Die *mechanische Belastbarkeit* der Transplantate ist dagegen erst nach vollständiger knöcherner Inkorporation und Adaptation
wiederhergestellt: Transplantate an der unteren Extremität können durchschnittlich nach
3 Monaten teilbelastet und nach 6 Monaten vollbelastet werden. Die Entfernung des
Osteosynthesematerials darf dagegen erst nach Abschluß der funktionellen Adaptation
erfolgen, die im Röntgenbild durch Normalisierung der Knochenstruktur und vollständige
Angleichung an den Wirtsknochen erkennbar wird.

Tabelle 1. Radiologische Beurteilung der Transplantatentwicklung nach
Anlagerung bei stabilen Osteosynthesen

	Operation	Spongiosa	%
Tibia	300	84	28
Femur	223	68	30
Humerus	82	18	22
Unterarm	126	34	27

Diese zeitlichen Vorgaben für die klinische Behandlung sind allerdings nur grobe Richt-linien, die im Einzelfall durch genaue Beurteilung der Strukturveränderungen im Röntgen-bild ergänzt werden müssen.

Die radiologischen Veränderungen der Transplantatentwicklung sind für jede der 3 Phasen charakteristisch und daher ein wichtiges diagnostisches Mittel für die Verlaufskontrolle und Beurteilung der Transplantateinheilung [5, 17].

1. Vaskularisation (4.-6. Woche). Die unmittelbar postoperativ erkennbare Eigenstruktur der transplantierten Spongiosa verschwindet in der Phase der Vaskularisation. Das Spon-giosatransplantat scheint förmlich zu verdämmern. Im Röntgenbild erscheint die Spongiosa *weniger kontrastreich, wolkig-homogen* und ohne scharfe Begrenzung (Abb. 2a).

2. Osteogene Regeneration (12.-16. Woche). Im Stadium der osteogenen Regeneration nimmt das *Kontrastverhalten* der transplantierten Spongiosa und deren *Strukturierung* wieder zu. Die Spongiosa erscheint *feinmaschig abgerundet* und läßt trabekulären Aufbau erkennen. Die Kontaktzonen zwischen Transplantat und Knochen sind verwaschen (Abb. 2b).

Vollständige osteogene Regeneration ist im Röntgenbild durch trajektorielle Ausrichtung des Transplantats mit Angleichung des Kontrastverhaltens und der äußeren Form zu er-kennen.

3. Funktionelle Adaptation (9.-14. Monat). Die funktionelle Adaptation der Transplan-tate ist frühestens nach 9 Monaten, am Femur durchschnittlich sogar erst nach 14 Monaten erkennbar, abhängig von der Größe des Transplantats (Abb. 2c). Charakteristisch ist die vollständige *Angleichung der Knochenstruktur* und *Ausrichtung der Knochenbälkchen,* während überflüssiger Knochen resorbiert und damit auch die äußere Form des Transplan-tats dem ortsständigen Knochen angeglichen wird. Erst gegen Ende der funktionellen Adaptation wird auch die Wiederherstellung der Markhöhle im Röntgenbild sichtbar. Es muß jedoch auch in diesem Stadium noch mit Spontanfrakturen gerechnet werden, wenn das Osteosynthesematerial vorzeitig entfernt wird.

Primäre Spongiosaplastik

Über 50% der autogenen Spongiosatransplantationen betreffen die untere Extremität [3, 15]. Bei der Primärversorgung frischer Frakturen ist die autogene Spongiosaplastik in ca. 35% der Fälle erforderlich [17]. Der primäre Defektersatz ist immer anzustreben, wenn die Weichteile intakt sind bzw. das autogene Spongiosatransplantat mit gut durchbluteter Muskulatur gedeckt werden kann. *Hauptindikation* ist der osteoplastische Ersatz *meta-physärer und diaphysärer Kortikalisdefekte* durch Fragmentverlust und die kontralaterale *Abstützung von Mehrfragment- und Trümmerbrüchen* [15].

Die Spongiosaplastik der Knochendefekte erfolgt durch direkte Einschaltung der Spon-giosablöcke, nachdem die Fraktur reponiert und durch Plattenmontage vorläufig stabilisiert ist. Nach Einbringung der Spongiosa wird die Platte gespannt und damit gleichzeitig auch die eingebrachte Spongiosa unter axialen Druck gesetzt. Die beschleunigte Inkorporation des Transplantats in das Lagergewebe ist unter diesen Bedingungen bereits nach 15 Wochen

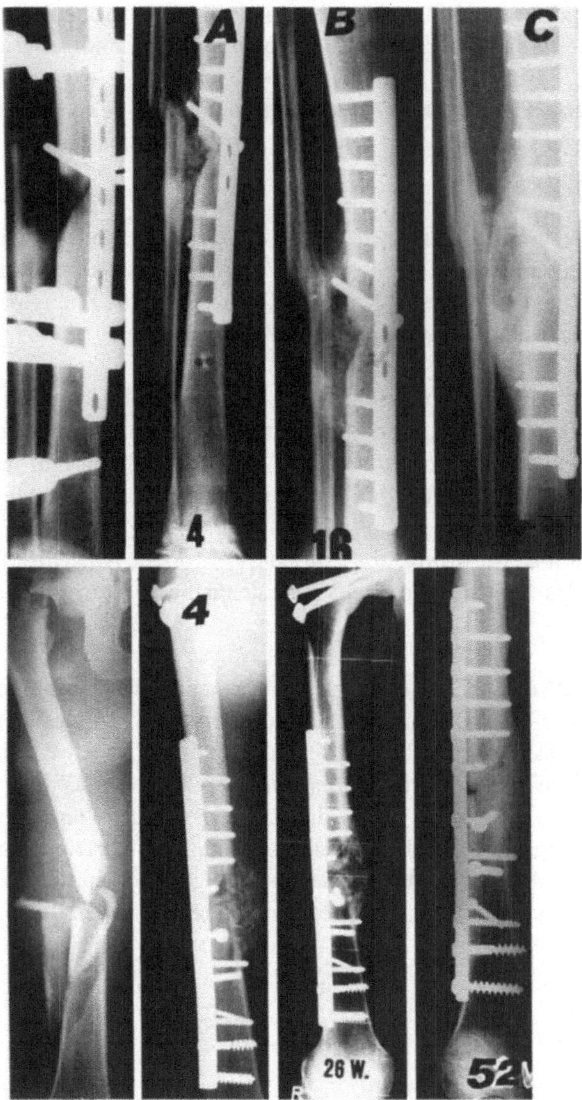

Abb. 2A–C. Kriterien der Transplantatentwicklung im Röntgenbild. **A** Vaskularisation: homogen-wolkige Struktur, wenig Kontrast, „verdämmernd", **B** Osteogenetische Regeneration. Kontrastzunahme, Netzstruktur und später trajektorielle Ausrichtung, scharfe Begrenzung, **C** Funktionelle Adaptation. Angleichung in Kontrast und Struktur, scharfe Begrenzung, Transplantatabbau. Kontaktzone zwischen Hauptfragmenten und Spongiosa nicht mehr erkennbar. Wiederherstellung der Markhöhle

erkennbar und nach 52 Wochen abgeschlossen (Abb. 3). Analog ist das Vorgehen bei Kortikalisdefekten durch einen ausgesprengten Biegungskeil, der fraglich vital ist und daher disloziert belassen wird. Zusätzlich zur Defektauffüllung wird Spongiosa auch subperiostal übergreifend bis zu den Hauptfragmenten angelagert, so daß frühzeitig eine stabile Knochenbrücke entsteht.

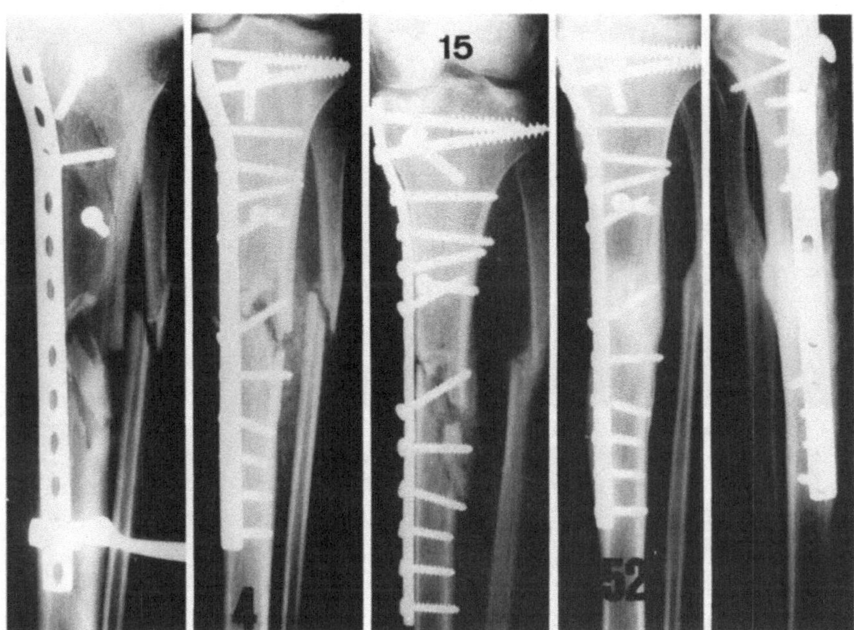

Abb. 3. Mehrfragmentbruch mit Kortikalisdefekten. Reposition und Aufrichtung der Fraktur, Defektauffüllung und Einschaltung der Spongiosa. Kompression der Spongiosa durch Plattenspannung und Einsetzen der Zugschrauben. Knöcherne Regeneration nach 16 Wochen, Adaptation nach 52 Wochen

Für die Stabilisierung der Femurschaftfrakturen ist die Kontinuität der medialen Kortikalis von großer Bedeutung. Mediale Trümmerzonen und Knochendefekte sind am proximalen und distalen Übergang zur Metaphyse besonders häufig und führen durch die deformierenden Muskelkräfte des Iliopsoas und der Addukturen zur kontinuierlichen Biegebelastung der lateralen Platte und schließlich zum Plattenbruch. Die ausgiebige primäre autogene Spongiosaplastik ist daher bei Kortikalisdefekten oder Trümmerzonen in jeder Etage des Femurs indiziert. Bei optimalem Knochenkontakt und gut vaskularisierter Muskulatur ist eine rasche Vaskularisierung und Knochenneubildung gewährleistet. Durch funktionelle Beanspruchung wird die osteogene Regeneration und Strukturierung der Transplantate beschleunigt, so daß schon nach 6—8 Wochen eine tragfähige mediale Knochenbrücke vorhanden ist. Ausgedehnte Trümmerzonen mit relativ großen Fragmenten sollen wegen der Gefahr der Fragmentdevaskularisierung nicht rekonstruiert, sondern unter Achsen- und Längenausgleich durch eine Brückenplatte stabilisiert und medial durch eine ausgedehnte autogene Spongiosaplastik abgesichert werden (Abb. 4).

Kortikospongiöse Spanplastik

Am proximalen Femur liegen mediale subtrochantere Knochendefekte in der Belastungsachse der unteren Extremität und sind daher extremen Wechseldruckbelastungen ausge-

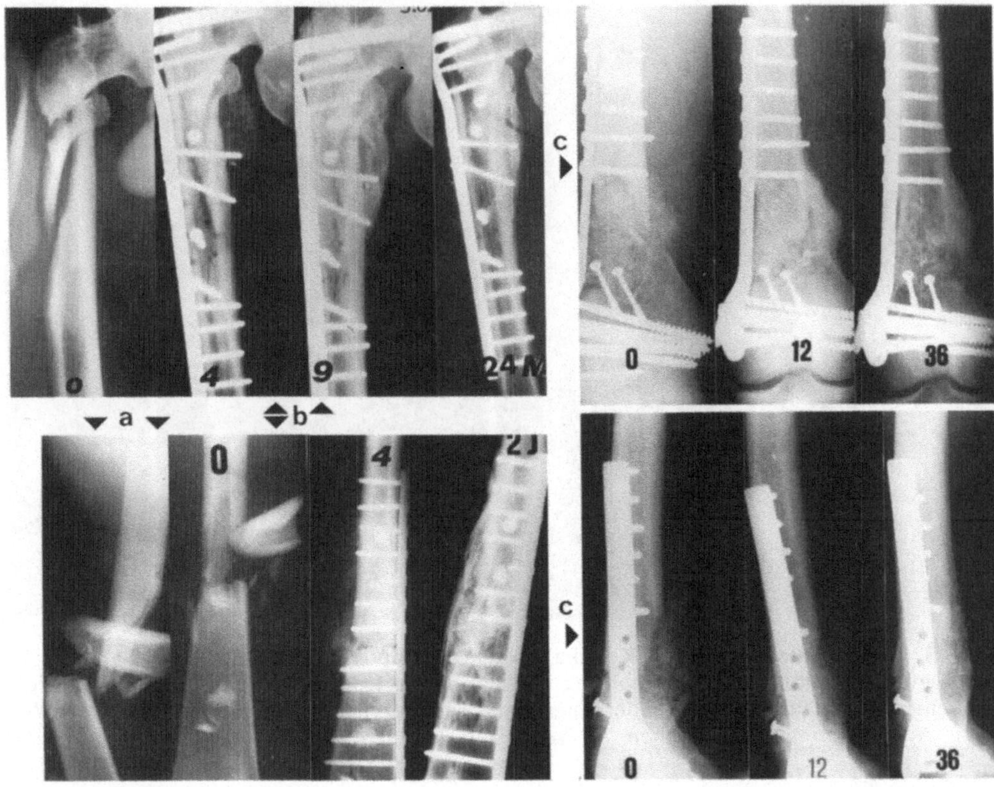

Abb. 4. a Knochendefekt durch Fragmentverlust bei offener Oberschenkelschaftfraktur. Plattenosteosynthese, Auffüllung des Defekts mit Spongiosa, breite Spongiosaanlagerung. Nach 8 Wochen fortschreitende Regeneration des Knochens zu erkennen, **b** Per- und subtrochantere Femurfraktur, mediale Trümmerzone am Kalkar. Kondylenplattenosteosynthese, Spongiosaanlagerung über der Fraktur am Kalkar. Postoperativ erkennt man in der Serie die fortschreitende Transplantatentwicklung. **c** Supra- und diakondyläre Trümmerfraktur distaler Femur. Rekonstruktion und autogene Spongiosaanlagerung dorsal und lateral. Zunächst fortschreitende Strukturierung, dann Reduzierung der Spongiosaplastik. Endzustand der funktionellen Adaptation nach 2 Jahren

setzt, die ohne knöcherne Abstützung zum Plattenbruch führen. Die Stabilität angelagerter Spongiosa bietet bei größeren Defekten keinen ausreichenden Schutz. Mechanische Stabilität wird daher am besten durch primäre Absicherung mit einem *kortikospongiösen Beckenspan erreicht* [15]: Ein kräftiger, ca. 8 mal 4 cm großer kortikospongiöser Beckenspan wird am besten dorsal aus der Spina iliaca dorsalis cranialis entnommen und mit erhaltenem Periost durch 2 Zugschrauben so auf die mediale Fläche der angefrischten Hauptfragmente geschraubt, daß inniger Kontakt zwischen der Spongiosafläche des Beckenspans und der medialen Femurkortikalis entsteht (Abb. 5). Zusätzlich kann autogene Spongiosa angelagert werden. Alternativ zum Beckenspan sind auch in Längsrichtung halbierte Rippenspäne verwendbar, während kortikospongiöse Späne aus der Tibia oder Fibulatransplantate ungeeignet sind und sich im ersatzschwachen Lager nahezu aregenerativ verhalten [3].

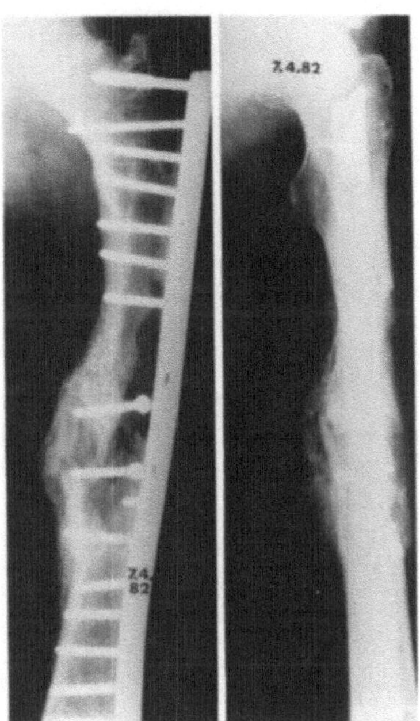

Abb. 5. Großer Knochendefekt im Bereich der medialen
Femurkortikalis in Schaftmitte durch Fragmentverlust. Anschrauben eines kortikospongiösen Beckenkammspans, mit Spongiosaseite gegen Kortikalis; zusätzlich
Spongiosaanlagerung

Sekundäre Spongiosaplastik

Limitierend für die primäre Anwendung autogener Knochentransplantate am Unterschenkel und Unterarm sind schwere Weichteilschäden durch Quetschung, Muskelzerreißung
oder tiefe, stark verschmutzte Wunden. Meistens handelt es sich um Mehrfragment- oder
Stückbrüche mit völlig denudierten Fragmenten. Die stark verminderte Vaskularität des
Lagergewebes ist eine Kontraindikation für die primäre Spongiosaplastik. Die Primärversorgung beschränkt sich auf das gründliche Wunddebridement mit Exzision aller minderdurchbluteten Gewebe, Blutstillung und Dekompression der Muskellogen durch Faszien-
spaltung. Knochendefekte werden mit dem unilateralen Fixateur externe stabilisiert. Erst
nach Sanierung des Weichteilmantels wird dann in einer 2. Sitzung – 2–4 Wochen später
ein weiteres Wunddebridement des Transplantatlagers mit Anfrischung der Fragmentenden durchgeführt und gleichzeitig der Knochendefekt mit autogener Spongiosa aufgefüllt
oder durch kortikospongiösen Beckenspan überbrückt. Im Interesse einer schnellen Vaskularisierung und optimalen Stabilität wird die Defektzone durch Plattenosteosynthese überbrückt und die eingeschaltete Spongiosa durch Plattenspannung unter Kompression gesetzt
(Abb. 6). Dieses Vorgehen ist auch für die Mehrzahl der Defektfrakturen an der Tibia
geeignet. Vorrang hat in jedem Falle zunächst die achsengerechte Stabilisierung der Hauptfragmente und die Sanierung des Weichteilmantels ggf. unter Verwendung gestielter Muskel-
lappenplastiken und freier Transplantate mit mikrovaskulärem Gefäßanschluß.

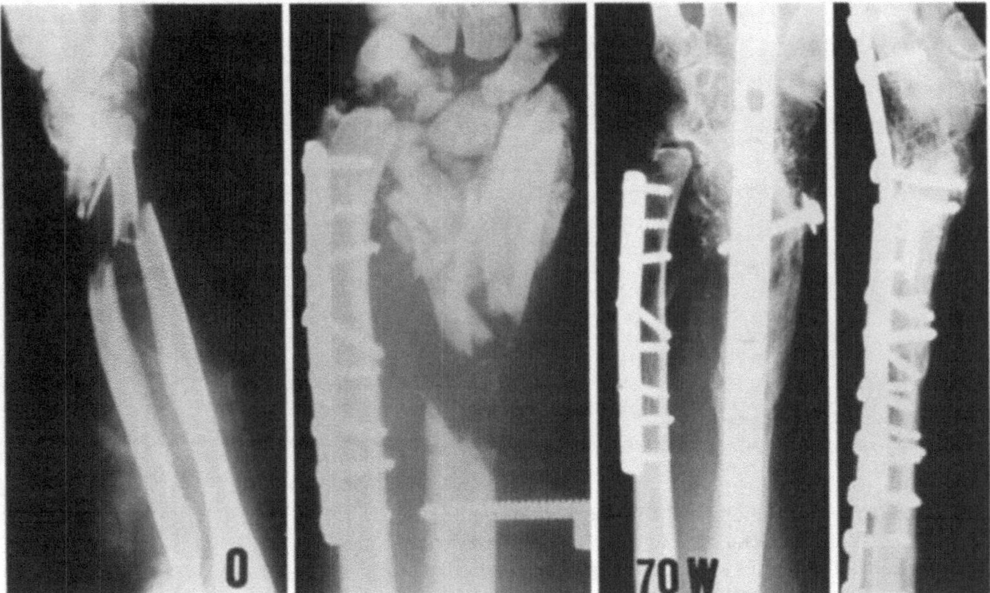

Abb. 6. Defektfraktur mit schwerem Weichteilschaden rechter Unterarm und Handgelenk, Polytrauma. Primäre Fixateur-externe-Stabilisierung, Wundversorgung. 4 Wochen später: Weichteile jetzt blander Defektersatz und Handgelenksarthrodese mit kortikospongiösem Span und Spongiosa, dorsale Plattenosteosynthese

Zweizeitige Spongiosaplastik zur Überbrückung großer Kontinuitätsdefekte

Lange Diaphysendefekte am Femur und an der Tibia werden stets zweizeitig transplantiert. Nach Primärversorgung und Sanierung des Weichteilmantels werden die Hauptfragmente nochmals angefrischt, fraglich geschädigte Fragmente entfernt und die erste Knochenbrücke mit autogener Spongiosa in relativ dünner Schicht in das gut vaskularisierte Muskellager eingebracht. Für den eigentlichen Defektersatz der Femurdiaphyse verwenden wir jedoch komprimierte Spongiosazylinder, die 4–6 Wochen nach der ersten Spongiosaplastik in ein gut vaskularisiertes Transplantatbett zwischen die Hauptfragmente eingeschaltet und mit der bereits vorher montierten Brückenplatte unter kräftige Kompression gesetzt werden. Die Spongiosazylinder werden schnell umgebaut ohne Transplantatschwund durch Resorption (Abb. 7).

Analog wird auch bei Kontinuitätsdefekten der Tibia vorgegangen. Hier ist nach Sanierung des Weichteilmantels allerdings der erste Schritt die *tibiofibulare Brückenplastik*. Über einen langen dorsolateralen Zugang wird die dorsale Fibula, die Membrana interossea und die dorsolaterale Tibia – zumindest an den Hauptfragmenten – angefrischt und autogene Spongiosa fest in den zur Verfügung stehenden Raum eingepreßt. Gründliche Anfrischung, langstreckige Darstellung und der Einsatz einer relativ großen Spongiosamenge sind die wichtigsten Voraussetzungen für den Erfolg der tibiofibularen Brückenplastik, die innerhalb weniger Monate große Stabilität erreicht. Bei der zweiten Spongiosaplastik zwecks Defekt-

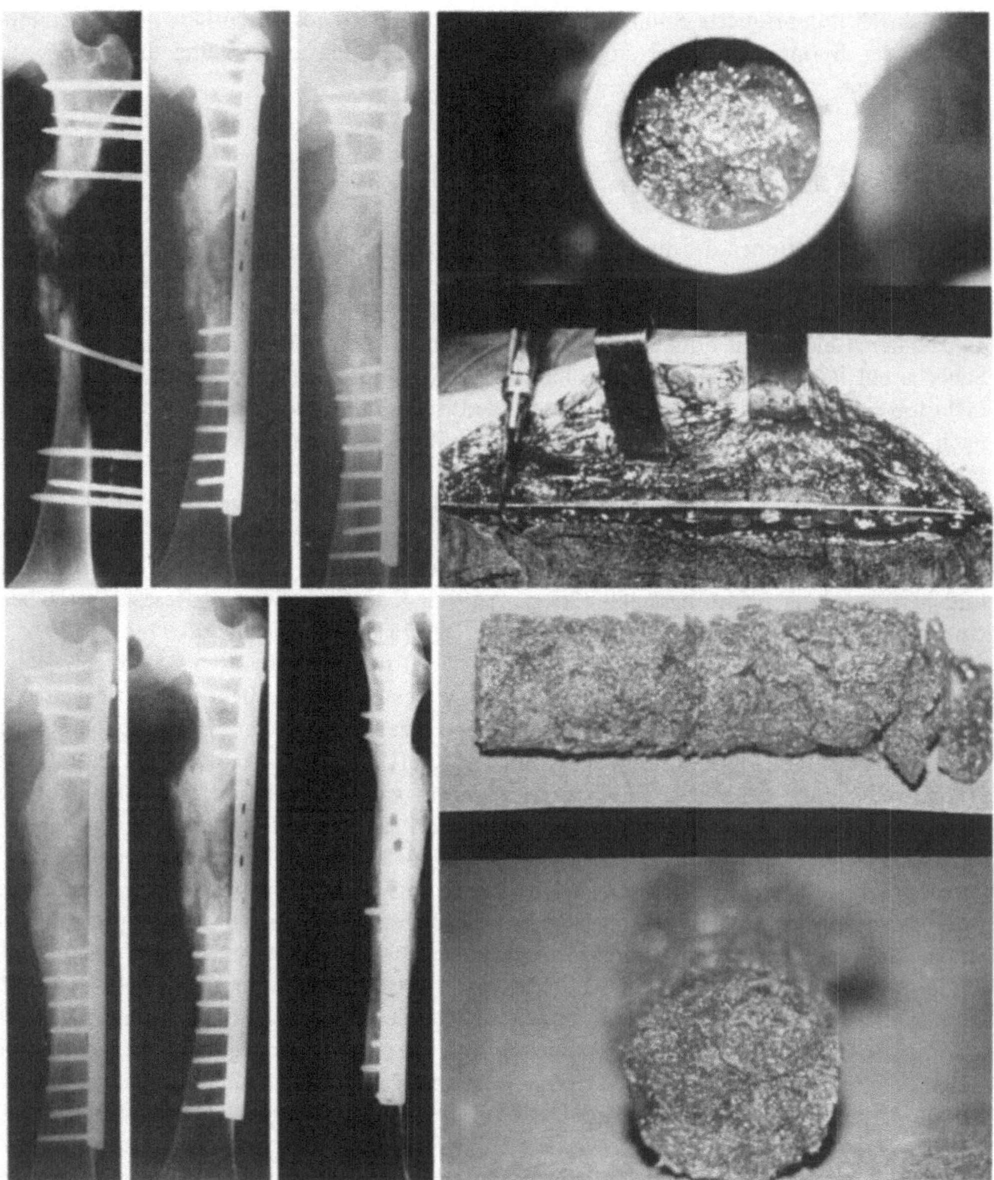

Abb. 7. Zweizeitige Spongiosaplastik. Defektfraktur linker Femur mit Weichteilschaden. Fixateur externe, mediale Spongiosaplastik. 4 Wochen später: Fixateur-externe-Entfernung, Weichteildebridement und Knochenanfrischung. Brückenplattenosteosynthese. Defektersatz mit komprimierter Spongiosa, die in Zylinderform zwischen Transplantatlager und Platte gelegt wird. Anschließend Kompression mit Plattenspanner. Rasche Transplantatentwicklung

ersatz durch komprimierte Spongiosazylinder ist eine Plattenosteosynthese nur zur Stabilisierung der Spongiosazylinder erforderlich, die durch Plattenspannung unter mäßigen Druck geraten.

Indikation für allogene Transplantate zum Defektersatz nach Tumorresektion

Kontinuitätsresektionen der diaphysären Röhrenknochen sind indiziert, wenn bei gesicherter Diagnose und Staging die radikale Resektion mit ausreichendem Sicherheitsabstand möglich ist, so daß eine Amputation vermieden werden kann. Gelingt es außerdem, die angrenzenden Gelenke zu erhalten, besteht für einen alloarthroplastischen Gelenkersatz mit Schaftanteil keine Indikation. Wenn immer möglich, wird der resezierte Schaftabschnitt orthotop paßgerecht durch ein anatomisch identisches, *allogenes Transplantat* ersetzt, das nach steriler Entnahme bei jungen Unfalltoten bei -70° C mindestens 2 Wochen konserviert wurde.

Seit 1975 wurden 9 große allogene, durch Tiefkühlung konservierte Kompaktatransplantate als Ersatz für resezierte primäre Knochentumoren verwendet und in nahtlosem Kontakt mit den angrenzenden Resektionsflächen durch stabile Druckplattenosteosynthese und Marknagelung belastungsstabil fixiert. An den Kontaktstellen der Resektionsflächen wurde außerdem lateral und dorsal autogene Spongiosa angelagert.

Von 9 primären Knochentumoren entfielen 7 auf den metaphysären oder diaphysären Tibiaschaft, eine Resektion betraf den Humerus, wo eine sehr ausgedehnte aneurysmatische Knochenzyste das proximale Humerusdrittel bereits zerstört hatte und unter Schonung der Wachstumsfuge des Humeruskopfes en bloc reseziert wurde. Eine Resektion betraf den linken Beckenring, der wegen eines Chondrosarkoms subtotal reseziert und durch allogene Kompaktatransplantate und Doppelplattenosteosynthese überbrückt wurde.

7 Resektionen am Tibiaschaft betrafen ein parossales Sarkom der proximalen Tibia bei einem 16jährigen Mädchen. Die Resektionsstrecke betrug 20 cm und wurde durch 2 allogene Beckenschaufeln mit interponierter autogener Spongiosa nach dem Sandwichprinzip abgestützt, aufgefüllt und durch Doppelplattenosteosynthesen medial und lateral stabilisiert. Die 1. Osteosyntheseplatte wurde 3 Jahre später entfernt. Die Transplantate waren vollständig eingeheilt und voll belastbar, ohne Aktivitätsmehrbelegung im Szintigramm.

In 2 Fällen wurde die distale Tibiametaphyse wegen eines malignen Riesenzelltumors radikal reseziert und das Kompaktatransplantat so zwischen Tibia und Talus eingeschaltet, daß in Verbindung mit Spongiosa und Plattenosteosynthese eine stabile Defektüberbrückung eintrat. Im 4. Fall eines Chondrosarkoms gleicher Lokalisation war der Tumor schon so schnell gewachsen, daß ein tumorfreier Rand nicht mehr nachgewiesen werden konnte. Trotz gelungener Resektion und Kompaktatransplantation mußte die Extremität amputiert werden.

2 Resektionen der Tibiadiaphyse betrafen ein malignes Hämangioendotheliom der Tibia und Fibula bei einer jüngeren Frau. Im 2. Fall lag ein ausgedehntes Adamantinom vor, das aber die Knochengrenzen noch nicht überschritten hatte (Abb. 8).

In beiden Fällen mußte die Tibia subtotal reseziert und durch ein allogenes Tibiatransplantat ersetzt werden. Die genau auf Parallelität der Flächen ausgerichtete allogene Tibia wurde mit dem kleinen Markraumbohrer schrittweise aufgebohrt und durch Markraumschienung mit der proximalen und distalen Metaphyse stabilisiert. Mit je 2 kleinen Verriege-

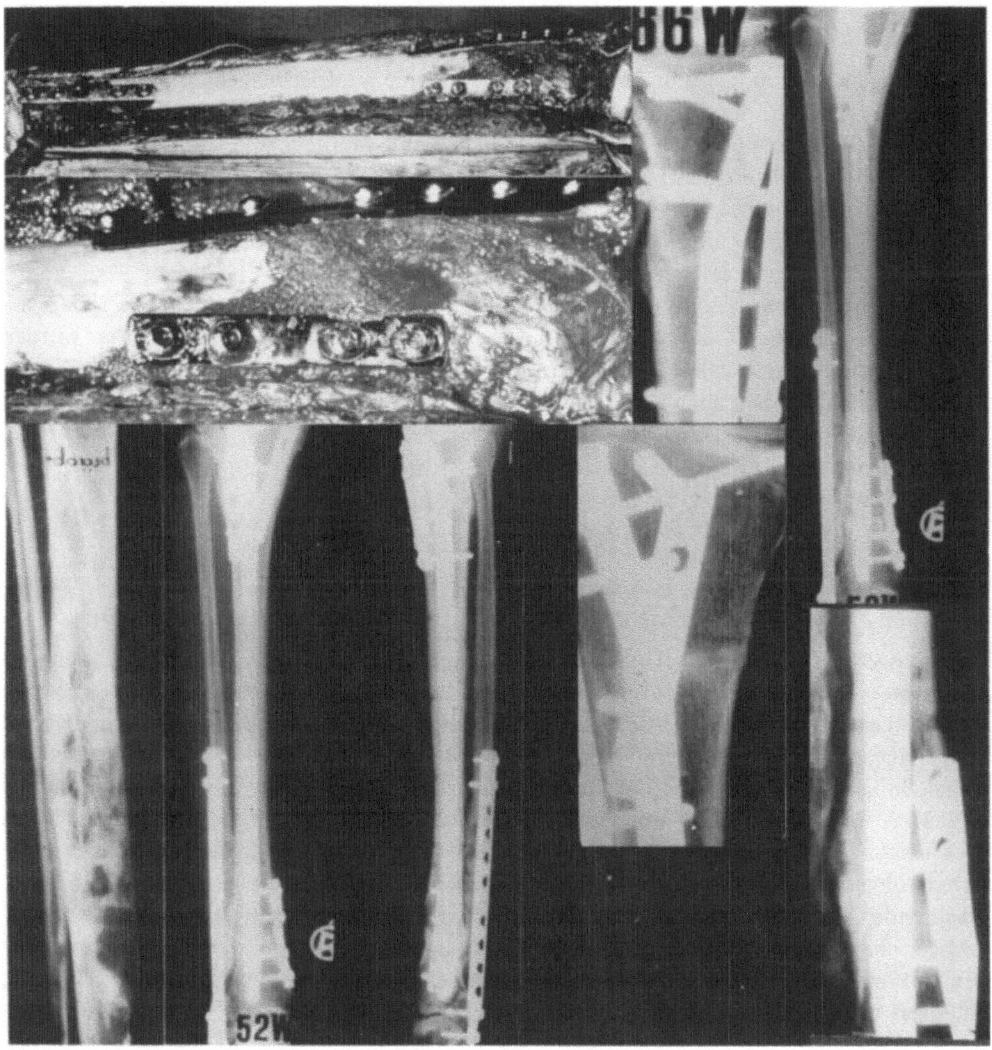

Abb. 8. Malignes Hämangioendotheliom an der rechten Tibia, übergreifend auch auf die Fibula. Großzügige Resektion von 4/5 des Tibiaschafts, Ersatz durch allogene Tibia. Marknagelung mittlerer Stärke als Markraumschiene. An den Kontaktstellen zusätzlich je 2 im Winkel von 90° versetzte DC-Platten

lungsplatten und dem Plattenspanner wurden außerdem die Osteotomieflächen unter hohen Druck gesetzt und stabilisiert. Zahlreiche Bohrlöcher wurden gesetzt, um die Vaskularisation des Transplantats zu erleichtern. Zusätzlich wurde autogene Spongiosa an den Kontaktstellen angelagert.

Von den 9 operierten Patienten verstarb einer an einem metastasierenden Chondrosarkom. Die übrigen 8 Patienten — 4 Männer und 4 Frauen — sind durchschnittlich 3 Jahre später rezidivfrei geblieben. In allen 8 Fällen waren die allogenen Transplantate infektfrei glatt eingeheilt und in Verbindung mit autogener Spongiosa knöchern fest verheilt.

Ergebnisse

Die günstigen Erfahrungen mit großen allogenen Kompaktatransplantaten beruhen auf der sorgfältigen Auswahl der Spender und Transplantate, die in einem hohen Prozentsatz gute anatomische Übereinstimmung aufwiesen. Durch exakte Montage und Stabilisierung konnte in allen Fällen frühzeitig mit aktiv-assistivem Training, Passivbewegungen und Krankengymnastik begonnen und schnell eine befriedigende Funktion erreicht werden.

Allogene Spongiosa- und Kompaktatransplantate wurden in der operativen Frakturbehandlung sonst nicht verwendet.

In der *Versorgung frischer Frakturen* wurden autogene Spongiosa dagegen fast regelmäßig angewandt. Bei 731 Osteosynthesen an der oberen und unteren Extremität wurden 254 autogene Spongiosaplastiken durchgeführt. Das entspricht einem Anteil von ca. 30%. Sie unterscheiden sich auch in ihrer Verteilung auf die 4 Extremitätenabschnitte nicht wesentlich (Tabelle 2).

Komplikationen traten mit Ausnahme gelegentlicher Hämatome im Bereich der Spongiosaentnahmestelle nicht auf.

Schlußfolgerungen

Die autogene Knochentransplantation hat sich in der operativen Frakturversorgung als wichtigstes Hilfsmittel zur Förderung der Frakturheilung durchgesetzt. Bei aseptischem Verlauf dürfte auch durch mehrfache Eingriffe selten der Punkt erreicht werden, an dem die körpereigenen Spongiosadepots vollkommen erschöpft sind. Dieser Umstand ist eher im Behandlungsverlauf septischer Fälle zu erwarten. Die allogene, kältekonservierte Spongiosa ist jedoch für septische Fälle noch weniger geeignet als für aseptische Knochendefekte. Das entscheidende Handikap ist die verzögerte Vaskularisierung der allogenen Spongiosa, die bei radiologischer Beurteilung erst nach 6 1/2 Wochen eine Strukturauflockerung durch einwachsende Gefäße erkennen läßt. Dadurch ist der feste, stabile Kontakt mit dem Transplantatlager über einen so langen Zeitraum nicht möglich. Es besteht die Gefahr der Sequestrierung und Infektion dieses „Fremdkörpers", bevor die Vaskularisierung überhaupt vollständig gelungen ist. Die dann folgende osteogene Regeneration ist dagegen induktiv und unter-

Tabelle 2. Autogene Spongiosaplastik bei der operativen Frakturversorgung an den Extremitäten [5]

n = 285 Durchschnittsalter 40 Jahre	Autogen Femur	Tibia	Radius/ Ula	Allogen
Transplantatlänge = (xfach) Schaftdurchmesser	2,9	2,5	2,7	4,0
Maximale Vaskularisation (Woche)	4,0	5,1	4,1	6,5
Beginn Funktionelle Adaptation (Monat)	14,5	10,0	9,3	9,6

207

scheidet sich daher nicht vom zeitlichen Verlauf der autogenen Spongiosa. Auch bei kritischer Würdigung der zahlreichen Indikationen für den Einsatz autogener Spongiosa in der operativen Unfallchirurgie besteht in diesem Bereich für allogene kältekonservierte Spongiosa kein Bedarf.

Die spezielle Indikationsstellung für allogene kältekonservierte Kompakta ist dagegen ein Sonderfall: Da der Einbau dieser Ersatzstücke bereits eine sehr sorgfältige Montage voraussetzt. Ist die hier aufgezeigte, auf unbedingte Stabilität ausgerichtete Osteosynthesetechnik gleichzeitig der beste Schutz gegen Transplantatausschaltung, Resorption und Infektion. Im Gegensatz zur röntgenologischen Beurteilung autogener Transplantate können allogene Komptaktatransplantate im Röntgenbild nicht ausreichend beurteilt werden. Hier ist vielmehr die quantitative Technetiumszintimetrie der „region of interest" im Seitenvergleich gefordert, die bei Wiederholung von 6- bis 12wöchigen Intervallen signifikante Veränderungen erkennen läßt. Die gleichmäßige Belegung des Tibiatransplantats, die sich quantitativ nicht mehr wesentlich verändert, ist der Beweis dafür, daß der schleichende Ersatz durch körpereigenen Knochen weitgehend abgeschlossen ist [16].

Literatur

1. Axhausen W (1969) Die Behandlung der verzögerten und der ausgebliebenen Knochenbruchheilung mit der freien Knochenüberpflanzung. Langenbecks Arch Chir 325:825
2. Dambe LD, Saur K, Eitel F, Schweiberer L (1981) Morphologie der Einheilung von frischen autologen und homologen Spongiosa-Transplantaten in Diaphysendefekte. Unfallheilkunde 84:115
3. Ecke H, Neuberts C, Haas R, Rehm KE, Volke W, Schultheis KH (1982) Ergebnisse nach autologen Knochenspanverpflanzungen — Eine 11jährige Behandlungsperiode. Unfallchirurgie 8:392
4. Holz U, Weller S, Borell-Kost S (1982) Indikation, Technik und Ergebnisse der autogenen Knochentransplantation. Chirurg 53:219
5. Kühnert WR (1981) Zum radiologischen Umbau spongiöser Knochentransplantate an stabil fixierten Schaftfrakturen. Dissertation, Medizinische Hochschule Hannover
6. Kunitsch G, Muhr G (1974) Die Radiologie des spongiösen Knochentransplantates beim Einbau und Umbau. Fortschr Röntgenstr 120:739
7. Meeder PJ, Hagemann H, Weller S, Hermichen H, Borell-Kost S (1984) Praxis der autologen Knochentransplantation. Klin J 1:12
8. Milachowski KA, Sauer W, Wirth CJ, Kriegel H, Erhardt W (1983) Die Bedeutung des Entnahmeortes für die Einbaurate autologer Spongiosa. Unfallheilkunde 86:10
9. Popkirov S (1980) Offene Spongiosaplastik. Unfallheilkunde 83:499
10. Rehm KE, Neubert C, Haas R, Ecke H (1981) Der Stellenwert der autologen Spongiosaplastik in der operativen Knochenchirurgie. In: Cotta H, Martini AK (Hrsg) Implantate und Transplantate in der Plastischen und Wiederherstellungs-Chirurgie. Springer, Berlin Heidelberg New York
11. Rogge D, Trentz O (1981) Möglichkeiten und Grenzen der allogenen Spongiosa-Transplantation. In: Cotta H, Martini AK (Hrsg) Implantate und Transplantate in der Plastischen und Wiederherstellungs-Chirurgie. Springer, Berlin Heidelberg New York
12. Schellmann WD, Mockwitz J (1980) Technik der autologen Spongiosa-Transplantation. Unfallchirurgie 6:49
13. Schmit-Neuerburg KP, Wilde CD (1973) Defektüberbrückung an den langen Röhrenknochen. Springer, Berlin Heidelberg New York (Hefte Unfallheilkunde, Hefte 113)

14. Schweiberer L, Brenneisen R, Dambe LT, Eitel F, Zwang L (1981) Derzeitiger Stand der auto-, hetero- und homoplastischen Knochentransplantation. In: Cotta H, Martini AK (Hrsg) Implantate und Transplantate in der Plastischen und Wiederherstellungs-Chirurgie. Springer, Berlin Heidelberg New York
15. Schweiberer L, Eitel F, Betz A (1982) Spongiosa-Transplantation. Chirurg 53:195
16. Tascherne H, Schmit-Neuerburg KP, Greif E (1974) Die Einheilung verschiedener Knochentransplantate bei stabiler Osteosynthese. Verh Dtsch Ges Pathol 58:418
17. Werken van der C, Burri C, Kinzel L (1980) Qualitatives und quantitatives Verhalten des autologen Spongiosa-Transplantates im Röntgenbild. Unfallheilkunde 83:742

Knochentransplantationen bei Osteotomien

G. Dahmen

Universitätsklinik und Poliklinik (Direktor: Prof. Dr. G. Dahmen), Martinistraße 52, D-2000 Hamburg 20

Man muß für Knochentransplantationen bei Osteotomien generell 2 völlig verschiedene Indikationsbereiche unterscheiden:

1. Knochentransplantationen als zusätzliche Maßnahme:

Anlagerung von Knochenspänen an den Osteotomiespalt und/oder in den Osteosyntheseplattenwinkel zur Förderung des knöchernen Durchbaus.

2. Knochentransplantationen als unbedingt notwendiger Bestandteil der Operation:

a) Auffüllung von vorbestehenden pathologischen Defekten bei einer Osteotomie (diese Defekte können posttraumatisch entstanden oder durch gutartige Tumoren oder Fehlformen bedingt sein).
b) Auffüllung von durch die Osteotomie therapeutisch gesetzten Knochendefekten bei Umstellungen, Umformungen und Verlängerungen.

Knochenspäne als Zusatz

Bei der Durchführung von Osteotomien gehen wir davon aus, daß der Organismus im Bereich der Osteotomie genügend eigene osteogene Potenz besitzt, um eine stabile knöcherne Verbindung zu schaffen. Trotzdem bemühen wir uns, die Kallusbildung zu fördern und durch Anlagerung von Knochenspänen zu unterstützen, wenn möglich, auch ohne dafür in einem Zweiteingriff Knochenmaterial, z.B. aus dem Osteotomiebereich, zu gewinnen. Damit soll das Risiko für den Patienten bei einem häufig zur Prävention einer Arthrose und/oder zur Funktionsverbesserung durchgeführten Operation gemindert werden. Dies

Hefte zur Unfallheilkunde, Heft 185
Herausgegeben von D. Wolter/K.-H. Jungbluth
© Springer-Verlag Berlin Heidelberg 1987

geschieht auch zur „Beruhigung" für den Operateur, denn wir wissen nicht genau, in welchem Ausmaß diese Knochenanlagerung als Zusatz hilft, eine Pseudarthrose zu verhüten und den besseren Durchbau zu fördern.

Wichtige, weil häufige Indikationen im orthopädischen Bereich sind:

1. intratrochantäre Osteotomien,
2. suprakondyläre Osteotomien,
3. Tibiakopfosteotomien,
4. Schaftosteotomien der langen Röhrenknochen,
5. Osteotomien der kurzen Röhrenknochen,
6. gleichzeitige Mehrfachosteotomien an Femur und Tibia und
7. Resosteotomien bei zu erwartender schlechter Heilungstendenz.

Dazu einige charakteristische Beispiele:

1. Bei der intratrochantären Varisationsosteotomie kann der Plattenwinkel mit Spongiosa ausgefüllt werden. Wird versucht, die durch die Varisation bedingte Beinverkürzung gering zu halten, v.a. bei einseitigen Operationen, dann wird der Keil mit medialer Basis zur Varisierung nur aus der medialen Hälfte der Osteotomie entnommen und lateral eingelegt.
Bei einer valgisierenden Osteotomie, v.a. bei der Coxa vara congenita, muß, wenn die Schnittfläche der Osteotomie zur Abstützung der Epiphysenfuge nicht ausreicht, mit Knochenspänen unterfüttert werden, sonst droht trotz anfänglich guter Korrektur ein Rezidiv (Abb. 1).
2. Eine Anlagerung von Knochenspänen aus dem Osteotomiebereich und die Umkehr des entnommenen Knochenkeils zur Korrektur der Fehlstellung wird auch bei der suprakondylären Femurosteotomie, der Tibiakopfosteotomie, bei Femur- und Tibiaschaftosteotomien sowie bei anderen langen Röhrenknochen gemacht.
In gleicher Weise wird verfahren, wenn nach Ankylose der Fußwurzel in Fehlstellung, z.B. Klumpfuß, Knickfuß und Spitzfuß, durch die Umstellung eine plantigrade Auftrittsfläche geschaffen werden sollen. Damit kann eine zu starke Verkürzung des Fußes bzw. die Erniedrigung des Fußrückens vermieden werden.
Ebenso versuchen wir die Kallusbildung bei Mehrfachosteotomien wegen erheblicher Deformierung der Beine bei Systemkrankheiten, z.B. fibröser Dysplasie, oder bei zu erwartender schlechter Durchblutung bei Reoperationen, z.B. Morbus Paget, durch Knochenanlagerung zu unterstützen (Abb. 2).

Knochentransplantationen als notwendiger Bestandteil der Osteotomie

Bei vorbestehenden Knochendefekten. Hier ist an erster Stelle die Umstellungsosteotomie bei gutartigen osteolytischen Tumoren und bei Knochenzysten zu nennen. Durch Fehlwuchs oder Spontanfrakturen entsteht eine Fehlstellung, die nur durch Tumorausräumung und Auffüllung mit Knochenspänen in Kombination mit der Korrekturosteotomie zu behandeln ist. Wegen der fehlenden Knochensubstanz im Osteotomiebereich ist sonst keine oder nur eine ungenügende knöcherne Stabilisierung auf Dauer zu erwarten (Abb. 3).

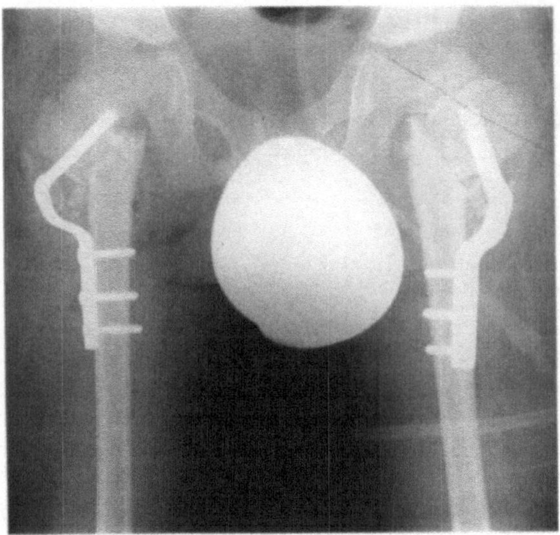

Abb. 1. 11jähriger Junge mit Coxa vara congenita beiderseits. Jetzt Aufrichtungsosteotomie nach Pauwels. Unterfütterung auf der linken Seite mit kortikospongiösen Spänen und Auffüllung des Plattenwinkels beiderseits

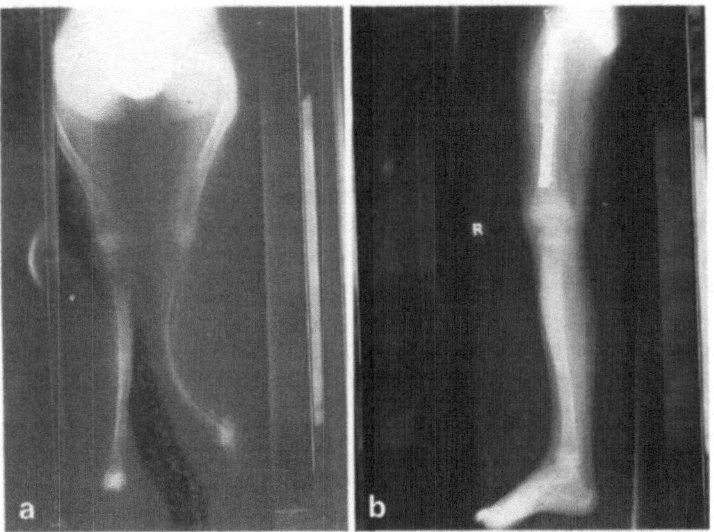

Abb. 2a, b. 11jähriger Junge mit fibröser Dysplasie, Korkenzieherfehlstellung der Beine, Stehen unmöglich. Jeweils in einer Sitzung intertrochantere Osteotomie, Mehrfachosteotomie des Femurs, der Tibia und der Fibula, Sicherung durch Winkelplatten, Platten und Kirschner-Drähte. Die einzelnen Osteotomien wurden zusätzlich verstärkt durch Anlagerung des bei den Osteotomien gewonnenen kortikospongiösen Knochens

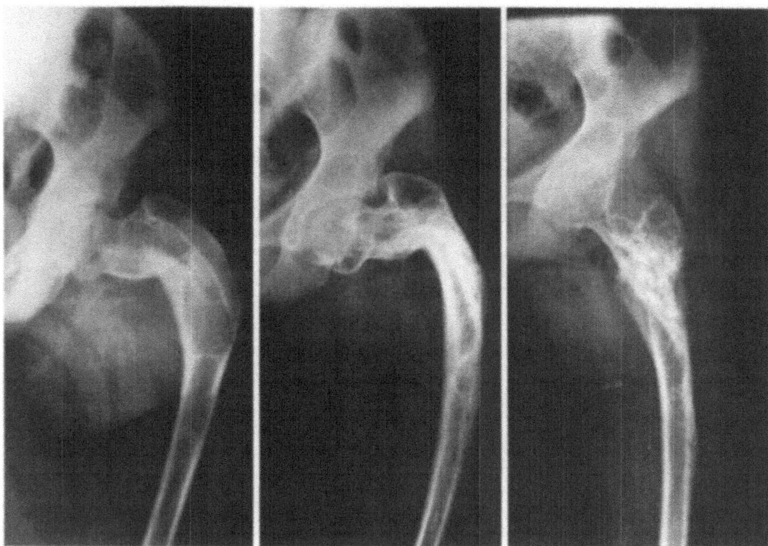

Abb. 3. 18jähriger junger Mann. Fibröse Dysplasie mit Coxa vara und Femur-varum-Fehlstellung. Zustand nach Ausräumung und Auffüllung mit Beckenkammspongiosa und Korrekturosteotomie (6 Monate postoperativ)

An zweiter Stelle stehen die nach Traumen mit Verkürzung der Wachstumsfugen entstandenen Defektfehlstellungen, die ohne knöcherne Auffüllung bei der Osteotomie sonst nur unter erheblicher Verkürzung korrigiert werden können.

Als weitere Indikation ist die Ausräumung einer Knochennekrose, speziell der aseptischen Hüftkopfnekrose des Erwachsenen, mit nachfolgender Auffüllung in Kombination mit der intertrochantären Reizosteotomie anzuführen.

Bei therapeutisch-operativ gesetzten Knochendefekten. Bei Umstellungsosteotomien zur Stellungskorrektur bei kurzen Röhrenknochen mit Achsenverschiebung ohne Längenverlust ist eine Implantation von Knochenspänen zur besseren knöchernen Konsolidierung angebracht, z.B. bei der Hallux-valgus-Operation nach Kramer.

Verlängerungsosteotomien der langen Röhrenknochen, überwiegend an den unteren Gliedmaßen durchgeführt, sind ohne Knochentransplantation im Distanzdefekt nicht möglich, weil die lokale Kallusbildung im Bereich des überdehnten Periostschlauchs meist nicht ausreicht.

Es lassen sich dann bei vorsichtiger Extension von täglich 1—2 mm erhebliche Längendifferenzen ausgleichen. In manchen Fällen ist auch eine mehrmalige Verlängerungsosteotomie möglich, z.B. bei wachstumsbedinger erneuter Längendifferenz bei Fortbestehen der Epiphysenfugenschädigung, dies gilt v.a. für Schäden im Kleinkindalter. Zu berücksichtigen ist bei der Indikation zur Verlängerungsosteotomie die oft längere Zeit verbleibende verminderte Belastungsfähigkeit im Transplantatbereich, besonders die verminderte Biegebelastbarkeit, die zu Spontanfrakturen führen kann (Abb. 4).

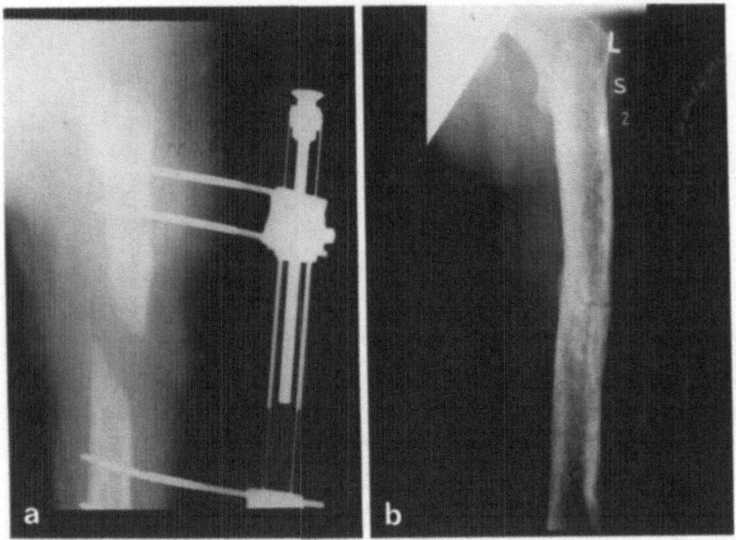

Abb. 4a, b. 19jähriges Mädchen mit posttraumatischer Epiphysenfugenschädigung der distalen Femurepiphyse. Im Alter von 11 Jahren Verlängerungosteotomie um 7 cm, aufgefüllt mit Eigenspänen. Wegen erneuten Fehlwuchses im Alter von 15 Jahren erneute Verlängerungsosteotomie. Man erkennt die gute Wiederherstellung des Femurschafts bei Verlängerung um 8 cm, Auffüllung des Defekts mit Eigenspongiosa aus dem hinteren Beckenkamm. 5 Jahre später Spontanfraktur des Schafts. Patientin lehnte zunächst Operation ab. Trotz 3monatiger Ruhigstellung keine knöcherne Konsolidierung, deshalb Versorgung mit Küntscher-Verriegelungsnagel. Danach belastungsfähige Konsolidierung

Mit der Verlängerungsosteotomie lassen sich auch gleichzeitig Dreh- und Achsenfehler korrigieren. Dazu ist manchmal eine mehrmalige Korrektur des Extensionsgeräts notwendig, entsprechend dem auftretenden Weichteilzug. Bei der Knochentransplantation ist die Anlagerung des Knochens in der gewünschten Knochenform entsprechend dem zu erwartenden Kraftlinienfluß erforderlich, sonst kann es durch die Weichteilspannung zu einer allmählichen Umformung zurück in die Achsenfehlstellung kommen.

Ein wichtiges Indikationsgebiet für die Knochentransplantation durch Anlagerung und Auffüllung von therapeutisch geschaffenen Defekten stellen die pfannenverbessernden Beckenosteotomien dar.

Bei der modifizierten Osteotomie nach Pemberton im Kleinkindalter wird nach bogenförmiger Osteotomie das Pfannendach mit Drehpunkt in der Y-Fuge heruntergeklappt und der Defekt mit einem bogenförmig zurechtgeschnittenen Beckenspan ausgefüllt und außen mit einem kortikospongiösen Eigenspan, entnommen aus der inneren Beckenschaufelseite, abgedeckt (Abb. 5).

Die Beckenosteotomie nach Chiari wird wegen der oft notwendigen weiten Verschiebung der Fragmente, wenn die laterale Kortikalis des distalen Fragments nur noch Kontakt mit der medialen Kortikalis des proximalen Fragments hat, auf der Innenseite mit Knochenspänen verstärkt (Abb. 6).

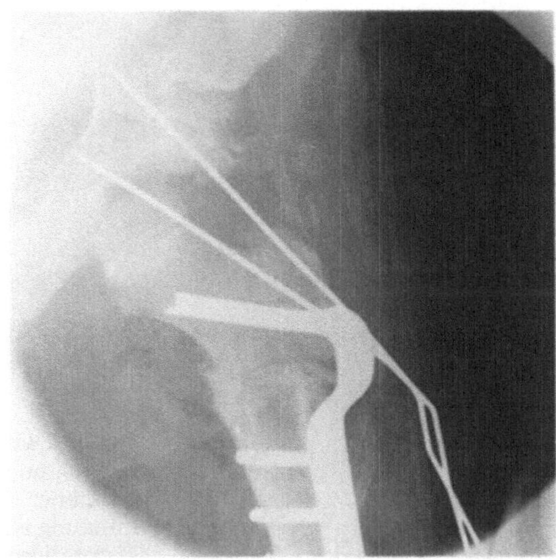

Abb. 5. 5jähriges Mädchen mit Hüftluxation beiderseits, mehrfach voroperiert. Nach Ausräumung der Hüftpfanne modifizierte Pfannenplastik im Sinne von Pemberton mit Bankspan (Kieler-Span) und lateral abgedeckelt mit einem aus der Innenseite des Os ilium entnommenen kortikospongiösen Span, zusätzlich intertrochantere Derotations- und Varisationsosteotomie

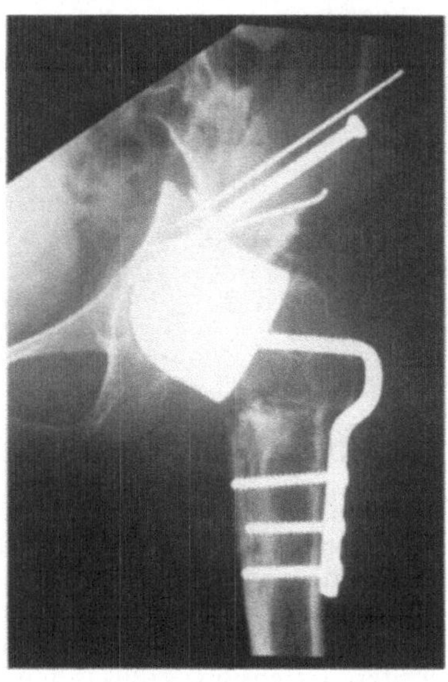

Abb. 6. 20jähriges Mädchen. Wegen Hüftluxation 9 mal voroperiert. Wegen verbliebener Hüftluxationsfehlstellung mit Kopfhochstand zunächst operative Lösung der narbigen Verwachsungen und Einbringen des Wagner-Distraktionsgeräts zwischen Becken und proximalem Femur zur Distalisation. Nach genügender Extension Ausschneidung der Narben und Ausräumung der Pfanne. Chiari-Osteotomie, Sicherung mit Schrauben und Kirschner-Drähten, intertrochantere Derotationsvarisationsosteotomie. Da der Hüftkopf keinen brauchbaren Knorpel mehr besaß, Interposition einer Smith-Petersen-Kappe (8 Wochen postoperativ)

Bei der Pfannenschwenkosteotomie nach Hopf ist die Implantation von Knochenspänen in die durch die Drehung des Pfannenblocks kranial und kaudal entstehenden Defekte ebenfalls erforderlich, um einen guten knöchernen Durchbau zu erreichen. Auch hier kommt man mit den Eigenspänen aus (Abb. 7).

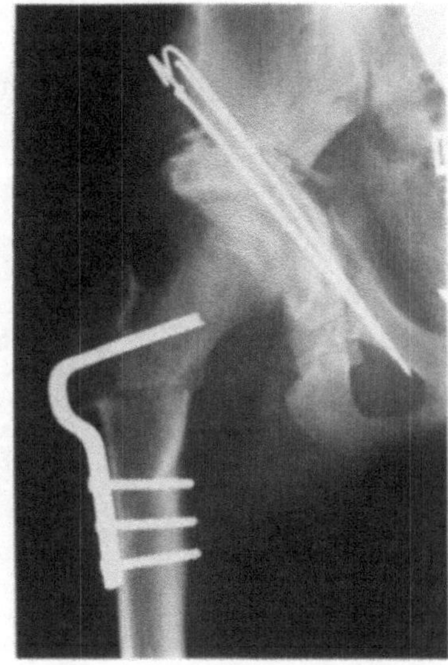

Abb. 7. 15jähriges Mädchen mit Hüftdysplasie, beginnenden Hüftbeschwerden. Zustand nach Pfannenschwenkosteotomie (8 Wochen postoperativ). Die Pfanne ist en bloc geschwenkt. Die dabei entstehenden Defekte wurden mit Eigenspänen aus dem Osteotomiebereich und der Beckenschaufel aufgefüllt und mit Kirschner-Drähten gesichert, die ausreichende Konsolidierung ist zu erkennen. Zusätzlich intertrochantere Derotationsvarisationsosteotomie

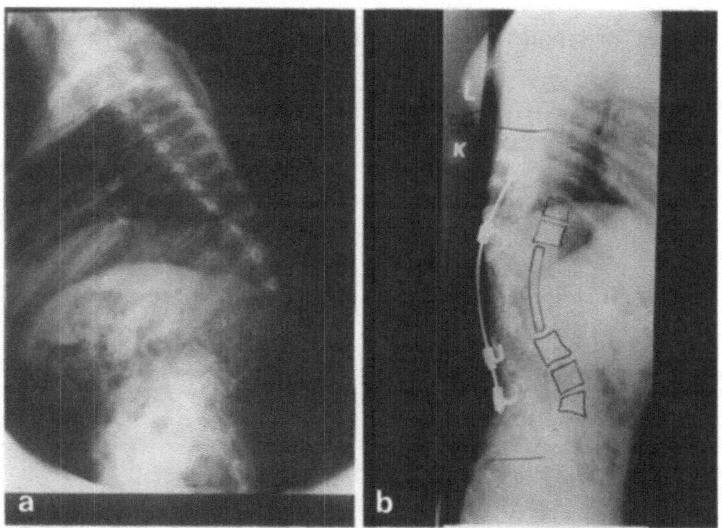

Abb. 8a, b. 9jähriges Mädchen mit kongenitaler höchstgradiger Kyphoskoliose. Beginnende Lähmungszeichen. Behandlung in 4 Operationsabschnitten: 1. Dorsale Dekompression mit Resektion von 4 Wirbeln nach Laminektomie zur Dekompression des Myelons, Anlegen eines Halo-pelvic-Apparats. Schrittweise Extension. 2. Dekompression von Aorta und V. cava von ventral und Lösung der intrathorakalen und intraabdominellen Verwachsungen, weitere Extension. Völliges Schwinden der Lähmungen. 3. Nach erreichter Stellungskorrektur erneuter transthorakaler, transabdomineller Zugang, Auffüllung des entstandenen Defekts mit Schienbeinspan, Rippenspänen und Eigenspongiosa. 4. Dorsale Fusion und Einbringen des Harrington-Kompressionsinstrumentariums zur Stabilisierung. Dorsale Sponylodese mit dem subkutan eingelagerten Knochenmaterial von den Wirbelresektionen

Ein letzter wichtiger Indikationsbereich der Knochentransplantationen bei Osteotomien sind die Kolumnotomien der Wirbelsäule bei Kyphosen, z.B. Morbus Bechterew, bei Fehlbildungen und Kyphoskoliosen. Hier ist oft in mehreren Eingriffen ventral und dorsal eine Auffüllung der durch die Stellungskorrektur entstandenen Defekte im Bereich der Wirbelkörper mit Beckenspänen, Rippen und in manchen Fällen zusätzlich Schienbeinspänen notwendig. Die dorsale Fusion allein reicht nicht aus, da es auch bei intakter knöcherner Verbindung zu einer allmählichen erneuten Deformierung bis zu einer Kypose durch sog. kalten Fluß, bedingt durch den erheblichen Weichteildruck, kommt (Abb. 8).

Knochentransplantation bei Tumoren

C. Burri

Abteilung für Unfallchirurgie, Hand-, Plastische und Wiederherstellungschirurgie (Ärztlicher Direktor: Prof. Dr. C. Burri), Universität Ulm, Steinhövelstraße 9, D-7900 Ulm

Mannigfaltig ist die Palette von Knochengeschwülsten. Zwar treten primäre Tumoren des Knochens gegenüber den häufigen Karzinomen, wie z.B. der Mamma, des Magens, der Bronchien und der endokrinen Organe, selten auf, sie befallen aber vorwiegend Kinder, Jugendliche und junge Erwachsene, so daß ihnen von dieser Seite her vermehrte Bedeutung zukommt. Knochenmetastasen sind sehr häufig, meistens bestimmen sie die Prognose des Tumorleidens.

In Diagnostik und Therapie der Knochentumoren konnten in den vergangenen Jahren, besonders durch die interdisziplinäre Onkologie, bedeutende Fortschritte erzielt werden. Die Einteilung in primär gutartige und semimaligne Tumreon von einer Low-grade malignancy und in primär oder sekundär bösartige Knochengeschwülste sowie -metastasen hat sich weitgehend durchgesetzt [1]. Immer noch bietet aber gerade die Tumorlokalisation am Knochen schwerwiegende diagnostische und therapeutische Probleme: Gutartige Formen und Erkrankungen, wie die kartilaginäre Exotose, der Morbus Paget oder die fibröse Dysplasie können entarten, bei den sog. Riesenzelltumoren bestehen große diagnostische und v.a. prognostische Schwierigkeiten.

Der Morphologe tut sich oft sehr schwer in der Zuordnung zu einem Grading, was vorwiegend darauf zurückzuführen ist, daß in ein und demselben Tumor verschiedene Malignitätsgrade auftreten. Insgesamt erweist sich die morphologische Zuordnung von Knochentumoren in zahlreichen Fällen als äußerst schwierig, sie kann deshalb nur durch ein onkologisches Arbeitsteam in gemeinsamen Besprechungen unter Berücksichtigung von Klinik, radiologischen Untersuchungsergebnissen sowie der Histologie erfolgen [1].

Die Behandlung von Knochentumoren hat sich durch neue strahlentherapeutische und medikamentöse Möglichkeiten erweitert, Kombinationsformen von chirurgischen, radiologischen und internistischen Verfahren bieten sich an. Hier hat z.B. beim osteogenen

Hefte zur Unfallheilkunde, Heft 185
Herausgegeben von D. Wolter/K.-H. Jungbluth
© Springer-Verlag Berlin Heidelberg 1987

Sarkom eine Entwicklung Fuß gefaßt, die zu einer signifikanten prognostischen Verbesserung geführt hat. Die Diagnose eines malignen Knochentumores ist heute nicht mehr gleichbedeutend mit Verstümmelung oder gar Resignation. Chirurgische Verfahren mit den Möglichkeiten der bewegungsstabilen Versorgung nach ausgedehnten Resektionen und der erweiterte Gelenkersatz öffnen die Grenzen der Rekonstruktion und Erhaltung von Extremitäten weiter und bedeuten damit eine signifikante Verbesserung des Patientenschicksals in bezug auf Lebensqualität und Pflegemöglichkeiten [1, 3, 4, 7, 9]. Trotz dieser wohlklingenden Aussage bleibt aber eine Großzahl von Problemen in diagnostischer, therapeutischer und prognostischer Hinsicht, die neben dem betroffenen Patienten auch den verantwortlichen Arzt und das Pflegepersonal massiv belasten.

Während vor wenigen Jahren noch die Amputation, Exartikulation, Hemipelvektomie oder interthorakoskapuläre Amputation bei primär malignen Tumoren der Extremitäten die Therapie der Wahl darstellten, kann heute unter Zuhilfenahme von Chemotherapie und Bestrahlung in zahlreichen Fällen weniger verstümmelnd vorgegangen werden, ohne daß sich dadurch die Prognose maßgeblich verschlechtert. Das entscheidende Kriterium für die Radikalität nach extremitäterhaltendem Eingriff ist das Rezidiv, nicht die Fernmetastasierung.

Unter den therapeutischen Möglichkeiten, die dem heutigen Chirurgen oder Orthopäden bei Knochentumoren zur Verfügung stehen, ist die Knochentransplantation von entscheidender Bedeutung [6, 8].

Knochentransplantation bei benignen Tumoren und tumorähnlichen Veränderungen

In diese Kategorie fallen Osteom, Osteoidosteom, benignes Osteoblastom, Chondrom der Peripherie, Osteochondrom, Chondroblastom, Chondromyxoidfibrom und nichtossifizierendes Fibrom, die solitäre Knochenzyste, die aneurysmatische Knochenzyste, juxtaartikuläre Knochenzyste, das eosinophile Granulom, die fibröse Dysplasie, die Myositis ossificans und der Hyperparathyreoidismus (brauner Tumor). Generell kann hier therapeutisch gesagt werden, daß eine chirurgische Maßnahme nur ansteht, wenn eine der genannten Veränderungen dem Patienten Beschwerden verursacht oder durch ihre Lage die Belastbarkeit einer Extremität beeinträchtigt. Häufig wird hier die pathologische Fraktur zur Indikation zum aktiven Vorgehen.

Als Beispiel sei die aneurysmatische Knochenzyste im Bereich des Acetabulums aufgeführt, die ohne weiteres die Größe einer Faust erreichen kann und unter Einbeziehung der subchondralen Knochenschicht in das Gelenk einzudringen vermag. Die saubere Resektion, u.U. im „Gefahrenbereich", und Kürettage vermag zwar die Rezidivfreiheit in den meisten Fällen zu garantieren, führt aber in keiner Weise zu einer Belastungsfähigkeit. Aus diesem Grunde ist die Belastungsfähigkeit durch Knochentransplantationen herbeizuführen. Da sich im spongiösen Bereich eine gute Vaskularisation findet, kann hier ohne weiteres zur homologen Knochenübertragung gegriffen werden. Bei fortgeschrittenen Fällen mit Gelenkbeteiligung ziehen wir allerdings auch heute noch das autologe Material vor. Hier kann die Anwendung von autologem in Kombination mit homologem Transplantat diskutiert werden. Entscheidend für die Form und die Herkunft des Materials ist wiederum die Lage des geschaffenen ossären Defekts. Tragende Pfeiler werden vorzugsweise mit kortikospongiösen Spänen unter Zuhilfenahme des Osteosyntheseverfahrens eingebaut, Höhlen werden besser mit zerkleinerter Spongiosa aufgefüllt. An dieser Stelle ist anzumerken, daß auch bei der Behandlung von pathologischen Frakturen bei gutartigen Knochengeschwülsten die stabile Osteosynthese beim Erwachsenen meistens, beim Kind selten eine absolute Indikation darstellt.

Knochentransplantation bei semimalignen Tumoren und Tumoren von einer Low-grade malignancy

Hier soll lediglich auf das Chondrom und den Riesenzelltumor eingegangen werden. Das Chondrom als gutartiger, knorpelbildender Tumor hat seine Lokalisation meistens im Innern eines Knochens, mehr als 50% sind im Hand- und Fußskelett und hier besonders in den Phalangen lokalisiert. Diese Chondrome stellen bei weitem die häufigsten Tumoren des Handskeletts dar. Bezüglich ihrer Prognose ergibt sich eine Besonderheit, da in den Hand- und Fußknochen vorkommende Chondrome nicht zur malignen Entartung neigen und nur selten rezidivieren. Bei den Chondromen am übrigen Skelett ist eine maligne Entartung dagegen möglich, besonders bei einer Lokalisation in den langen Röhrenknochen, am Becken und an den Wirbelkörpern.

Die größte Gruppe der sog. semimalignen Tumoren stellen die Riesenzelltumoren dar. Es konnte gezeigt werden, daß 10% der Riesenzelltumoren ein stark invasives und destruktives Wachstum zeigen und zur Metastasierung neigen; diese Gruppe entspricht dem Grad III. Viel häufiger sind demnach die unteren Grade. Es muß jedoch vermerkt werden, daß bei der überwiegenden Mehrzahl der Riesenzelltumoren die Frage nicht entschieden werden kann, ob es sich um einen benignen Tumore mit entsprechendem Verlauf handelt oder ob er sich an anderer Stelle oder sekundär zu einem malignen Tumor mit Rezidiven und Metastasierung entwickeln kann. Es sind entsprechende therapeutische Maßnahmen sowie eine strenge Kontrolle der Patienten notwendig.

Die semimalignen Knochentumoren verlangen aufgrund der gemachten Aussagen eine Resektion im Gesunden. Der entstandene Defekt verlangt praktisch immer eine Wiederauffüllung durch biologisches Material. Ist die Belastungsfähigkeit durch die Resektion nicht gefährdet, genügt die Auffüllung mit spongiösem Material, anderenfalls erscheint die Anwendung der Kombination von Osteosynthese und Knochentransplantation angezeigt.

In geeigneten Fällen kann dabei auch die zusätzliche Anwendung von Knochenzement diskutiert werden: Beim Chondrom des Beckens mit der Notwendigkeit einer Kontinuitätsresektion außerhalb des Acetabulums führen wir eine Plattenosteosynthese über den Defekt hinweg durch, bringen kortikospongiöse Späne der Gegenseite in den Defekt ein, wobei sie mit Schrauben durch die Platte gehalten und Kontaktflächen der Resektionsstellen gepreßt werden; zusätzliche Spongiosa, besonders an den Kontaktstellen, ist zu empfehlen.

Um gleichzeitig eine Sofortbelastung gestatten zu können, erfolgt die zusätzliche Anwendung von Knochenzement im Defektbereich, wobei die Transplantate vorwiegend im belasteten distalen Bereich gelegen sein sollten. Dieses Verfahren gestattet die sofortige Mobilisation und Belastbarkeit, da der Knochenzement zur absoluten Ruhe im Transplantatlager beiträgt und damit ein sicheres Einwachsen praktisch garantiert. Die alleinige Osteosynthese mit Knochentransplantat gestattet ein solches Vorgehen nur in Ausnahmefällen, die meisten Chirurgen werden es mit Sicherheit nicht wagen, einen solchen Patienten sofort belasten zu lassen, was für den Betroffenen eine mehrwöchige Liegeperiode bedeutet. Auch am Röhrenknochen kann die genannte Kombination Anwendung finden, indem z.B. am Femurschaft die Platte die laterale Stabilität gewährleistet, medial zur Abstützung ein kortikospongiöser Span in die Osteosynthese einbezogen wird und zur primären Belastungsfähigkeit zusätzlich Knochenzement Anwendung findet. Dieser kann bei der zu erfolgenden Metallentfernung ebenfalls wieder entfernt werden, zu diesem Zeitpunkt kann bei Bedarf nochmals Knochen transplantiert werden.

Biologisches Material ist u.E. bei der Behandlung von semimalignen Geschwülsten immer dann angezeigt, wenn die Belastungsfähigkeit nach Resektion auf Dauer in Frage gestellt ist.

Knochentransplantation bei primär malignen Geschwülsten

In diese Kategorie fallen das primäre und das sekundäre Chondrosarkom, das osteogene Sarkom, das juxtakortikale Osteosarkom, das Fibrosarkom, das Ewing-Sarkom, das Retikulumzellsarkom, die malignen Nicht-Hodgkin-Lymphome und das Plasmazytom als wichtigste Vertreter. Bereits eingangs ist darauf hingewiesen worden, daß bei all diesen Tumoren heute eine adjuvante Therapie diskutiert werden soll. Dies ist beispielsweise für das Ewing-Sarkom sowie das osteogene Sarkom seit längerer Zeit anerkannt, für das Chondrosarkom wird neuerdings auch eine prä- oder postoperative Bestrahlung diskutiert und an einigen Zentren bereits auch durchgeführt. Sieht man in diesen Fällen von einer Amputation ab, hat die Resektion das befallene Kompartiment zu erfassen, die Resektionsstellen am Knochen sollen einen Sicherheitsabstand von mindestens 3 cm, besser aber 5 cm beinhalten. Bei diesen höchst verantwortungsvollen chirurgischen Maßnahmen soll während der Tumorresektion nicht zu intensiv an die rekonstruktiven Möglichkeiten gedacht werden, die Radikalität steht weit im Vordergrund.

Die nach der Resektion verbliebenen Defekte verlangen nach einer bewegungsstabilen Fixation, was am Schaft der Röhrenknochen überwiegend durch Plattenosteosynthesen erreicht werden kann. Analog zu den semimalignen Tumoren ist die Kontinuität des Knochens mit zu erwartender Belastungsfähigkeit durch Transplantate aufzufüllen (Abb. 1). Im Gelenkbereich treten heute Arthrodese mit ossärem Aufbau und Überbrückung des Gelenks durch Knochenumkehr und Transplantate [5] mit der Verwendung von Tumorprothesen oder gar homologen Gelenktransplantaten [4, 7] in Konkurrenz. Im Beckenbereich unter Einschluß des Acetabulums können nach Ansicht v.a. amerikanischer Autoren größere Defekte belassen werden. Die bindegewebige Auffüllung der Defekte gestattet nach Ablauf längerer Entlastungsperioden die eingeschränkte „Nutzung" der betroffenen Extremität.

Bei der chirurgischen Behandlung von primär malignen Knochentumoren erlangt demnach die Transplantation ossären Gewebes überragende Bedeutung. Anwendung finden autologe und homologe Transplantate, die stabil in eine Osteosynthese mit einbezogen werden oder aber u.E. unbedingt auch bei Anwendung von Tumorprothesen für einen zukunftträchtigen Aufbau sorgen (Abb. 2). Die homologe Übertragung von Gelenkpartien wird v.a. von wenigen Autoren in den USA bereits mit beachtenswerten Erfolgen angewendet [3, 4, 7].

Relativ neu, aber leicht einsehbar ist die Kombination von Tumorprothesen mit Knochentransplantaten. Keine der heute vorgeschlagenen Alloarthroplastiken garantiert in irgendeiner Weise eine dauerhafte Belastungsstabilität. Diese Aussage gilt demnach in her-

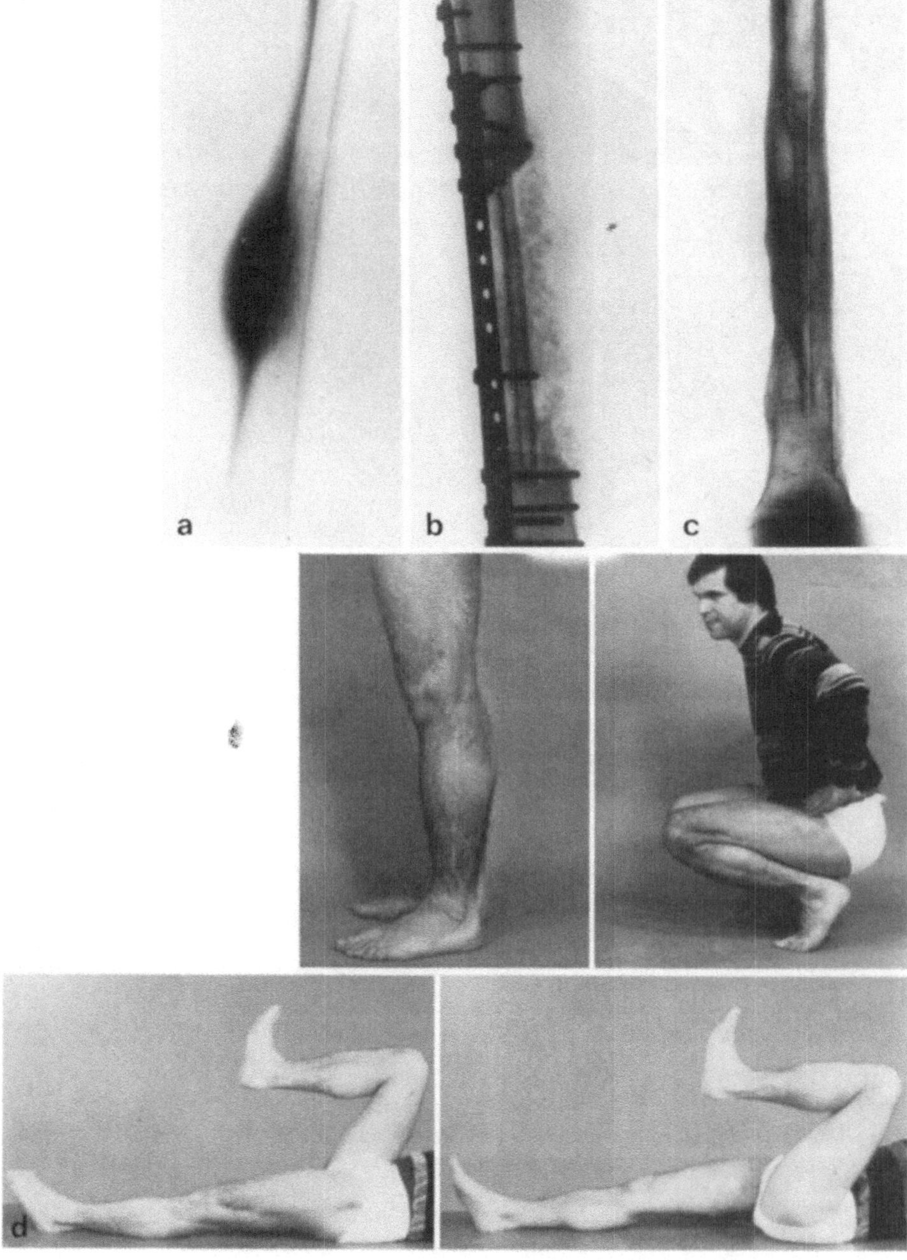

Abb. 1a–d. Vorgehen und Ergebnis bei parossalem Sarkom des Femurschafts, **a** Präoperatives Röntgenbild, **b** Röntgenbild nach Kontinuitätsresektion, Fibulainterposition und Spongiosaplastik, **c** radiologisches Ergebnis 2 Jahre postoperativ, **d** funktionelles Ergebnis

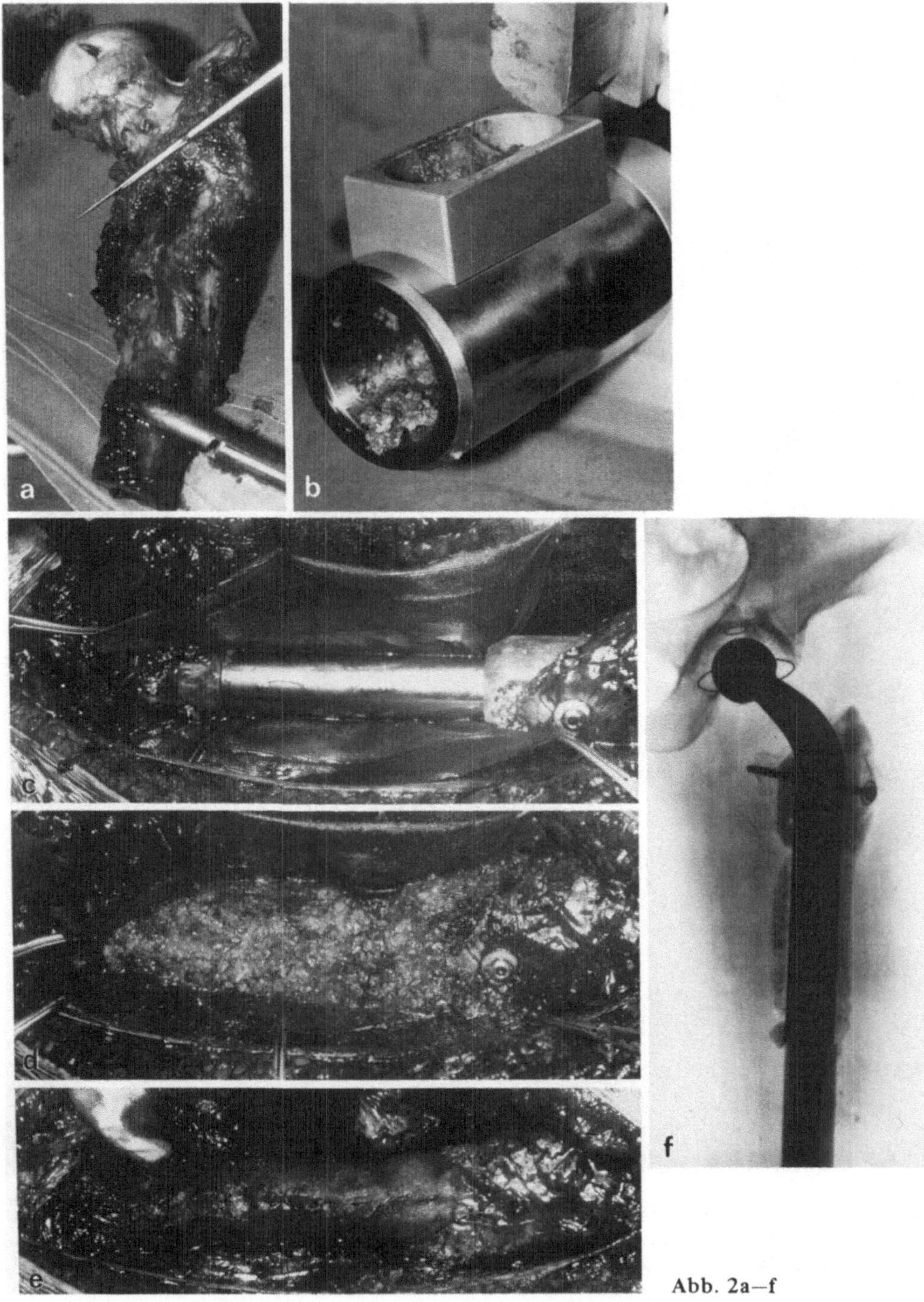

Abb. 2a—f

vorstechender Weise für die untere Extremität, während z.B. isoelastische Schulterprothesen ohne zusätzliche Maßnahmen eingelegt werden können. Hier kommen ossäre Transplantate lediglich zur Anwendung, um Insertionen biologisch zu sichern.

Eine weite Verbreitung hat die sog. Tumor- und Krückstockprothese für das proximale Femur erlangt. Die Verankerung im Schaft ist jedoch nicht genügend auf Dauer zu lösen, so daß wir unbedingt eine Ummantelung der Prothese mit autologem oder homologem Material empfehlen möchten. Zudem befürworten wir die Einbeziehung der Abduktoren sowie Psoasansätze in den Verbund aus dem körpereigenen und dem autologen Material. Diese Ansatzstellen können durch Schraubenosteosynthese gesichert werden und verhindern mit großer Sicherheit die Luxationsgefahr der Gelenkprothese.

Auch beim inneren Beckenersatz ist die Anwendung von Knochentransplantaten angezeigt: Wichtig ist das Einbringen eines kortikospongiösen Blocks an der Verankerungsstelle im Bereich des Ilium oder Iliosakralgelenks in einen vorbereiteten Defekt am Kunststoffbecken. Seit wenigen Jahren verwenden wir zusätzlich homologes Knochenmaterial, das mittels einer Knochenmühle zerkleinert wurde, zur Ummantelung der Kunststoffprothese (Abb. 3).

Knochentransplantation bei Metastasen

Knochenmetastasen maligner Tumoren haben gesamt gesehen eine ungünstige Prognose quo ad vitam. Hier werden demnach Verbundosteosynthese oder Tumorprothese ohne zusätzliche Transplantationen Anwendung finden. Bei solitären Metastasen dagegen kann eine Kombination eines unmittelbar belastungsstabilen Vorgehens, wie Verbund oder Prothese, in Kombination mit Knochentransplantation ohne weiteres diskutiert werden. Jedem Operateur, der über eine genügende Anzahl von derartigen Fällen verfügt, ist bekannt, daß Mammakarzinompatienten mit Metastasen zwar eine mittlere Lebenserwartung um 12 Monate haben, daß aber auch Fälle auftreten können, die bis zu 15 Jahre überleben und sogar an anderer Ursache sterben können.

Die erwähnten Tatsachen führen zum Schluß, daß die Knochentransplantation in der heutigen chirurgischen Therapie von ossären Geschwülsten nicht mehr wegzudenken ist. Nur durch sie kann eine dauerhafte Belastungsstabilität erreicht werden, sie führt damit zu einer eindeutigen Verbesserung der Prognose in bezug auf die Gebrauchsfähigkeit einer Extremität.

Abb. 2a–f. Vorgehen bei Solitärmetastase eines Mammatumors im proximalen Femur. a Resektionspräparat, b Münchner Knochenmühle zur Zerkleinerung von kortikospongiösem Transplantatmaterial, c Status nach Resektion des proximalen Femurs. Die Prothese ist in situ. Um den Metallschaft wird ein Dexonmaschennetz gezogen. d Die zerkleinerte homologe Spongiosa wird um den Prothesenschaft angelagert, sie schafft die Verbindung zwischen reinseriertem Trochanter-major-Fragment sowie dem Schaft, e das in sich durch fortlaufende Naht verschlossene Netz, das eine Dislokation der Spongiosabröckel verhindert, f das postoperative Bild zeigt die ossäre Ummantelung der Prothese mit Reinsertion des Trochanter minor durch Zugschraube

15-NOV-84
15:36:32
DR0:040
SCAN 40
FRONT
1E1 23
H/SP
LEFT
5 CM
TI 4
KV 125
AS .350
SL 4
GT 0
TP 202
W 276
C 56
Z.A. RF KLEINES BECKEN
KNOCHENDESTRUKTION ?
a
b
c

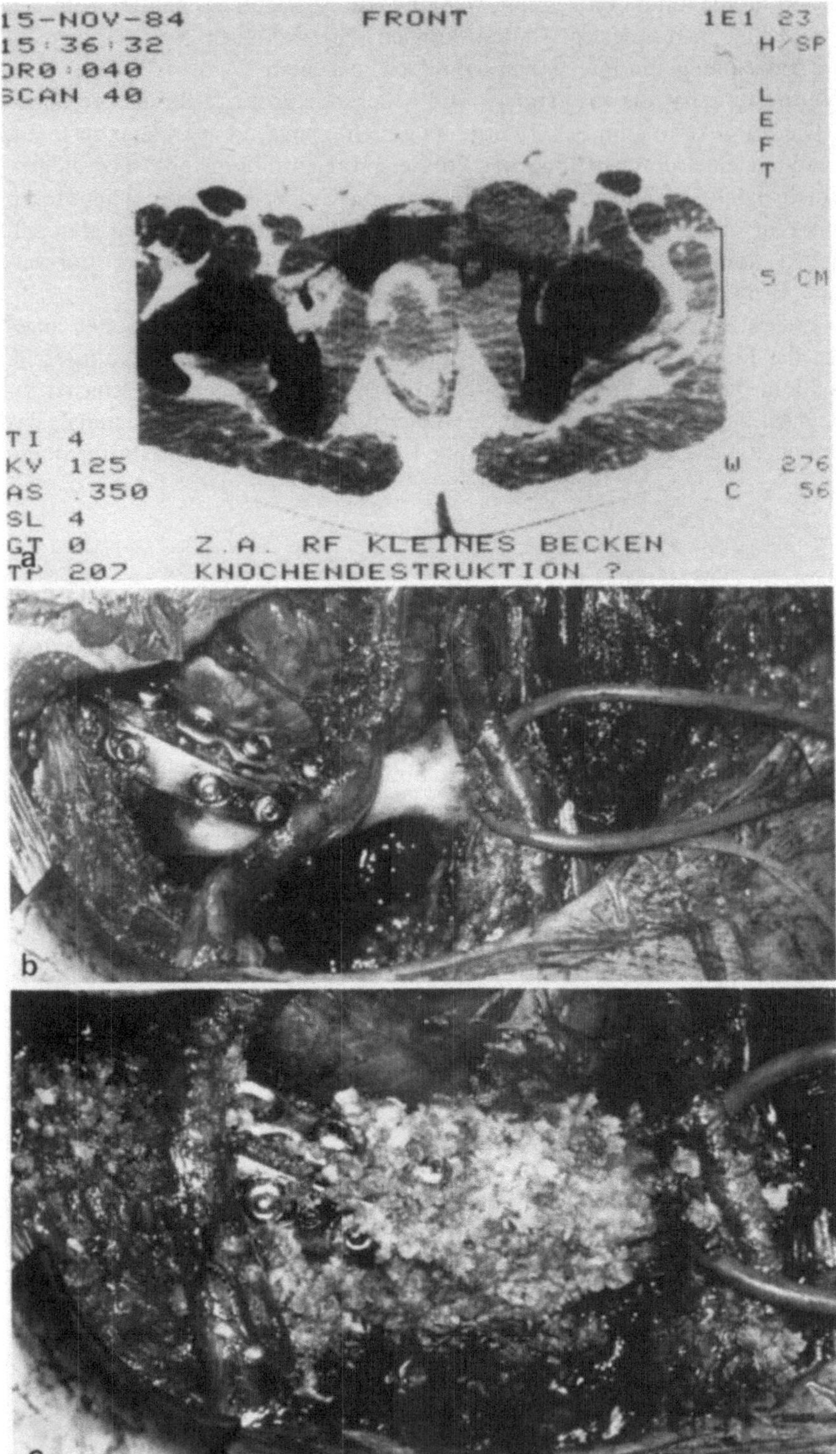

Abb. 3a—c

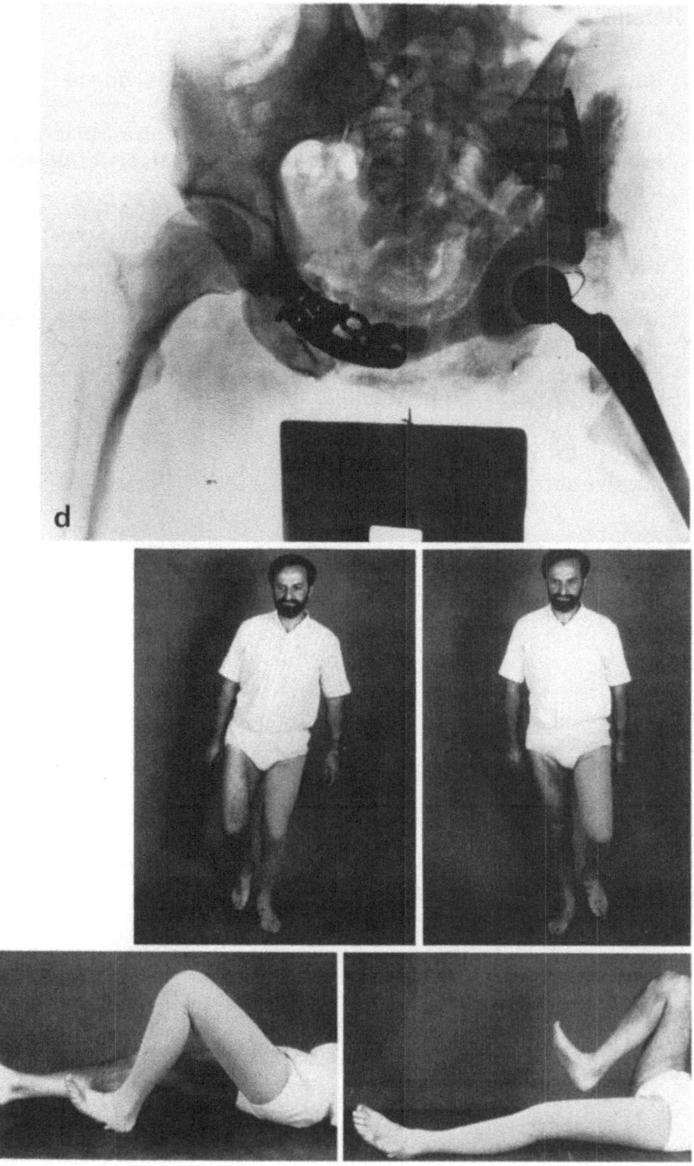

Abb. 3a—e. Innerer Beckenersatz bei malignem Histiozytom. **a** Computertomogramm mit Tumorbefall der linken Symphyse und des Acetabulums mit Weichteilmanifestation ventral davon, **b** Operationssitus mit bereits eingelegtem Kunststoffbecken, erkennbar ist der Gefäß-Nerven-Strang sowie der Funiculus. Doppelplattenosteosynthese an der Symphyse, **c** das gesamte Kunststoffbecken wird mit homologer, zerkleinerter Spongiosa eingescheidet, **d** Radiologische postoperative Kontrolle. Die homologe Spongiosa ist klar erkennbar. Dieses Vorgehen erlaubt u.E. eine dauerhafte Verankerung des Kuststoffbeckens, indem eine ossäre Verbindung zwischen der Symphyse der Gegenseite und dem verbleibenden Teil des Ilium geschaffen wird, **e** Funktionelles Ergebnis 3 Monate postoperativ

Literatur

1. Burri C (1977) Knochentumoren. Aktuelle Probleme in Chirurgie und Orthopädie, Bd 5. Huber, Bern Wien
2. Dederich R, Wolf L (1985) Homologe Knochentransplantation. Unfallchirurgie 88:299
3. Enneking WF (1983) Musculoskeletal tumor surgery bone grafting. Churchill-Livingstone, New York, p 230
4. Gross AE, McKee NH, Pritzker KPH, Langer (1983) Reconstruction of skeletal deficits: A comprehensive osteochondral transplant programm. Clin Orthop 174:96
5. Juvara E (1921) Procede de resection de la partie superieure du tibia. Presse Med 29:241
6. Kuner EH, Kirchner R, Häring M (1977) Verfahrenswahl bei der Behandlung des Rezidivs von juvenilen und aneurysmatischen Knochenzysten. Chirurg 48:781
7. Mankin HJ, Doppelt SH, Sullivan TR (1982) Osteoarticular and intercalary allograft transplantation in the management of malignant tumors of bone. Cancer 50:613
8. Meeder PJ, Hagemann H, Weller S (1983) Praxis der autologen Knochentransplantation. Klin J 12:30
9. Parrish FF (1966) Treatment of bone tumors by total excision and replacement with massive autologous and homologous grafts. J Bone Joint Surg (Am) 48:968

Sekundärer Defekt

Der Einsatz autologer Knochentransplantation bei nicht infizierten Pseudarthrosen langer Röhrenknochen

R. Kreusch-Brinker, M. Sparmann und H. Zilch

Orthopädische Klinik und Poliklinik der Freien Universität Berlin im Oskar-Helene-Heim (Ärztl. Direktor: Prof. Dr. med. G. Friedebold), Clayallee 229, D-1000 Berlin 33

Einleitung

Die gesunde biologische Knochenstruktur ermöglicht bei ausreichender Ruhigstellung der Fragmente einen vollständigen Wiederaufbau nach Kontinuitätsunterbrechung. Abgesehen von konsumierenden Grunderkrankungen im Skelettbereich (Tumoren/Metastasen) oder Stoffwechselfehlern (z.B. Rachitis, M. Paget) geht eine gestörte ossäre Konsolidierung auf 4 Ursachen zurück:

1. mangelnde Dreh- und Scherstabilität der Fraktur- oder Osteotomiezone in der Heilungsphase
2. fehlende oder verzögerte Revaskularisation der Fragmente oder Fragmentenden,

Hefte zur Unfallheilkunde, Heft 185
Herausgegeben von D. Wolter/K.-H. Jungbluth
© Springer-Verlag Berlin Heidelberg 1987

3. Knochensubstanzverluste mit mangelnder Kontaktzone im Bereich der Kontinuitätsunterbrechung,
4. Infekteinschmelzung der Fraktur- oder Osteotomieflächen.

Definitionsgemäß wird bei der mangelhaften Konsolidierung eines Röhrenknochens nach
4–6 Monaten von einer verzögerten Bruchheilung („delayed union"), bei einem Zeitraum
über 1/2 Jahr von einer Pseudarthrose („non union") gesprochen. Von seiten der röntgenologischen Betrachtung werden

a) eine hypertrophe,
b) eine oligotrophe und
d) eine Defektpseudarthrose beschrieben.

Innerhalb dieser verschienen Formen spielen die beschriebenen Ursachen eine unterschiedlich zu gewichtende Rolle dahingehend, daß bei der hypertrophen Pseudarthrose die mechanische Komponente, bei der oligo- oder atrophen Form die vaskuläre Ursache und bei
der Defektpseudarthrose der primäre knöcherne Substanzverlust wesentlich sind, wogegen
im Infekt das sekundäre Einschmelzen von vitalem Knochen zum Ausbleiben der Überbrückung führt. Das Angehen einer bakteriellen Entzündung im kontaminierten Knochen
ist zudem auch wieder abhängig von einer gestörten Mikrozirkulation der Frakturzone
mit Weichteilschaden und einer unzureichenden Bruchstabilisierung bei inadäquaten operativen Maßnahmen, einer Vergrößerung der Nekrosezone – entweder durch Störung der
endostalen Knochendurchblutung (Aufbohren bei Marknagelung) oder durch großzügige
Deperiostierung der Fragmente (Plattenosteosynthese), die lokale Abwehrmechanismen
gegenüber kontaminierten Keimen zusätzlich einschränkt. Das therapeutische Vorgehen
bei der Infektpseudarthrose ist somit von wesentlich komplexerer Struktur, wobei die
Knochentransplantation nur eine nachgeordnete Rolle spielt.

Bei nicht infizierten Pseudarthrosen steht, je nach Typ, entweder ein Methodenwechsel
auf eine stabile adäquate Osteosyntheseform und/oder eine Übertragung von Knochensubstanz zur Osteoinduktion im Vordergrund. Nach Schweiberer et al. [4] sowie Urist et al.
[9] steht der osteogenetische Faktor eines transplantierten Knochens in der Interzellular-
substanz nicht im Kollagen und nicht in den Apatitkristallen.

Die Osteogenese geht dabei auch von allogenen (homologen) Transplantaten aus, wobei
die Antigen-Antikörper-Reaktion die osteoinduktiven Substanzen des Interzellularraums
nicht stört. Da diese zudem artspezifisch sind, können sie auch nach der zellulären Abstoßungsreaktion der mitübertragenden Osteoblasten eine zelluläre Differenzierung unreifer
Mesenchymzellen des Transplantatlagers zu Osteoblasten bewirken.

Die erhöhte Stoffwechselumbaurate der Spongiosa und die leichte Erschließbarkeit für
Kapillareinsprossung aus der Umgebung läßt die Spongiosa, insbesondere des Beckens, als
das osteogenetisch wertvollste autologe Transplantat gelten [3]. Dabei führt eine Spongiosa-
komprimierung zur kompakteren Auffüllung von Knochendefekten bzw. zur Erhöhung
der Kontaktflächen zwischen den Fragmenten nicht zu einer Besserung der Einbaurate
bzw. Osteoinduktion des Transplantats [12]. Nach Trentz läßt sich autogenes Material aus
verschiedensten Ressourcen gewinnen:

a) als Spongiosa oder kortikospongiöse Blöcke, überwiegend aus dem vorderen und hinteren
Beckenkamm,

b) als Bohrmehl bei Markraumaufbohrung,

c) durch Zermahlen denudierter, nicht mehr stabil einbaubarer Kortikalisfragmente in einer Knochenmühle.

Die Wirksamkeit und einfache Anwendbarkeit von Beckenkammspongiosa bzw. kortikospongiösen Spänen ergibt sich

1. aus der hohen osteogenetischen Potenz des dort vorhandenen Knochenmaterials,
2. aus dem einfachen Operationszugang und
3. aus dem weder für statische noch für funktionelle Ansprüche des Gesamtorganismus bestehendem Bedarf an die mechanische Stabilität dieses Beckenbereichs.

Das beim Aufbohren langer Röhrenknochen der unteren Extremität entstehende Bohrmehl bzw. der dabei auftretende Bohrschlamm [5] hat sich tierexperimentell als osteogenetisch äquipotent zur reinen Spongiosaplastik vom Beckenkamm erwiesen. Die Anwendung zermahlener Kortikalisfragmente ist von Schweiberer et al. [4] beschrieben und soll aufgrund der übertragenen Interrellularsubstanz entsprechend osteoinduktiv wirken, jedoch ist der schleichende Ersatz stabil eingepreßter avaskulärer Kortikalisfragmente ab einer gewissen Größe nicht mehr ausreichend, um eine zeitgerechte ungestörte Frakturheilung zu erreichen. Die Knochenneubildung von einer angelagerten Spongiosaplastik neutralisiert nicht nur sehr bald eine mechanische Schwachstelle, sondern sie kann auch durch zentripetale Substitution die Revitalisierung der Fragmente beschleunigen [7].

Für größere Defekte kommt vaskularisierter Knochentransfer in Frage, im wesentlichen als freier Fibula- oder Beckenschaufeltransfer [6]. Diese Techniken verbessern entscheidend die Durchblutungssituation in Lager und Transplantat und werden das stufenweise Vorgehen beim Defektaufbau wahrscheinlich weitgehend entbehrlich machen.

Die Strategie der Pseudarthrosenbehandlung ist abhängig von der Form und damit von der biologischen Aktivität der Fragmentenden. Die hypertrophe Pseudarthrose kann allein durch eine adäquate Ruhigstellung in Form einer kunstgerechten Plattenosteosynthese an der oberen Extremität oder mit einer adäquaten intramedullären Stabilisierung im Bereich der unteren Extremität zur Ausheilung gebracht werden, ohne daß die Pseudarthrosezone selbst eröffnet werden muß [2]. Da bei der Marknagelung der Pseudarthrose an Femur und Tibia evtl. mit zusätzlichen Verriegelungsmaßnahmen durch Aufbohren eine innere Spongiosaplastik durchgeführt wird, ist auch diese Form der therapeutischen Versorgung bei der oligotrophen Form indiziert, da ausreichend osteogentisch potente Substanz durch das eingebracht Bohrmehl in dem Pseudarthrosenspalt und eine genügende Dekortikation mit Eröffnung der Sklerosezone in einem Behandlungsschritt ermöglicht wird.

Bei Vorliegen einer atrophen oder Defektpseudarthrose ist jedoch das Einbringen von aus einem anderen Knochen entnommener spongiöser Substanz notwendig, evtl. bei größeren Defektstrecken auch mit kortikaler Begrenzung, um eine zusätzliche mechanische Stabilität im Überbrückungsbezirk hervorzurufen.

Ergebnisse

Im Zeitraum vom 1.7.1975 bis 30.6.1984 wurden an der Orthopädischen Universitätsklinik im Oskar-Helene-Heim Berlin insgesamt 387 Patienten wegen einer Pseudarthrose
operativ behandelt. Aus diesem Patientengut wurden 233 Fälle analysiert, die eine Pseudarthrose im Bereich der langen Röhrenknochen der oberen und unteren Extremität hatten.
Lokalisation und Alters- sowie Geschlechtsverteilung der Patienten sind in Abb. 1 und 2
abgebildet, die Qualität der Pseudarthrose wurde nach röntgenologischen Kriterien unterschieden. 112 Patienten wurden wegen einer hypertrophen Pseudarthrose operiert, 91 hatten
eine atrophe und 30 eine Defektpseudarthrose.

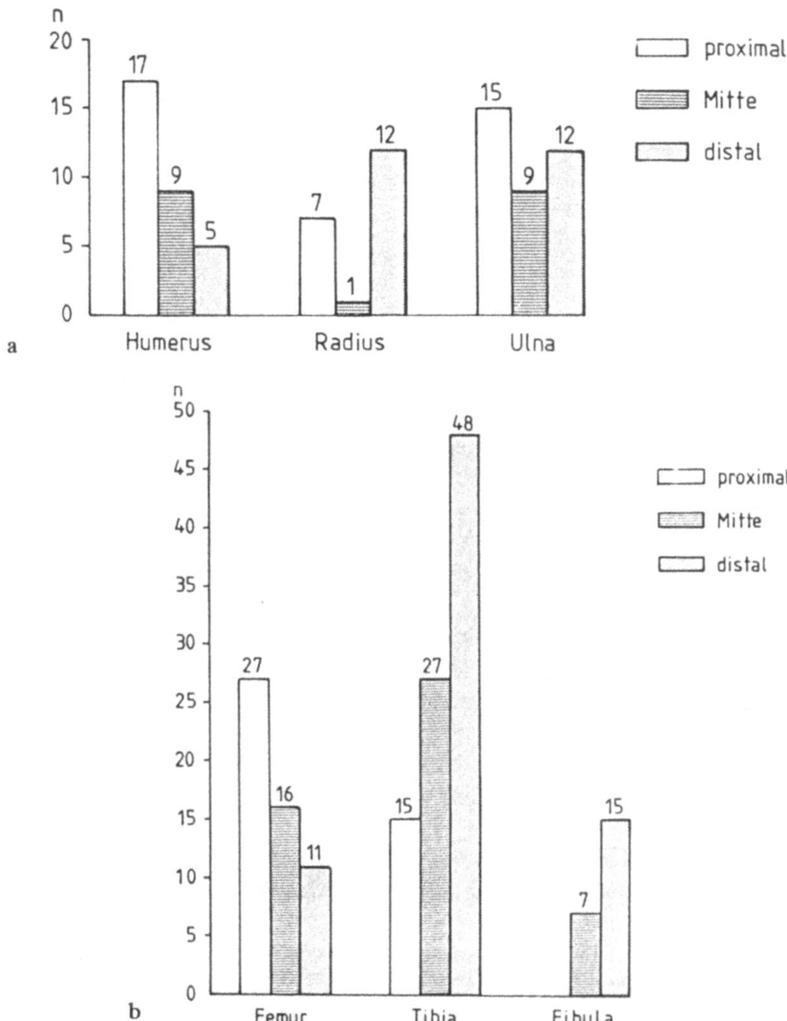

Abb. 1a, b. Lokalisation der operativ behandelten Pseudarthrosen der langen Röhrenknochen an der oberen und unteren Extremität (n = 233) (OHH 1.7.1975–30.6.1984)

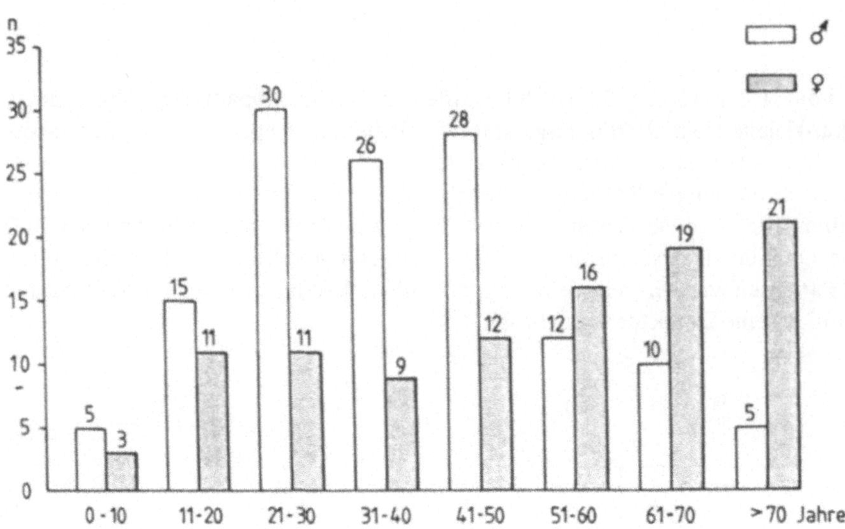

Abb. 2. Alters- und Geschlechtsverteilung der operativ versorgten Pseudarthrosepatienten (infizierte/nicht infizierte, n = 233)

Von den 233 Patienten mit einer Pseudarthrose der langen Röhrenknochen (an der oberen und unteren Extremität) konnten 156 Patienten nachuntersucht werden. Das Durchschnittsalter dieser Patienten zum Zeitpunkt der Operation betrug 42,4 Jahre (Minimum 2 Jahre; Maximum 83 Jahre). 122 Patienten wurden in Berliner oder außerhalb Berlins gelegenen Krankenhäusern versorgt. Das zeitliche Intervall zwischen Frakturentstehung und endgültiger operativer Versorgung betrug im Durchschnitt 10,6 Monate (Minimum 3,2; Maximum 73 Monate).

Tabelle 1 zeigt die Unterscheidung der infizierten von den nicht infizierten Pseudarthrosen, wobei die in Klammern gesetzten Zahlen von den nachuntersuchten Patienten stammen.

In Tabelle 2 ist das Behandlungsergebnis der nicht infizierten Pseudarthrosen erkennbar; von insgesamt 131 Fällen konnten 122 (93,1%) zur Ausheilung gebracht werden.

Im Bereich der *nicht infizierten* Humeruspseudarthrosen erfolgt die Primärversorgung bei 8 Patienten konservativ und bei 9 Patienten operativ. Sämtliche Humeruspseudarthrosen konnten ausgeheilt werden, wobei in 15 Fällen eine Zugschraubenosteosynthese verwendet wurde, *bei 7 Patienten war zusätzlich eine Spongiosaplastik und Anlagerung eines kortikospongiösen Beckenkammspans erforderlich.* Ein Methodenwechsel war in 10 Fällen notwendig.

Bei den 28 *nicht infizierten* Unterarmpseudarthrosen handelte es sich primär bei 11 Patienten um komplette Unterarmfrakturen, von denen wiederum 9 erst- bzw. zweitgradig offene, 6 Trümmerfrakturen waren. Die Primäversorgung wurde in 13 Fällen konservativ und in 15 Fällen operativ durchgeführt. 27 Pseudarthrosen konnten im Untersuchungszeitraum, 1 Pseudarthrose (in der Statistik als nicht geheilt erscheinende Pseudarthrose) konnte nach Ablauf des Untersuchungszeitraums zur Abheilung gebracht werden. Verwendet wurde in 22 Fällen eine Plattenosteosynthese und in 6 Fällen eine Zuggurtungs- oder Zugschraubenosteosynthese. Bei 8 Pseudarthrosen (atrophisch, Defektpseudarthrose)

Tabelle 1. Differenzierung der Pseudarthrosen nach Lokalisation und infiziert/nicht infiziert (OHH 1.7.1975–30.6.1984) (n = 233; nachuntersuchte Patienten in Klammern, n = 156)

	Infiziert	Nicht infiziert	Insgesamt
Humerus	2 (1)	29 (17)	31 (18)
Radius/Ulna	3 (2)	46 (28)	49 (30)
Femur	7 (4)	47 (30)	54 (34)
Tibia/Ulna	24 (18)	75 (56)	99 (74)

Tabelle 2. Ergebnis der operativ behandelten nicht infizierten Pseudarthrosen (n = 131; OHH 1.7.1975–30.6.1984)

	n = 131	Ausgeheilt n = 122	Nicht ausgeheilt n = 9
Humerus	17	16	1
Radius/Ulna	28	27	1
Femur	30	28	2
Tibia/Fibula	56	51	5
Gesamt	100%	93,1%	6,9%

wurden revitalisierende Maßnahmen (*Anlagerung eines kortikospongiösen Spans und/oder Spongiosaplastik*) durchgeführt (s. Abb. 3).

Bei den insgesamt 30 nicht infizierten Femurpseudarthrosen wurde bei 5 Patienten eine konservative und bei 25 Patienten eine operative Primärversorgung durchgeführt. Bei 11 Patienten handelte es sich um Mehrfragmente- bzw. Trümmerfrakturen. 28 Pseudarthrosen erreichten eine knöcherne Konsolidierung, wobei in 18 Fällen eine Plattenosteosynthese und in 10 Fällen die Marknagelung eingesetzt wurde. Bei 14 atrophischen bzw. Defektpseudarthrosen wurde zusätzlich eine *Spananlagerung mit Spongiosaplastik* durchgeführt.

Von den 56 nicht infizierten Unterschenkelpseudarthrosen wurden 21 konservativ und 35 operativ primärversorgt. Bei 18 Patienten handelte es sich um Mehrfragment- oder Trümmerfrakturen, bei 15 Patienten lagen erst- und zweitgradig offene Frakturen vor. 51 Pseudarthrosen konnten erfolgreich therapiert werden, wobei in 14 Fällen die Marknagelung, in 31 Fällen die Plattenosteosynthese, in 2 Fällen der Fixateur externe und in 4 Fällen die Zugschraubenosteosynthese zur Anwendung kam. Bei 26 Patienten wurde zusätzlich eine Spananlagerung und/oder Spongiosaplastik durchgeführt. Von den 5 nicht abgeheillten Pseudarthrosen sind 4 mit Gehapparaten versorgt. Es handelt sich hierbei um klinisch feste Pseudarthrosen, die den Patienten keine wesentlichen Beschwerden bereiten. Eine nicht abgeheilte Pseudarthrose (im Untersuchungszeitraum) ist mittlerweile durch Marknagelung abgeheilt. Bei 6 Fällen, in denen die Marknagelung eingesetzt wurde, mußte zusätzlich eine Fibulaosteotomie durchgeführt werden. Bei 6 von 14 Marknagelungen wurde ein Verriegelungsnagel angewendet (Abb. 4).

Bei der Analyse der wahrscheinlichen Pseudarthrosenursache konnte in 105 Fällen eine mangelnde Ruhigstellung der Fraktur – in bezug auf Dauer und Stabilität – und unsachge-

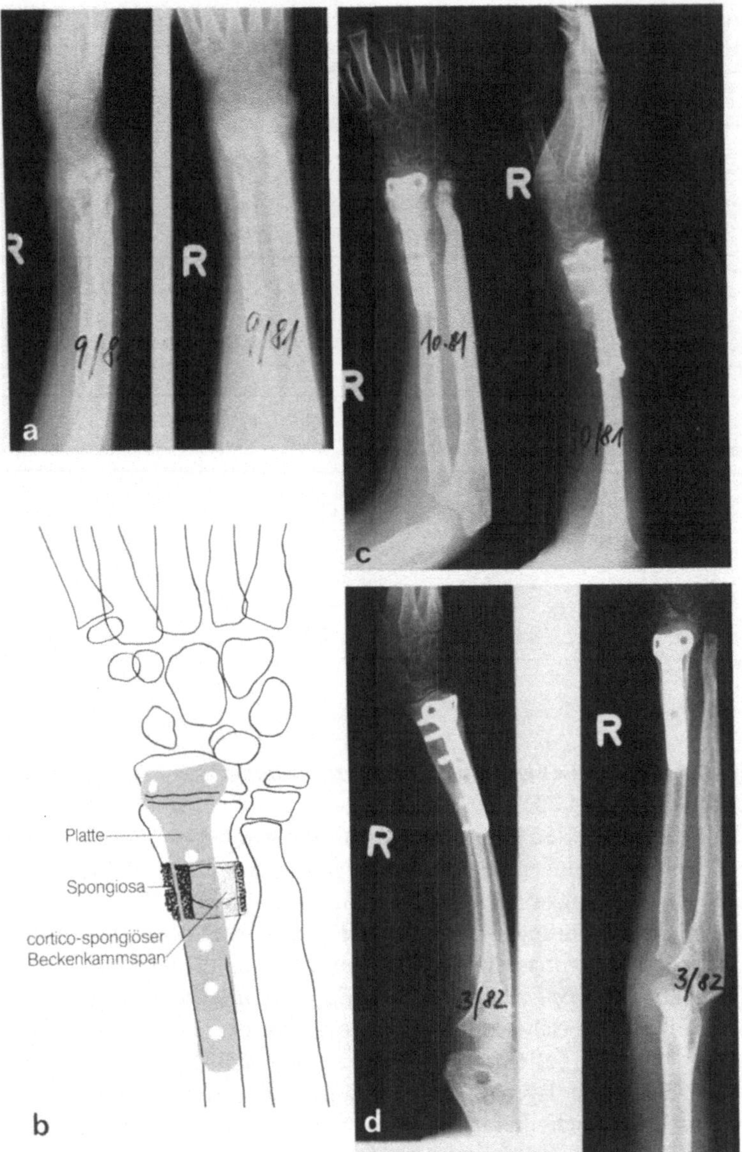

Abb. 3a–d. *Fallbeispiel:* **a** 8jähriger Patient, nach Sturz vom Baum offene distale Unterarm-
fraktur und suprakondyläre Humerusfraktur rechts, operative Versorgung mit Kirschner-
Drahtosteosynthese. Nach 6 Monaten Defektpseudarthrose am distalen Radius. **b** Darstellung der präoperativen Planung (Ausräumung der Pseudarthrose, Dekortikation, Einbringen
eines kortikospongiösen Beckenkammspans, Spongiosaplastik, Fixation mit T-Platte).
c Zustand nach operativer Versorgung. **d** Knöcherne Konsolidierung

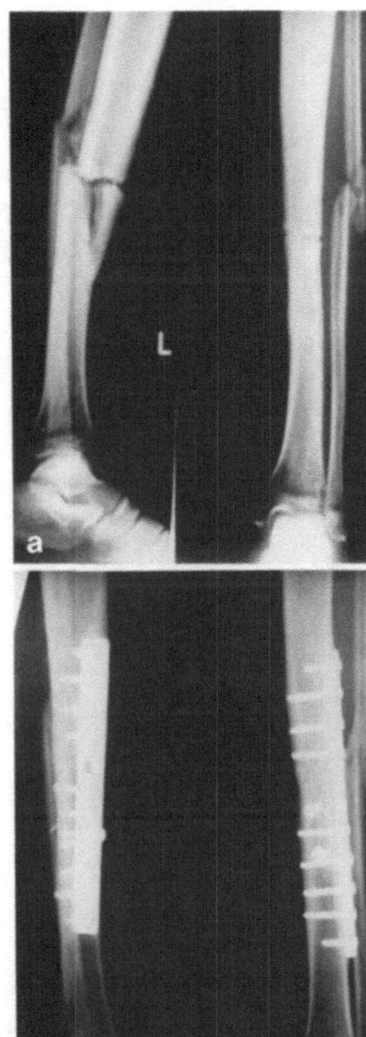

Abb. 4a–d. *Fallbeispiel:* 47jähriger Patient,
a Unterschenkelfraktur mit 3. Fragment, **b** Plattenosteosynthese

mäß ausgeführte Osteosynthese nachgewiesen werden; der Faktor der Instabilität spielte
also eine entscheidende Rolle. In 51 Fällen ist eine mangelnde Blutversorgung eines oder
mehrerer Fragmente bei offenen und geschlossenen Trümmenfrakturen anzuschuldigen.

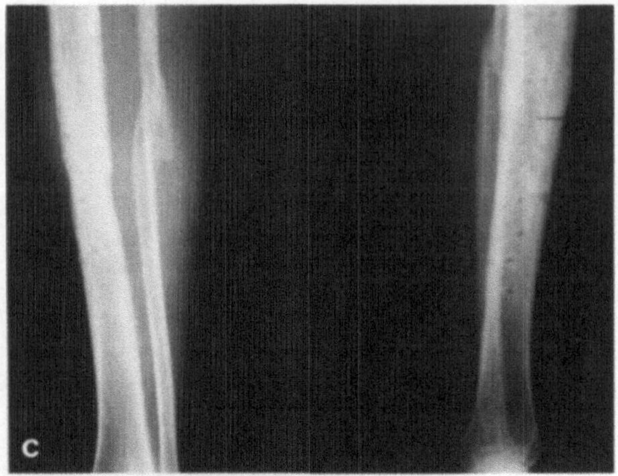

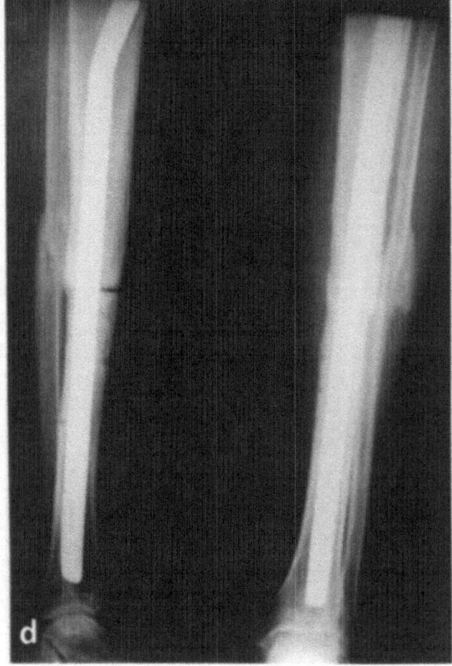

Abb. 4. c Materialentfernung nach 1 1/2 Jahren, oligotrophe Pseudarthrose, **d** AO-Nagelung

Diskussion

Im angeführten Untersuchungszeitraum beschränken sich die Behandlungsmethoden der Pseudarthrose in unserem Haus auf eine intramedulläre Stabilisierung mit innerer Spongiosaplastik durch Aufbohren sowie eine Plattenosteosynthese mit Knochentransplantation vom Beckenkamm (Tabelle 3 und 4). Die Ergebnisse unseres Krankengutes entsprechen denen anderer Autoren mit entsprechend großen Fallzahlen [1, 10, 11]. Mit Verbesserung

Tabelle 3. Verwendete Osteosyntheseverfahren bei infizierten/nicht infizierten Pseudarthrosen der langen Röhrennochen (n = 156; OHH 1.7.1975–30.6.1984)

	Plattenosteo-synthese	Marknagel	Fixateur externe	Sonstiges[a]
Humerus	16	–	–	2
Radius/Ulna	23	–	–	7
Femur	19	10	2	3
Tibia/Fibula	41	23	7	3

[a] Zugschrauben, Zuggurtung, Drahtcerclage, Kirschner-Draht

Tabelle 4. Operationszahl der Pseudarthrosepatienten in Abhängigkeit von der Lokalisation der Pseudarthrose (nicht infiziert: n = 131; in Klammern infiziert: n = 25, OHH 1.7.1975–30.6.1984)

Anzahl der Operationen	1	2		3		4 und mehr	
Humerus	12	3		2	(1)	–	
Radius/Ulna	16	7	(1)	5	(1)	–	
Femur	18	7		3	(2)	2	(2)
Tibia/Fibula	35	12	(5)	4	(10)	5	(3)
Insgesamt	81	29	(6)	14	(14)	7	(5)

der Technik der intramedullären Stabilisierung, insbesondere in Form des Verriegelungsnagels, hat sich das Gewicht im Rahmen der Behandlungsmaßnahmen im Laufe der letzten Jahre erheblich zugunsten des Marknagels verschoben, insbesondere in der Behandlung von Tibia- und Femurpseudarthrosen. Es ist dadurch auch eine frühzeitige vollständige Beanspruchung der erkrankten Extremität mit Vollbelastung des Beines möglich und damit eine rasche Rehabilitation des Patienten. Im Bereich der oberen Extremität verliert der Marknagel aufgrund der nicht durchzuführenden axialen Stauchung der Pseudarthrosenfragmente und noch unzureichend gelöster technischer Probleme im Bereich der Einschlagstellen an Bedeutung, zumal die Funktion der Extremität bei einer stabilen Plattenosteosynthese schon vor Ausheilung der Pseudarthrose ausreichend wiederhergestellt werden kann, um eine frühzeitige Arbeitsfähigkeit des Patientienten zu erreichen. Die Wirksamkeit der eingesetzten Spongiosaplastik in Form von Beckenkammspänen mit und ohne kortikaler Begrenzung ist aufgrund unserer Nachuntersuchungsergebnisse erwiesen. Voraussetzung für das Angehen des Transplantats bzw. für eine ausreichende Osteoinduktion im Transplantatlager ist eine stabile Osteosynthese. Erfahrungen für allogene Knochentransplantate in Form von Knochenmehl aus gleichem Knochen bzw. eingeforenen Kortikalisfragmenten liegen in diesem Krankengut nicht vor, ebenso ist bei der Pseudarthrosebehandlung keine gefäßgestielte Fibula- oder Beckenkammübertragung durchgeführt worden. Die in der Tabelle 4 mitaufgeführten infizierten Pseudarthrosen – im wesentlichen im Bereich des Unterschenkels – wurden bei der Ergebnisauswertung bewußt nicht berücksichtig, da das therapeutische Schema ein komplexeres Vorgehen beinhaltet und die Spanplastik lediglich das letzte Glied einer Kette mit fraglichem Erfolg darstellt, der, unabhängig vom implantierten Knochenmaterial, durch die Schwäche des Transplantatlagers bedingt ist.

Ohne Infekt ist die atrophe und die Defektpseudarthrose mit Beckenkammspongiosa bei ausreichender Anfrischung der Pseudarthrosenenden und stabiler Osteosynthese in fast allen Fällen ausheilbar.

Zusammenfassung

Im allgemeinen Teil werden die Ursachen, Klassifikation, Diagnostik und Therapie der Pseudarthrosen besprochen, wobei bei letzteren nur die nicht infizierte Pseudarthrose berücksichtigt wird.

Im speziellen Teil wird über die Analyse von 233 Pseudarthrosen berichtet, die in der Zeit von 1.7.1975 bis 30.6.1984 in unserer Klinik wegen einer Pseudarthrose der langen Röhrenknochen behandelt wurden. Hinsichtlich Ursache und Therapie wurden 156 Patientenunterlagen (Krankengeschichte, Röntgenbilder, Nachuntersuchung) weitergehend aufgeschlüsselt. Der bedeutendste Faktor der Pseudarthrosebildung, die Instabilität, konnte auch in unserem Krankengut als häufigste Ursache vorgefunden werden. Im Vordergrund der Therapie stand die operative Stabilisierung. Bei atrophischen und Defektpseudarthrosen wurde zusätzlich eine Dekortikation und Spongiosaplastik durchgeführt. Die Behandlungsergebnisse sind beschrieben, in 93,1% der Fälle konnte eine knöcherne Heilung nicht erreicht werden. Operationszahl nach Diagnosestellung der Pseudarthrose und der Osteosyntheseverfahren ist tabellarisch aufgelistet. Die Ergebnisse werden diskutiert, neue Behandlungsverfahren angesprochen.

Literatur

1. Hierholzer G, Ludolph E, Alabi ZO (1983) Posttraumatic pseudarthrosis – an analysis of development and treatment. Arch Orthop Trauma Surg 102:88–91
2. Kreusch-Brinker R, Lambiris E, Demmler J (1986) Die Marknagelung als Methodenwechsel in der Versorgung verzögert heilender oder pseudarthrotischer Ober- und Unterschenkelfrakturen. Aktuel Traumatol 16:110–116
3. Schweiberer L (1986) Knochentransplantation: Grundlagen und klinische Anwendung. Einführung zum Thema. Orthopäde 15:2
4. Schweiberer L, Hallfeldt K, Mandelkow H (1986) Osteoinduktion. Orthopäde 15: 3–9
5. Stürmer KM, Tucherdt W (1980) Neue Aspekte der gedeckten Marknagelung und des Aufbohrens der Markhöhle im Tierexperiment. Hefte Unfallheilkd 3:341–345, 2: 433–445
6. Trentz O (1986) Transplantation von Knochen bei aseptischen traumatischen und posttraumatischen Zuständen. Orthopäde 15:36–41
7. Tscherne H, Trentz O (1981) Transplantation von Knochen. In: Pichlmayer R (Hrsg) Transplantationschirurgie. Springer, Berlin Heidelberg New York
8. Urist MR (1965) Bone formation by autoinduction. Science 150:893–899
9. Urist MR, De Lange R, Finerman GA (1983) Bone cell differentiation and growth factors. Science 220:680–686
10. Witt AN (1963) Wandlung in der Behandlung der verzögerten Kallusbildung und Pseudarthrosen der langen Röhrenknochen. Z Orthop 90:313–317

11. Witt AN (1952) Die Behandlung der Pseudarthrose. De Gruyter, Berlin
12. Zilch H, Braune T, Friedebold G (1981) Revaskularisierung komprimierter Spongiosa im Vergleich zum Normalverhalten. Hefte Unfallheilkd 153:36—41

Die Knochentransplantation bei der frisch infizierten Fraktur

M. Roesgen

Berufsgenossenschaftliche Unfallklinik Duisburg-Buchholz (Dir.: Prof. Dr. G. Hierholzer), Großenbaumer Allee 250, D-4100 Duisburg 28

Die posttraumatische Infektion ist eine der häufigsten und unbestritten die schwerwiegendste Komplikation der operativen Knochenbruchbehandlung. Sie verpflichtet den Operateur zu sorgfältiger Einhaltung der Sterilität und schonendem Gewebeumgang. Das Ausmaß der lokalen Störung bestimmt den Umfang der Sanierungsmaßnahmen. Diese so früh wie möglich einzleiten, kann allein die Probleme begrenzen. Die rechtzeitige Erkennung der posttraumatischen Knocheninfektion ist initiale Forderung.

Als *Frühinfekt* definieren wir die Osteitis, die sich im postoperativen Verlauf noch während der akuten Behandlungsphase und innerhalb eines Zeitraums von ca. 4 Wochen manifestiert. Überwiegend macht sie sich vor Konsolidierung der Wundheilung bemerkbar. Entscheidend ist, daß die Symptome, selbst bei einwandfreier Osteosynthese, früh erkannt werden. Es sind dies die klassischen Entzündungszeichen: Rötung, Schwellung, Überwärmung und Schmerz der Weichteile, abendliche febrile Temperaturen, Sekretentleerung aus der Wunde, die zu häufig als Wundserom bagatellisiert wird, eine diskrete, häufig flüchtige Leukozytose sowie die extreme, anhaltende Beschleunigung der Blutsenkungsgeschwindigkeit. Besondere Beachtung muß in diesem Zusammenhang dem postoperativen Wundhämatom geschenkt werden. Der Bagatellkontamination jeder Operationswunde setzt es als Extravasat keinerlei Abwehr entgegen, auch apathogene Keime vermehren sich auf diesem idealen Nährboden explosionsartig und werden virulent. Ebenso explosionsartig entwickelt sich der Infekt in die Wundtiefe und über den gesamten Frakturbereich. Aus diesem Grunde handelt es sich bei der Diagnose „Wundhämatom" um einen chirurgischen Notfall, der sofortige chirurgische Konsequenzen mit Entlastung und Drainage fordert. Die chirurgische Verantwortung liegt darin, diese Symptome richtig zu deuten und schnell auf sie zu reagieren.

Der *Spätinfekt* läßt klinische Erscheinungen erst nach einem normalen komplikationslosen postoperativen Frühverlauf erkennen. Subfebrile Temperaturen, Erhöhung der Blutsenkungsgeschwindigkeit, Schmerz im Bruchbereich sowie die röntgenologisch erkennbare Bruchheilungsstörung sind Anzeichen.

Die chirurgische Reaktion auf den Infekt besteht in der operativen Revision der Frakturzone. Mit der Sanierung ist gleichzeitig das Ziel vorgegeben, eine knöcherne, feste Über-

Hefte zur Unfallheilkunde, Heft 185
Herausgegeben von D. Wolter/K.-H. Jungbluth
© Springer-Verlag Berlin Heidelberg 1987

brückung zu erreichen. Hierzu bedarf es der Knochentransplantation. Beim Entschluß zur Spongiosaplastik im Frühinfekt sind nacheinander abzuklären:

- Indikation,
- Zeitpunkt,
- Vorbereitung,
- Stabilisierung,
- Operationstechnik,
- Nachbehandlung und
- Probleme.

Vor der Anwendung der Spongiosaplastik muß das Transplantatlager für die Aufnahme und das Einheilen des Knochens konditioniert werden. Nur in einem vitalen Transplantatlager, das gut vaskularisiert ist, in dem die Fragmente stabil fixiert sind und das breite Kontaktflächen zu den Hauptfragmenten bietet, kann die Spongiosa einheilen und die knöcherne Überbrückung induzieren.

Jede Frühinfektion wird operativ revidiert. Die *Indikation* zur Knochenplastik besteht dann, wenn ein Kontinuitätsverlust vorliegt, eine sichere Abstützung der Hauptfragmente fehlt oder durch große Defektbildungen eine verminderte Tragfähigkeit des Knochens resultiert. Um den Circulus vitiosus der manifesten Knocheninfektion:

Nekrose
Keimhaftung
Keimvermehrung
kortikale Mikrothrombosierung
Infarzierung
Nekrose

zu durchbrechen, muß der akute Infekt in ein blandes Stadium überführt werden. Hierzu dient, gleichzeitig als *Vorbereitung* zum späteren plastischen Knochenaufbau, die ausgiebige Sequestrotomie, die alle primär belassenen, denudierten Fragmente und auch nekrotische Frakturareale umfaßt. Die Resektion muß radikal ohne Rücksicht auf die spätere Rekonstruktion des Knochendefekts erfolgen. Neben der Sequestrotomie umfaßt die Sanierung Resektion von Granulationsgewebe, Wundrändern und Narbenzügen. Nur vitales, einwandfrei durchblutetes Gewebe darf zurückbleiben. Statt des Infekts resultiert ein Defekt. Einlegen einer Spül-Saug-Drainage oder offene Wundbehandlung schließen sich an.

Die Wirkung dieser Maßnahmen im Sinne der Infektberuhigung wird abgewartet. Der *günstige Zeitpunkt* für den knöchernen Aufbau ist gekommen, wenn die Infektsituation ein blandes Stadium erreicht hat. Hiermit ist ca. 2 Wochen nach radikaler Sequestrotomie zu rechnen. Erst dann beginnt der eigentliche knöcherne Wiederaufbau.

Die für die Vitalität des Lagers erforderliche *mechanische Ruhe* wird nach Entfernung des gelockerten Osteosynthesematerials mittels Fixateur-externe-Stabilisierung erreicht. Die Hauptfragmente werden überbrückend fixiert, ohne daß metallisches Implantat die Infektzone tengiert. Diese Osteosynthese dient nicht nur der Ruhigstellung bis zur Anlage der Spongiosaplastik, sondern schafft darüber hinaus die Stabilität, die zur Einheilung der

Spongiosa unabdingbar ist. Nur im Ausnahmefall, bei ruhiger Infektsituation und wenig gestörter Vaskularität, ist die überbrückende Plattenosteosynthese indiziert. Ebenso kann im Ausnahmefall eine stabile Platte in situ verbleiben. Der Schraubenhalt ist sehr kritisch zu überprüfen.

Die *operative Technik* kalkuliert mehrzeitiges Vorgehen ein. Nach Infektberuhigung ist das primäre Anliegen, eine knöcherne Brückenbildung zwischen den Hauptfragmenten zu erreichen. Dieser fixierenden Brückenbildung kommt speziell im Bereich der Schaftfrakturen überragende Bedeutung zu. Auf die Defektauffüllung wird zunächst verzichtet. Ganz im Gegenteil wird der Kontakt zum Infektionsgebiet sorgfältig vermieden. Die Spongiosa wird separat von der Wundhöhle angelagert. Es wird ein separater Zugang gewählt: am Unterschenkel kontralateral oder dorsal, am Oberschenkel anteromedial (Abb. 1). Die Spongiosa wird als breites, kontinuierliches Band defektüberbrückend mit langstreckigem Kontakt zu beiden Hauptfragmenten subperiostal angelagert. Allein der Kontakt zu frisch durchblutetem Knochen im gut vaskularisierten Lager schafft die notwendigen Voraussetzungen für einen schnellen Umbau.

In Gelenknähe wird die geforderte radikale Sequestrotomie eine Gelenkflächendestruktion verursachen, soweit diese nicht bereits infektbedingt eingetreten ist. In das taktische Kalkül muß dann die primäre Arthrodese des Gelenks einbezogen werden, um das Ziel der Infektsanierung erreichen zu können (Abb. 2).

Die Entnahme der Spongiosa geschieht aus dem Beckenkamm und vollkommen unabhängig von der Hauptoperation. Entweder entnimmt ein separater Operateur mit separatem Instrumentarium gleichzeitig zur Hauptoperation, oder aber die Spongiosaentnahme wird vor den Haupteingriff vorgezogen und einschließlich der Hautnaht abgeschlossen.

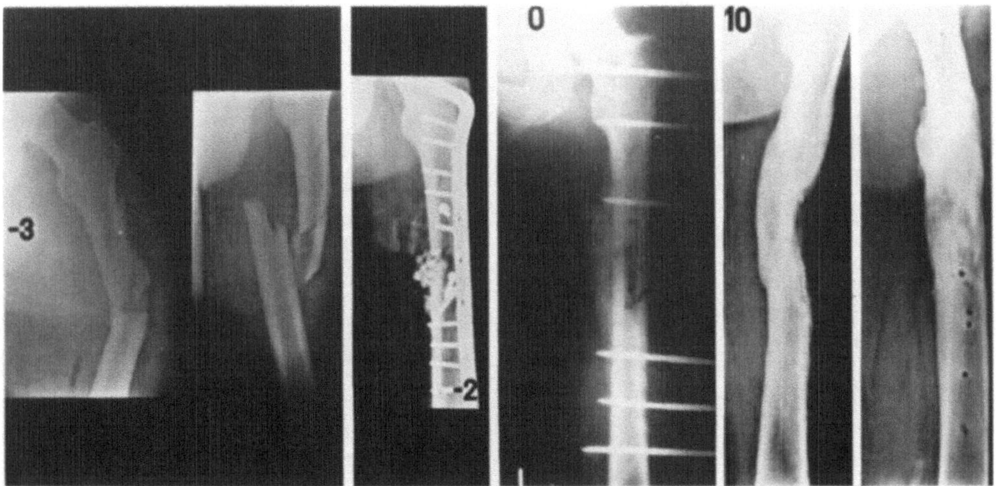

Abb. 1. Proximale Unterschenkelfraktur, Winkelplattenosteosynthese, Frühinfakt. PMMA-Kette. Kettenentfernung und radikale Sequestrotomie. Defektüberbrückung mit medialer Spongiosaplastik durch gesonderte Inzision, weitere Defektauffüllung mit Spongiosa, Ausheilung nach 10 Monaten mit Belastungsfähigkeit

238

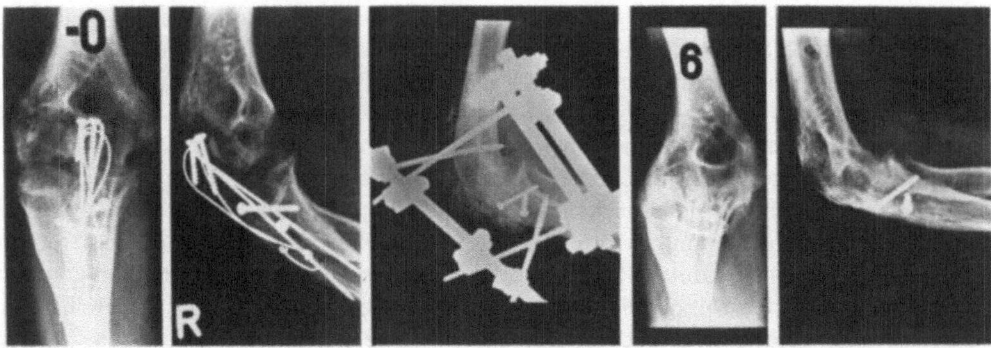

Abb. 2. Infizierte Osteosynthese einer Ellenbogengelenkfraktur. Sequestrotomie unter Einschluß gelenkflächentragender Anteile, Einstellung zur Arthrodese mit Fixateur-externe-Osteosynthese, offene Spongiosaplastik. Infektberuhigung, Durchbauung nach 6 Monaten

Nachdem die erste Spongiosaplastik konsolidiert und röntgenologisch strukturiert ist, d.h. frühestens 6 Wochen nach Implantation, erfolgt eine 2. Herdsanierung mit erneuter Sequestrotomie. Hierdurch wird u.U. der Erstdefekt weiter vergrößert. Die Defekthöhle wird angefrischt und anschließend mit frisch entommener Spongiosa aufgefüllt. Nur dieses abermals radikale Vorgehen verhindert den Übergang in ein chronisches Infektstadium mit langwierigem, destruierendem Behandlungsverlauf.

Bei günstigen Voraussetzungen, d.h. ruhiger Infektsituation, guter Vitalität und günstiger Defektlage, kann auf eine interne Fixation umgestiegen werden (Abb. 3). Sie erleichtert wesentlich die weitere Nachbehandlung. Sind diese Voraussetzungen nicht erfüllt, verbleibt die Fixateur-externe-Osteosynthese.

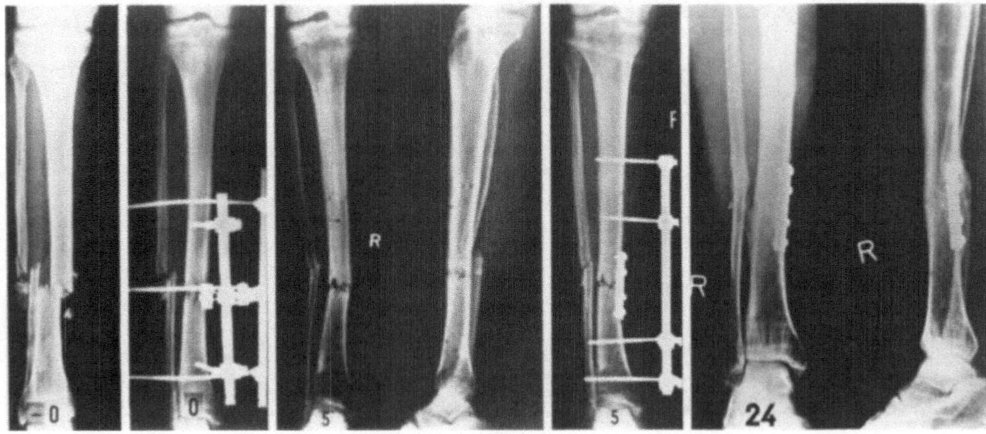

Abb. 3. Zweitgradig offener Unterschenkelbruch rechts, Fixateur externe, Frühinfekt. Nach 5 Monaten keine knöcherne Konsolidierung. Demontage des Fixateur externe, Re-osteosynthese mit kurzer Kleinfragmentplatte als minimal interne Fixation und Ergänzung durch ventralen Klammerfixateur, Spongiosaanlagerung. Ausheilung innerhalb 1 Jahres nach Unfallereignis

Die *Nachbehandlung* beinhaltet postoperative Ruhigstellung der Weichteile trotz stabiler Osteosynthese. Muskelbewegungen im Transplantatlager müssen vermieden werden, bis eine narbige Kapselung vorliegt. Erst dann schließen sich geführte Bewegungsübungen und ein Belastungsaufbau an, der im Vergleich zur normalen Knochenbruchheilung stark verzögert ist und sich an röntgenologisch erkennbarer Konsolidierung orientiert. Die lange Dauer struktureller Ausrichtung der defektüberbrückenden Knochensubstanz bedingt, daß das Osteosynthesematerial lange belassen wird. Das frühzeitige Umsteigen auf die Plattenosteosynthese befreit von dem Zwang, einen Fixateur externe frühzeitig aus sozialen, pflegerischen und lokalen Gründen demontieren zu müssen. Die Metallentfernung nach Plattenosteosynthese erfolgt nach mindestens der doppelten Zeit im Vergleich zur komplikationslosen Knochenbruchbehandlung. Die Demontage eines Fixateur externe geschieht immer schrittweise unter Abbau der dreidimensionalen zur zweidimensionalen Montage und Reduktion der im Knochen verankerten Kraftträger. Eine Klammer, nach Möglichkeit auf der Zugspannungsseite plaziert, muß über viele Monate verbleiben.

Treten postoperative *Probleme* in Form der Exazerbation des Infekts, der Refraktur oder der Metallockerung auf, so weisen diese auf eine ungenügende Radikalität der Herdsanierung und eine unzureichende Vitalität hin. Der pathophysiologische Circulus vitiosus des Infektgeschehens wurde nicht wirksam durchbrochen. Der Wettlauf zwischen Osteoinduktion durch transplantierte Spongiosa und Destruktion durch fortbestehendes Infektgeschehen geht zuungunsten der Spongiosa aus. Abgesehen vom Verlust autologer Spongiosa, ist eine erneute Sequestrotomie erforderlich. Das therapeutische Schema läuft nochmals von vorne ab. Eine Refraktur kann, da infolge narbiger Führung kaum eine nennenswerte Dislokation der Fragmente stattfindet, konservativ im Gipsverband zur Ausheilung gebracht werden. Nur bei erneuter Exazerbation ist eine Fixateur-externe-Montage erforderlich. Bei Metallockerung müssen die Implantate umgesetzt werden. Folgen von Weichteilkontrakturen, besonders an der unteren Extremität, werden wirksam durch Krankengymnastik und Ergotherapie beseitigt.

Anliegen der *Frühintervention* beim posttraumatischen Knocheninfekt ist es, eine Herdsanierung so radikal vorzunehmen, daß nach Infektberuhigung der knöcherne Wiederaufbau mit mehrfachen Spongiosaplastiken zügig voran geht und der Übergang in ein chronisches Infektstadium verhindert wird. Die Prognose ist bei Anwendung der oben genannten Operationsschritte gut. Bei ca. 80% der Patienten läßt sich die Behandlungsdauer auf 1 Jahr mit Wiedererlangen der Gebrauchs- und Belastungsfähigkeit des verletzten Knochenabschnitts begrenzen.

Zusammenfassung

Die Beherrschung der posttraumatischen Frühinfektion nach Fraktur ist auf die Frühintervention und radiale Herdsanierung angewiesen. Insbesondere das postoperative Wundhämatom hat bis zu seiner notfallmäßigen Ausräumung als kontaminiert zu gelten. Die ausgiebige Sequestrotomie ist der entscheidende Schritt zur Infektberuhigung. Statt eines Infekts wird ein Defekt der Frakturzone in Kauf genommen, der in weiteren operativen Schritten nach externer Stabilisierung knochenplastisch wiederaufgebaut wird.

Eine erste Spongiosaplastik dient ohne direkten Kontakt zur Wundhöhle der knöchernen Brückenbildung. Nach deren Konsolidierung erfolgt die Defektauffüllung mit weiterer

Spongiosaplastik. In der Nachbehandlungsphase ist ein verzögerter, vorsichtiger Belastungsaufbau notwendig, die Metallentfernung wird lange hinausgezögert.

Literatur

Burri C (1979) Posttraumatische Osteitis. Huber, Bern
Friedrich B (1984) Postoperative Frühinfektion bei Tibiafrakturen. Orthopäde 13:312–315
Hierholzer G, Kleinig R, Hörster G (1976) Pathogenese und Therapie der akuten posttraumatischen Osteomyelitis. Unfallheilkunde 79:133–141
Holz U, Weller S, Borell-Kost (1982) Indikation, Technik und Ergebnisse der autogenen Knochentransplantation. Chirurg 53:219–224
Kunze K, Faupel L, Rehm KE, Ecke H (1985) Kontinuitätsresektion langer Röhrenknochen und späterer knöcherner Wiederaufbau. Unfallchirurgie 11:209–214
Sander E (1982) Refrakturen nach Spongiosaplastik. Hefte Unfallheilkd 157:286–288
Saur K, Dambe LT, Schweiberer L (1978) Experimentelle Untersuchungen zum Einbau autologer Spongiosa in die Compacta des Röhrenknochens. Arch Orthop Trauma Surg 92:211–219
Schmit-Neuerburg KP (1982) Einsatzmöglichkeiten der Spongiosaplastik bei der frühinfizierten Fraktur. Hefte Unfallheilkd 157:133–140
Schweiberer L, Eitel F, Betz A (1982) Spongiosatransplantation. Chirurg 53:95–200
Wirth CJ, Jäger M (1982) Art und Wahl des Knochentransplantates bei nicht infizierten und infizierten Pseudarthrosen langer Röhrenknochen. Aktuel Traumatol 12:294–302

Knochentransplantation bei der posttraumatischen Osteitis

C. Burri und R. Stober

Abteilung für Unfallchirurgie, Hand-, Plastische und Wiederherstellungschirurgie (Ärztlicher Direktor: Prof. Dr. C. Burri), Universität Ulm, Steinhövelstraße 9, D-7900 Ulm

In der Behandlung der posttraumatischen Osteitis haben 5 Therapiekonzepte in einem unterschiedlichen, dem individuellen Fall angepaßten Maß überragende Bedeutung: Stabilität, Ausräumung des infizierten Bereichs, lokale Infektbekämpfung, die Auffüllung des geschaffen Defekts und die Beachtung der örtlich vorhandenne Durchblutungsverhältnisse.

Daß eine ossäre Infektion nur unter möglichst weitgehender Ruhigstellung zum Stillstand gebracht werden kann, war schon den alten Ägyptern bekannt; das Prinzip der Ausräumung geht auf den römischen Arzt Celsus zurück, die lokale Spülbehandlung auf den französischen Ritter Henri de Mondeville im Mittelalter, die autologe Spongiosatransplantation auf den Berner Matti [7] und die Verbesserung der Vaskularität im Infektbereich durch gestielte Muskelplastiken auf Schulten um die Jahrhundertwende (zitiert in [2]). Die Gewichtung dieser einzelen Behandlungsmaßnahmen richtet sich im Einzelfall nach

Hefte zur Unfallheilkunde, Heft 185
Herausgegeben von D. Wolter/K.-H. Jungbluth
© Springer-Verlag Berlin Heidelberg 1987

der Lokalisation, der Ausdehnung sowie dem zeitlichen Ablauf und der Aggressivität des Infektgeschehens.

Stabilisierungsmaßnahmen beim ossären Infekt [1, 2, 10, 11]

Zwei therapeutische Prinzipien stehen hier im Vordergrund, bei deren Anwendung eine sinnvolle Abwägung wichtig ist: die innere Osteosynthese durch Platten und der Fixateur externe. Im Bereich langer Röhrenknochen mit der Möglichkeit einer guten Weichteildeckung durch vaskularisiertes Muskelgewebe kann auch heute noch die Plattenosteosynthese vorbehaltlos diskutiert werden, dies gilt besonders für den Oberschenkelknochen, den Ober- und den Unterarm. Der Fixateur externe hat mit Sicherheit die inneren Osteosyntheseverfahren in der Behandlung der posttraumatischen Knocheninfektion weitgehend verdrängt, seine Applikation ist in jedem Skelettbereich gestattet, am Unterschenkel praktisch zur Pflicht geworden. Hier wird von der AO zur Erreichung einer möglichst hohen Stabilität immer noch die dreidimensionale Zeltform empfohlen. Wir selbst sind uns mit zahlreichen Autoren darin einig, daß die Anordnung in Rechtwinkel- oder V-Form oder der unidirektionale Fixateur entscheidende Vorteile aufweisen, indem die Perforation der Muskulatur an der lateralen Unterschenkelseite vermieden wird, was seinerseits die Gefahr von Pininfektionen herabsetzt und die Möglichkeit der Mobilisation am OSG eindeutig verbessert.

Ausräumung des Infektherdes [2, 9]

In dr Behandlung der posttraumatischen Osteitis ist das sorgfältige Debridement von Knochen und Weichteilen heute allgemein eingeführt, hier gibt es höchstens noch Diskussionen über das Ausmaß des Vorgehens. Wie bei praktisch allen therapeutischen Maßnahmen in der Medizin soll hier maßvoll und überlegt gehandelt werden, mit Sicherheit müssen sämtliche sequestrierte Knochen und nekrotische Weichteilanteile sorgfältig exzidiert werden. Die Anwendung von Vitalfarben zum Nachweis der Vitalität von Knochenabschnitten erscheint uns überflüssig, austretende Blutpunkte scheinen uns das Kriterium der Wahl.

Lokale Maßnahme zur Bekämpfung des Infekts im Herd (Abb. 1) [2, 3, 7]

Hier stehen zum heutigen Zeitpunkt 3 unterschiedliche Verfahren zur Auswahl: Spül-Saug-Drainage, die PMMA-Ketten und das Taurolin. Der Größteil der Autoren, die sich mit dieser Problematik beschäftigen, messen der Spüldrainage nur noch eine mechanische Bedeutung zu, ihre Anwendung ist in den letzten Jahren stark rückläufig gewesen. Wir selbst wenden dieses Verfahren praktisch nur noch beim Gelenkinfekt und ausnahmsweise bei der akuten Infektion nach Marknagelosteosynthese an. Erstaunlich ist die Tatsache, daß viele Kliniker, die die Anwendung antibiotischer Substanzen bei der Spülbehandlung ablehnten, dann auf die Verwendung von gentamycinhaltigen Fremdkörpern gewechselt haben. Die PMMA-Ketten haben weltweite Verbreitung gefunden, ihre Nachteile sind offen-

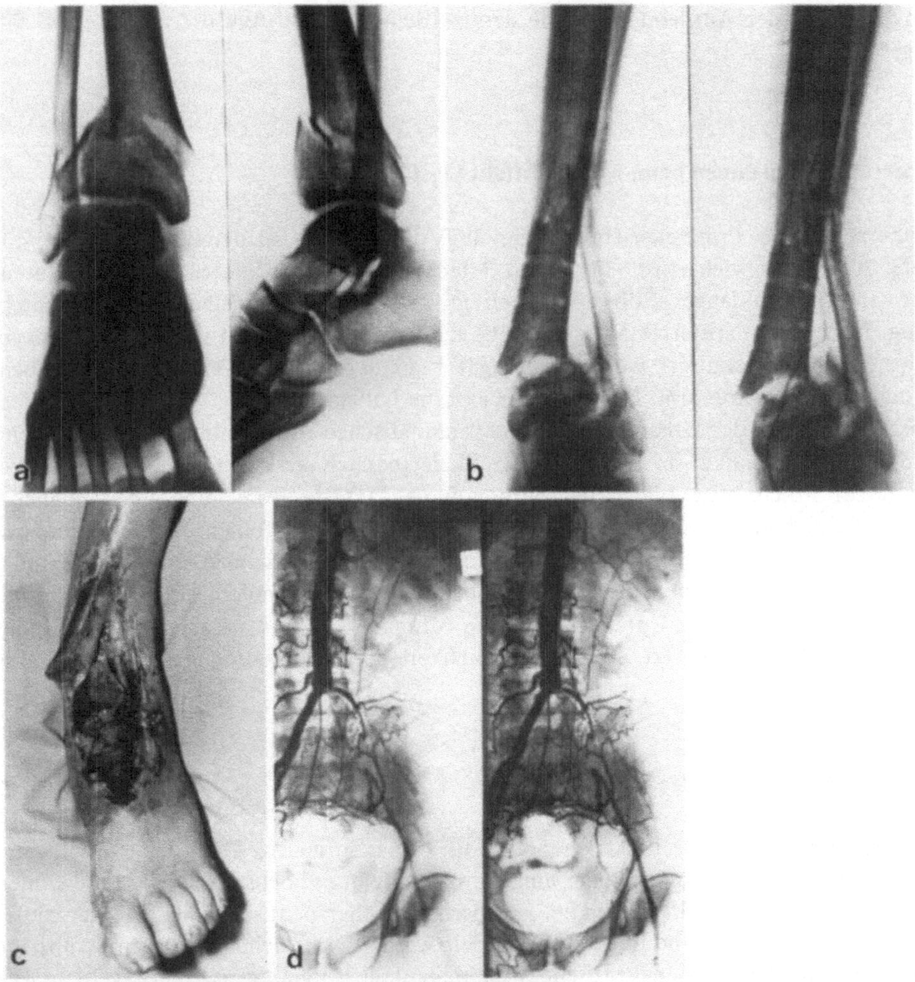

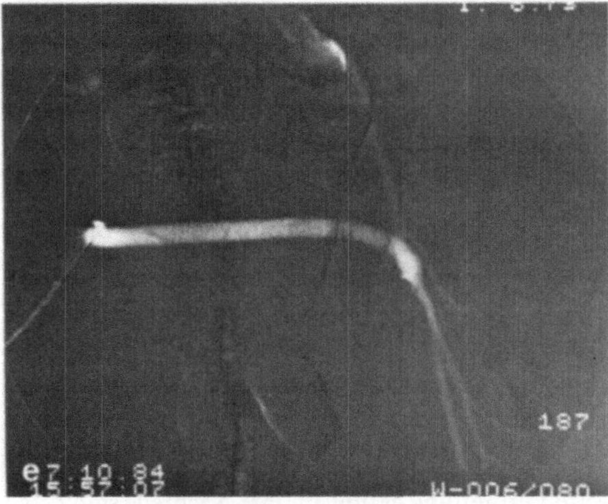

Abb. 1a–m. Therapeutischer Extremfall einer posttraumatischen Osteitis. **a** Unfallbild mit relativ harmloser Fraktur des distalen Tibiaendes, **b** 8 Monate nach Plattenosteosynthese, Röntgenbild und Angiogramm, das lediglich eine verbleibende Unterschenkelarterie zeigt, **c** Klinische Situation bei der Übernahme, **d** Angiogramm des Beckens, **e** Als 1. Schritt Anlegen eines femorfemoralen Bypass

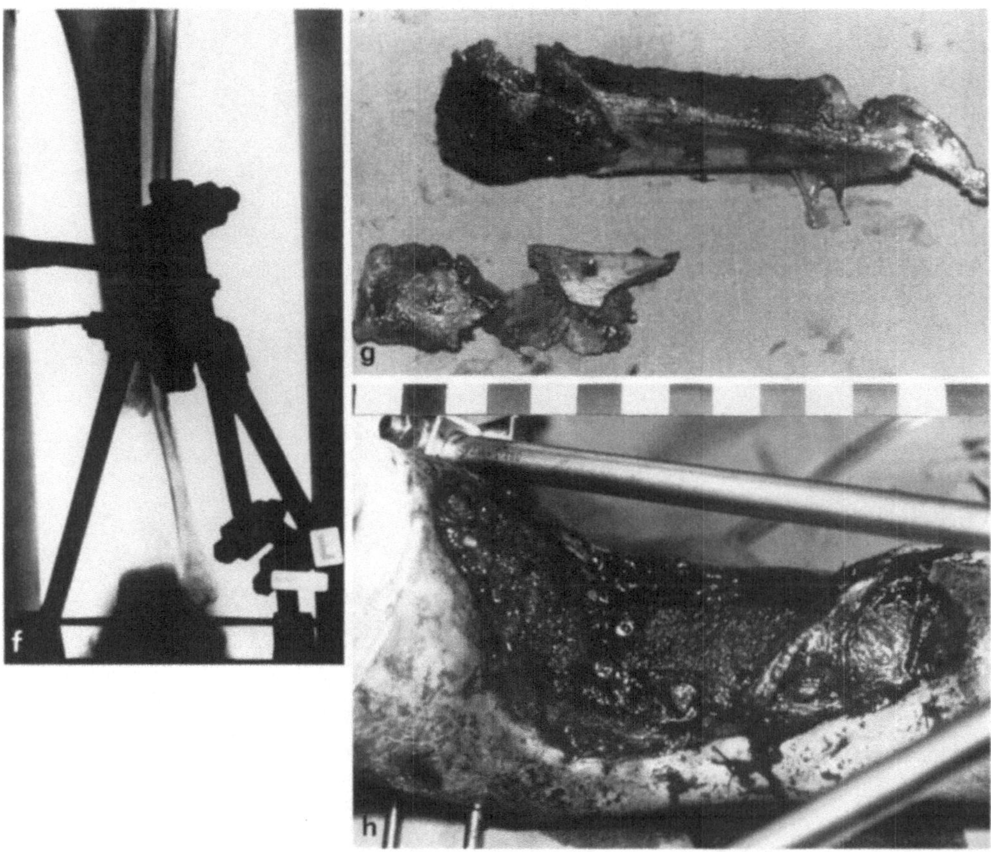

Abb. 1. f Die sequestrierte distale Tibia, **g** Stabilisierung mit gelenküberbrückendem äußerem Spanner nach Ausräumung, **h** Autologe kortikospongiöse Späne im Defekt, gegen distal und proximal mit Kleinfragmentschrauben fixiert. Im proximalen Wundpol Soleusplastik

sichtlich: Gentamycin kann und wird wie jedes Antibiotikum zu resistenten Keimen führen, die Fremdkörper müssen wieder entfernt werden, was dem Patienten oft große Schmerzen verursacht. Es erscheint deshalb sinnvoll, von den Antibiotika wegzukommen und Substanzen anzuwenden, die resorbierbar sind. Diese beiden Vorteile weist das Taurolin auf, es handelt sich hier um ein Chemotherapeutikum ohne nachweisbare Resistenzerzeugung, das durch seine Kombination mit Kollagen resorbierbar ist. In Ulm wurden über 600 Fälle mit dieser Substanz behandelt, sorgfältig erarbeitete Ergebnisse liegen bei weit über 400 Patienten vor. Danach ist die Wirkung von Taurolin als lokale Infektbekämpfungsmaßnahme derjenigen von PMMA-Ketten durchaus gleichzusetzen.

Knochentransplantation bei der posttraumatischen Osteitis [1, 2, 4, 5, 8, 9, 10, 11]

Bereits Lexer hat die Bedeutung der Stabilität für den Erfolg von Knochentransplantationsmaßnahmen klar erkannt. Ein ossäres Transplantat braucht zur „Einheilung" mechanische

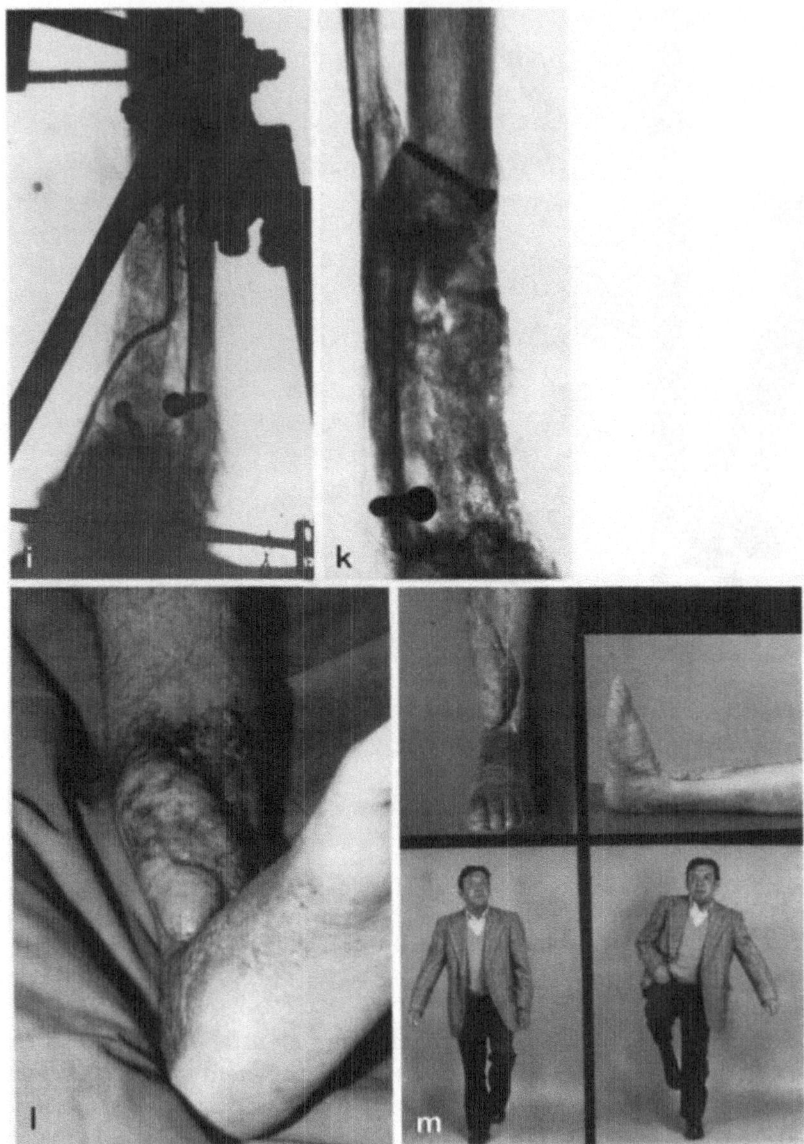

Abb. 1. **i** Späne nach der Transplantation in situ, deutlich verbesserte Vaskularität des Fußes nach femorofemoralem Bypass, **k** Radiologisches Ergebnis 5 Monate nach Übernahme des Patienten, **l** Klinisches Ergebnis nach Latissimus-dorsi-Lappen, **m** Klinisches und funktionelles Ergebnis 12 Monate nach Übernahme des Patienten

Ruhe. Die Voraussetzung dazu bieten heute die Plattenosteosynthese und auch der Fixateur externe. Als Transplantationsmaterial kommen 2 Formen in Betracht, die reine Spongiosa sowie der kortikospongiöse Span. Als Entnahmestellen bieten sich v.a. die Spina iliaca posterior, die Spina iliaca anterior und der Trochanter major an. Die Qualität der zu transplantierenden Knochenpartikel ist nachweisbar am Becken die beste, hier findet sich auch genügend Transplantatmaterial, ohne daß die Gefahr der Entnahme zu einer pathologischen Faktur oder lokalen Instabilität führt.

Wir haben in einem Kollektiv von 1000 Knochentransplantationen die Komplikationen an der Entnahmestelle festgehalten, dabei stand das Hämatom in der Mehrzahl der Fälle im Vordergrund, neurale Läsionen traten v.a. bei der Entnahme an der Spina iliaca anterior auf. Als Präventivmaßnahme für diese beiden Komplikationen empfiehlt sich die Anwendung von lokal applizierten, koagulationsfördernden und komprimierenden Materialien, die Läsion des R. cutaneus nervi femoralis kann durch Beachtung der anatomischen Gegebenheiten mit an Sicherheit grenzender Wahrscheinlichkeit vermieden werden. Die entnommenen Knochenteile sollten möglichst kurzfristig in ihr Lager gelangen, Aufbewahrung in Ringer-Laktat ist unbedingt zu vermeiden, da die Markanteile nicht herausgewachsen werden sollten.

Homologe Transplantate sind vorübergehend empfohlen worden, ihre Anwendung ist aber durch zu häufige Fehlschläge wieder in den Hintergrund getreten. In jedem Fall haben sie bei der Behandlung eines akut purulenten Infekts nichts zu suchen. Bei chronisch unterschwellig verlaufenden Infektionen jedoch kann ihre Verwendung auch heute noch dikutiert werden.

Die Emanzipation der Mikrochirurgie in den letzten Jahren hat auch hier Anregungen für die Knochentransplantation im Infekt gebracht: Gefäßgestielte Knochenpartien von Becken- und Wadenbein werden empfohlen [4]. Diese Verfahren wirken spektakulär, nach unserer Ansicht bringen sie gegenüber dem autologen kortikospongiösen Span mit stabiler Fixation oder auch der autologen Spongiosa keine wesentlichen Vorteile.

Entscheidend ist die Aufbereitung des Lagers für den zu transplantierenden Knochen: Die Anlagerungsflächen des Lagers müssen durch Aufrauhung, Dekortikation oder Anbohrung vorbereitet werden. Dickes Narbengewebe sollte großzügig exzidiert werden, da es weder eine mechanische Funktion aufweist nocht eine für den Einbau des Transplantats sichere Durchblutung. Kontaktflächen für das Transplantat sollen demnach vitaler Knochen und gut durchblutete Muskulatur sein.

Besteht nach Durchbauung einer Fraktur ein infizierter Herd, sind keine Stabilitätsmaßnahmen erforderlich, die Spongiosa kann direkt in das ossäre Lager unter leichter Kompression eingebracht werden. Dies geschieht klinisch unter Anwendung von Taurolingel, wobei diese Substanz zunächst in die Knochenhöhle eingebracht wird, dann erfolgt das leichte Einpressen des spongiösen Materials. Saugdrainagen sind von großer Bedeutung. Am Unterschenkel, der am häufigsten zu behandelnden Lokalisation des posttraumatischen Infekts, empfiehlt sich häufig die Anlagerung des Transplantats an der lateralen Tibiafläche, wobei u.U. ossäre Brücken zwischen den Fragmentenden proximal und distal mit der Fibula anzustreben sind. Die Fibula-pro-Tibia-Operation erscheint wenig sinnvoll, wird doch durch sie die Gesamtstabilität am Unterschenkel in Frage gestellt. Auch an dieser Lokalisation kann der für den Oberschenkel empfehlenswerte kortikospongiöse Span eine gute Indikation darstellen. Seine Anlagerung erfolgt unter vitalem Muskelmantel an der Dorsal- oder Lateralseite der Tibia, in der großen Mehrzahl der Fälle empfiehlt sich dessen Fixation mit je einer kleinen Zugschraube gegen die Fragmente. Am Femur empfehlen wir die Anlagerung des kortikospongiösen Spans medialseitig, v.a. bei Defektsituationen an dieser Stelle. Dabei muß das Transplantat in die Osteosynthese mit einbezogen werden, d.h. bei Verwendung einer lateralen Platte wird der Span durch Zugschrauben an die mediale

Femurfläche angepreßt. Zum kortikospongiösen Span hat immer eine zusätzliche Anlagerung von Spongiosabröckeln im Bereich der Spanenden zu erfolgen.

Vaskularität des Lagers

Die Maßnahmen zur Verbesserung der Vaskularität im Transplantatlager durch Behandlung von Knochen und Weichteilen sind bereits erwähnt worden. In neuerer Zeit hat sich die von Schulten empfohlene Methode der gestielten Muskellappen durch ihre als spektakulär zu bezeichnenden Ergebnisse in den Vordergrund gedrängt. Unter Beachtung der anatomischen Gegebenheiten und durch eine sorgfältige Technik gelingt es z.B., am Unterschenkel mit Gastroknemius- und Soleuslappen Weichteil- und Knochendefekte in den proximalen 2/3 mit großer Erfolgschance zu decken. Im distalen Drittel, besonders über dem Pilon, sowie bei großen Defekten kommen heute zunehmend mikrovaskulär gestielte Muskel-Haut-Plastiken von Latissimus dorsi bzw. der Radialishautlappen zur Anwendung. Bei über 80 derartigen Anwendungen liegt die Erfolgsquote bei unseren Fällen bei rund 90%.

In jedem Fall einer kritischen peripheren Durchblutungssituation am Unterschenkel sind angiographische Untersuchungen des Gefäßsystems zu fordern. Durch einen Gefäßeingriff im Becken- oder Oberschenkelbereich kann u.U. eine Situation entscheidend verbessert werden.

Unter Beachtung der kurz skizzierten Therapiemaßnahmen bei der Behandlung der posttraumatischen Osteitis kann eine Erfolgsquote zwischen 90 und 100% erzielt werden. Dabei ist in jedem Fall auf die Möglichkeit zur Anwendung physikalisch-therapeutischer Maßnahmen zu achten, damit bei Beruhigung des Infektgeschehens eine funktionell brauchbare und belastbare Extremität erhalten werden kann. Ein zur Ruhe gebrachter Infekt an einer gebrauchsunfähigen Extremität mag zwar heute noch manchem Chirurgen als Erfolg erscheinen, er ist es aber nur dann, wenn der Patient damit besser zurechtkommt als mit einer gut sitzenden Prothese! Trotz der Fortschritte, die die erwähnten chirurgischen Maßnahmen gebracht haben, kann die Amputation nicht immer vermieden werden. Besonders bei schwersten, irreparablen Durchblutungsstörungen oder neuralen Ausfällen an der Fußsohle ist die Amputation zu einem Zeitpunkt angezeigt, zu dem der Patient psychisch und sozial noch nicht im Abseits steht!

Literatur

1. Brandmair W, Stübinger B, Duspiva W (1982) Die Bedeutung der offenen Spongiosaplastik bei der Behandlung von infizierten Unterschenkelfrakturen. Z Orthop 120: 588
2. Burri C (1979) Posttraumatische Osteitis, 2. Aufl. Huber, Bern Stuttgart Wien
3. Burri C (1985) Die Behandlung der posttraumatischen Osteiitis mit Taurolin-Gel. In: Brückner WL, Pfirrmann RW (Hrsg) Taurolin — Ein neues Konzept zur antimikrobiellen Chemotherapie chirurgischer Infektionen. Urban & Schwarzenberg, München Wien Baltimore
4. Duspiva W, Biemer E, Stock W (1982 Weichteil- und Knochenersatz bei infizierten Pseudarthrosen mit Hilfe der Mikrogefäßchirurgie. Z Orthop 120:594
5. Eitel F, Schweiberer L (1983) Die Spongiosaplastik beim chronisch posttraumatischen Knochendefekt unter ausreichender Weichteildeckung. Orthopäde 12:183

6. Lob G, Spier W, Burri C (1982) Maßnahmen zur Verbesserung der Transplantatlagerdurchblutung bei infizierten Pseudarthrosen. Z Orthop 120:591
7. Matti H (1931) Über freie Transplantation von Knochenspongiosa. Arch Klin Chir 168:236
8. Meeder PJ, Hagemann H, Weller S (1983) Praxis der autologen Knochentransplantation. Klin J 12:30
9. Popkirov S (1977) Osteoplastische Behandlung der Osteomyelitis. Arch Orthop Trauma Surg 90:233
10. Wolter D, Burri C (1980) Die autologe Spongiosaplastik als entscheidender therapeutischer Schritt bei infizierten Defektpseudarthrosen und infizierten Defekten. In: Probst J (Hrsg) Plastische und Wiederherstellungschirurgie bei und nach Infektionen. Springer, Berlin Heidelberg New York, S 77
11. Zeiler G, Wagner H (1982) Die Behandlung infizierter Pseudarthrosen mit dem Distraktionsgerät nach Wagner und Spongiosa. Z Orthop 120:590

Transplantat und Weichteilsituation

Offene autologe Spongiosaplastik

H.D. Gartmann

Abteilung für Unfall-, Wiederherstellungs- und Handchirurgie, Allgemeines Krankenhaus St. Georg (Ltd. Arzt: Prof. Dr. D. Wolter), Lohmühlenstraße 5, D-2000 Hamburg 1

Einleitung

Autologe Spongiosa hat einen besonderen Stellenwert bei der Behandlung der Osteitis mit Defekten und Instabilität. Sie ist in der Lage, auch unter ungünstigen Bedingungen des Transplantatlagers einzuheilen und die Knochenneubildung anzuregen. Am Unterschenkel kommt zur infizierten Pseudarthrose oder der infizierten Resthöhle des Knochens häufig die mangelnde Weichteildeckung erschwerend hinzu. Es wird dann ein differenziertes, schrittweises Vorgehen erforderlich. Die Voraussetzungen für die Indikation zur offenen autologen Spongiosaplastik sind stabile oder stabilisierte Knochendefekte. Die Infektion muß in ein blandes Stadium eingetreten sein, und es muß ein Weichteildefekt vorliegen.

Operative Taktik

In Anlehnung an Burri [2], der 1971 über 25 Fälle offener autologer Spongiosaplastik berichtete, kann unser Vorgehen in folgenden Punkten zusammengefaßt werden:

Hefte zur Unfallheilkunde, Heft 185
Herausgegeben von D. Wolter/K.-H. Jungbluth
© Springer-Verlag Berlin Heidelberg 1987

1. Ausräumen des Infektherdes und ggf. Stabilisierung des Knochens,
2. temporäre Antibiotikaknochenzementkette oder Einlegen einer Spüldrainage,
3. vor Auffüllen des Defekts Entfernung freiliegenden kortikalen Knochens und Eröffnung der Markhöhle,
4. Auffüllen des Knochendefekts bis zum Hautniveau mit Spongiosa,
5. trockener Verband und
6. Abwarten der Granulation, bei großen Weichteildefekten evtl. Spalthautplastik auf dem granulierten Untergrund.

In einem Fallbeispiel soll der klinische Verlauf dieses Vorgehens aufgezeigt werden:

Ein 53jähriger Mann erlitt bei einem Verkehrsunfall eine drittgradig offene Unterschenkelfraktur mit Knochendefekten. Die primäre Versorgung erfolgte in der Anlage eines Fixateur externe. Hierbei kam es zu keiner Knochenbruchheilung. Es verbleib an der medialen Tibiakante ein Weichteildefekt. Bei blanden Verhältnissen im Defektbereich wurde das Behandlungsprinzip geändert, es erfolgte die Anlage einer lateral gelegenen Platte. Wegen der ungünstigen biomechanischen Verhältnisse wurde schließlich noch ein Fixateur externe im Sinne einer Zuggurtungsosteosynthese medial angelagert. Der Defekt wurde mit offener autologer Spongiosa aufgefüllt. Es kam darunter zur belastungsstabilen knöchernen Konsolidierung und spontanem Hautverschluß (Abb. 1, 2).

Ergebnisse und Diskussion

Unter Beachtung dieser Kriterien wurden an unserer Abteilung von Januar 1979–Juli 1985 22 offene autologe Spongiosatransplantationen bei Unterschenkelosteitis durchgeführt. Dies entspricht einer Quote von 3,7% aller in diesem Zeitraum vorgenommenen Spongiosaplastiken.

Bei 13 Patienten bestanden stabile knöcherne Verhältnisse, z.T. mit osteitischen Resthöhlen. Bei 1 Patientin war eine Verbundosteosynthese vorausgegangen. Die Entfernung des Knochenzements hätte das Risiko eines Stabilitätsverlustes in sich getragen, so daß er belassen wurde. In 9 Fällen bestand eine infizierte Pseudarthrose. Bei 14 Patienten lag eine Fistel vor, jeweils 3 hatten einen Weichteil- und Knochendefekt oder oberflächliche Ulzerationen und 2 zeigten eine Abszeßbildung (Tabelle 1).

Als begleitende Maßnahmen wurden die 9 Pseudarthrosen mit dem Fixateur externe stabilisiert, 14mal wurden Palacosketten zur Vorbereitung des Transplantatlagers teilweise mehrfach eingelegt, in 4 Fällen erfolgte dies im Wechsel mit einer Spüldrainage. In 8 Fällen wurde abschließend der Defekt mit Spalthaut gedeckt (s. Tabelle 1).

So konnten bei 20 Patienten reizlose Narbenverhältnisse erzielt werden. Die 9 Pseudarthrosen haben sich knöchern durchgebaut. Die osteitischen Resthöhlen konnten verkleinert oder aufgefüllt werden. Lediglich bei 2 Patienten verblieb bei schon vor der Spongiosaplastik stabilen knöchernen Verhältnissen eine Fistel (s. Tabelle 1).

Wir sehen die Nachteile der offenen Spongiosaplastik in den länger bestehenden Hautdefekten. Auch müssen kosmetisch unbefriedigende und v.a. leicht verletzliche Narben besonders an der Tibiavorderkante als ungünstig angesehen werden. Die Vorteile des Verfahrens liegen u.E. in der Einfachheit und Sicherheit des operativen Vorgehens. Aufwendige plastische Maßnahmen, wie Verschiebelappen, freie oder gestielte Lappenplastiken, er-

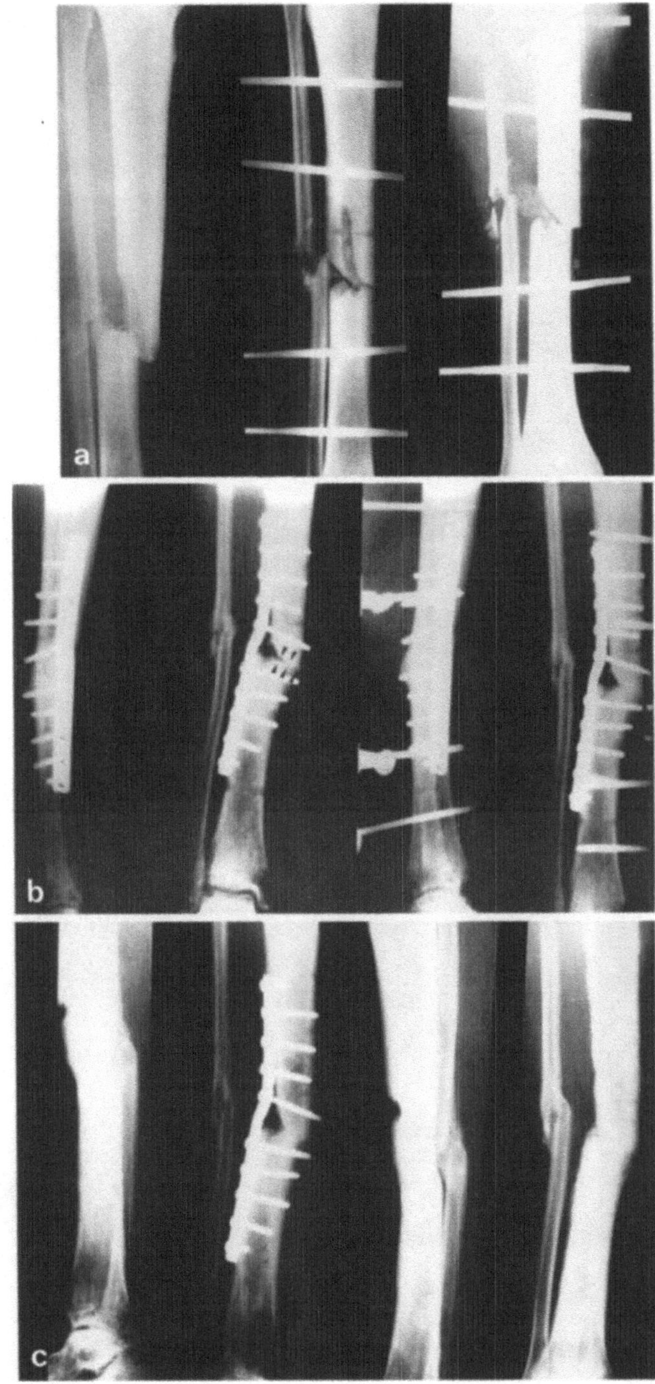

Abb. 1a–c. Drittgradig offene Unterschenkelfraktur. Behandlung zunächst mit Fixateur externe, später mit lateraler Platte und Fixateur externe. Knöcherne Konsolidierung nach offener autologer Spongiosaplastik

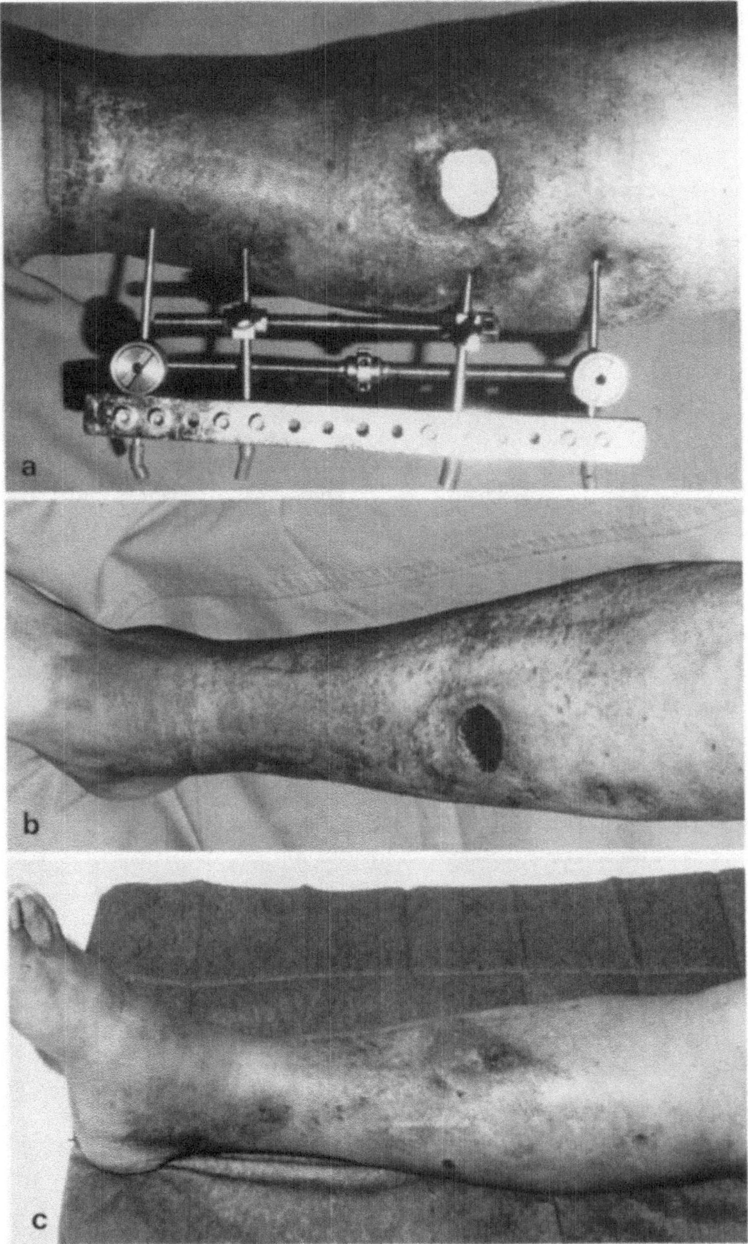

Abb. 2a–c. Drittgradig offene Unterschenkelfraktur mit verbliebenem Hautdefekt prätibial. Reizlose Narbenverhältnisse nach offener autologer Spongiosaplastik

Tabelle 1. Offene autologe Spongiosaplastik (n = 22; Januar 1979–Juli 1985)

Befund vor Operation	n	Begleitende Maßnahmen	n
Knöchern durchbaut	13	Nekrotomie	22
Durchbau bei Zementverbund	1	Spüldrainage	4
Pseudarthrosen	9	Palacoskette	9
Fistel	14	Fixateur externe	9
Weichteil- und Knochendefekt	3	Spalthaut	8
Oberflächliche Ulzeration	3		
Abszeßbildung	2		

Ergebnisse	n
Reizlose Narbenverhältnisse	20
Verbliebene Fistel	2
Knöcherne Konsolidierung	22

übrigen sich. Ein weiterer Vorteil ist die offene Wundbehandlung des Knocheninfekts. Schließlich spricht für dieses Vorgehen die geringe Versagerquote.

Die offene autologe Spongiosaplastik hat ihre Bedeutung in erster Linie bei der Behandlung von infizierten Knochen- und Weichteildefekten der Tibia. Sie findet häufig erst dann Anwendung, wenn andere Verfahren nicht zum Erfolg geführt haben.

Zusammenfassung

In einem Zeitraum von 6 1/2 Jahren wurden 22 offene autologe Spongiosatransplantationen bei Unterschenkelosteitis mit Knochendefekten oder Defektpseudarthrosen mit begleitendem Hautdefekt durchgeführt.

Bei 9 Pseudarthrosen konnte eine belastungsstabile knöcherne Konsolidierung erreicht werden. Lediglich bei 2 Patienten verblieb eine Fistel. Bei 20 Patienten konnte ein narbiger Verschluß der Haut über dem Defekt erzielt werden.

Literatur

1. Burri C (1979) Posttraumatische Osteitis. Huber, Bern Stuttgart Wien
2. Burri C, Henkemeyer H, Ruedi T (1971) Chirurgische Behandlung infizierter Knochendefekte. Langenbecks Arch Chir 330:54
3. Eggers C, Wolter D, Petzold W (1984) Plastische und wiederherstellende Maßnahmen bei Unfallverletzungen. Springer, Berlin Heidelberg New York Tokyo
4. Wolter D, Burri C, Spier W (1980) Die autologe Spongiosaplastik als entscheinder therapeutischer Schritt bei infizierten Defektpseudarthrosen und infizierten Defekten. In: Probst J (Hrsg) Plastische und Wiederherstellungschirurgie bei und nach Infektionen. Springer, Berlin Heidelberg New York

Gestielte Lappenplastik als unterstützende Maßnahme bei der Knochentransplantation

W. Spier und R. Neugebauer

Sektion für Plastische Chirurgie und Handchirurgie (Leiter: Prof. Dr. W. Spier) der Klinik für Unfallchirurgie, Hand-, Plastische und Wiederherstellungschirurgie der Universität Ulm (Ärztlicher Direktor: Prof. Dr. C. Burri), Steinhövelstraße 9, D-7900 Ulm

Gestielte Lappenplastiken zur Behandlung der Osteitis wurden bereits Ende des letzten Jahrhunderts angegeben. Schulten empfahl 1896 die Auskleidung osteitischer Höhlen mit Muskelgewebe. Er erkannte, daß gut durchbluteter Muskel nicht nur den Hohlraum füllt, sondern auch über die Revaskularisation des Knochens dem Infekt entgegenwirkt. Einen ähnlichen Effekt erwartete sich Neuber, als er ebenfalls 1896 osteitische Höhlen mit gestielter Haut auskleidete. Glogowski kam 1965 zu der Erkenntnis, daß man die Durchblutung gestielter Hautlappen verbessern kann, wenn man auch die darunterliegende Faszie verschiebt.

Mit der Verwendung von Weichteilplastiken zur Deckung von Knochentransplantaten war man, zumindest in der Behandlung der Osteitis, lange Zeit äußerst zurückhaltend. Es wurde empfohlen, eine Spongiosaplastik entweder spontan überhäuten zu lassen oder mit Spalthaut zu decken, nachdem eine Granulation der Oberfläche eingetreten war. Der Schritt zu einer Weichteilplastik über einem Knochentransplantat lag jedoch nahe, da nach allen bisherigen Erkenntnissen der An- und Einbau des Transplantats um so schneller erfolgt, je besser die Gefäßversorgung ist. Die Gefäßinvasion in das Transplantat sollte also nicht nur aus dem meist vorgeschädigten Transplantatlager, sondern v.a. aus den darüberliegenden Weichteilen erfolgen. Gestielte Weichteilplastiken sind dabei nur ein Schritt auf der „rekonstruktiven Stufenleiter", die vom direkten Wundverschluß über die freie Hautplastik und über die gestielte Nah- und Fernplastik bis hin zur freien mikrovaskulären Gewebeübertragung führt (Tabelle 1).

Das Ziel gestielter Weichteilplastiken über Knochentransplantaten ist eine möglichst gute Vaskularisation des Knochens bei möglichst geringer Funktionseinbuße.

Folgende Möglichkeiten einer gestielten Plastik stehen zur Verfügung:

1. Hautplastik,
   - Nahplastik,
   - Fernplastik,
2. Haut-Faszien-Plastik,
3. Muskelplastik und
4. Haut-Muskel-Plastik.

Gestielte Hautplastiken sind meist Nahplastiken. Der Hebedefekt läßt sich an den Extremitäten nur selten direkt, sondern nur durch Spalthaut decken. Fernplastiken, z.B. Rundstiel- und Cross-Leg-Plastiken sind technisch aufwendig, für den Patienten unbequem und können nur beschränkt zur Anwendung empfohlen werden. Haut-Faszien-Plastiken berücksichtigen, daß die Hautdurchblutung über ein Gefäßnetz erfolgt, das auf der Oberfläche der Faszie

Hefte zur Unfallheilkunde, Heft 185
Herausgegeben von D. Wolter/K.-H. Jungbluth
© Springer-Verlag Berlin Heidelberg 1987

Tabelle 1. Vorteile (+) und Risiken (−) von Weichteilplastiken

	Technik	Komplikationen	Vaskularisation	Funktion	Ästhetik
Haut frei	++	++	−−	++	−
Haut gestielt	+	+	−	++	+
Haut-Faszie	+	+	+	+	+
Muskel	+	+	++	−	+
Haut-Muskel	−	−	++	−	++
Muskel mikro	−−	−−	++	+	+

verläuft und durch perforierende Gefäße gespeist wird. Vermeidet man daher die Lösung des Zusammenhangs zwischen Haut und Faszie, so gewinnt man Hautlappen, deren Nekroserate niedriger liegt als bei der Übertragung von Hautlappen allein. Die Relation zwischen Lappenlänge und Basisbreite muß selbstverständlich auch bei Haut-Faszien-Lappen beachtet werden. Gestielte Muskelplastiken setzen eine subtile Kenntnis der vaskulären Ver- und Entsorgung der verwendeten Muskulatur voraus. Werden die Durchblutungsmuster nicht beachtet, so leidet nicht nur der durchblutungssteigernde Effekt der Plastik, sondern der Muskel selbst wird nekrotisch. Gestielte muskulokutane Lappen nützen die Tatsache aus, daß oberflächliche Muskeln über perforierende Gefäße die darüberliegende Haut versorgen. Muskel, Faszie und Haut können so en bloc als Plastik verwendet werden. Bei sorgfältiger Präparation kann dabei die Haut den Muskel um 2−3 cm überragen.

Vergleicht man die Schwierigkeit der Technik, den durchblutungssteigernden Effekt, den Funktionsverlust durch die Plastik und die ästhetische Auswirkung auf die Empfängerregion, so wird klar, daß der Haut-Faszien-Plastik und der gestielten Muskelplastik als unterstützende Maßnahme bei der Knochentransplantation an den Extremitäten besondere Bedeutung zukommt. Andere gestielte Weichteilplastiken sollte man nur unter besonderer Indikationsstellung heranziehen.

An der oberen Extremität sind ausgedehnte Knochentransplantationen selten erforderlich, schwerwiegende Weichteilprobleme ergeben sich selten. Haut-Faszien-Plastiken im Sinne der Nah- oder Fernplastik erscheinen ausreichend, um die Gefäßversorgung von Knochentransplantaten zu verbessern.

An Brust und Bauch sind Knochentransplantationen die große Ausnahme. Auf die Verwendbarkeit des Latissimus dorsi wegen seiner günstigen Anatomie und großen Ausdehnung als muskuläre und muskulokutane Plastik sei hingewiesen, man kann Defekte auf der Vorder- und Rückseite des Thorax damit decken.

Am proximalen und mittleren Oberschenkel sind Weichteilprobleme selten, Knochentransplantate lassen sich fast immer mit ortsständiger Muskulatur überziehen.

Hauptindikationsgebiete für die gestielte Muskelübertragung sind also der distale Oberschenkel, das Knie sowie Unterschenkel und Fuß. Das Einschlagen von gestielten Muskellappen erscheint ausreichend. Muskulokutane Lappen sind manchmal aus ästhetischer Indikation indiziert, haben aber an Unterschenkel und Fuß eine relativ hohe Komplikationsrate. Hautdefekte über gestielten Muskelplastiken lassen sich ein- oder zweizeitig mühelos mit Spalthaut decken.

Am distalen Oberschenkel verdienen gestielte Lappen aus Vastus medialis und lateralis den Vorzug. Defekte am distalen Oberschenkel und Knie können aber auch mit dem

Gastrocnemius medialis und lateralis gedeckt werden, wenn man die genannten Muskeln mit ihren Gefäßen bis über die Kniekehle hinauf präpariert. Der distale Anteil des Sartorius kann kleinere Defekte auffüllen. Bei Verwendung des Grazilis, der von 2 Arterien gespeist wird, ist es hilfreich, in der ersten Sitzung die proximale Arterie zu ligieren, bevor man den Muskel proximal durchtrennt und in den Defekt einschlägt.

Das proximale Unterschenkeldrittel stellt eine ausgezeichnete Indikation für die Verwendung von Gastrocnemius medialis und lateralis dar. Bei Präparation der lateralen Muskelportion ist der N. peronaeus sorgfältig zu schonen. Am besten legt man ihn schon vorher frei. Auch der Soleus erreicht das proximale Unterschenkeldrittel. Seine Hauptindikation ist jedoch das mittlere Drittel der Tibia. Hier kann man neben medialem und lateralem Gastroknemius in seltenen Fällen auch den langen Zehenstrecker und den Tibialis anterior verwenden.

Am distalen Unterschenkel kommt man mit gestielten Muskellappen in Schwierigkeiten, gibt es doch wenige Muskeln, die sich ohne Zerstörung des Gefäßmusters einschlagen lassen. Kleinere Defekte kann man bisweilen mit dem distalen Anteil des Soleus oder mit dem Peronaeus brevis decken. Ein distal gestielter Soleus, Extensor digitorum oder hallucis longus ist brauchbar, wenn der Weichteildefekt gering und die Versorgung über kleine distale Gefäße ausreicht. Eine freie Transplantation von Tensor fasciae latae oder Latissimus dorsi ist ohne jeden Zweifel vorzuziehen (Abb. 1).

An der Ferse sind die Verhältnisse für gestielte Muskelplastiken ähnlich ungünstig. Manchmal kann man einen proximal gestielten Flexor digitorum brevis oder Abductor

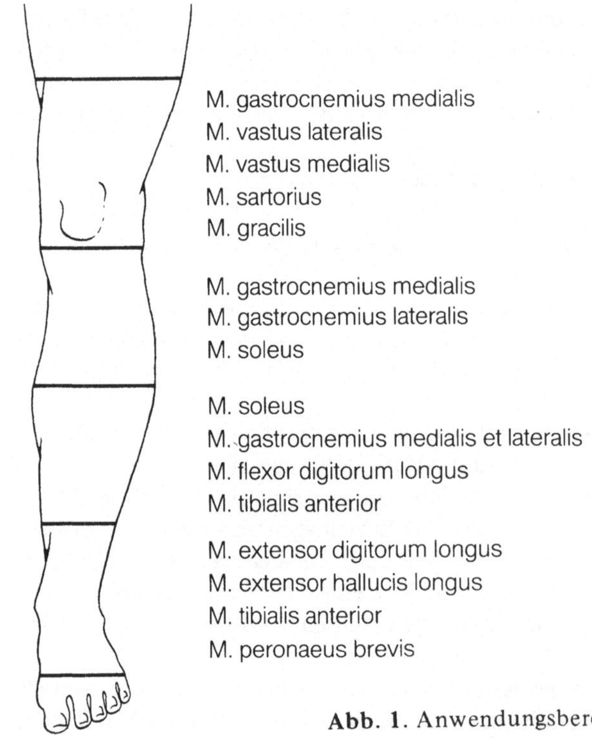

Abb. 1. Anwendungsbereich gestielter Muskelplastiken am Bein

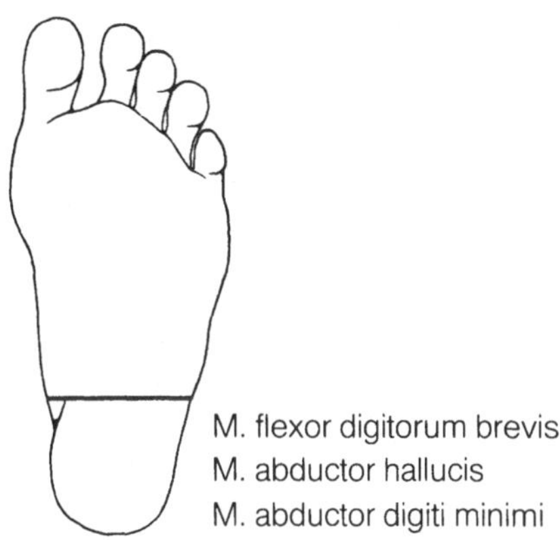

Abb. 2. Gestielte Muskelplastiken an der Ferse

hallucis bzw. digiti minimi einschlagen und mit Spalthaut decken. Der durchblutungsfördernde Effekt derartiger Plastiken ist zwar gut, die Belastbarkeit jedoch gering. Bessere Ergebnisse erhält man, wenn man die Abduktoren der Fußsohle zur Deckung des Innen- oder Außenknöchels verwendet (Abb. 2).

Während man bei der Auffüllung osteitischer Höhlen eher ein zweizeitiges Vorgehen wählt, sollte man auf ein Knochentransplantat die durchblutungsverbessernde gestielte Plastik in gleicher Sitzung auflegen. Lediglich die Spalthaut auf einen Muskellappen könnte man u.U. in einer zweiten Sitzung aufbringen, obgleich sich auch hier ein einzeitiges Vorgehen anbietet.

An unserer Klinik wurden in den letzten Jahren 41 Patienten mit gestielten Muskelplastiken behandelt. Folgende Muskeln wurden verwendet:

M. gastrocnemius	25
M. soleus	11
M. tibialis anterior	3
M. abductor hallucis	2
Kombination Gastrocnemius und Soleus	6

Wir verzeichneten 3 Teil- und 4 Totalnekrosen des Muskels, auch im Falle von Nekrosen überzog sich das Knochentransplantat mit Granulationsgewebe, so daß man mit Spalthaut den Defekt endgültig schließen konnte. Das Verfahren ist also verhältnismäßig einfach, jedoch nicht komplikationsfrei.

Zusammenfassung

Gestielte Lappenplastiken verbessern die Durchblutung von Knochentransplantaten, die vom Transplantatlager her nur ungenügend versorgt sind. Nah- und Fernplastiken der Haut, Haut-Faszien-, reine Muskel- und Haut-Muskel-Plastiken sind möglich, das wesentliche Indikationsgebiet liegt distal der Oberschenkelmitte. Beim Vergleich von Effekt und Risiken ist der Haut-Faszien- und der gestielten Muskelplastik der Vorzug zu geben. Hinweise auf die Auswahl der Lappen und die Operationstechnik werden gegeben. Durchblutungsstörungen in der Plastik lassen sich nicht immer vermeiden, wenn die Extremität vorgeschädigt ist.

Literatur

1. Schulten af MW (1897) Eine Methode, um Knochenhöhlen durch plastische Operationen auszufüllen. Arch Klin Chir 54:328
2. Glogowski G (1965) Aktuelle Osteomyelitis-Behandlung. Chirurg 36:366

Freie Lappen- und Fibulatransplantation am Unterschenkel

M. Aebi, P.K. Donsky, U. Büchler und R. Ganz

Klinik und Poliklinik für Orthopädische Chirurgie der Universität Bern und Abteilung für Plastische und Wiederherstellungs-Chirurgie, Inselspital, CH-3010 Bern

Die Kombination von schweren Weichteilverletzungen mit komplexen Frakturformen der Tibia im Bereich des Unterschenkels stellten seit jeher große Ansprüche an den behandelden Chirurgen. Für eine ungestörte Knochenheilung sind möglichst optimale Weichteilbedingungen notwendig. Umgekehrt nützt auch die beste Weichteilrekonstruktion nichts, wenn die Wiederherstellung einer knöchernen, tragfähigen Kontinuität nicht möglich ist.

In der Vergangenheit wurden verschiedenste Behandlungsmethoden für die Therapie solcher massiver Knochenweichteildestruktionen vorgeschlagen. Im 19. Jahrhundert hat der sog. Cross-leg-Lappen zur Deckung ausgedehnter Weichteildefekte seine Bedeutung erlangt. Dieser Lappen hat den Nachteil der langzeitigen Immobilisation. Erst nach dem zweiten Weltkrieg wurden zunehmend gestielte Muskellappen beschrieben, wobei für Weichteilrekonstruktionen am Unterschenkel der proximal gestielte mediale Gastroknemius- und Soleusmuskel verwendet wurden. Diese Techniken haben bis heute ihren Platz in der Behandlung von osteomykutanen Defekten — v.a. im proximalen Unterschenkelbereich — behalten und werden dort kombiniert mit z.T. wiederholten Spongiosaplastiken und Spalthauttransplantaten.

Die Fortschritte der mikrochirurgischen Techniken und deren systematische experimentelle Untersuchungen [7] haben die Möglichkeit größerer Weichteillappen und freier Knochentransplantate wesentlich erweitert. Die ersten mikrovaskulär gestielten osteokutanen Lappen haben 1977 Buncke et al. mit dem osteokutanen Rippentransplantat an die Tibia beschrieben [3], gefolgt 1978 bzw. 1979 von Taylors kombiniertem freiem Haut-Knochen-Lappen aus der Leiste [9, 11], nachdem derselbe Autor 1975 bereits ein freies gestieltes Knochentransplantat beschrieben hatte [10]. In der Folge wurden dann

Hefte zur Unfallheilkunde, Heft 185
Herausgegeben von D. Wolter/K.-H. Jungbluth
© Springer-Verlag Berlin Heidelberg 1987

verschiedene freie, kombinierte Lappen beschrieben, u.a. ein osteomyokutaner Fibulalappen [4] und der Latissimus-dorsi-Lappen, kombiniert mit freier Fibula [1].

Erst durch diese kombinierten, frei gestielten Lappen wurde es möglich, vitale Transplantate, die vom Verletzungsort unabhängig waren, je nach den Bedürfnissen zu übertragen. Durch die zunehmende Erfahrung wurde die Morbidität an der Entnahmestelle kalkuliert, und die Verwendung dieser freien Transplantate erlaubte eine gewisse zeitliche Ungebundenheit. Als Nachteil wirkt sich zweifellos aus, daß diese Art von Chirurgie mit einem großen instrumentellen und personellen Aufwand verbunden ist. Diese Techniken bleiben daher Extremfällen vorbehalten und stellen keineswegs die Routine dar im Bereich der Knochenweichteilrekonstruktion am verletzten Unterschenkel.

Im folgenden werden die an unserer Klinik für die erwähnten Extremsituationen verwendeten Techniken mit ihren Vor- und Nachteilen kurz beschrieben. Es handelt sich hier um Rekonstruktionsverfahren, bei denen immer die freie Fibula verwendet wird. Der Einschluß der Fibula in die Transplantate bietet von seiten des Knochens wesentliche Vorteile gegenüber anderen osteomyokutanen Transplantaten. Die Fibula stellt einen kompakten Knochen dar, mit einer relativ guten mechanischen Stabilität. Zudem ist es möglich, bei der Länge der Fibula ein sehr langes Transplantat bis zu 30 cm zu entnehmen. Die Fibula hat durch ihre relativ gerade, gleichmäßige Formung einen entscheidenden Vorteil gegenüber Knochentransplantationen aus dem Becken oder der Rippe. Als Nachteil wirkt sich die Einmaligkeit dieses Verfahrens und eine gewisse Morbidität an der Entnahmestelle aus. Zur Morbidität gehört u.a. die Möglichkeit der Beschädigung des N. peronaeus profundus und superficialis und die Beschädigung der Hauptgefäße durch das Abtrennen des Gefäßstiels für die Fibula. Bei der Replantation kann ebenfalls das Anschlußgefäß beschädigt werden. Es ist daher für jede präoperative Planung im Hinblick auf eine freie Fibulatransplantation im Bereich des Unterschenkels eine Angiographie zu fordern, um ein sog. „Eingefäßbein" auszuschließen.

Operationstechniken

Die freie Fibulatransplantation

Die isolierte Fibulatransplantation im Bereich der Tibia findet in der Traumatologie selten Verwendung ohne Kombination mit einer Weichteiltransplantation, sei es auch nur ein Spalthauttransplantat. Sie ist als Ersatz für einen Tibiadefekt von mindestens 6–8 cm im Rahmen einer Segmentresektion wegen Tumor, kongenitaler Pseudarthrose oder osteitischer Destruktion gut geeignet [12]. Der Vorteil dieses Knochentransplantats besteht in seiner relativen Unabhängigkeit von der Vaskularität des Lagers, da es durch den Gefäßstiel der Vasa peronaea sowohl über die Vasa nutritia als auch über periostale Gefäße ernährt wird.

Zur Fibulaentnehme wird der Patient in Seitenlage gelagert, und der Eingriff wird in Blutleere durchgeführt. Das mittlere Drittel der Fibula muß in der Entnahme mit eingeschlossen sein, da dort die Vasa nutritia in den Knochen ein- bzw. austreten. Vom mittleren Drittel aus wird der Knochen nach distal und proximal nach der benötigten Länge abgemessen. Es wird auf den Hinterrand der Fibula eingegangen, indem vom mittleren Drittel aus entlang dem Septum intermusculare zwischen M. peronaeus longus und M. soleus der Knochen erreicht wird. Dieser wird von dorsal umgangen, wobei die A. und Vv. peronaea am Knochen belassen werden. Die Fibula wird isoliert, indem v.a. lateral und medial eine

Muskelmanschette von 2–4 mm stehen gelassen wird. Vorne am Übergang von lateral nach medial muß man nahe am Knochen bleiben, um den N. peronaeus superficialis und profundus nicht zu verletzen. Durch proximale und distale Osteotomie kann die am Gefäßstiel hängende Fibula herausluxiert werden. Nach Vorbereitung des Empfängerbetts wird die Fibula mit dem Gefäßstiel abgehängt und ins Empfängerlager transplantiert (Abb. 1), nachdem durch Öffnen der Blutleere die Durchblutung der Fibula nochmals überprüft worden war. Der vaskuläre Anschluß im Empfängerbett kann an die A. tibialis anterior oder posterior erfolgen.

Kombination einer freien Fibula mit einem freien Latissimus-dorsi-Lappen

Dieses Verfahren wurde bis heute nur bei schweren, kombinierten posttraumatischen Knochenweichteildefekten vorwiegend im mittleren und unteren Drittel der Tibia angewendet. Es kann gemeinsam in gleicher Sitzung durchgeführt werden oder aber in 2 Schritten, wobei meistens die Lappentransplantation als erstes durchgeführt wird. Das Vorgehen für die Fibulatransplantation ist wie oben beschrieben, die Latissimus-dorsi-Lappentransplantation ist in der Literatur in extenso beschrieben und in Abb. 2 skizziert. Auch hier wird der Patient für die Transplantatentnahme in Seitenlage gelagert und für die Replantation dann in Rückenlage gebracht. Unter optimalen Bedingungen kann ein Transplantat an die A. tibialis anterior anastomosiert werden und das andere an die A. tibialis posterior.

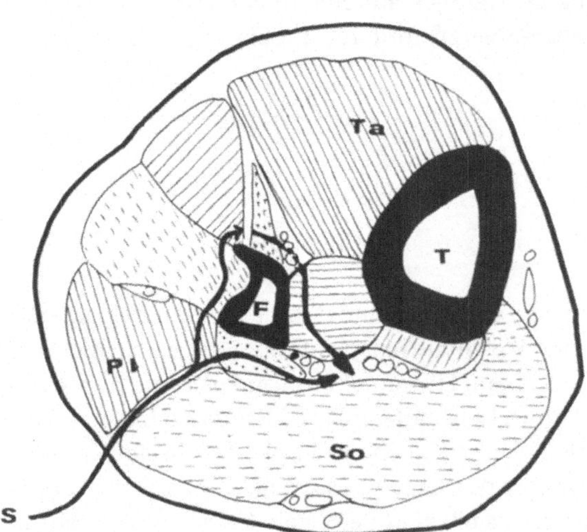

Abb. 1. Präparation der Fibula: Querschnitt durch Unterschenkel am Übergang proximales zum mittleren Drittel. Es soll eine Muskelmanschette an der Fibula stehengelassen werden. *S* Verlauf der Präparationsebene, *T* Tibia, *F* Fibula, *Ta* M. tibialis anterior, *Pl* M. peronaeus longus, *So* M. soleus

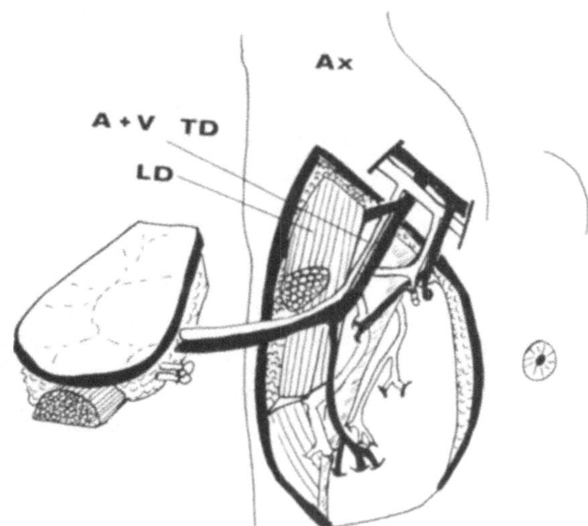

Abb. 2. Amuskulokutaner Latissimus-dorsi-Lappen. *A* Axilla, *A + V TD* A. und Vv. thoracodorsalia, *LD* M. latissimus dorsi

Kombinationstransplantat aus Latissimus-dorsi-Lappen und freier Fibula

Bei diesem nach dem Baukastensystem zusammengesetzten Transplantat werden die Fibula und der Weichteillappen extrakorporell auf dem Tisch zusammengehängt, indem die Peronäalgefäße an Äste des lnagen Gefäßstiels des Latissimus-dorsi-Lappens anastomosiert werden (nach Büchler; Abb. 3). Dieses Vorgehen hat den Vorteil, daß es technisch einfacher ist, weil nur ein Gefäßpaar im Bein anastomosiert werden muß und somit u.a. die Ischämiezeit verkürzt werden kann. Der Aufwand ist jedoch erheblich, da praktisch 3 Teams gleichzeitig arbeiten müssen, eines für die Entnahme des Lappens, ein zweites für die Entnahme der Fibula und ein drittes Team für die Vorbereitung des Empfängerbetts. Bisher wurden nach dieser Technik 4 Fälle operiert [5].

Bevor zu diesen kombinierten Knochen- und Weichteilrekonstruktionen geschritten wurde, mußte oftmals mehrmalig nekrotischer und infizierter Knochen sowie Weichteile debridiert werden, und teilweise wurde vorübergehend der Weichteildefekt mit einem Spalthauttransplantat bedeckt. Das Alignement sowie die Stabilität der segmental resezierten Tibia wurde mit einem Fixateur externe geschaffen. Das Fibulatransplantat für die Defektüberbrückung wurde proximal wie distal in den Markkanal eingetrieben und je mit 1 Schraube, später mit 2 Schrauben fixiert.

Zusammenfassung

In allen diesen Fällen, die mehrmals in Form von Weichteil- und Knochendebridement und Änderung des Sabilisationsverfahrens voroperiert wurden, brachte die definitive Rekonstruktion mit einem vaskularisierten Fibulatransplantat, kombiniert mit einer freien Weichteiltransplantation, eine eindeutige Wende des Krankheitsgeschehens. In allen Fällen mußte allerdings eine begleitende Spongiosaplastik entlang dem eingelagerten Fibulatransplantat

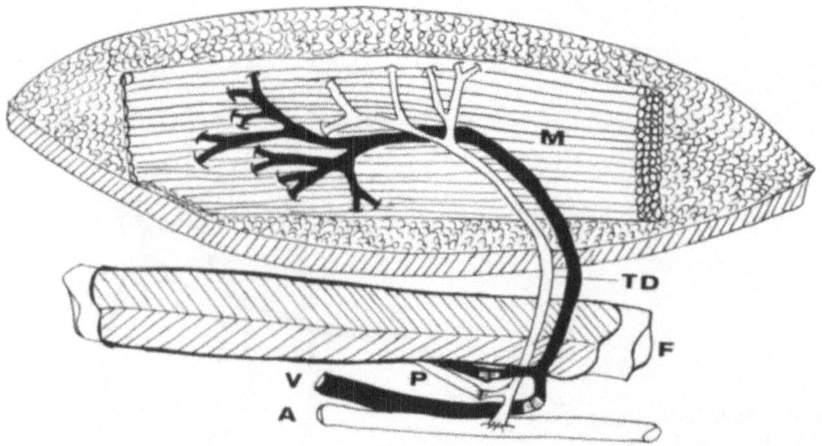

Abb. 3. Zusammengesetzter Latissimus-dorsi-Lappen mit gefäßgestielter Fibula: Die Vasa peronaea (*P*) werden an Äste der Vasa thoracodorsalia (*TD*) anastomosiert. Der ganze Block wird schließlich über die Vasa thoracodorsalia an die Empfängergefäße angeschlossen. *A, V* meist A. tibialis anterior, *M* M. latissimus-dorsi-Anteil [5]

und insbesondere an der Grenzschicht zwischen Empfängertibia und transplantierter Fibula angebracht werden. In 2/3 der Fälle mußte noch mindestens bis zu 3mal Spongiosa nachtransplantiert werden. Ursprünglich wurde die Fibula in den Markkanal der Tibia ohne Fixation eingebracht, was eindeutig eine verzögerte Heilung besonders der distalen Empfänger-Spender-Grenzfläche verursachte. Die mit Schrauben fixierte Fibula zeigte eine wesentlich bessere und raschere Einheilung. In allen Fällen der freien Fibulatransplantation wurde die Markhöhle der Fibula erhalten, was auf eine persistierende Vitalität zurückzuführen ist, mit vermindertem bzw. nur unvollständigem Remodelling des transplantierten Knochens. Eine Hypertrophie der transplantierten Fibula ist nicht im Sinne der Einheilung zu erwarten, sondern als mechanische Adaptation frühestens 12—18 Monate postoperativ. Die für die Heilung der Empfänger-Spender-Grenzschicht benötigte Heilungszeit liegt zwischen 10 und 15 Monaten, bis die Vollbelastung möglich wurde, und ist somit vergleichbar mit den in der Literatur zitierten Fällen [1, 8, 10].

In allen Fällen, in denen eine sekundäre Spongiosaplastik notwendig wurde, konnte makroskopisch die Fibula exploriert werden, die eine normale Vaskularität zeigte. In einem Fall kam es zu einer Ermüdungsfraktur im Fibulatransplantat wgen zu früher Vollbelastung. Unter dem Fixateur externe kam es jedoch zur Ausheilung.

Schlußfolgerungen

Die Komplikation der mikrovaskulär gestielten Fibula mit einem freien Lappen ist eine wertvolle Alternative in Fällen mit extensiven Weichteil- und Knochendefekten, bei denen die konventionellen Rekonstruktionsmethoden mißlangen, bzw. erst gar nicht wegen der weitgehend auswegslosen Situation versucht wurden. Die Fibula bietet wegen ihrer zu wählenden Länge, der mechanischen Festigkeit und des geraden Knochens wesentliche Vorteile gegenüber freien Rippen- oder Beckenkammtransplantaten. Die freie Knochen- bzw. Lappentransplantation ist besonders dann indiziert, wenn ein schlecht vaskularisiertes Empfängerbett vorliegt und somit die direkte Vaskularisierung des Transplantats an das Gefäßsystem erwünscht ist. Es muß jedoch betont werden, daß das vorgestellte Verfahren nicht als Routineverfahren zu empfehlen ist, sondern mit einem relativ großen personellen und instrumentellen Aufwand verbunden ist und somit Ausnahmefällen vorbehalten bleibt.

Literatur

1. Baudet J, Panconi B, Caix P et al. (1982) The composite fibula and soleus free transfer. Int J Microsurg 4:10
2. Bostwick J, Nahai F, Wallace JG et al. (1979) Sixty latissimus dorsi flaps. Plast Reconstr Surg 63:31
3. Buncke HJ, Furnas DW, Gordon L et al. (1977) Free osteocutaneous flap from a rib to the tibia. Plast Reconstr Surg 59:799
4. Chen ZW, Yan W (1983) The study and clinical application of the osteocutaneous flap of fibula. Int Microsurg 4:11
5. Donski PK, Büchler U, Ganz R (to be published) Combined osteocutaneous microvascular flap procedure for extensive bone and soft tissue defects in the tibia. Plast Reconstr Surg
6. McCraw JB, Penix JO, Baker JW (1978) Repair of major defects of the chest wall and spine with the latissimus dorsi myocutaneous flap. Plast Reconstr Surg 62:197
7. Oestrup LT, Fredrickson JM (1974) Distant transfer of a free living bone graft by microvascular anastomoses. Plast Reconstr Surg 54:274
8. Tamai S, Sakamotot H, Hori Y et al. (1980) Vascularized fibula transplantation: A report of 8 cases in the treatment of traumatic bony defect or pseudarthrosis of long bones. Int J Microsurgy 2:3
9. Taylor GI, Watson N (1978) One-stage repair of compound leg defects with free revascularized flaps of groin skin and ilia bone. Plast Reconstr Surg 61:494
10. Taylor GI, Miller GDH, Ham FJ (1975) The free vascularized bone graft. Plast Reconstr Surg 55:533
11. Taylor GI, Townsend P, Corlett R (1979) Superiority of the deep circumflex iliac vessels as the supply for free groin flaps. Plast Reconstr Surg 64:745
12. Weiland AJ, Daniel RK (1979) Microvascular anastomoses for bone grafts in the treatment of massive defects in bone. J Bone Joint Surg (Am) 61:98

Gefäßgestielter Beckenkammspan und Osteotomie bei der Hüftkopfnekrose

M. Aebi, U. Büchler und R. Ganz

Klinik und Poliklinik für Orthopädische Chirurgie der Unversität Bern, Inselspital,
CH-3010 Bern

Die Häufigkeit der idiopathischen Femurkopfnekrosen nimmt bei Patienten im Alter von
20–40 Jahren zu, Männer sind davon weit mehr betroffen als Frauen, oft sind beide Hüften
von der Krankheit befallen. Die Ätiologie ist nicht geklärt [1]. Pathogenetisch wird die
Beeinträchtigung der Mikrozirkulation des Hüftkopfes durch intravaskuläre Obstruktion
oder Proliferation der Gefäßwand diskutiert. Einleuchtender ist die Theorie eines zu-
nehmenden perivaskulären Drucks durch Fibrosierung des Marks. Die Nekrosezone findet
sich im wesentlichen im oberen vorderen Kopfquadranten. Dieser Bezirk kommt einem
Endstrombereich gleich und ist zudem in der Hauptbelastungszone des Hüftgelenks gelegen.

Es gibt bis heute kein allgemeingültiges Konzept der gelenkerhaltenden Behandlung.
Gebräuchlich sind v.a. Osteotomien, um das erkrankte Areal des Femurkopfs aus der Hauptbelastungszone zu nehmen. Häufig wird gleichzeitig der Ersatz des erkrankten Kopfsegments
durch Transplantatknochen angestrebt [7, 8, 9]. Gesamt gesehen sind die Resultate dieser
Methode nicht sehr überzeugend, nicht zuletzt, weil das nekrotische Bett meistens von
einem sklerotischen Saum umgeben ist, der einen Einbau des Knochens erschwert oder
unmöglich macht. Die Ziele eines modernen Behandlungskonzepts lassen sich folgendermaßen formulieren:

1. Herausdrehen des nekrotischen Kopfsegments aus der Hauptbelastungszone des Hüftgelenks mit einer Osteotomie und
2. Revitalisierung des erkrankten Kopfabschnitts durch ein vaskularisiertes Knochentransplantat.

Bis heute wurden verschiedene Versuche unternommen, die beeinträchtigte Zirkulation
des Femurkopfes in den Vorstadien der Femurkopfnekrose zu beeinflussen. R. Judet et al.
[6] haben in den frühen 60er Jahren im Tierversuch einen osteotomierten Femurkopf
wieder refixiert und mit einem muskelgestielten Knochentransplantat aus dem großen Trochanter revaskularisiert. Die Methode wurde klinisch zur Beschleunigung der Heilung von
Schenkelhalsfrakturen eingesetzt, sie eignet sich aber nicht zur Revaskularisierung einer
Hüftkopfnekrose. Hori et al. [3, 4] beschrieben 1973 die Revaskularisierung des Femurkopfs mit einem arteriovenösen Gefäßstiel im Hundemodell. Dabei konnten sie zeigen,
daß am Ende des lädierten Gefäßstiels Kapillaren in die Umgebung aussprossen. Die Methode wurde bei 39 Femurkopfnekrosen angewendet mit guten − allerdings nicht näher
definierten − Resultaten. Mit beiden Methoden wird der vom Einbruch bedrohte Kopf-
bezirk nicht entlastet.

H. Judet et al. [5] publizierten 1981 eine Revaskularisierungsmethode des Femurkopfes
mit Hilfe eines mikrovaskulär gestielten Fibulatransplantats, wobei der Gefäßanschluß
zwischen dem peronäalen Gefäßstiel der Fibula und dem lateralen Ast der A. circumflexa
capitis femoris erfolgt. Die Fibula wird in den Femurkopf vorgebolzt und der noch ver-

Hefte zur Unfallheilkunde, Heft 185
Herausgegeben von D. Wolter/K.-H. Jungbluth
© Springer-Verlag Berlin Heidelberg 1987

bliebene Defekt wird mit Spongiosa aufgefüllt. Hierzu wird ein Flügel aus der Knorpelkappe geschnitten. Der große operative Aufwand, die Notwendigkeit, die Gelenkfläche in Form eines Knorpelfenseter zu eröffnen, die mangelnde Entlastung des erkrankten Anteils des Femurkopfs durch den Verzicht auf eine Osteotomie und die relativ schlechte Eignung des Fibulatransplantats als kortikales Knochentransplantat in spongiöser Umgebung sind Nachteile dieser Methode.

Vor 1978 wurde an unserer Klinik die Femurkopfnekrose durch eine Flexionsosteotomie und durch extrachondrale Kürettage des nekrotischen Bezirks, gefolgt von einer Wiederauffüllung mit Spongiosa, behandelt [2].

Um die Reintegration des Nekroseherds durch sofortige Revaskularisierung schneller und besser zu ermöglichen, wurden seit 1978 3 Methoden der Revaskularisation erprobt. Neben einer an die A. iliaca circumflexa superficialis anastomosierten freien Venenschlinge, die in den Femurkopf zur Ausbildung von Kapillaren eingelegt wurde, verwendete man später in einigen Fällen die Methode von Hori et al. [3, 4]. Dieses Vorgehen überzeugte allerdings ebenfalls nicht, v.a. da allzu häufig ungünstige Gefäßvariationen vorlagen, bzw. eine Präparation nach vorangegangenem Hüfteingriff unmöglich war. Ende 1978 gelangte man schließlich zu der noch heute verwendeten Methode. Sie besteht in einem gefäßgestielten Knochentransplantat aus dem Beckenkamm, das konstant durch die Vasa iliaca circumflexa profunda versorgt und gut vaskularisiert ist. Das Knochenstück wird ca. 4 cm lang gewählt, mit einem Gefäßstiel von ca. 12 cm. Bei diesem Vorgehen bedarf es keiner Gefäßanastomose, und die Präparation ist mit der Lupenbrille möglich. Das gefäßgestielte Knochentransplantat wird anschließend über dem M. rectus femoris nach lateral gebracht und von kaudal her in den Kopf vorgeschoben (Abb. 1). Der Eingriff wird immer kombiniert mit einer Flexionsosteotomie bis zu 60°, wie sie nur mit zusätzlicher Trochanterosteotomie möglich ist. Fakultativ erfolgt gleichzeitig eine Varisation von 10–20°. Das gestielte Transplantat wird durch einen Kanal von 12 mm Durchmesser, ausgehend vom Übergang des ventralen Femurhalses zum Kopf, in den Nekrosesektor eingetrieben. Das Transplantat muß dabei genau auf den vorbereiteten Kanal getrimmt werden, ohne daß es zu einer Kompression der zuführenden Gefäße kommt. Die Osteotomie erfolgt vor der Implantation des Knochenspans. Eine Keilentnahme ist überflüssig. Die Fixation mit einer Osteotomiehüftplatte (90°, 15 mm Unterstellung und 60 mm Klingenlänge) ist ungenügend (Abb. 1a, b). Die postoperative Behandlung besteht in einer Teilbelastung von ca. 15 kg für 4–6 Monate.

Mit der beschriebenen Kombination von Osteotomie und gefäßgestieltem Knochentransplantat wurden bis heute ca. 60 Hüften operiert. Relative Langzeitresultate mit einem Verlauf von durchschnittlich 26 Monaten (14–70 Monate) liegen von 24 Hüften vor (3 Hüfte mit Ficat-Stadium II und 21 mit Ficat-Stadium III). Die radiologische Analyse dieser Hüften zeigt in 14 Fällen eine komplette Heilung, in 7 Fällen eine teilweise Heilung und in 3 Fällen keine Reintegration der Nekrose. Bei der klinischen Wertung der nachuntersuchten Patienten hatten 18 ein gutes bis sehr gutes Ergebnis, 4 Patienten ein mäßiges und 2 Patienten ein schlechtes Resultat. Die klinische Wertung der Fälle beruhte auf der Analyse der Schmerzangaben, des Bewegungsumfangs der operierten Hüfte sowie des Gangbildes. Dabei zeigte sich im Vergleich zu der früheren Methode mit Osteotomie und freier Spongiosaplastik [2], die in über 60% gute bis sehr gute Resultate ergeben hat, kein signifikanter Unterschied. Dagegen besteht bezüglich der radiologischen Analyse beim Vergleich der früher operierten Gruppe und den jetzt präsentierten Fällen mit vaskularisiertem Kno-

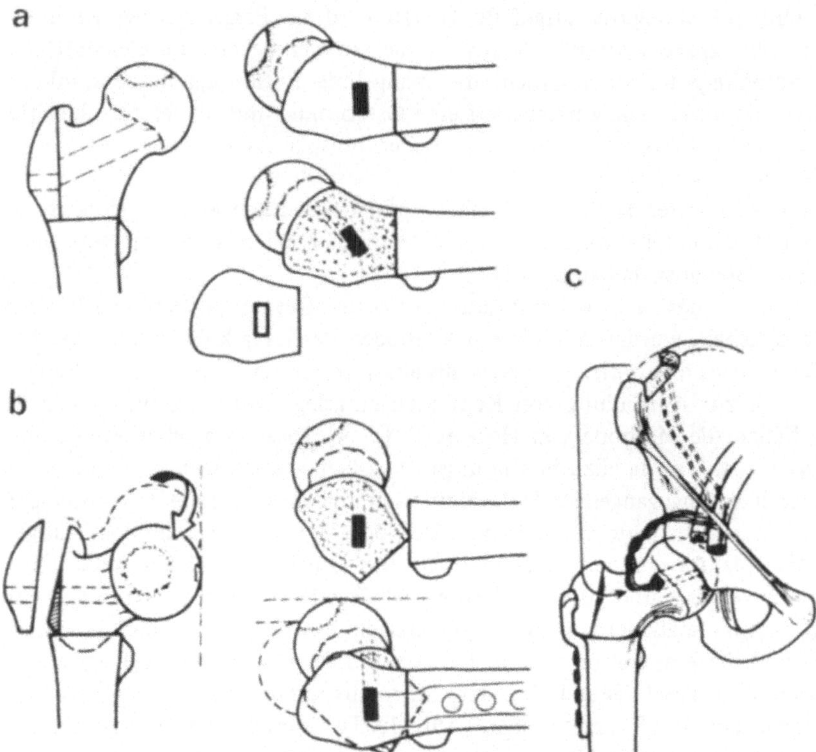

Abb. 1a—c. Operationstechnik mit Flexionsosteotomie und Revaskularisation bei der Femurkopfnekrose. **a** Neutraler Klingenkanal im Trochanter major für 90°-Standardhüft-osteotomieplatte. Trochanterosteotomie, anschließend Neigung des Klingenkanals je nach gewünschtem Flexionswinkel; Einführen der Klinge unter Berücksichtigung der notwendigen Varisierung, **b** Kleine Keilentnahme am Femurhals (*gestrichelt*) (dieser entstand durch die Varisierung). Horizontale intertrochantere Osteotomie ohne Keilresektion. Einführen der Plattenklinge in den Trochanter major und in den Femurhals. Extendieren des proximalen Fragments, bis der Schaft der Platte parallel zum Femurschaft liegt, **c** Nach Fixieren der Platte Vorbereiten des Kanals an der Vorderseite des Femurhalses in Richtung Nekroseherd im Kopf zur Aufnahme des vaskularisierten Knochenspans vom Beckenkamm

chentransplantat ein deutlicher Unterschied bezüglich Heilung der Kopfnekrose. Die Integration des Transplantats erfolgte rascher und vollständiger als bei der nicht vaskularisierten Gruppe. Eine progressive Femurkopfnekrose trat in der vaskularisierten Gruppe nicht auf. Diese Befunde dürften sich langfristig positiv auswirken.

Es bleibt zu diskutieren, ob für die extrem ausgedehnten Nekrosen ein noch stärkeres Herausdrehen des Defekts aus der Hauptbelastungszone durch Rotationsosteotomie, wie sie von Wagner [11] und Sugioka [10] vorgeschlagen wurde, sinnvoll ist. Denkbar wäre damit auch eine verbesserte Heilungschance für die subchondrale Fraktur. Allerdings sind diese Eingriffe für sich gesehen schon wesentlich aufwendiger und wohl nur in Ausnahmefällen mit einer Revaskularisierung zu kombinieren [1].

Schlußfolgerungen

Die Kombination einer intertrochanteren Flexionsosteotomie mit einer Revaskularisationsoperation berücksichtigt sowohl das mechanische als auch das biologische Problem der fortgeschrittenen Femurnekrose. Der Eingriff ist relativ anspruchsvoll und verlangt vom Patienten eine langfristige Entlastung der operierten Hüfte. Radiologisch konnte nachgewiesen werden, daß die Reintegration des nekrotischen Femurkopfabschnitts in den meisten Fällen erreicht wird. Um eine definitive Würdigung der jetzt durchgeführten Behandlungsmaßnahmen vornehmen zu können, sind noch längere Verläufe und eine größere Fallzahl abzuwarten.

Literatur

1. Ganz R, Büchler U (1983) Overview of attempts to revitalize the dead head in aseptic necrosis of the femoral head — Osteotomy and revascularization. Proceedings of the Eleventh Open Scientific Meeting for the Hip Society, p 296
2. Ganz R, Jakob RP (1980) Partielle avaskuläre Hüftkopfnekrose: Flexionsosteotomie und Spongiosaplastik. Orthopäde 9:265
3. Hori Y et al. (1973) Blood vessel transplantation to bone; the first report. J Jpn Orthop Assoc 47:252
4. Hori Y (1980) Revitalisierung des osteonekrotischen Hüftkopfes durch Gefäßbündel-Transplantation. Orthopäde 9:255
5. Judet H, Judet J, Gilbert A (1981) Vascular microsurgery in orthopaedics. Int Orthop 5:61
6. Judet R, Judet J, Lamois B, Gubler JP (1966) Essai de revascularisation experimentale de la tete femorale. Rev Chir Orthop 52:277
7. Kerboull M (1973) L'osteotomie intertrochanterienne dans le traitement de la necrose idiopathique de la tete femorale. Rev Chir Orthop (Suppl) 59:52
8. Merle d'Aubigne R, Mazabraud A, Cahen C (1963) Le necrose idiopathique de la tete femorale: Etude anatomo-pathologique et orientation therapeutique. Sem Hop Paris 57:2773
9. Merle d'Aubigne R, Postel M, Mazabraud A et al. (1965) Idiopathic necrosis of the femoral head in adults. J Bone Joint Surg (Br) 41:612
10. Sugioka Y (1973) Transtrochanteric anterior rotation osteotomy of the femoral head for avascular necrosis in adults. Cent Jpn J Orthop Trauma Surg 16:574
11. Wagner H (1967) Aetiologie, Pathogenese, Klinik und Therapie der idiopathischen Hüftkopfnekrose. Verh Dtsch Orthop Ges 54:224

Freie Lappenplastiken

W. Stock und K. Wolf

Abteilung für Plastische Chirurgie, Chirurgische Klinik Innenstadt und Chirurgische Poliklinik der Ludwig-Maximilians-Universität München (Direktor: Prof. Dr. L. Schweiberer), Nußbaumstraße 20, D-8000 München 2

Die freie Lappenplastik hat neue Möglichkeiten des Gewebeersatzes bei großen Weichteil- und Knochendefekten geschaffen. Die Weiterentwicklung der Mikrochirurgie ermöglicht mit neuen operativen Techniken den mikrovaskulären Anschluß von ganzen Gewebeblöcken. Somit hat sich das Bestreben der Transplantationschirurgie, ganze Organe zu verpflanzen, auch in der plastischen Chirurgie festgesetzt, z.B. bei der Replantation nach Extremitätenamputation und ebenso bei dem Transfer von körpereigenen Gewebeblöcken. Vor dieser Ära eigneten sich bei Gewebedefekten die Verschiebeschwenklappenplastiken, die Rotationslappenplastiken und die gestielten Fernlappenplastiken.

In der Plastischen Chirurgie der Chirurgischen Klinik Innenstadt der Ludwig-Maximilians-Universität München werden bestimmte operative Techniken aus dem breiten Spektrum der freien Lappenplastiken angewendet, u.a. der Dorsalis-pedis-Lappen, der Radialislappen, der freie myokutane Lappen, wie z.B. der Latissimus-dorsi-Lappen oder auch der osteomyokutane Beckenkamm-Span zur Unterkieferekonstruktion. Trotz dieser Möglichkeiten sollte die Indikation zur freien Lappenplastik sehr strengen Kriterien unterliegen, da nur der erfahrene Operateur Erfolge erzielen kann.

Geschichtliches

Goldwyn et al. entwickelten 1963 in tierexperimentellen Versuchen den Gedanken eines Haut- und Unterhautfettgewebelappens, den sie mit einem eigenen Gefäßanschluß verpflanzten. Harii et al. beschrieben 1974 den ersten klinischen Fall, in dem sie einen Skalplappen transplantierten. Daniel u. Taylor deckten 1973 mit Hilfe eines Leistenlappens einen Gewebedefekt. O'Brien (1973) sowie Biemer u. Duspiva (1978) berichteten von weiteren klinischen Fällen.

Der sog. „freie Lappen" bezeichnet nach der aus der angloamerikanischen Literatur übernommenen Definition die Transplantation von Haut- und Unterhautfettgewebe oder von Muskulatur und Knochen mit mikrovaskulärem Anschluß. Die freie Lappenplastik besteht aus Haut- und Unterhautfettgewebe mit axialem Gefäßbaum entsprechend bestimmten anatomischen Stukturen in gewissen Körperregionen.

McGregor u. Jackson (1972) entwickelten den Leistenlappen – mit eigenem Gefäßbaum – als gestielten Axial-pattern-flap. Es folgte eine Fülle von weiteren Variationen.

Indikation

Die Indikation zur freien Lappenplastik stellt sich, wenn eine herkömmliche gestielte Lappenplastik einen Gewebedefekt nicht mehr deckt. Der Gewebetransfer mit mikro-

Hefte zur Unfallheilkunde, Heft 185
Herausgegeben von D. Wolter/K.-H. Jungbluth
© Springer-Verlag Berlin Heidelberg 1987

vaskulärem Anschluß bietet den Vorteil, während einer Operation den Defekt im Empfängergebiet und den Hebedefekt auszugleichen. Für den Patienten ist während des postoperativen Heilungsverlaufs keine absolute Bettruhe erforderlich. Zudem läßt sich durch eine Nervennaht eine Reinnervation erreichen und die neugeschaffene arteriovenöse Vorsorgung gewährleistet eine gute Einheilung in einem minderdurchbluteten Gebiet.

Nachteile können entstehen, wenn bestimmte Regeln der Mikrochirurgie nicht beachtet werden. Die Gefäßanastomose sollte so weit außerhalb des verletzten Gebiets liegen, daß die postoperative Schwellung oder eine Infektion keinen Einfluß auf die Gefäßanastomose nimmt. Somit ist für einen freien Lappen ein konstanter Verlauf des Hauptgefäßes mit ausreichendem Kaliber, langem Gefäßstiel und eine Lappenhebung ohne Spendergebietsschädigung zu fordern.

Wichtig ist die präoperative Planung und die Darstellung des Spender- und Empfängergebiets mit Hilfe einer Angiographie, die den intraoperativen Gefäßanschluß sichert.

Neurovaskuläre Lappen

Der Dorsalis-pedis-Lappen und der Radialislappen bieten sich als neurovaskuläre Lappentransplantate an.

Dorsalis-pedis-Lappen. Der Dorsalis-pedis-Lappen basiert auf der A. dorsalis pedis und ihren Begleitvenen. Er besteht aus Vollhaut und einem geringen Anteil Unterhautfettgewebe. Die entsprechenden Hautnerven dieses Areals (N. cutaneus dorsalis medialis und N. cutaneus dorsalis intermedius) ermöglichen den Anschluß als neurovaskuläre Lappen im Gesicht, an der Hand und an der Fußsohle. Der Nachteil dieser Methode besteht darin, daß das Spendergebiet mit Spalthaut bzw. Meshgraft gedeckt werden muß und sich eine hypertrophische Narbe bilden kann.

Radialislappen. Yang (1981) hat den Radialislappen erstmals beschrieben. Er basiert auf der tangential verlaufenden A. radialis, deren Hautäste durch die Unterarmfaszie ziehen. Der venöse Abfluß verläuft hauptsächlich über Äste der beiden Unterarmvenen, der V. cephalica und der V. basilica. Die sensible Versorgung geschieht durch den N. cutaneus antebrachii lateralis (aus dem N. musculocutaneus) und dem R. superficialis des N. radialis. Ähnlich wie der Dorsalis-pedis-Lappen eignet sich der Radialislappen zur Gewebedefektdeckung in ästhetisch anspruchsvollen Hautarealen, z.B. im Gesicht, an der Hand und an der Fußsohle. Distal gestielt an der A. radialis wird er zum Insellappen an der Hand. Die tangential im Lappen verlaufende A. radialis eignet sich auch für die Interposition bei Gefäßverlusten am Unterschenkel.

Freier myokutaner Lappen. Der myokutane Lappen besitzt ein Hauptgefäß, das primär den Muskel versorgt und durch den Muskel seine Äste zur Haut und zum Unterhautfettgewebe abgibt. Dieses Transplantat deckte große Gewebedefekte und der Patient erhält infolge von Nervenanstomosen seine gestörte Sensibilität und gewisse Funktionen zurück.

Latissimus-dorsi-Lappen. Der Latissimus-dorsi-Lappen basiert auf der A. thoracodorsalis mit ihren Begleitvenen und Nerven. Er bietet mit seinen regelmäßigen anatomischen

Strukturen und seinem langen Gefäßstiel eine sichere Transplantationsmöglichkeit; der Transfer eignet sich hervorragend zur Gewebedeckung am Unterschenkel im Bereich des distalen Tibiaschaftdrittels (Abb. 1–4) sowie zur Brustrekonstruktion nach Ablatio mammae. Eine Osteomyelitis erfordert primär ein ausreichendes Debridement, um das Empfängergebiet zu sanieren.

Osteokutaner Lappen

Zur Knochendefektrekonstruktion genügt die freie Spongiosaplastik. Diese Methode versagt jedoch in Gebieten, die durch Strahlen vorgeschädigt sind.

Haut-Beckenkammspan-Transplantat. Die A. circumflexa ilium profunda versorgt den ventralen Beckenkamm; die mikrochirurgische Technik ermöglicht den Transfer eines ca. 4 x 12 cm großen kortikospongiösen Knochenblocks mit angrenzender Haut und eigenem Gefäßstiel zur Unterkieferrekonstruktion bei Patienten mit Zustand nach Unterkieferresektion und Radionekrosen. Der Beckenkammspan wird mit einer Resektionsplatte eingepaßt. Zur Anastomose eignen sich verschiedene Blutgefäße des Halses (A. facialis und A. maxillaris). Trotz geschädigtem Wundlager heilt das Transplantat gut ein und verbessert die Gefäßsituation im Empfängergebiet.

Osteokutaner Radialislappen. Der Radialislappen läßt sich ebenfalls mit einem Knochenspan im distalen Radiusschaftdrittel heben. Durch die Transplantation können Pseudarthrosen, Knochendefekte im Gesicht (Unterkiefer) und an der Hand behoben werden.

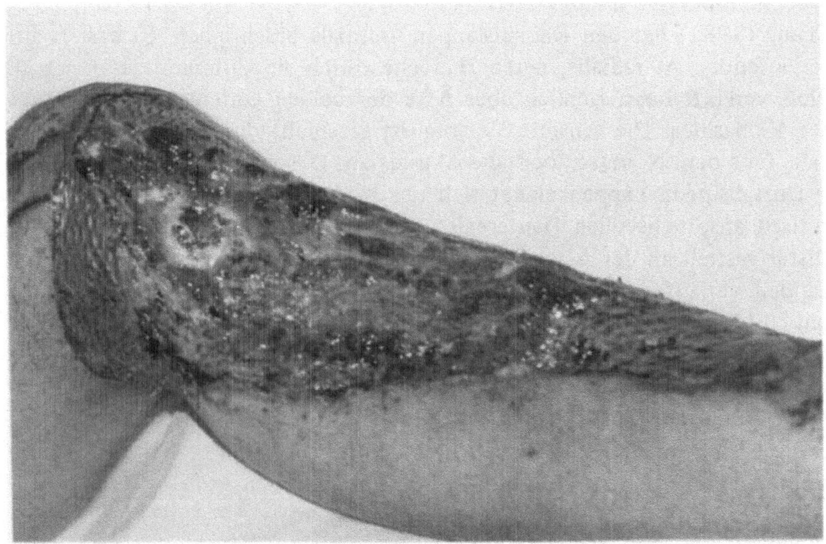

Abb. 1. Zustand nach Motorradunfall mit großem Weichteildefekt am Unterschenkel

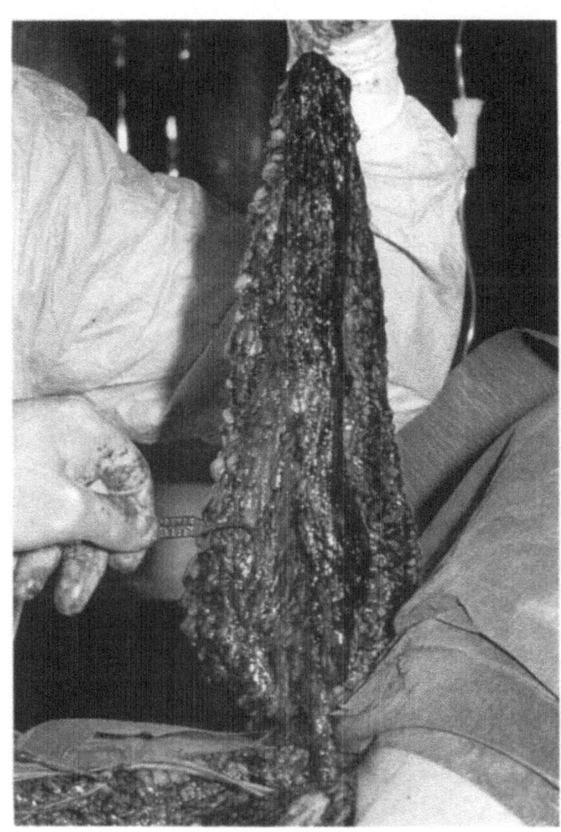

Abb. 2. Lappenhebung nach Präparation des M. latissimus dorsi

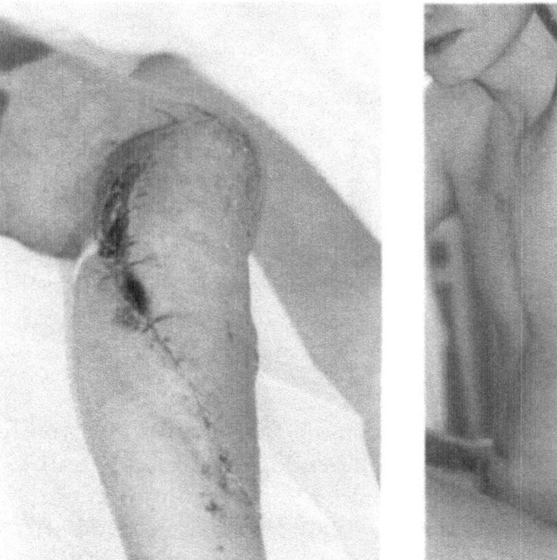

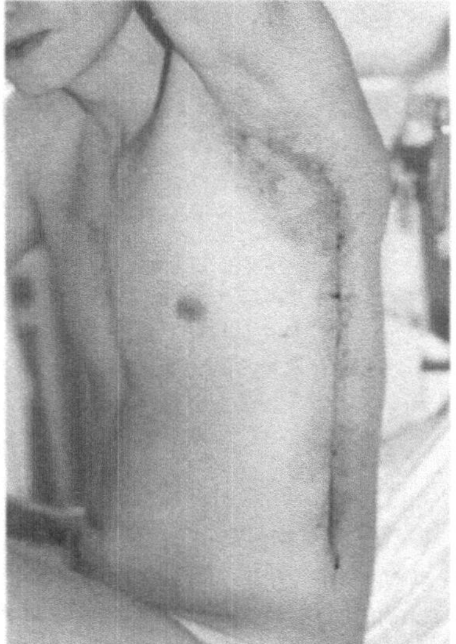

Abb. 3. *(Links)* Gute Einheilung des Latissimus-dorsi-Lappens am Unterschenkel

Abb. 4. *(Rechts)* Laterale Thoraxseite, gute Wundheilung im Spendergebiet

Zusammenfassung

Für den Transfer der freien Lappenplastik steht ein breites Spektrum geeigneter anatomischer Strukturen zur Verfügung. In unserer Klinik werden die neurovaskulären, die myokutanen und die osteokutanen Lappenplastiken verwendet. Sie eignen sich besonders zur Gewebedefektdeckung in Arealen, wo lokaler Verschiebeschwenklappen nur selten möglich sind. Aufgrund der gleichzeitigen Rekonstruktion von Knochen und Gefäßen steht die freie Lappenplastik erst am Anfang ihrer Einsatzmöglichkeiten.

Literatur

Biemer E, Duspiva W (1978) Erfahrungen nach über 272 Replantationen peripherer Extremitätenteile mit mikrovaskulären Anastomosen. Z Orthop 116:587

Daniel RK, Taylor GI (1973) Distant transfer of an island flap by microvascular anastomoses. Plast Reconstr Surg 52:111–117

Goldwyn RM, Lamb DL, White WL (1963) An experimental study of large island flaps in dogs. Plast Reconstr Surg 31:528–536

Harii K. Ohmori K, Ohmori S (1974) Free deltopectoral skin flaps. Br J Plast Surg 27: 271ff

McGregor IA, Jackson IT (1972) The groin flap. Br J Plast Surg 25:3–16

O'Brien BM (1973) Successful transfer of a large island flap from the groun to the foot by microvascular anastomoses. Plast Reconstr Surg 52:271ff

Yang G (1981) Die freie Hauttransplantation vom Unterarm. Nat Med J China 61:139–141

Mikrovaskulär übertragene Knochensegmente mit und ohne Weichteilmantel

B.-D. Partecke[1] und H.G.K. Schmidt[2]

[1] Abteilung für Handchirurgie und Plastische Chirurgie (Leitender Arzt: Prof. Dr. D. Buck-Gramcko), Begedorfer Straße 10, D-2050 Hamburg 80
[2] Abteilung für Unfall- und Wiederherstellungschirurgie (Ärztlicher Direktor: Dr. W. Zimmer), Begedorfer Straße 10, D-2050 Hamburg 80

Die mikrovaskuläre Chirurgie hat auch die freie Übertragung von Knochensegmenten mit Gefäßanschluß an der Empfängerstelle ermöglicht (Taylor et al. 1975; Taylor 1977) und somit die Behandlung von Problemen der Skelettrekonstruktionen bei ausgedehnten Knochendefekten nach Unfällen (Meyer 1983a, b; Weiland et al. 1979; Walker et al. 1980), Infektionen (Wood u. Cooney 1984) und Tumorresektionen (Watari et al. 1978; Pho 1981; Weiland et al. 1979) oder bei angeborenen Pseudarthrosen (Allieu et al. 1981b) zu nennen, sehr wirksamen Möglichkeiten geführt. Mikrovaskulär übertragene Knochentransplantate

Hefte zur Unfallheilkunde, Heft 185
Herausgegeben von D. Wolter/K.-H. Jungbluth
© Springer-Verlag Berlin Heidelberg 1987

heilen nach den Regeln der Frakturheilung ein und nicht durch die sog. schleichende Substitution (Enneking et al. 1980), wie es bei nichtdurchbluteten Knochentransplantaten der Fall ist. Die Behandlung konnte dadurch wesentlich verbessert und verkürzt werden. Als Spendergebiete kommen Rippen (Serafin et al. 1974; Buncke et al. 1977), vorderer Beckenkamm (Allieu et al. 1981a), Radius (Partecke u. Buck-Gramcko 1983; Schmidt u. Partecke 1984) und Fibula (Weiland 1981; Doi et al. 1977; Östrup u. Fredrickson 1974; Pho 1979; Millesi u. Piza-Katzer 1978) in Frage, die allesamt entweder allein oder mit einem Hautweichteilmantel als osteokutane Lappen übertragen werden können.

Dabei hat sich bei unseren Patienten zum einen die freie Fibula für langstreckige Knochendefekte, zum anderen der osteokutane Unterarmlappen bei größeren Knochenweichteildefekten bewährt. Auch bietet sich die Fibula wegen des fast gleichen Knochendurchmessers als idealer Ersatz für langstreckige Defekte der Unterarmknochen an.

Diese operativen Eingriffe sind aber noch sehr risikobeladen und zeitaufwendig. Die große Anzahl arterieller Verschlußkrankheiten im Bereich der unteren Extremität in der 2. Lebenshälfte läßt Zweifel aufkommen, ob bei einem jungen Patienten für eine mikrochirurgische Knochenübertragung in Form einer Fibula eine Unterschenkelstammarterie geopfert werden darf. Aus diesen Gründen muß die Indikation für die freie Knochenübertragung mit mikrovaskulären Anastomosen sehr sorgfältig geprüft werden. Knochendefekte von etwa 8–10 cm können in der Regel durch autologe Spongiosaübertragung mit gutem Erfolg behandelt werden. Wenn der umliegende Weichteilmantel ebenfalls Defekte und/oder keine ausreichende Durchblutung aufweist, kann dieser durch eine Lappenplastik, häufig durch einen freien kutanen Lappen, verschlossen werden, um für eine Spongiosaplastik ein genügend gut vaskularisiertes Lager zu schaffen.

Bei den bisher vorgenommenen 109 frei übertragenen Lappen mit mikrovaskulären Gefäßanatomosen lagen insgesamt 47 infizierte Defektpseudarthrosen vor (Tabelle 1). Hiervon wurden 4 mit freien Knochensegmenttransplantaten mit mikrovaskulären Anschlüssen behandelt, 3mal wurde die Fibula frei übertragen, 1mal ein osteokutaner Unterarmlappen genommen. Von den 3 freien Fibulaübetragungen waren 2 als osteokutane Transplantate verwendet worden.

Das ernährende Gefäß der Fibula ist ein Ast der A. fibularis und tritt etwa im proximalen Drittel in die Fibula ein. Die periostale Durchblutung geschieht über viele im Verlauf der A. fibularis abgehenden Äste, die im proximalen Bereich im Soleus und Peronaeus

Tabelle 1. Freie Lappen (BUK, August 1985)

		Einheilung	Verlust
Unterarmlappen	64	62	2
Latissimus-dorsi-Lappen	23	22	1
Leistenlappen	10	9	1
Saphenuslappen	4	1	3
Zwischenzehenlappen	4	4	–
Freie Fibula (+ Lappen)	3 (+ 2)	3	–
Dorsalis-pedis-Lappen	1	1	–
	109	102 (93,6%)	7 (6,4%)

longus und im distalen Bereich im Flexor hallucis longus und Peronaeus brevis zirkulär um die Fibula herum laufen. Der venöse Abfluß erfolgt über die Begleitvenen. Aus diesem Grund sollte zumindest eine kleine Muskelmanschette mit der Fibula gehoben werden, um so viele periostal ernährende Gefäße wie nur irgend möglich zu erhalten.

Im Septum intermusculare posterior verlaufen kleine Gefäßäste von der A. fibularis, die das laterale Hautareal des Unterschenkels versorgen. Somit besteht die Möglichkeit, gleichzeitig einen Hautlappen mit der Fibula zu heben, der neben der Weichteildefektbedeckung zusätzlich als Indikator für die Durchblutung der Fibula fungieren kann.

Bei größeren Weichteildefekten bietet sich auch der von der A. radialis versorgte osteokutane Unterarmlappen an, bei dem neben dem fasziokutanen Lappen gleichzeitig $1/3-1/2$ der Zirkumferenz des Radius mitgehoben wird. Die Problematik besteht hier in der Länge des zu entnehmenden vaskularisierten Radiusspans, der nur etwa bis maximal 12 cm entnommen werden kann, ohne einen sichtbaren Funktionsverlust am Unterarm zu hinterlassen. Kann eine ausreichende Stabilität im proximalen wie distalen Knochenbereich wegen zu großer Defektstrecke nicht erzielt werden, so ist ein zweizeitiges Vorgehen sicherlich günstiger. Zunächst wird eine Lappenbedeckung des Weichteildefekts vorgenommen. Später kann dann der Knochendefekt entweder durch freie Fibulaübertragung oder durch autologe Spongiosaplastiken beseitigt werden.

Der knöcherne Anschluß am distalen Defektende weist überhaupt größere Probleme auf als der am proximalen. Während es proximal fast immer zu einem zeitgerechten knöchernen Durchbau kommt, tritt am distalen Ende nicht selten eine trotz zusätzlicher Spongiosaplastik verzögerte Heilung ein, wenn nicht sogar eine Pseudarthrose auftritt.

Ein Grund hierfür ist sicherlich die fehlende Stabilität am distalen Defektende, wenn das übertragende Knochensegment in der Länge nicht ausreicht. Bei einem Patienten mit einem Knochenweichteildefekt von 14 cm Länge konnte nur ein Radiusspan von 11 cm mitgehoben werden. Während proximal der Knochen mit einer Kortikalisschraube gut fixiert wurde, lag distal noch ein Defekt von ca. 4 cm vor. Obwohl hier gleichzeitig eine Spongiosaplastik primär vorgenommen wurde und in der Folgezeit weitere 2 Spongiosaplastiken erfolgten, ist nach insgesamt 20 Monaten eine Heilung am distalen Defektende noch nicht eingetreten. Es besteht weiterhin eine straffe Pseudarthrose.

Aber auch bei vorgenommener stabiler distaler Fixation des Knochensegments kann ebenfalls ohne oder mit gleichzeitiger Spongiosaplastik häufig noch eine verzögerte Knochenheilung vorliegen. Hierfür muß eine weitere Ursache vorhanden sein.

Bei den ersten 2 bei uns vorgenommenen Knochensegmentübertragungen mit mikrovaskulären Anastomosen wurde jeweils nur eine Arterien- und eine Venennaht zum Anschluß vorgenommen. Dabei wurde sowohl bei der freien Fibula wie auch bei dem osteokutanen Unterarmlappen aus einem „Durchströmungsgebiet" ein „Endstromgebiet". Es kommt am unterbundenen distalen Arteriengefäßstiel zu einer stehenden Blutsäule, zumal der Gefäßstiel von dem Knochensegment für die Fixation über eine gewisse Strecke abpräpariert werden muß und somit auch die kleinen Äste zum Periost hin fehlen. Diese stehende Blutsäule thrombosiert und das Gefäß obliteriert auf einer längeren Strecke (Abb. 1). Dies haben wir anhand von Doppler-Untersuchungen beim distal gestielten Unterarmlappen überprüft und konnten es auch an postoperativ vorgenommenen Arteriographien aufzeigen. Die Durchblutung des distalen Anteils des frei übertragenen Knochensegments wird also zum einen durch das notwendige Abpräparieren des Gefäßstiels für die Knochenfixation, zum anderen durch Thrombosierung und Obliteration des distalen

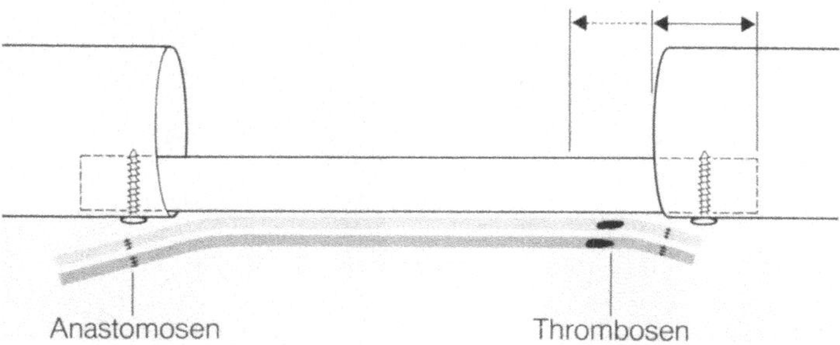

Abb. 1. „Endstromgebiet" des frei übertragenen Knochensegments durch je nur eine Arterien- und Venennaht. Thrombosierung der „stehenden Blutsäule" vor der Unterbindungsstelle der Gefäße. Dadurch Störung der Durchblutung des distalen Anteils des frei übertragenen Knochensegments

Gefäßstielanteils erheblich gestört. Als 3. Punkt kommt sicherlich auch noch die Knochenfixation hinzu, die wir mit je einer Kortikalisschraube am proximalen und distalen Defektende vornehmen.

Bei dieser 21jährigen Patientin lag ein Knochenweichteildefekt streckseitig am gesamten Unterarm vor, den sie sich bei einem Verkehrsunfall zugezogen hatte (Abb. 2a). Radius und Ulna wiesen einen distalen Defekt von 12 cm auf und auch die Handwurzelknochen waren streckseitig abgeschliffen (Abb. 2b). Sämtliche beugeseitigen Strukturen wie Nerven, Gefäße und Beugesehnen waren aber erhalten geblieben. Der große Weichteildefekt wurde zunächst mit einem freien Latissimus-dorsi-Lappen verschlossen, wobei der mikrochirurgische Gefäßanschluß in einer End-zu-End-Anstomosentechnik an die A. radialis und deren Begleitvenen erfolgte (Abb. 2c). Die Stabilisierung wurde mit einem Fixateur externe vorgenommen. Eine Septopalkette diente als Platzhalter für das Knochenbett des Radius. Nach vollständiger Einheilung des Lappens nahmen wir die Knochenrekonstruktion des Radius mit einer freien Fibula vor, die wir nach der von Donski et al. (1982) beschriebenen Methode hoben.

Der arterielle Anschluß wurde an die distale A. radialis vorgenommen, so daß die Fibula über die A. ulnaris, den intakten Hohlhandbogen und die distale A. radialis versorgt wurde. Auch hier fanden wir die oben erwähnte Thrombosierung und Obliteration der A. radialis distal zur Unterbindung, die uns zu einer mehrere Zentimeter langen Resektion zwangen, um ein ausreichendes retrogrades Blutangebot aus dem distalen A. radialis-Stumpf zu bekommen. Der venöse Abfluß erfolgte über ein 12 cm langes Veneninterponat, das fast in Höhe des Ellenbogengelenks an eine oberflächliche Armvene angeschlossen werden konnte. Die Stabilisierung der Fibula erfolgte mit 2 Kleinfragment-5-Loch-AO-Platten. Der Fixateur externe wurde zusätzlich noch belassen. Röntgenkontrolle in 4wöchigen Abständen zeigten ab der 12. postoperativen Woche einen beginnenden Durchbau im proximalen Bereich, während der distale Knochenbereich auch noch nach 9 Monaten keinen sicheren Durchbau aufwies. Erst nach 21 Monaten war ein sicherer Durchbau auch am distalen Defektende ersichtlich (Abb. 3a–c). Diese verzögerte Knochenheilung am distalen Defektende ist u.E. auf 2 Faktoren zurückzuführen:

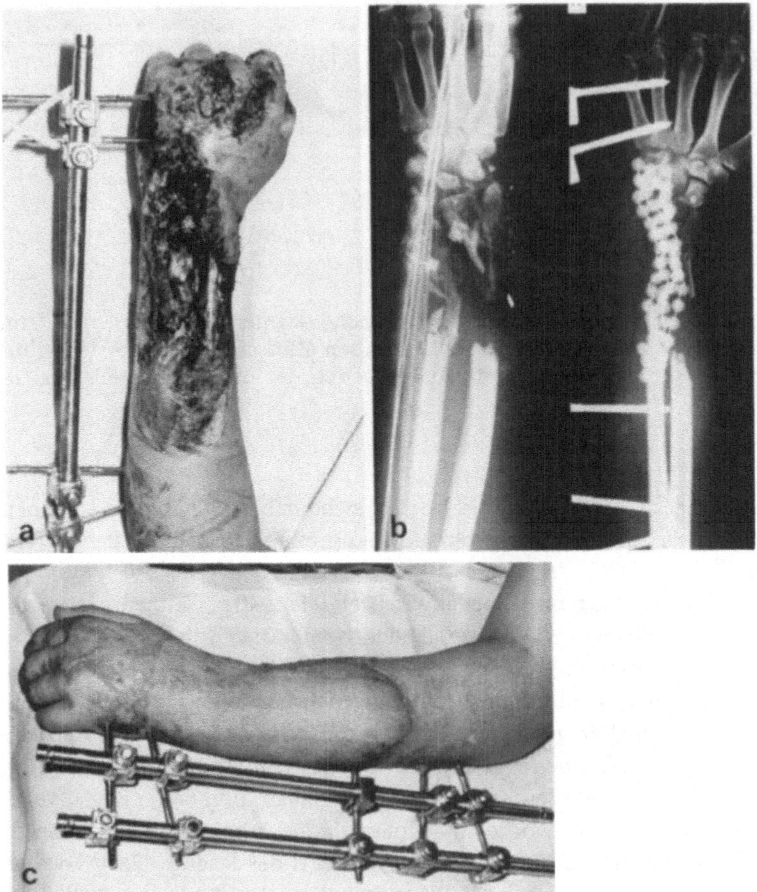

Abb. 2a–c. Großer Knochenweichteildefekt streckseitig linker Unterarm bei erhaltenen beugeseitigen Strukturen (a). Deckung des Weichteildefekts mit einem freien Latissimus-dorsi-Lappen und Einlage von PMMA-Ketten (b, c)

1. Für die knöcherne Stabilisierung mußte der Gefäßstiel am distalen Ende der Fibula etwa 2 cm abpräpariert werden. Somit wurde ein Teil der zum Periost ziehenden Äste zerstört. Am proximalen Defektende war dies nicht notwendig, da die A. fibularis mit ihren Begleitvenen sich erst im mittleren Dritten der Fibula nähert.
2. Am unterbundenen distalen Arterienende kam es in Folge der „stehenden Blutsäule" zu einer Thrombose, die weiter abgehende Gefäßäste zur Fibula verschloß. Ein somit längeres Knochenstück als die eigentliche von dem Gefäßstiel abpräparierte Strecke zeigte eine nicht mehr ausreichende Durchblutung. Die Knochenheilung im Sinne einer Frakturheilung bestand am distalen Defektende nicht mehr und dauerte damit um Monate länger.

Diese Thrombosierung kann verhindert werden, wenn nicht nur die proximale Arterie, sondern auch die distale anastomosiert und somit der Durchblutungszustand der Fibula

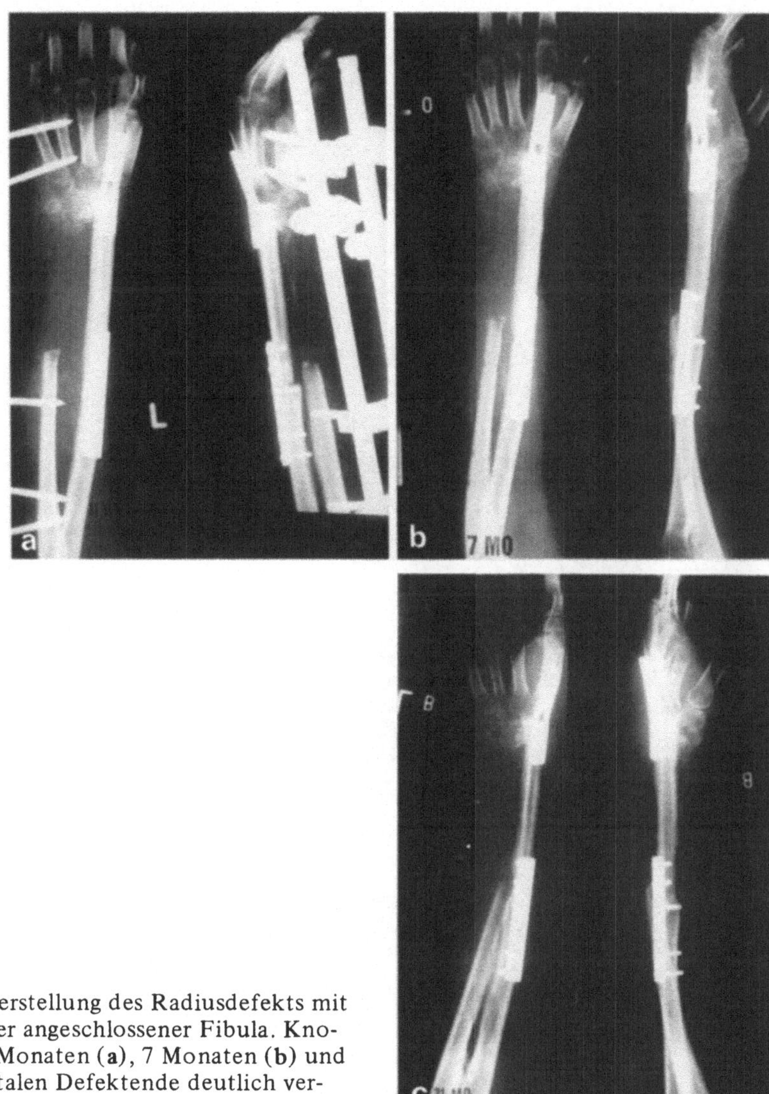

Abb. 3a—c. Wiederherstellung des Radiusdefekts mit freier mikrovasculärer angeschlossener Fibula. Knochenheilung nach 4 Monaten (**a**), 7 Monaten (**b**) und 21 Monaten: am distalen Defektende deutlich verzögerte Knochenheilung (**c**)

wie am Hebungsort wiederhergestellt wird (Abb. 4). Bei einem 57jährigen Patienten lag eine infizierte Defektpseudarthrose in Unterschenkelschaftmitte links nach einer Kriegsverwundung vor. Der Knocheninfekt wurde in üblicher Weise mit Sequestrektomie, Septopalketteneinlage und Stabilisierung mit einem Fixateur externe vorgenommen. Der Knochendefekt in der Tibia betrug 9 cm (Abb. 5), weiterhin bestand eine instabile Narbe mit einem Ulkus in der Ausdehnung von 2 x 1 cm an der Unterschenkelvorderseite. Von den Unterschenkelarterien war nur noch die A. tibialis posterior vorhanden. Zur Knochendefektüberbrückung wurde ein 14 cm langes Knochensegment aus der rechte Fibula entnommen mitsamt einem 10 x 5 cm großen Hautmantel, der über einen Gefäßast aus der

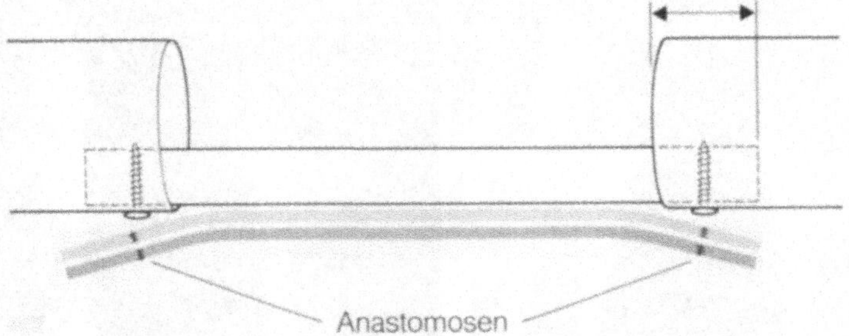

Abb. 4. Durchströmungsgebiet des frei übertragenen Knochensegments durch proximal und distal vorgenommene Arterien- und Venennaht

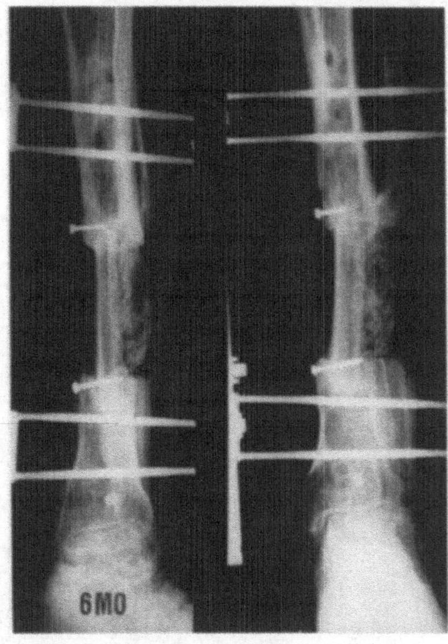

Abb. 5. 9 cm langer Tibia- und Fibuladefekt am linken Unterschenkel

A. fibularis ernährt wurde. Die Fixation des Knochens erfolgte mit je einer Kortikalisschraube, Die A. fibularis wurde in End-zu-End-Anastomosen proximal und distal an die A. tibialis posterior angeschlossen und somit die einzige Arterie des linken Unterschenkels erhalten. Auch die Begleitvenen wurden sowohl proximal als auch distal in einer End-zu-End-Technik anastomosiert. Zusätzlich erfolgte eine Spongiosaplastik von dem linken Trochanter major. Der mitgehobene Hautlappen konnte spannungslos eingenäht werden. Die Durchblutung der übertragenen Fibula konnte einerseit am gut tastbaren Puls der A. tibialis posterior im Sprunggelenkbereich, andererseits durch die gute Durchblutung des Hautlappens überprüft werden. Eine nochmalige Spongiosaplastik erfolgte 6 Wochen später. Die Röntgenkontrollen zeigten schon nach 4 Wochen sowohl am proximalen wie auch am distalen Defektende einen fast vollständigen knöchernen Einbau der Fibula, auch wenn die

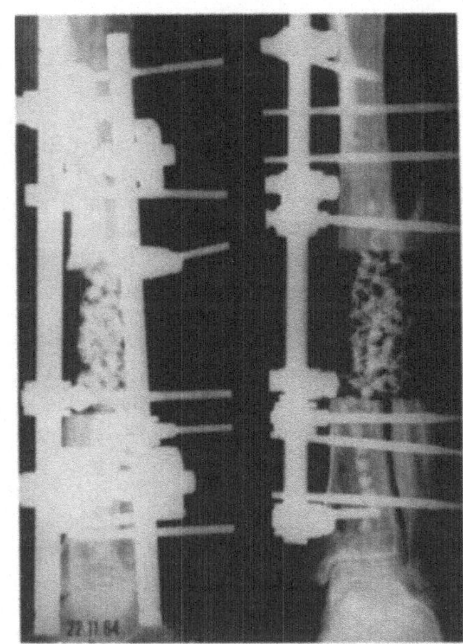

Abb. 6. Knöcherne Einheilung einer freien Fibula
am proximalen und distalen Defektende nach
6 Monaten

Schraubenosteosynthesen zwischenzeitlich deutlich gelockert waren. Ein verzögerter Durchbau am distalen Defektende konnte nicht beobachtet werden (Abb. 6). Nach 8 Monaten konnte der Fixateur externe vollends entfernt und der Patient mit einem entlastenden Gehapparat versorgt werden.

Schlußfolgerung

Zusammenfassend kann festgehalten werden, daß die Fortschritte in der mikrovaskulären Chirurgie die freie Knochensegmentübertragung mit mikrovaskulären Anastomosen ermöglicht und somit die Behandlung von Problemen der Skelettrekonstruktion zu neuen Möglichkeiten geführt haben. Dabei hat sich besonders die Übertragung der Fibula allein oder mit Weichteilmantel für größere langstreckige Knochendefekte bewährt. Die Indikationsstellung für die freie Fibulaübertragung muß jedoch streng gehandhabt werden, da mit der A. fibularis eine der großen Stammarterien des Unterschenkels geopfert werden muß, was sich im Hinblick auf die große Anzahl arterieller Verschlußkrankheiten in der 2. Lebenshälfte der Patienten negativ auswirken kann.

Literatur

Allieu Y, Gombis R, Bahri H (1981a) Lambeau inguinal compose cutaneo-osseux pedicule
a la main en urgence (LICCO). Discussion a propos d'un cas de reconstruction du pouce.
Ann Chir Plast 26:159–162

Allieu Y, Gomis R, Yoshimura M, Dimeglio A, Bonnel F (1981b) Congenital pseudarthrosis of the forarm — Two cases treated by free vascularized fibular graft. J Hand Surg 6: 475—481

Buncke HJ, Furnas DW, Gordon L, Achauer BM (1977) Free osteocutaneous flap from a rib to the tibia. Plast Reconstr Surg 59:799—805

Doi K, Tominaga S, Shibata T (1977) Bone grafts with microvascular anastomoses of vascular pedicle. An experimental study in dogs. J Bone Joint Surg (Am) 59:809—815

Donski PK, Buechler U, Tschopp HM (1982) Surgical dissection of the fibula for free microvascular transfer. Chir Plast 6:153—164

Enneking WF, Eady JL, Burchardt H (1980) Autogenous cortical bone grafts in the reconstruction of segmental skeletal defects. J Bone Joint Surg (Am) 62:1039—1058

Meyer VE (1983a) Freie mikrochirurgische Gewebetransplantation der Unfall- und Wiederherstellungschirurgie. Chirurg 54:366—373

Meyer VE (1983b) Transplantation einer Fibula mit mikrovaskulären Anastomosen zur Überbrückung eines 9 cm langen Tibia-Defekts (Ein Fallbericht). Handchirurgie (Suppl) 15:64—68

Millesi H, Piza-Katzer H (1978) Freie Transplantation einer Fibula mit Epiphyse. Handchirurgie 10:115—119

Östrup T, Fredrickson JM (1974) Distant transfer of a free living bone graft by vascular anastomoses. An experimental study. Plast Reconstr Surg 54:274—285

Partecke B-D, Buck-Gramcko D (1983) Der Unterarmlappen als Insellappen oder freier neurovaskulärer Lappen. Handchirurgie (Suppl) 15:52—58

Pho RWH (1979) Free vascularized fibular transplant for replacement of the lower radius. J Bone Joint Surg (Br) 61:362—365

Pho RWH (1981) Malignant giant-cell tumor of the distal end of the radius treated by a free vascularized fibular transplant. J Bone Joint Surg (Am) 63:877—884

Serafin D, Villarreal-Rios A, Georgiade NG (1974) A rib-containing free flap to recontruct mandibular defects. Br J Plast Surg 54:274—285

Schmidt HGK, Partecke B-D (1984) Die Behandlung chronischer Knocheninfektionen mit ausgedehntem Haut-Weichteildefekt unter Verwendung frei übertragener Lappen mit intravaskulären Anastomosen. Unfallheilkunde 87:416—424

Taylor GI (1977) Microvascular free bone transfer. A clinical technique. Orthop Clin North Am 8:425—447

Taylor GI, Miller GDH, Ham JF (1975) The free vascularized bone graft. A clinical extension of microvascular techniques. Plast Reconstr Surg 55:533—544

Walker N, Schreiber A, Zumstein B (1980) Überbrückung großer Knochendefekte mit Knochentransplantaten mit mikrochirurgischer Gefäßplastik. Z Unfallmed 73:161—163

Watari S, Ikuta Y, Adachi N, Murase M, Tsuge K (1978) Vascular pedicle fibular transplantation as treatment for bone tumore. Clin Orthop 133:158—164

Weiland AJ (1981) Current concepts review vascularized free bone transplants. J Bone Joint Surg (Am) 63:166—169

Weiland AJ, Daniel RK (1979) Microvascular anastomoses for bone grafts in the treatment of massive defects in bone. J Bone Joint Surg (Am) 61:98—104

Weiland AJ, Kleinert HE, Kutz JE, Daniel RK (1979) Free vascularized bone grafts in surgery of the upper extremity. J. Hand Surg 4:129—144

Wood MB, Cooney WP (1984) Vascularized bone segment transfers for management of chronic osteomyelitis. Orthop Clin North Am 15:461—472

Knochentransplantation als unterstützende Maßnahme

U. Holz und F. Thielemann

Abteilung für Unfall- und Wiederherstellungschirurgie, Katharinenhospital Stuttgart (Leiter: Prof. Dr. U. Holz), Kriegsbergstraße 60, D-7000 Stuttgart 1

Bei der Lockerung von Endoprothesen spielen mechanische und biologische Faktoren eine Rolle. Ungünstige Krafteinleitungen von der Endoprothese in das Verankerungslager des Knochens sind Faktoren auf der Materialseite, die Dichte und Festigkeit der Knochenstruktur sowie ihre Architektur und die Vitalität des Knochens sind Faktoren auf der biologischen Seite.

Zur Verbesserung der biomechanischen Konditionen werden die Endoprothesenformen und -oberflächen seit mehr als 2 Jahrzehnten ständig verändert mit dem Ziel, die Krafteinleitung ins Verankerungslager so zu ermöglichen, daß keine schädlichen Druckspannungen zur Knochenresorption führen. Der Knochenzement hat zur Vergrößerung der Kontaktoberflächen und damit zur Verbesserung der Verankerung beigetragen; das Problem der Endoprothesenlockerung und der Osteolyse konnte aber nicht eliminiert werden. Neben mechanisch möglichen Schwachstellen des Polymethylmetacrylats (Hohlraumbildung, Falten, Bluteinschlüsse, unterschiedliche Eindringtiefe in den Knochen) spielen Hitzeschäden und Zementschrumpfungen eine Rolle bei der Entstehung einer unterschiedlich dicken Gewebeschicht (Interface) zwischen Knochen und Zement. Kapselregenerat und Interface weisen auch granulomatöse Veränderungen auf, verursacht durch Abriebpartikel, und sind an der Osteolyse bei Endoprothesenlockerungen beteiligt (Willert u. Semlitsch 1975).

Gleich wo man nun die Priorität der Lockerungsfaktoren im einzelnen sieht, stets ist das röntgenologisch auffälligste Merkmal die progrediente Osteolyse im Verankerungslager. Bei Lockerungen von Hüftendoprothesenpfannen ist fast immer eine allmähliche Protrusion zu erkennen. Die wandernde Pfanne ist zum Becken hin mit einer feinen sklerosierten Knochenwand abgedeckt.

Knochentransplantation bei der Erstimplantation von Endoprothesen

Bei Osteoporose, insbesondere im Rahmen von rheumatischen Gelenkerkrankungen, können Lockerungen und Protrusionen schon nach kurzer Belastungsdauer beobachtet werden. Es liegt nahe, dieser Protrusionstendenz bei schwachem Verankerungslager bereits bei der Erstimplantation einer Endoprothese entgegenzuwirken, indem das Verankerungslager durch Implantation von autogenem Knochenmaterial verstärkt wird. Bei der Protrusio acetabuli, die sehr häufig mit einer dickwandigen Knochensklerose einhergeht, ist die Verstärkung des Pfannenbodens v.a. deshalb erforderlich, um eine zu starke Medialisierung

Hefte zur Unfallheilkunde, Heft 185
Herausgegeben von D. Wolter/K.-H. Jungbluth
© Springer-Verlag Berlin Heidelberg 1987

der Pfanne zu vermeiden (Abb. 1). Für solide Verankerungen der Pfanne ist nicht nur ein tragfähiges Knochenmaterial und ein möglichst dicker Pfannenboden erforderlich, sondern die Pfanne muß auch an den Rändern möglichst formschlüssig sein. Diese Formschlüssigkeit muß bei Pfannendysplasien und bei posttraumatischen Pfannendefekten durch autogene Knochentransplantate im Sinne der Pfannendeck- und Pfannenrandplastik hergestellt werden (Abb. 2).

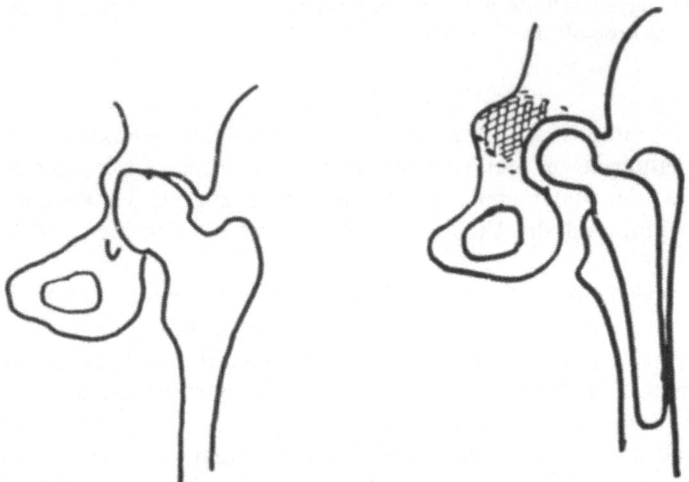

Abb. 1. Pfannenbodenplastik bei Protrusio acetabuli und Coxa profunda

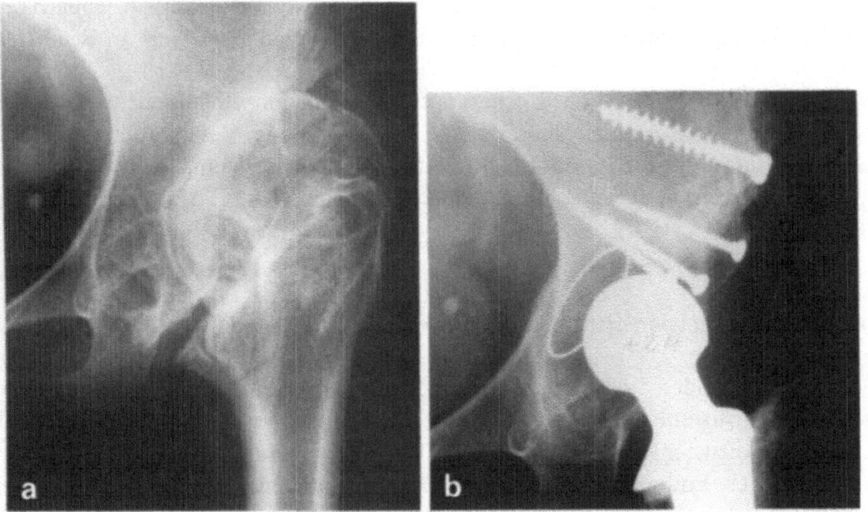

Abb. 2. Pfannenaufbauplastik bei Hüftendoprothesenoperation nach kongenitaler Hüftluxation

Für diese Transplantationsmaßnahmen bei der Erstimplantation einer Hüftendoprothese steht in der Regel genügend autogenes Knochenmaterial aus dem entnommenen Hüftkopf oder zusätzlich aus dem Beckenkamm zur Verfügung.

Knochentransplantation am Acetabulum (autogen)

1. Pfannendach, Pfannenrand
   — Dysplasie
   — posttraumatischer Defekt
2. Pfannengrund
   — Protrusio acetabuli
   — Coxa profunda
   — Osteoporose
   — rheumatische Destruktion (Pfannentrümmerfraktur)
     evtl. kombiniert mit Pfannenarmierung

Knochentransplantation am Acetabulum (autogen, allogen)

1. Osteolysen bei Endoprothesenlockerung
   — z.T. kombiniert mit Pfannenarmierung
   — zementlos verankerte Pfannen

Knochentransplantation beim Endoprothesenwechsel

Die unterschiedlich ausgeprägten Zerstörungen des Knochenlagers bei Hüftofannenlockerungen haben dazu geführt, für die Reoperation unterschiedliche Armierungsringe zu entwickeln, die eine Neuverankerung der Polyäthylenpfanne gewährleisten können (Schneider 1982). Zum Teil wurde das riesige Cavum hinter dem Abstützring lediglich mit Knochenzement aufgefüllt. Damit war einer neuen Lockerung bereits wieder Vorschub geleistet. Die leidvollen Erfahrungen mit mehrfachen Prothesenwechseloperationen haben in der Zwischenzeit dazu geführt, daß dem Wiederaufbau des knöchernen Pfannenlagers die richtige Bedeutung beigemessen wird.

Für einen solchen Wiederaufbau des Pfannenlagers eignen sich autogene und allogene sowie gemischt autogen-allogene Transplantate. Die günstigsten Ergebnisse mit der allogenen Knochentransplantation (Dederich et al. 1985) werden sicherlich wesentlich dadurch bestimmt, daß das Verankerungslager am Becken sehr gut vaskularisiert ist. Dies kommt selbstverständlich auch dem Einbau der autogenen und der gemischten Knochentransplantate zugute.

Alle Knochentransplantate, auch solche im optimalen Lager, benötigen zum Einbau Stabilität. Aus diesem Grund wird das Transplantat zumeist durch Abstützschalen und Abstützringe, z.B. nach Müller, Schneider (1982), Burch, geschützt, wobei diese Abstützelemente am noch intakten Knochen verankert werden. Dies gilt analog auch für knöcherne

Tabelle 1. Hüftprothesenwechsel 1.1.1982–30.8.1985. Gesamtzahl 183, mit Spongiosa 101, ohne Spongiosa 82 (davon 172 aseptische Wechsel). 3 Infektionen (saniert): allogene Spongiosa 1, autogene Spongiosa 1, ohne Spongiosa 1

	Gesamt n	Transplantation n	Autogen	Allogen	Ohne Armierung	Mit Armierung	Schraubpfanne	Trabekuläre Pfanne
1982	33	16	10	6	0	16	–	–
1983	53	32	8	24	5	27	–	–
1984	57	27	16	11	0	16	10	1
1985	40	26	16	10	0	5	13	8
	183	101	50	51	5	63	17	9

Aufbauplastiken beim Wechsel der Endoprothesenkomponenten am zerstörten koxalen Femurende oder anderswo.

In der Zeit von Januar 1982—August 1985 haben wir 172 aseptische Hüftendoprothesenwechsel ausgeführt und dabei autogene und allogene Knochentransplantate verwendet (Tabelle 1).

Anfänglich wurden alle gewechselten Pfannen über Armierungsringe und über Knochenzement verankert. Seit 1984 bemühen wir uns mehr und mehr um eine zementlose Verankerung geeigneter Implantate. Die Komplikationsrate dieser Endoprothesenwechseloperationen war für autogene und allogene Transplantate gering. Bei den 172 aseptischen Endoprothesenwechseln sind 3 Infektionen aufgetreten, die alle saniert werden konnten. Je einmal wurde dabei allogene, einmal autogene und einmal keine Knochentransplantation vorgenommen.

Seither haben alle Pfannenabstützelemente mehr oder weniger glatte, meist sphärische Oberflächen und eine Auflage, die sich, solange noch vorhanden, am Rand des Acetabulums bzw. am oberen Pfannenerker anlegt. Bei einer solchen Konzeption wird dem eingebrachten Knochentransplantat offenbar nur die Bedeutung einer Defektauffüllung beigemessen. Im physiologischen Zustand ist es aber gerade die Spongiosastruktur und Architektur des Acetabulums, die zur Aufnahme hoher Druckbelastungen befähigt ist. Wenn bei der Verankerung von Hüftendoprothesenpfannen immer wieder darauf Wert gelegt wird, die Sklerosezone im Acetabulum nicht zu verletzen, so ist dies ein Zugeständnis an die einfachen Formen der künstlichen Pfannen; es wird aber übersehen, daß die Sklerosierung eine Reaktionsform der Arthrose, nicht aber die natürliche Struktur darstellt. Will man die Spongiosastruktur als tragendes Element der Endoprothesen beanspruchen, so muß die Form des Werkstoffs der Spongiosaarchitektur angepaßt werden. Nachdem die Spongiosa trabekulär ausgerichtet ist, liegt es nahe, auch die Oberfläche des zu verankernden Werkstoffs trabekulär zu gestalten. Im Falle ausgedehnter Destruktionen des Acetabulums bei gelockerten Endoprothesen konnte klinisch nachgewiesen werden, daß diese Konzeption sowohl bei autogenen als auch bei allogenen Transplantaten wirksam wird. Die Technik einer solchen Verankerung ist anspruchsvoll (Abb. 3).

Im dorsokranialen Sektor, dem Bereich der höchsten Druckbelastungen unter statischen und dynamischen Bedingungen, wird ein radiär gruppiertes, terrassenartiges Pfeilersystem mit sehr großer Oberfläche mit Spongiosa aufgefüllt. Der Pfannengrund und der kaudale Abschnitt der ausgeweiteten Pfanne wird mit zerkleinertem Spongiosamterial aufgefüttert. Dann wird die relativ sperrige Pfanne ins ausgeweitete Acetabulum eingebracht und am Pfannenrand mit 2 oder 3 Schrauben fixiert, um initial Stabilität zu gewährleisten (Copf et al. 1983). Die Metallpfanne ist mit einer Polyäthyleninnenpfanne ausgelegt. Innerhalb von 8—10 Wochen heilt das Knochentransplantat ein und strukturiert sich in den folgenden Monaten als Beweis dafür, daß die Spongiosa eine tragende Funktion übernommen hat. Dies konnte nur gelingen, weil ein solches Verankerungssystem Druckbelastungen gleichmäßig bis zu den äußeren Bereichen des Verankerungslagers abbaut und Schubbelastungen gut abgefangen werden. Dies läßt sich für dieses System rechnerisch, u.a. auch näherungsweise mit der Methode der finiten Elemente, nachweisen.

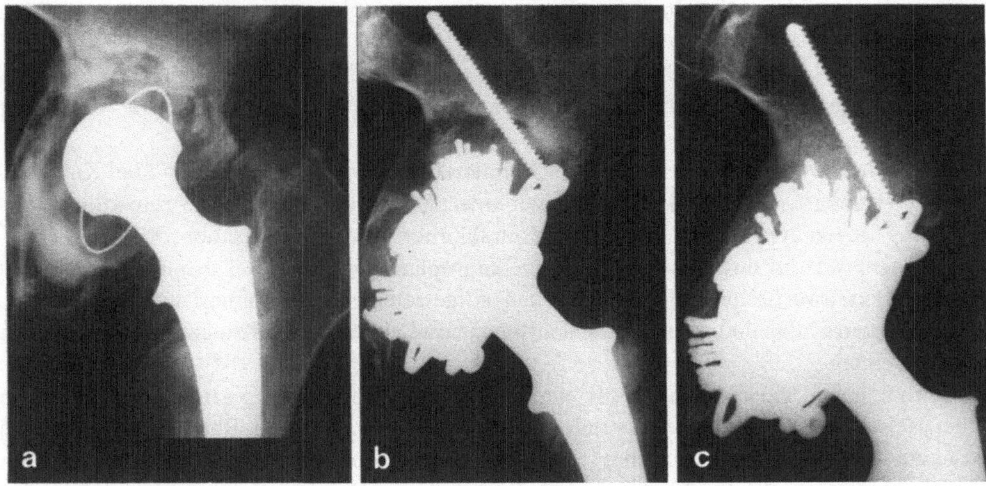

Abb. 3. a Ausgedehnte Osteolysen bei gelockerter Polyäthylenpfanne, **b** Hüftpfanne mit Verankerungstrabekeln in locker eingebrachter Spongiosa 6 Wochen nach der Operation, **c** völlige Integration der eingebrachten Spongiosa und reguläre spongiöse Knochenstruktur um die Verankerungstrabekel

Literatur

Copf F, Holz U, Vesel S (1983) Eine biomechanische Lösung zur dauerhaften Verankerung künstlicher Hüftgelenkspfannen. Z Orthop 121:265–270

Dederich R, Wolf L, Möller F (1985) Homologe Knochentransplantation. Unfallchirurgie 88:299–302

Schneider R (1982) Die Totalendoprothese der Hüfte. Huber, Bern Stuttgart Wien (Akutelle Probleme in Chirurgie und Orthopädie, Bd 24)

Willert HG, Semlitsch M (1975) Kapselreaktionen auf Kunststoff- und Metallabrieb bei Gelenkendoprothesen. Techn Rundsch Sulzer 2:119–133

Knochentransplantation in der Hüftendoprothetik

R. Parhofer

Chirurgische Abteilung (Chefarzt: Dr. R. Parhofer), Stadtkrankenhaus Memmingen,
D-8490 Memmingen

In der Hüftgelenksendoprothetik werden Knochentransplantate immer häufiger verwendet, besonders bei Revisionseingriffen, aber auch bei Primärimplantationen. Die Schwierigkeiten, im Schaftbereich eine Primärstabilität mit zementlosen Prothesen zu erreichen, sind bekannt. Ursache ist die Inkongruenz zwischen der vorgebenen Prothesenform und der sehr individuell gestalteten Markhöhle. Diese Inkongruenz kann teils durch Instabilität, teils durch lokale Periostdruckreaktion zu den bekannten langdauernden Schmerzen im Oberschenkel-Knie-Bereich führen.

Da es nicht möglich ist, das Implantat an das jeweilige Implantatlager anzugleichen, muß das Implantatlager an die Prothese angepaßt werden. Aufgrund unserer nun fast 6jährigen Erfahrung mit über 1 000 zementlosen Implantationen hat sich eine Operationstechnik entwickelt, bei der die Erhaltung bzw. Verwendung von Knochen eine entscheidende Rolle spielt.

Um in Trochanterbereich die Spongiosa zu schonen, wird diese vollständig belassen und durch Kompressionsschäfte in zunehmender Stärke zur Kortikalis hin verdichtet. Im mittleren und distalen Implantationsbereich kann durch Bohrer — beginnend mit dem kleinsten Bohrer — ein Prothesenlager geschaffen werden, das der zu implantierenden Prothese entspricht.

Im proximalen Schaftbereich wird der Knochenbrei, der beim Fräsen gewonnen wurde, wieder eingebracht und durch einen Kompressionschaft, der eine Nummer kleiner ist als der zu implantierende Schaft, komprimiert.

Erst jetzt wird der zu implantierende Prothesenschaft bis auf etwa 3 cm eingetrieben. Vor dem endgültigen Eintreiben erfolgt nochmals ringsum eine massive Spongiosaunterfütterung. Zum Schluß werden im Trochanterbereich unter starker Kompression nochmals Knochenstückchen eingeschlagen, um auch hier eine weitgehende Verfestigung zu erreichen.

Die Pfannenverankerung wirft bei einer konischen Schraubpfanne gewöhnlich keine großen Probleme auf. Fast immer geben wir ein Transplantat in die Incisura acetabuli, um ringsum einen knöchernen Einbau zu erreichen.

Bei einigen Sonderformen ist jedoch zusätzlich eine Knochentransplantation empfehlenswert. Dies sind:

1. Polyarthritiker und Protrusionshüften: Durch die sehr weichen Knochenverhältnisse ist es hier häufig notwendig, das vorbereitete Acetabulumlager ringsum mit einem Knochenbrei zu bestreichen, um die Pfanne durch die Kompression des eingebrachten Knochens stabil verankern zu können.
2. Dysplasiehüften: In dem flachen, ausgewalzten kranialen Dachanteil legen wir gewöhnlich eine Knochenstufe an, in die ein großes Knochentransplantat aus dem Hüftkopfbereich zum Pfannendachaufbau kommt.

Beim Eindrehen der konischen Schraubpfanne wird dieses Knochentransplantat gegen die ausgemeißelte Stufe gedrückt und führt auf diese Weise zu einer stabilen Verfesti-

Hefte zur Unfallheilkunde, Heft 185
Herausgegeben von D. Wolter/K.-H. Jungbluth
© Springer-Verlag Berlin Heidelberg 1987

gung. Schwierigkeiten entstehen hier häufig durch die zu grazilen Knochenverhältnisse im Pfannen- und Schaftbereich. Ähnlich ist die Technik bei veralteten Luxationen.

Bei einer jetzt 60jährigen Patientin wurde im September 1983 eine Primärimplantation vorgenommen und der große kraniale Defekt durch ein autologes Knochentransplantat aus dem Hüftkopf ausgefüllt. Die stabile Einheilung ist gut zu sehen (Abb. 1).

Eine besondere Bedeutung kommt der Knochentransplantation bei Revisionseingriffen gelockerter zementimplantierter Totalendoprothesen zu.

Von November 1979–Juli 1985 haben wir 256 Revisionseingriffe zementlos durchgeführt. Bis zum Sommer 1982 wurde nur autogener Knochen aus dem Beckenkamm bzw. auch einmal eine Rippe verwendet. Seit über 3 Jahren benutzen wir nur noch allogene Knochen aus unserer Knochenbank.

Bei Revisionseingriffen an gelockerten Wagner-Cups wird meist autogener und allogener Knochen kombiniert, weil in diesen Fällen ein mehr oder weniger gut erhaltener Schenkelhals zur Verfügung steht.

Das allogene Knochentransplantat hat gegenüber einem autogenen Knochentransplantat entscheidende Vorteile:

1. Der an sich schon große und belastende Eingriff einer Revisionsoperation wird durch die Knochenspanentnahme nicht zusätzlich verlängert und vergrößert.
2. Die Gefahr zusätzlicher lokaler Komplikationen an der Spanentnahme, wie z.B. Hämatome, Infektionen etc. entfällt.
3. Die Beschwerden an der Spanentnahmestelle entfallen.
4. Das homologe Knochentransplantat steht in unbegrenzter Menge zur Verfügung und kann bei Bedarf jederzeit nachgeholt werden.
5. Durch die unbegrenzt zur Verfügung stehenden Knochentransplantate können auch noch extrem große Defekthöhlen angegangen werden, bei denen nicht genügend autologer Knochen zur Verfügung stehen würde.

Damit kann die Anzahl notwendiger Girdlestone-Hüften erheblich gesenkt werden. Präoperativ werden die üblichen Untersuchungen durchgeführt.

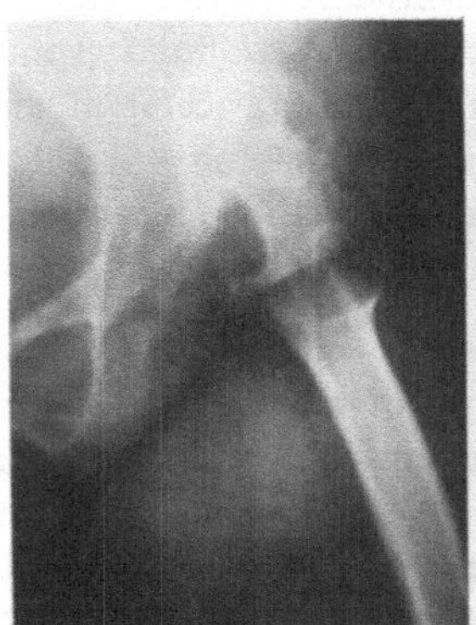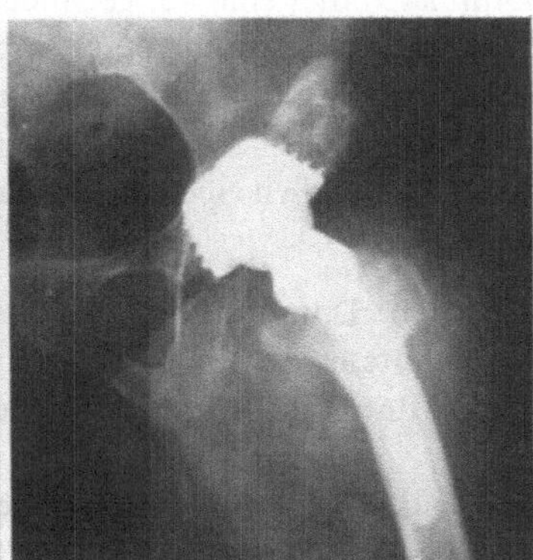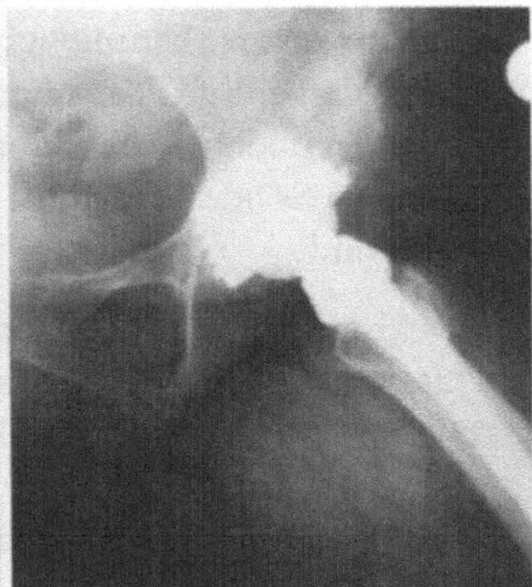

Abb. 1. Primärimplantation: Bei angeborener Hüftluxation Auffüllen des kranialen Defekts durch ein autologes Knochentransplantat aus dem Hüftkopf

Der Knochen wird in luftdicht verschließbaren Glasbehältern ohne jede zusätzliche weitere Maßnahme und ohne Antibiotikagabe bei -33°C konserviert.

Bei Verwendung wird ein Teil des Knochentransplantats in der Knochenmühle nach Seiler und Schweiberer zermahlen und als Knochenbrei verwendet. Dieser Knochenbrei hat u.E. folgende Vorteile:

1. Im Bereich des Knochenlagers kann jede Unebenheit ähnlich wie mit Zement ausgeglichen werden.
2. Durch das Anpressen des Knochenbreis an die Unebenheiten des Knochenlagers ist eine bessere Blutstillung gegeben.
3. Es ist eine gleichmäßige Verteilung des beigefügten Antibiotikums gegeben.
4. Die größeren Knochentransplantatstücke lassen sich in dem Knochenbrei leichter verankern.
5. Möglicherweise ist auch ein besserer und schnellerer Einbau möglich als bei großen Knochentransplantatstücken. Der Knochenbrei wird mit geronnenem Eigenblut vermischt. Einen Fibrinkleber haben wir bisher nicht benutzt.

Applikation

Die Appliation der Knochentransplantate erfolgt in folgender Weise:

1. Das Knochenlager bzw. Knochenbett wird sorgfältigst gesäubert und soweit möglich, angerauht und angefrischt.
2. Die v.a. in den 70er Jahren angelegten großen Verankerungslöcher für die Zementzapfen werden mit größeren Spongiosastückchen unter Kompression ausgefüllt.
3. Im kranialen Acetabulumbereich wird manchmal eine zusätzliche Knochenstufe angelegt, um ein Gegenlager für ein großes Knochentransplantationsstück zu gewinnen.
4. Häufig ist eine zentrale Osteotomie notwendig.
5. Das Acetabulumlager wird nun mit dem Knochenbrei bestrichen und in diesen Knochenbrei kommen die größeren Transplantatstücke.
6. Durch ein stufenlos zu öffnendes Spreizinstrument werden die Knochenstücke soweit wie möglich an die Acetabulumwand gepreßt und teilweise vorübergehend auch mit einem Kirschner-Draht fixiert. Damit wird das Lager zur Aufnahme der selbstschneidenden Schraubpfanne geschaffen.
7. Durch das Eindrehen der konischen Schraubpfanne erfolgt die Kompression und Verdichtung der Transplantate gegen die noch vorhandene Acetabulumwand.
8. Während des Eindrehens der konischen Schraubpfanne wird ringsum wiederum unter Kompression weiterer Knochen zugefügt.

Im Bereich des Markkanals wird das Knochentransplantat nur in der Breiform verwendet, da nur auf diese Weise eine gleichmäßige Transplantatummantelung des einzuführenden Prothesenstiels möglich ist. Bei größeren Knochenstückchen kann es beim Einführen des Prothesenschafts zur Verklemmung kommen, die bei den geschwächten Knochenverhältnissen zu einer Fraktur führen kann.

Nur proximal fügen wir zum Aufbau des zerstörten Kalkars auch größere Knochenstückchen bei.

Von entscheidender Wichtigkeit für einen störungsfreien Einbau der replantierten künstlichen Pfanne bzw. des Schafts durch das Transplantat ist eine weitgehende Ruhe im Transplantatlager.

Fehlt diese aufgrund einer zu geringen Transplantatmenge, so ist die Gefahr der ersatzlosen Resorption des Transplantats gegeben.

Bei einer 75jährigen Patientin wurde 1980 wegen einer gelockertern Zementprothese eine zementlose Lord-Prothese implantiert. Bei zu wenig autologem Knochentransplantat erfolgte eine zunehmende Resorption des transplantierten Knochens und die Pfanne wanderte immer mehr in das Becken.

Bei einer erneuten Revision im Mai 1984 wurde diesmal genügend homologes Knochentransplantat unter Kompression verwendet und es erfolgte ein stabiler Einbau. Die Patientin ist jetzt voll beschwerdefrei (Abb. 2).

Bei einer jetzt 42jährigen Patientim mit angeborener Dysplasie wurde vor 2 Jahren eine gelockerte Judet-Prothese reoperiert. Die Pfanne konnte wieder in das Acetabulum gesetzt und der ganze kraniale Defekt durch ein sehr ausgiebiges homologes Knochentransplantat überbrückt werden. Die Einheilung des Transplantats im Laufe eines Jahres ist sehr gut zu sehen (Abb. 3).

Bei einem jetzt 69jährigen Patienten war vor 3 1/2 Jahren beidseits eine Austauschoperation notwendig.

Rechts wegen Lockerung und Prothesenschaftfraktur, links wegen erneuter Lockerung bei bereits einmal durchgeführtem Wechsel mit Zement. Der Patient ist beschwerdefrei (Abb. 4).

Bei den immer größer werdenden Revisionseingriffen gelockerter Zementprothesen, v.a. bei wiederholten Revisionseingriffen, ist heute eine erneute erfolgversprechende Revisionsoperation durch die reichliche Verwendung von Knochentransplantat wesentlich erleichtert.

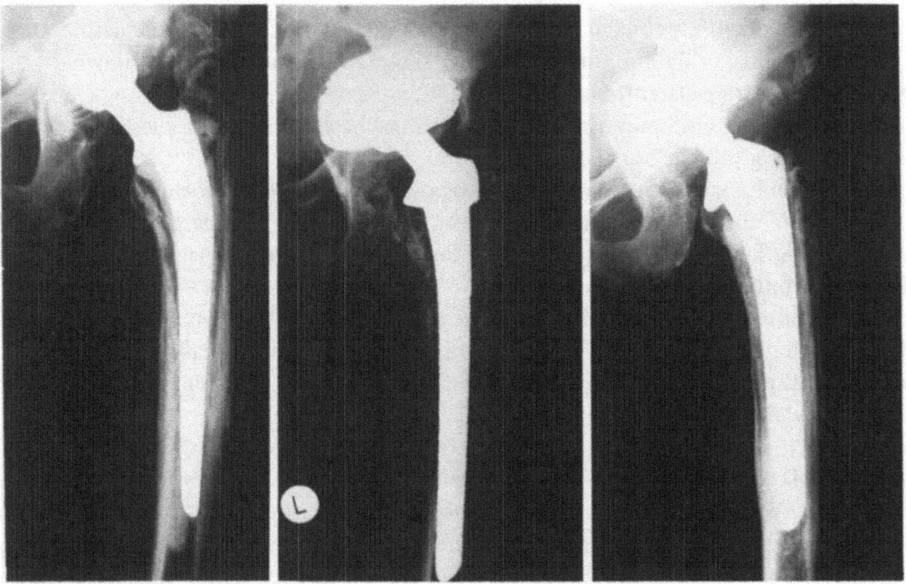

Abb. 2. Revisionseingriff: Ersatz einer gelockerten Zementprothese durch eine Lord-Prothese. Bei erneuter Lockerung Einbringen einer PM-Prothese mit reichlich homologem Knochentransplantat unter Kompression, stabiler Einbau

Hier sollte v.a. aufgrund der unbegrenzt zur Verfügung stehenden Menge dem homologen Knochentransplantat der Vorzug gegeben werden.

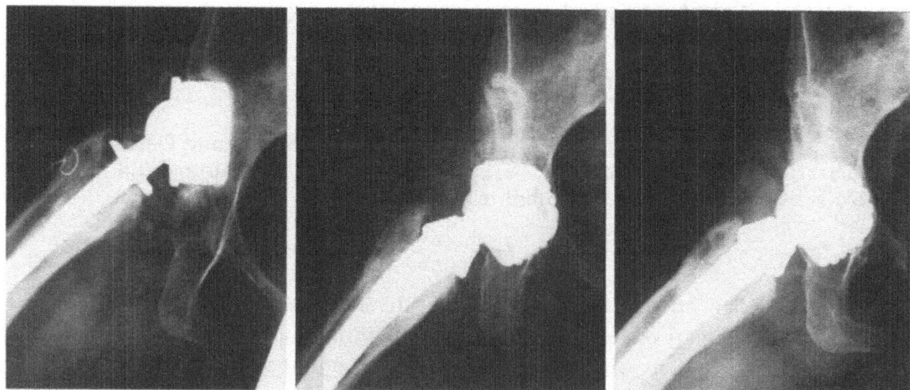

Abb. 3. Gelockerte Judet-Prothese: Der kraniale Defekt ist durch homologes Knochentransplantat überbrückt, gute Einheilung

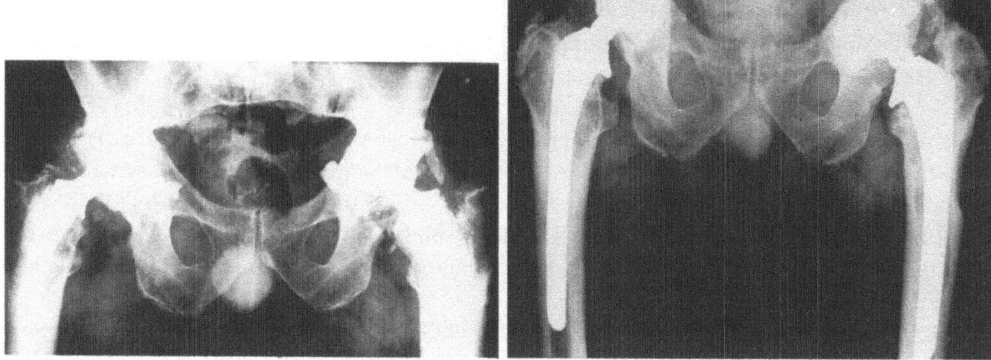

Abb. 4. Austauschoperation beiderseits mit autologem Knochentransplantat

Gesichtspunkte der klinischen Anwendung homologer Spongiosa

H. Rudolph und W.-D. Franz

II. Chirurgische Klinik für Unfall-, Wiederherstellungs-, Gefäß- und Plastische Chirurgie (Chefarzt: Dr. med. H. Rudolph), Diakoniekrankenhaus Rotenburg/Wümme), Elise-Averdieck-Straße 17, D-2720 Rotenburg/Wümme

Seit den grundlegenden Arbeiten von Matti und Axhausen [1, 9] hat die autologe Knochentransplantation einen festen Platz in der Behandlung von Verletzungen und Erkrankungen der Knochen gefunden. In den letzten Jahren hat aber auch die Verwendung homologer Knochentransplantate an Zahl und Bedeutung zugenommen [2, 4, 5, 7, 8, 10].

Die Vorteile der homologen Knochentransplantate sind:

1. die unbegrenzte Verfügbarkeit,
2. die in der heutigen Zeit nicht unwesentliche preisgünstige Gewinnung und Konservierung in Tiefkühltruhen mit der anspruchsvollen Bezeichnung „Knochenbank" und
3. der besonders bei der Primärversorgung des Polytraumas nicht hoch genug einzuschätzende Vorteil, daß zur Gewinnung des Transplantats kein zusätzlicher Eingriff beim Patienten erforderlich ist.

Nachteile des homologen Transplantats sind die geringe osteogene Potenz mit Abstoßungsreaktionen und die Tatsache, daß diese Transplantate am infizierter Knochen nicht verwendet werden sollten.

Zur Transplantatgewinnung an der Leiche — selbstverständlich unter streng aseptischen Kautelen — bieten sich die üblichen Entnahmeorte, besonders im Bereich von Becken, Femur und Tibiakopf, an.

Wir benutzen zur Aufbewahrung statt der vielfach gebräuchlichen Glasbehälter sterile Einmaltüten und haben bisher ausschließlich die bei Hüftprothesen gewonnenen Hüftköpfe sowie die Schaftspongiosa verwandt, obwohl die biologische Potenz dieser Transplantate deutlich geringer ist als das Material von jungen verstorbenen Unfallopfern aus dem Bereich von Femur und Tibia [4, 5, 7].

Die Hüftköpfe sowie die Schaftspongiosa von gesunden Spendern werden am Ende der Operation im Operationssaal in sterile Einmaltüten gelegt, zugebunden, beschriftetet und in einer Tiefkühltruhe verwahrt.

Nachdem wir 1979 vom Transplantat nach Entnahme und vor Transplantation jeweils noch 3 Proben zur bakteriologischen Untersuchung entnahmen, die, von einer Ausnahme abgesehen, jeweils negativ waren (bei dieser Ausnahme handelte es sich mit Sicherheit um Fremdvereinreinigung im untersuchenden Labor), haben wir nach Rücksprache mit Krankenhaushygienikern und Bakteriologen auf die erste bakteriologische Untersuchung verzichtet und entnahmen jetzt nur noch vor der Transplantation eine Probe, die bisher alle negativ waren.

Hefte zur Unfallheilkunde, Heft 185
Herausgegeben von D. Wolter/K.-H. Jungbluth
© Springer-Verlag Berlin Heidelberg 1987

Das Spenderblut wird auf Hepatitis, Lues und AIDS untersucht; die in sehr seltenen Fällen positiven Befunde führen selbstverständlich zur Verwerfung des Materials.

Wir bewahren die Transplantate bei einer Temperatur von ca. -34° C auf und wechseln bei dem hohen Anfall von Transplantatmaterial alle 6 Monate, obwohl in der Literatur Aufbewahrungen von 1 Jahr und länger beschrieben werden [2, 7].

Wir transplantieren seit 1979 homologe Spongiosa, nachdem wir bei einem Rezidiv einer sehr großen proximalen Humeruszyste nach der ersten Transplantation mit autologem Material bei einem 10jährigen Jungen Schwierigkeiten sahen, erneut genügend autologes Material zu gewinnen.

Graefe u. Bennek haben 1980 [3] darauf hingewiesen, daß homologes Material besser für die primäre operative Behandlung bei Knochenzysten verwandt werden sollte, bei Rezidiven dagegen besser autologes Material. Wir können dem zustimmen, haben jedoch auch mit der sekundären Transplantation bei derartigen Rezidiven mit homologem Material ausgezeichnete Erfahrungen sammeln können.

Es ist auch heute noch durchaus statthaft, die Termini „autolog" und „homolog" zu benutzen, obwohl in den meisten neueren Publikationen nur noch „autogen", „homogen" und „allogen" angegeben werden. Die in ihrer wissenschaftlichen Terminologie sehr korrekten Pathologen pflegen diese letztgenannten Bezeichnungen als typisches und unwissenschaftliches Texasdeutsch von Chirurgen zu bezeichnen.

Indikationen zur homologen Knochentransplantation sehen wir, wie die meisten Autoren — zu erwähnen ist besonder Kuner [5, 7], der im deutschen Sprachraum seit 1969 mit weit über 1 000 Fällen die größte Erfahrung haben dürfte — in der Deckung von Knochendefekten bei Frakturen sowie nach der Resektion von Knochentumoren und Ausräumung von Zysten, Defektdeckung nach abgeheilter Ostitis und ganz besonders bei den großen Defekten nach Prothesenwechsel im Bereich von Hüft- und Kniegelenk, bei denen oft nur noch wenige milimeterstarke, oft zerbrochene Knochenschalen übrig geblieben sind.

Indikation zur homologen Knochentransplantation:

1. Knochendefekt bei Frakturen,
2. Knochentumoren und -zysten,
3. Ostitisdefekte nach Infektheilung und
4. Knochendefekte bei Prothesenwechsel.

Wir verwenden die Spongiosa meist in zerkleinerter Form, in seltenen Fällen kortikospongiöse Späne, dagegen nie homologe Kortikalisspäne.

Eine hervorragende Indikation bieten einseitige Tibiakopfimpressionen, bei denen durch ein vorderes Kortikalisfenster die vollständige Defektausfüllung und Plateauhebung mit homologer Spongiosa erfolgt und die zusätzliche Einbringung eines Implantats nicht erforderlich ist, was besonders bei älteren und alten Menschen von großem Vorteil ist.

Schwieriger sind Defektdeckungen großer Trümmerbrüche, besonders bei der Primärversorgung des Polytraumas, bei denen die schweren Zusatzverletzungen eine Operationszeitverkürzung dringend erforderlich machen, ein zusätzlicher Eingriff zur Gewinnung autologer Spongiosa kontraindiziert ist und genügend homologe Spongiosa zur Verfügung steht.

Ein exemplarisches Fallbeispiel ist ein 20jähriger Patient mit schwerem Polytrauma und einer ebenfalls drittgradig offenen schwersten Trümmerfraktur des Femurs mit völlig avitalen Schaftfragmenten, die z.T. auch gar nicht mehr am Unfallort aufgefunden werden konnten. Der Längenausgleich erfolgte durch eine lange Kondylenplatte, die Überbrückung durch Transplantation von 6 Hüftköpfen bei einer Defektstrecke von 22 cm. 1 Monat nach Operation zeigte die Röntgenkontrolle einen bereits beginnenden Durchbau, besonders von proximal bei freier Beweglichkeit von Hüft- und Kniegelenk. Leider stürzte der Patient dann 2 Monate nach der Operation. Wir nahmen einen Plattenwechsel vor, entfernten das nur in geringen Mengen anfallende nekrotische Knochengewebe bei erstaunlich gutem medialen Durchbau und führten eine gemischte autologe-homologe Transplantation im Verhältnis von etwa 1:4 durch.

2 Jahre nach dem Unfall belastete der Patient voll, ist uneingeschränkt arbeitsfähig, die Gelenke sind frei beweglich (Abb. 1a–d).

Wir halten derartige Defektüberbrückungen mit homologem Material für eine ausgezeichnete Indikation, zumal die Gewinnung autologen Materials besonders bei der Primärversorgung des Polytraumas häufig kontraindiziert sein dürfte.

Bei Defekten, sei es durch Knochenbrüche oder Tumoren, im Bereich von Hand und Fuß dagegen verwenden wir niemals homologes, sondern stets autologes Material, da uns die biologische Potenz in diesem Bereich

1. zu gering ist und
2. die Knochenbruchheilung bzw. der knöcherne Durchbau mit homologem Material zu lang dauert und nicht ohne Schaden für die Funktion vor sich geht.

Unter den Komplikationen nach Transplantation homologer Spongiosa ist die postoperative Infektion des Knochens die gefährlichste [7, 10].

Wir hatten bei 92 Patienten 3 Infekte, von denen aber wohl nur ein Fall der gewählten Transplantatform angelastet werden kann.

Komplikationen nach homologen Knochentransplantationen:

1. Relevante Nekrosen   8
2. Infektionen   3
3. Lokale Weichteilreaktionen 7

Eine sehr gute Indikation sind Knochenzysten, besonders im Kindes- und Jugendalter [3, 7, 8].

Nun wissen wir, daß die Stabilität des Transplantatlagers eine wesentliche Voraussetzung für den Therapieerfolg ist [11]. Instabilität bedeutet nicht nur bei homologen, sondern auch bei der autologen Transplantation immer bzw. oft Transplantatresorptionen [1, 9]. Der strikten Forderung nach absoluter mechanischer Ruhe am Transplantatort ist uneingeschränkt zuzustimmen. Trotzdem kann es auch bei Nichterfüllung dieses wichtigen Kriteriums zur knöchernen Ausheilung kommen:

11jähriger Junge mit großer Zyste im Bereich des proximalen Femurs, die wir nach Ausräumung durch homologe Spongiosatransplantation behandeltenund und eine Extension anlegten. Der kleine Patient schaffte es jedoch, beim wilden Spielen mit einem Bettnachbarn mit der Extension aus dem Bett zu fallen und zog sich eine proximale Femurfraktur zu. Trotzdem sahen wir in diesem Fall davon ab, ein Implantat im Hüftbereich einzubringen und haben die Extension weiterhin belassen, da die Eltern nach der Aufklärung auf einer

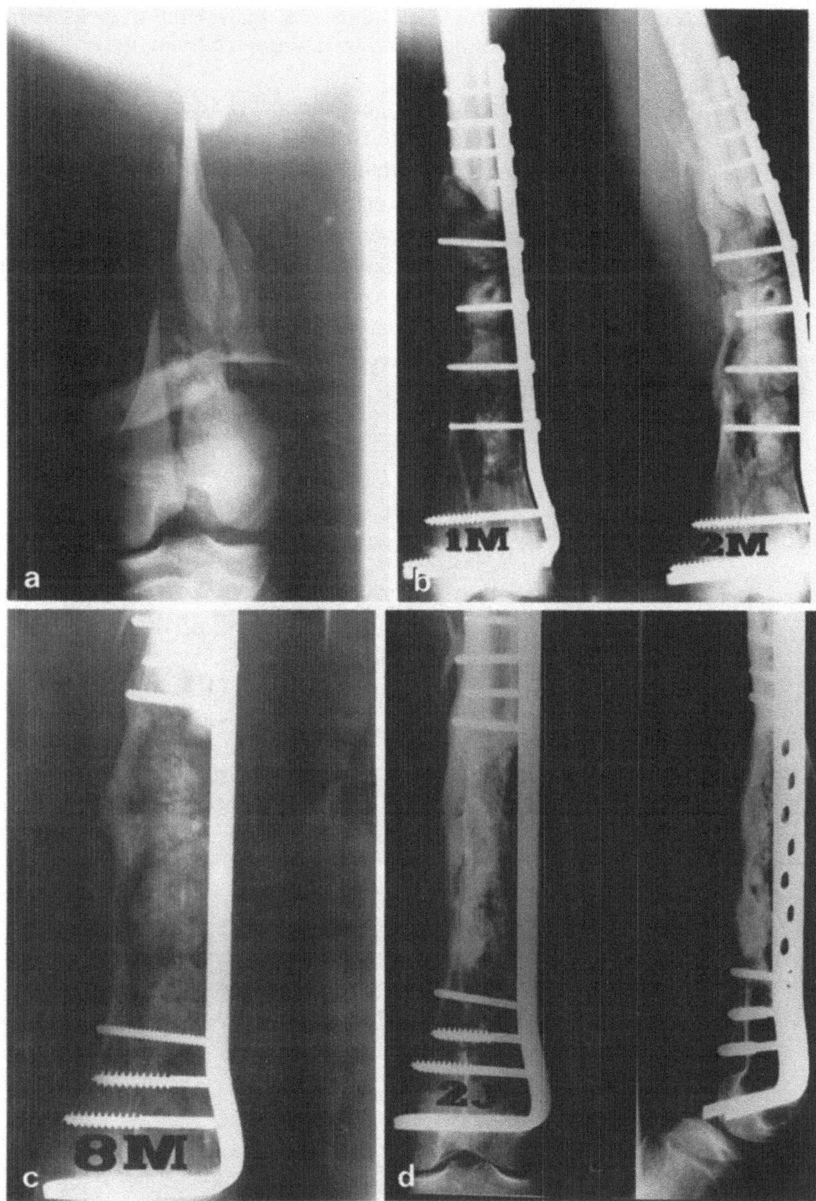

Abb. 1. a Drittgradig offene Femurtrümmerfraktur mit langstreckigem Knochendefekt (20jähriger Patient), **b** *links:* Überbrückung der Defekte durch homologe Spongiosa 1 Monat postoperativ, *rechts:* Plattenverbiegung nach Sturz auf das Bein 2 Monate postoperativ, **c** voll belastungsfähig 8 Monate postoperativ, **d** knöchern stabil konsolidiert, voll belastbar, Gelenke frei beweglich

konservativen Weiterbehandlung bestanden. 4 Monate nach dem Ersteingriff war der Knochen fest, 1 Jahr später, von einem geringen Varus abgesehen, rezidivfrei durchbaut (Abb. 2a–d).

Trotz dieses Ergebnisses sollte man, besonders bei älteren Patienten, stets die Forderung nach der Stabilität des Transplantatlagers beachten.

Eine weitere Verwendung sehen wir in der Transplantation von homologen Spongiosablöcken bei Eingriffen wie der Maquet-Operation, bei der wir ohne Implantateinbringung mit Überkorrektur die Patellarsehnenverlagerung durchführen und in bisher 3 Fällen einen raschen Durchbau beobachten konnten. Nach ausgedehnter homologer Spongiosatrans-

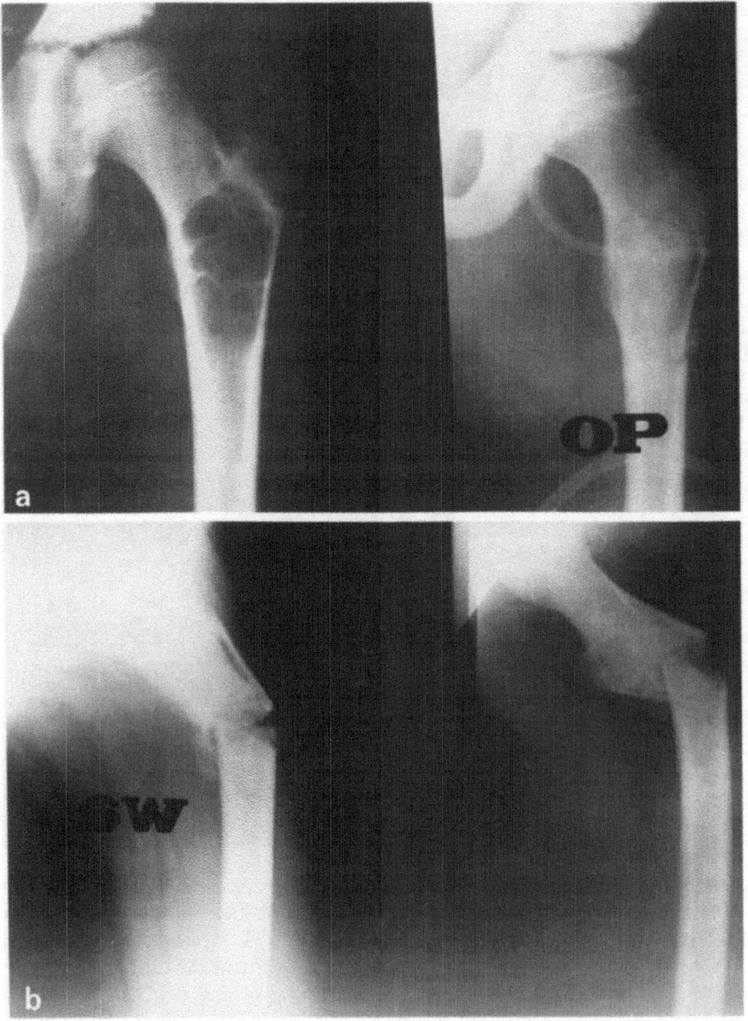

Abb. 2. a *Links:* Große juvenile Knochenzyste im kindlichen Femur. *Rechts:* Zustand nach Zystenausräumung und Auffüllung mit homologer Spongiosa, **b** 3 Wochen postoperativ Sturz auf das Bein und subtrochantäre Fraktur

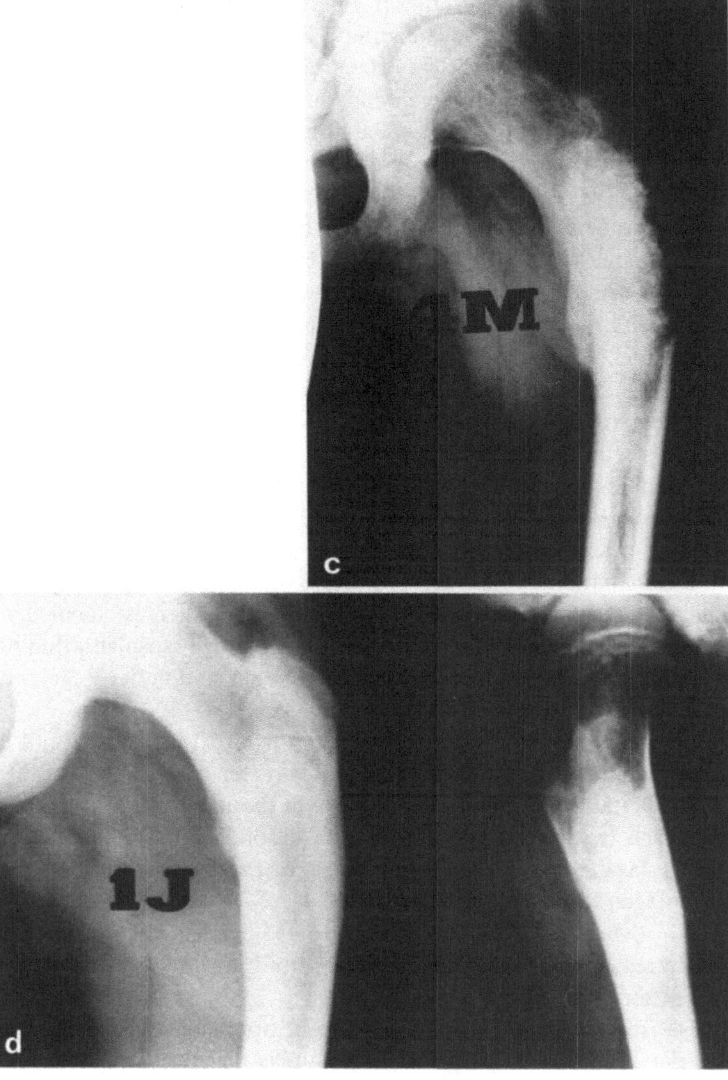

Abb. 2. c Konservative Therapie mit Drahtextension, d Ausheilungsbild 1 Jahr nach Primär-
eingriff

plantation im Bereich von subkutan gelegenen Knochen ohne guten Weichteilmantel, wie
z.B. an der Tibia, haben wir zuweilen lokale, scharf markierte Rötungen der Haut mit
leichter Überwärmung, geringem Leukozytenanstieg und über 2–3 Wochen anhaltenden
subferilen Temperaturen ohne Anhalt für einen Infekt gesehen [6].

Diese Erscheinungen sind als Reaktion des Körpers auf das Transplantat anzusehen.
Generell sind die floride Osteomyelitis, eine bekannte Abwehrschwäche sowie Defekte in
kleinen Knochen (z.B. Hand, Fuß) eine Kontraindikation zur homologen Knochentransplantation.

Trotzdem haben wir in bisher 3 Fällen nach schweren vorausgegangenen Infekten homologe Spongiosablöcke transplantiert. Es handelt sich dabei selbstverständlich um die vielzitierten, in einem auswärtigen Haus vorbehandelten Fälle bei noch bestehender chronischer Osteitis und schwersten Weichteildefekten sowie Mangel an ausreichender autologer Spongiosa und einer Weigerung der Patienten zu weiterer Entnahme autologer Spongiosa. Nach einer adäquat langen Behandlungsdauer kam es zur Überbrückung dieser Knochendefekte. Wir haben bei diesen Fällen meist zusätzlich noch PMMA-Ketten eingelegt.

Vor großen Problemen stehen wir bei den schweren Knochendefekten nach gelockerten und oft auch infizierten Prothesen im Hüft- und Kniebereich.

Nach dem Ausbau von Hüftprothesen kann die Implantation einer zementfreien Prothese und Stabilisierung der häufig dünnschaligen und oft auch noch frakturierten Kortikalisfragmente in Verbindung mit einer breiten Platte sowie ausgedehnter Transplantation homologer Spongiosa dem Patienten und Operateur in dieser desolaten Situation helfen.

Noch schwieriger wird es, wenn bei Lockerung der Prothese gleichzeitig ein schleichender Infekt im Prothesenlager besteht.

Nach Entfernung der Prothese besteht dann in den zwiebelschalenähnlichen Kompaktaresten wie in der völlig aufgeweichten Beckenspongiosa oft keine Möglichkeit der Verankerung einer Krückstockprothese, zumal auch die Gefahr einer Infektausdehnung besteht.

Kuner hat schon auf die erhöhte Komplikationsrate hingewiesen, je größer die transplantierte Spongiosamenge ist [7]. In diesen Fällen ist dann der Ausbau des Implantats, das Einlegen von PMMA-Ketten und die erneute Transplantation homologer Spongiosa notwendig und angezeigt. Die betagten Patienten sind in der Regel mit einer Girdlestone-Hüfte völlig zufrieden (Abb. 3a–d).

Noch unangenehmer sind die Verhältnisse bei infizierten und gelockerten Prothesen im Kniegelenkbereich. Auch hier kommt nur der Ausbau der Prothese und eine ausgedehnte Transplantation homologer Spongiosa in die nicht nur sehr dünnen, sondern oft auch noch mehrfach frakturierten Kortikalisreste besonders im Bereich des Femurs infrage, bei gleichzeitiger Stabilisierung mit einem Fixateur externe nach knöcherner Restabilisierung durch homologen Knochen (Abb. 4a–c).

Wir haben bei 92 Patienten in 16,4% bei Knochentumoren und Zysten, in 71% bei Frakturen, in 8,2% bei Pseudarthrosen und in 4,3% bei Prothesenwechsel homologe Spongiosa transplantiert.

Die Relation autologer zu homologer Spongiosatransplantationen beträgt bei uns 3 : 1, bei der Primärversorgung des Polytraumas dagegen 1 : 1 aus den schon oben angeführten Gründen.

Die Komplikationen in unserem Krankengut betrugen bei 8 Patienten relevante Nekrosen des transplantierten Materials, die eine erneute Spongiosatransplantation erforderlich machten, die bei kleineren Defekten nur mit autologer, bei größeren Defekten mit gemischt autologer-homologer Spongiosa gefüllt wurden. Infektionen beobachteten wir in 3 Fällen, über die bereits oben (2 Tibiakopffrakturen, 1 explantierte infizierte Hüft-TEP) berichtet wurde. Lokale Weichteilreaktionen, die ohne Behandlung in der Regel nach maximal 6 Wochen abklangen, beobachteten wir bei den massiven homologen Transplantationen im Bereich von Femurschaft, besonders aber im Bereich des Tibiakopfs.

In der Literatur werden relevante Nekrosen meist als Knochenbruchheilungsverzögerung bezeichnet und mit einer Häufigkeit von 8,2–14,3% angegeben [7, 8].

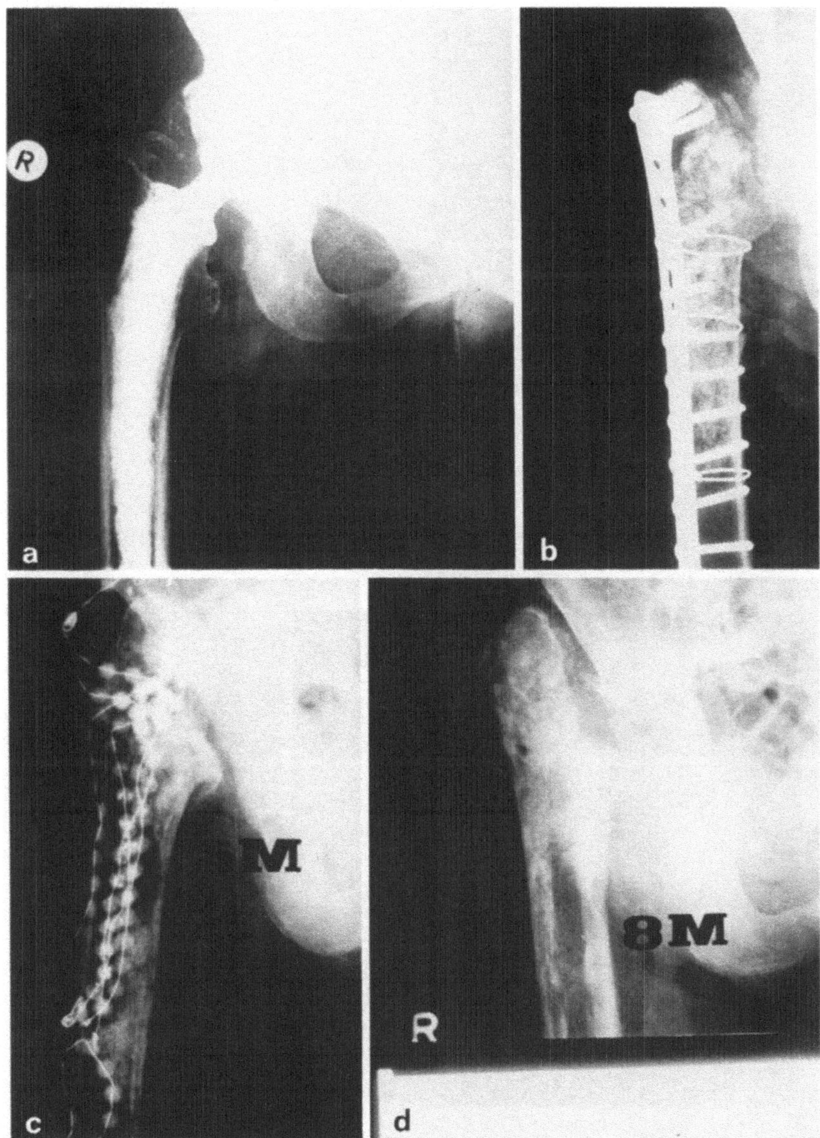

Abb. 3. **a** Infizierte gelockerte Hüft-TEP, **b** Prothesenausbau und ausgedehnte Transplantation homologer Spongiosa nach Osteosynthese des Restfemur, **c** Nach Metallentfernung Sanierung des Infekts durch PMMA-Ketten, **d** Ausheilungsbild 8 Monate nach TEP-Ausbau und bei voller Belastung der Girdlestonehüfte

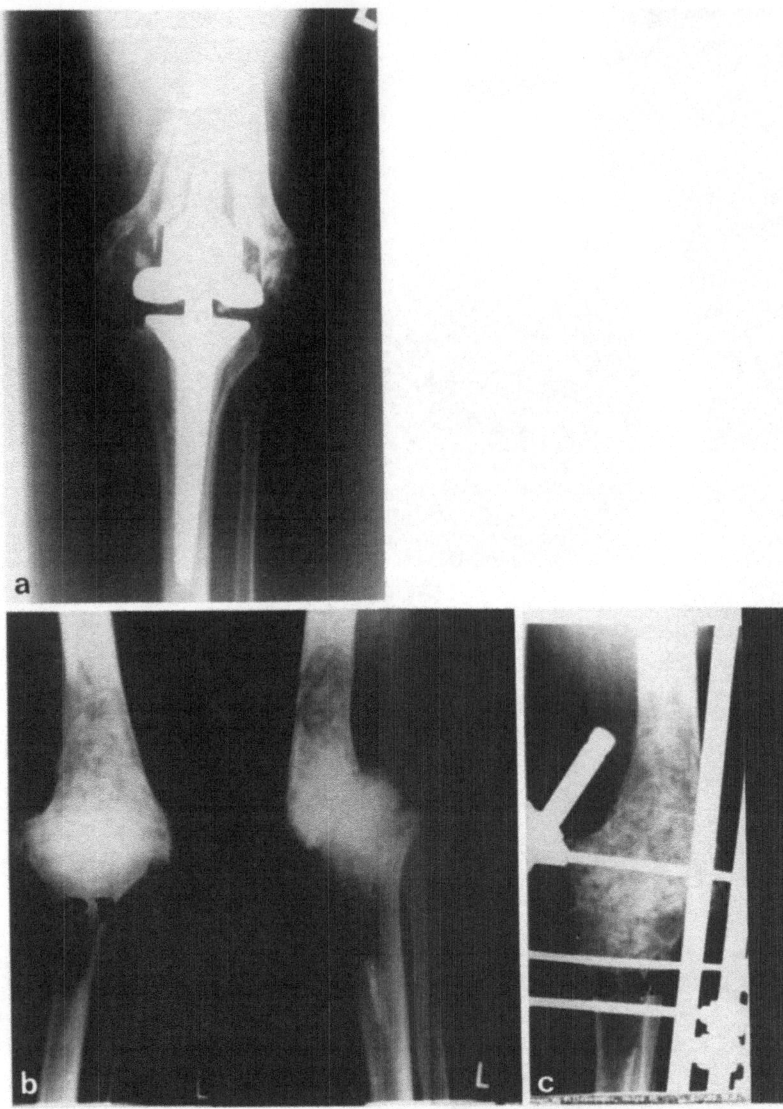

Abb. 4. a Infizierte gelockerte Knie-TEP, **b** TEP-Ausbau und Transplantation homologer Spongiosa-Stabilisierung durch Gipsschiene, **c** Nach knöcherner Konsolidierung Stabilisierung mit Fixateur externe

Die Infektionsrate beträgt in der Literatur zwischen 3,1–5,0%, über lokale Weichteilreaktionen haben wir keine Angaben finden können [2, 5, 7, 8, 10].

Die großen Vorteile des homologen Knochenmaterials sind die nahezu unbeschränkte Verfügbarkeit bei geringen Operations- und Aufbewahrungskosten, geringe Komplikationsrate bei entsprechender Anwendung sowie die günstigen Ergebnisse bei großen Knochendefekten frischer Frakturen, besonders beim Polytrauma, wie auch bei Knochendefekten nach abgeheilten Infekten und ganz besonders bei den sehr großen Knochendefekten nach dem Ausbau gelockerter und infizierter Prothesen.

Die homologe Spongiosa ist kein *Konkurrent,* sondern ein *Ersatz* für autologe Spongiosa, wenn letztere nicht oder in nicht ausreichender Menge zur Verfügung steht.

Literatur

1. Axhausen W (1952) Der biologische Wert kältekonservierter Knochentransplantate. Langenbecks Arch Chir 273:856
2. Dederich R, Wolf L, Müller F (1985) Homologe Knochentransplantation. Unfallchirurgie 88:299–302
3. Graefe G, Bennek J (1980) Erfahrungen in der Behandlung juveniler Knochencysten. Zentralbl 105/19:1262
4. Heipertz W, Nyga W (1970) Osteosynthese von Pseudarthrosen unter Verwendung von Fremdknochenspänen. Z Orthop 107/4:696–710
5. Hendrich V, Kuner EH (1984) Was leistet die homologe Spongiosa bei der en-bloc-Resektion juveniler Knochencysten am Oberarm. Aktuel Traumatol 14:74–78
6. Kandel RA, Pritzker KP (1984) The pathologic features of massive osseous grafts. Hum Pathol 15/2:141
7. Kuner EH, Hendrich V (1984) Die allogene Knochentransplantation. Indikation – Konservierung – Ergebnisse. Chirurg 55:704–709
8. Mankin HJ, Doppelt S, Tomford W (1983) Clinical experience with allograft implantation. Clin Orthop 174:69
9. Matti H (1932) Über die Behandlung von Pseudarthrosen mit Spongiosatransplantation. Arch Orthop Unfallchir 31:218
10. Tomford WW, Starkweather RJ, Goldmann MH (1981) A study of the clinical incidence of infection in the use of banked allograft bone. J Bone Joint Surg (Am) 63/2:244
11. Wansske M, Trentz O, Reschauer R, Muhr G (1976) Qualität des Transplantatlagers und Zeitpunkt der Spongiosaplastik, Hefte Unfallheilkd 126:437

Erfolgschancen tiefgefrorener allogener (homologer) Spongiosa beim Aufbau verschiedener Knochendefektformen

P.E. Ochsner und G. Mattarelli

Abteilung für Orthopädie und Traumatologie (Leitender Arzt: PD Dr. P.E. Ochsner), Kantonsspital, Rheinstraße 26, CH-4410 Liestal

Grundlagen

Chalmers (1959) stellte fest, daß durch Gefriertrocknung ein allogenes Transplantat einen Teil seiner Antigenizität verliert. Er beobachtete eine gegenüber der Verwendung frischen allogenen Materials verzögerte und kleinere Entzündungsreaktion, aber dafür auch nur gelegentlich Knochenneubildung. Heiple et al. (1963) ersetzten ein Ulnasegment des Hundes durch einen Spongiosazylinder aus dem distalen Femur. In Gegenüberstellung zu autologem Material wurden allogene Transplantate tiefgefroren, tiefgefroren und bestrahlt, gefriergetrocknet, gefriergetrocknet und bestrahlt, entkalkt und deproteinisiert. Am ehesten dem Verhalten autologer Spongiosa vergleichbare Resultate erreichte er nach Gefriertrocknung und Tieffrieren. In der klinischen Praxis haben sich im deutsprachigen Raum v.a. tiefgefrorene Transplantate verbreitet, deren Zubereitung sehr verschieden angegeben wird. Noch 1980 galt die Empfehlung der „American Association of Tissue Banks", daß Knochen mit mindestens mehr als -15° C tiefgefroren werden soll. Tomford et al. publizierten 1983 als Repräsentanten derselben Gruppe die Empfehlung, eine Tiefgefrierung von mehr als -80° C durchzuführen, da nur so alle Enzyme intaktiviert werden könnten. Die publizierten klinischen Resultate nach verschiedenen Gefriertechniken des allogenen Materials lassen aber noch keine sichere unterschiedliche Beurteilung zu. So berichteten Ackermann u. Tiallard (1977) über den Gebrauch reiner allogener Spongiosa in 36 Fällen, wobei die Anwendung in Knochenhöhlen weitgehend überwiegt. Rogge (1981) analysierte 430 Anlagerungen allogener Spongiosa und fand dabei in 21,3% einen raschen und quantitativ nachweisbaren Transplantatersatz durch Wirtsknochen. Allerdings stehen dagegen 36,6% der Fälle, bei denen nur partielle Knochenbildung mit Verzögerung oder ersatzlose Resorption beobachtet wurde. Lunclau (1984) analysierte 100 Fälle nach Transplantation homologer Spongiosa, wobei er mit Vorliebe Höhlen mit vitaler, knöcherner Umgebung verwendete und dabei positive Resultate verzeichnete. Er stellte fest, daß rasche Konsolidation stimuliert wird durch eine stabile Osteosynthese, durch eine Einstauchung des Transplantats, durch große Kontaktflächen zwischen Transplantat und Wirtsknochen, durch ein gut vaskularisiertes, spongiöses Bett und durch kleine Defekte. Der Forderung gut durchbluteter Knochenhöhlen entsprechen auch Acetabulumhöhlen nach Entfernung gelockerter Hüftpfannen. So konnten Dick u. Morscher (1982) mit allogener, tiefgefrorener Spongiosa einen guten Wiederaufbau des knöchernen Lagers beim zementlosen Hüftpfannenwechsel beobachten.

In eigenen Experimenten am erwachsenen Hund haben wir versucht, die Voraussetzungen für eine günstige Einheilung eines allogenen Spongiosatransplantats zu analysieren (Verburg u. Ochsner 1982; Verburg 1983; Ochsner 1984). Am distalen Femur wurden 3 cm lange, nach vorne und lateral breit offene Teilsegmentdefekte angebracht und mit einer Kondylen-

Hefte zur Unfallheilkunde, Heft 185
Herausgegeben von D. Wolter/K.-H. Jungbluth
© Springer-Verlag Berlin Heidelberg 1987

platte abgestützt. Während 3 Monate nach Auffüllen mit autologer Spongiosa ausnahmslos praktisch der gesamte Defekt knöchern überbrückt war, bestand nach Verwendung tiefgefrorener und frischer allogener Spongiosa in diesem Bereich eine meist sehr große Delle. Dabei waren nur die dem lebenden Knochen relativ nahe anliegenden Transplantatteile knöchern integriert, während in der Defektperipherie zahlreiche Bröckel einzeln fibrös eingescheidet und isoliert waren. Im Gegensatz dazu kam es bei der Füllung von Bohrlöchern mit 7 mm Durchmesser in der Tibia nach 3 Monaten praktisch ausnahmslos zu einer Auffüllung des Defekts mit vitalem Knochen.

Eigene klinische Nachkontrolle

Unter 60 klinischen Fällen allogener Spongiosatransplantation konnten wir 50 gut dokumentierte Dossiers einer genaueren Analyse unterziehen:

Femurschaft	15
Femur distal	3
Tibiakopf	12
Tibiaschaft	6
Pilon tibiale	9
Diverse	5

Patienten mit ungewissem Ausgang wurden nachkontrolliert. Dabei wollten wir v.a. überprüfen, inwiefern die Art des mit allogener Spongiosa behandelten Defekts bereits Voraussagen auf das zu erwartende Resultat zuläßt.

In der Übersicht sind die Resultate bei unseren vorwiegend traumatologisch Fällen eher enttäuschend.

Bewertung der Resultate (18 positiv, 12 ±, 20 negativ)

Positiv:	— Knochenvermehrung (evtl. gering)
	— zeitgerechte Vollbelastung
±:	— Ausheilungsförderung
	— keine Knochenvermehrung beweisbar
	— Vollbelastung erreicht
Negativ:	— Transplantatverlust ohne Knochengewinn
	— evtl. negative Folgen

Bei der Analyse der einzelnen Applikationsorte sind sehr große Unterschiede im Verlauf nachweisbar.

Im Bereich des Femurschafts kam es nur in 5 von 15 Fällen zu einem als positiv gewerteten Resultat, während 4 Resultate als ± gewertet wurden. Ausnahmslos wurde übergroße Spongiosaanlagerungen durch massive Resorption gefolgt, während das Ausstopfen kleinerer Defekte in der Regel mit einer Überbrückung endete. Nicht selten kam es unerwartet an einer Stelle zu einem verstärkten Umbau, an der nicht das Maximum an Knochen angelagert war. In einzelnen Fällen, so auch bei einem 57jährigen Patienten, kam es zu einer sehr eindrücklichen, überbrückenden Knochenbildung. Wurde die Spongiosa als Unterfütterung unter große dekortizierte Lamellen verwendet, war eine knöcherne Integration des Gesamtareals nachzuweisen.

Im Tibiaschaftbereich erreichten wir bei 6 Fällen 2 positive und 1 mäßiges Resultat. Die Verhältnisse waren analog. Die Resorptionstendenz im Unterschenkelbereich war eher etwas größer.

Besonders ungünstig waren die Resultate bei der Verwendung im distalen Femur und im Bereich des Pilon tibiale. Hier konnten wir keine wirklich positiven und nur 2 ± Resultate erreichen. Allerdings war das Krankengut entsprechend selektioniert. Es handelte sich um schwere Trümmerfrakturen, teilweise mit Verlust großer Knochenanteile schon beim Unfall, teilweise mit bereits vor der Transplantation bestehenden Infekten. Im distalen Femur schlug v.a. der Versuch fehl, große Knochenverluste zu überbrücken. Dies mißlang analog zu unseren Tierexperimenten. In der distalen Tibia erklären wir den Mißerfolg hauptsächlich durch die prekären Zirkulationsverhältnisse. Bei den schlechten Resultaten handelte es sich hier fast ausnahmslos um drittgradig offene Frakturen oder schwere Trümmerfrakturen.

Bedeutend günstiger liegen die Verhältnisse bei der Verwendung homologer Spongiosa zur Auffüllung im frakturierten Tibiakopf. Hier mußten wir nur einmal einen Fehlschlag beobachten, während in den übrigen Fällen ein der Erwartung entsprechendes Resultat vergleichbar mit der Verwendung autologer Spongiosa entstand. Allerdings ist hier die radiologische Verlaufsbeobachtung besonders schwierig, wie im folgenden Fall erläutert wird. Ebenso günstig erscheinen unsere Resultate bei der Auffüllung größerer Höhlen nach Kürettage von solitären Knochenzysten und nicht ossifizierenden Fibromen, teilweise kombiniert mit Frakturen. Bei sphärisch erhaltener, vitaler Knochenhöhle konnte in allen 3 Fällen eine funktionstüchtige knöcherne Konsolidation erreicht werden.

An einem an der orthopädischen Universitätsklinik Amsterdam in Zusammenarbeit mit Marti behandelten Fall, der pathologisch untersucht werden konnte, seien die Einheilungsverhältnisse nochmals erläutert:

Patient T.H., männlich: Bei einem bekannten multiplen Myelom kam es zu einer Fissur der rechten Tibia im Bereich eines großen Defekts. Gleichzeitig wurde ein nußgroßer Tumor in der Tibiaepiphyse beobachtet (Abb. 1). Die Tumormassen wurden beim unter Chemotherapie stehenden Patienten kürettiert und die Tibia mit einer Femurkondylenplatte belastungsstabil osteosynthetisiert. Die beiden Höhlen wurden mit tiefgefrorener, allogener Spongiosa aufgefüllt. Das Resultat nach 7 Monaten zeigte eine gute Einheilung, aber eine verbleibende Delle der ventralen Tibiakante (Abb. 2). Der Patient war schmerzfrei gehfähig 2 Wochen nach Operation bis zur Hospitalisation 8 Monate später, als er wegen foudroyanter Ausbreitung des Krankheitsgeschehens aus allgemeiner Schwäche gehunfähig wurde. 1 Monat später starb er. Auf einem Querschnitt durch die Tibiaepiphyse ist eine Sklerosezone sichtbar, die wesentlich kleiner als der ursprünglich behandelte Defekt ist. Ein Rezidiv ist nicht erkennbar (Abb. 3). Im Zentrum der Sklerose finden sich histologisch dicht zusammengedrängt zahlreiche tote Knochenbälkchen ohne Integration in das Knochengerüst. In die darüberliegende Kortikalis sind einzelne allogene Bälkchen nahtlos integriert. Ein Längsschnitt durch den Schaftdefekt zeigt die durch eine Sklerose begrenzte ventrale Delle der Tibia. Die Frakturlinie ist teilweise erkennbar (Abb. 4). Im Dellengrund findet sich histologisch viel nichtintegrierte allogene Spongiosa. In den angrenzenden sklerotischen Partien sind einzelne tote Bälkchen von vitalem Knochen umgeben.

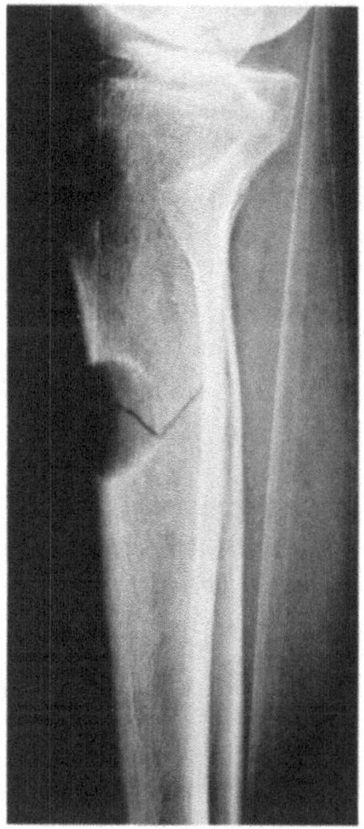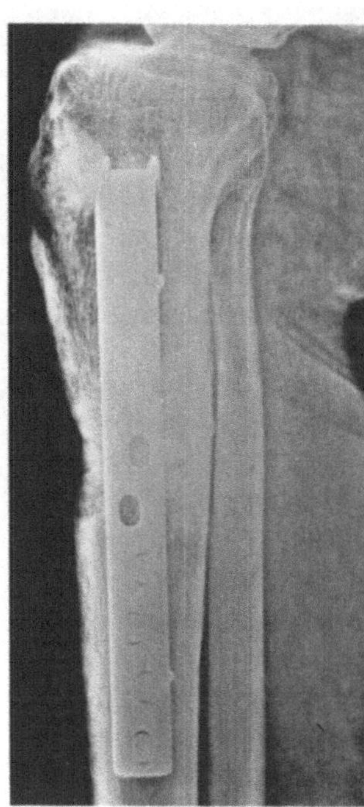

Abb. 1. *(Links)* Je ein nußgroßer Tumor in der Tibiaepiphyse und distal im Bereich der Frakturspalte

Abb. 2. *(Rechts)* Kleine Sklerosezone anstelle des Tumors in der Tibiaepiphyse. Verbleibende Delle im Bereich der Frakturspalte

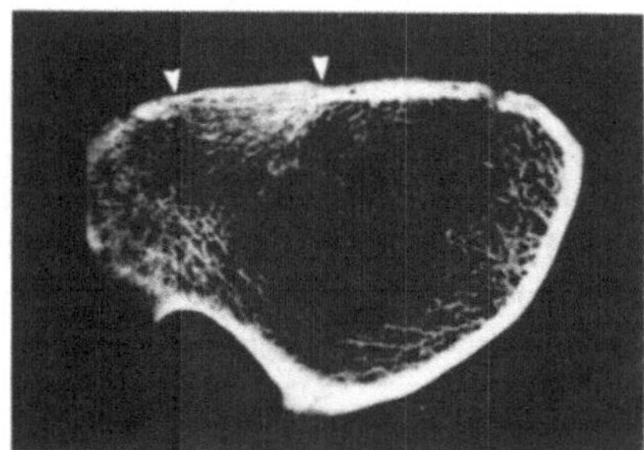

Abb. 3. Querschnitt durch die Tibiaepiphyse: Sklerosezone sichtbar (durch *Pfeile* begrenzt)

Dieser Fall ist ein zusätzlicher Beleg dafür, daß durch tiefgefrorene, allogene Spongiosa zwar mit gutem Erfolg Höhlen, aber nur mit Schwierigkeit eigentliche Knochendefekte überbrückt werden können. Aber selbst bei der Auffüllung von Höhlen darf man nicht damit rechnen, daß auf dem Röntgenbild erscheinende, örtliche Verdichtungen einer besonders intensiven Knochenneubildung zuzuordnen sind. Vielmehr kann es sich hier — wie in unserem Fall — um eine Ansammlung toter allogener Knochenbälkchen handeln.

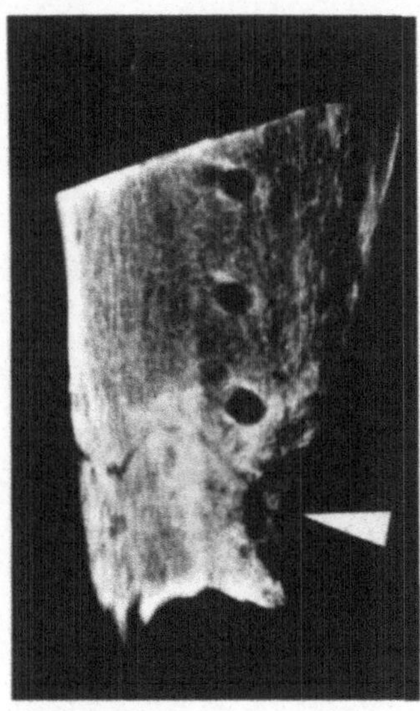

Abb. 4. Längschnitt durch den Schaftdefekt: ventrale Delle (*Pfeil*) der Tibia. Sklerotische Randzone, zentrale Delle, krümelige Reste nicht integrierter Spongiosa im Zentrum

Zusammenfassung

Die tiefgefrorene allogene Spongiosa ist gegenüber autologer Spongiosa in ihrem Einbauverhalten verlangsamt. Ursache sind die durch sie ausgelösten Immunvorgänge, die sich als Entzündung präsentieren. Diese Immunvorgänge sind von Fall zu Fall verschieden aktiv und lassen sich in ihrem Ausmaß nicht voraussagen. Ausnahmsweise geringe Abwehr läßt gelegentlich einen der autologen Spongiosa vergleichbaren Erfolg beobachten, aber üblicherweise ist die Wertigkeit des Transplantats deutlich schlechter.

Eine günstige Indikation ist die Anwendung allogener Spongiosa zur Auffüllung kleiner, gut durchbluteter Höhlen in spongiöser Umgebung (Knochenzysten, Tibiakopffrakturen u.ä.). Die Unterfütterung von dekortizierten Knochenlamellen und die Einlagerung in einen erhaltenen Periostschlauch beim Jugendlichen sind erfolgversprechend. Die Anlagerungen allogener Spongiosa an Schaftfrakturen, besonders zur Überbrückung großer, avitaler oder fehlender Knochenfragmente ist häufig von einer weitgehenden oder praktisch vollständigen Resorption des Transplantats gefolgt.

Literatur

Ackermann W, Taillard W (1977) Transplantation von konservierter, homogener Spongiosa (Resultate von 90 Operationen). Z Orthop 115:679–686

Chalmers J (1959) Transplantation immunity in bone homografting. J Bone Joint Surg (Br) 41:160–179

Dick W, Morscher E (1982) Homologe Spongiosa als Werkstoff bei Problemfällen der Hüftarthroplastik. In: Hackenbroch MH, Refior H-J, Jäger M (Hrsg) Osteogenese und Knochenwachstum. Möglichkeiten der Beeinflussung in Experiment und Klinik. Thieme, Stuttgart

Heiple KG, Chase SW, Herndon CH (1963) A comparative study of the healing process following different types of bone transplantation. J Bone Joint Surg (Am) 45:1593–1616

Linclau L (1984) Deep frozen cancellous allografts in orthopaedic surgery. A clinical study. Acta Orthop Belg 50:545–556

Ochsner PE (1984) Knochentumoren des Fußes. Systematik, Differentialdiagnose und Therapie. Enke, Suttgart (Bücherei des Orthopäden, Bd 41)

Rogge D (1981) 17. Transplantation kältekonservierter allogener Spongiosa unter Anwendung eines nicht resorbierbaren Antibiotikums. Schnetztor, Konstanz

Tomford WW, Doppelt SH, Mankin HJ, Friedlaender GE (1983) Bone bank procedures. Clin Orthop 174:15–21

Verburg AD (1983) Reconstruction of large bone defects with spongiosa or calciumphosphate ceramics. Rodopi, Amsterdam

Verburg AD, Ochsner PE (1982) Experimentelle Rekonstruktion großer metaphysärer Defekte. Z Orthop 120:443–444

Organisation der Knochenbank

A. Illgner

Unfallchirurgische Klinik der Medizinischen Hochschule Hannover (Direktor: Prof. Dr. H. Tscherne), Konstanty-Gutschow-Straße 8, D-3000 Hannover 61

Die frische allogene Knochentransplantation ist zwar, wie Untersuchungen von Spring u. Marti (1975) gezeigt haben, möglich, hat aber aus organisatorischen Gründen kaum eine praktische Bedeutung. Außerdem ist die zellgebundene Immunantwort beim Empfänger stärker als bei konservierten allogenen Transplantaten (Elves 1978).

Seit Bush und Garber 1945 in New York die erste Knochenbank aufgebaut haben, wurden viele Verfahren zur Konservierung erprobt. Die meisten wurden, da sie die Kriterien eines klinisch praktikablen Konserveierungsverfahrens wie Sterilität, Erhaltung der osteoinduktiven Potenz, Verminderung der Antigenität, Erhaltung der mechanischen Eigenschaften und vertretbarer technischer Aufwand nicht erfüllten, wieder verlassen.

Konservierungsmethoden wie das Mazerieren und Auskochen des Knochens sowie das sterile Aufbewahren in desinfizierenden Lösungen wie Alkohol (Kausch, zitiert nach Bürkle de la Camp, 1984), in Sublimatspiritis (Helferich, zitiert nach Bürkle de la Camp, 1984) oder in hochkonzentrierten Kochsalzlösungen mit Zusatz von Chloroform und Toluol (Küttner, zitiert nach Bürkle de la Camp, 1984), gehörten der Vergangenheit an und werden nur der Vollständigkeit halber erwähnt. Auch die von Teynolds et al. (1951) eingeführte Konservierung mit Merthiolat, einer organischen Quecksilberverbindung, die zur Haltbarmachung von Impfstoffen und Seren verwendet wird, hat heute praktische keine Bedeutung mehr. Ein ähnliches Verfahren, die Cialitkonservierung, wurde 1974 von der Unfallchirurgischen Klinik der Medizinischen Hochschule Hannover untersucht und auf-

Hefte zur Unfallheilkunde, Heft 185
Herausgegeben von D. Wolter/K.-H. Jungbluth
© Springer-Verlag Berlin Heidelberg 1987

grund erheblicher Infektlabilität und deutlich schlechterem Einbau der Transplantate aufgegeben (Rogge 1977).

Auch die Einbettung in Methylmetacrylat (Palacos), einem Kunststoff, wurde in unserer Klinik wegen umständlicher Handhabung und bakterieller Kontamination aufgegeben. Die Knochenkonservierung durch Kühlung mit flüssigem Stickstoff auf -196° C wurde wegen umständlicher und kostpieliger Handhabung ebenso nur für kurze Zeit bei uns angewandt.

Heute werden allgemein nur noch 3 akzeptable Methoden der Konservierung von Transplantaten anerkannt (Friedlaender 1983): Das Tiefgefrieren, die Gefriertrocknung und die frische Transplantation, die nur bei autologen oder bei allogenen osteochondralen Transplantaten Anwendung findet.

Die Gefriertrocknung, also die Lyophilisierung von Knochentransplantaten, beruht auf dem physikalischen Prinzip der Sublimation. Bei dieser Technik, die aufwendige Geräte und Erfahrung bei ihrer Bedienung erfordert, wird dem Gewebe nach Schnellgefrieren bei Unterdruck Wasser entzogen. Vorteilhaft ist die nachfolgende Lagerung bei Raumtemperatur und somit beispielsweise die Versorgung mehrerer Kliniken durch eine zentrale Knochenbank. Nachteilig ist die reduzierte mechanische Stabilität und die etwas häufigere Resorption im Wirtslager, was nach Untersuchungen von Schmit-Neuerburg u. Wilde (1973) im Vergleich zu tiefgekühlten Transplantaten zu etwas schlechteren klinischen Ergebnissen führt. Die Gefriertrocknung ist neben der Tiefkühlung heute v.a. in den USA die am weitesten verbreitete Konservierungsmethode.

Wie bereits erwähnt, haben wir verschiedene Verfahren der Knochenkonservierung erprobt. Diese wurden jedoch zugunsten der Kältekonservierungsmethode, die wir seit 1975 durchführen, aufgegeben.

Bei dieser Technik erfolgt die Konservierung in einer Kühltruhe, die eine Temperatur von mindestens -70° C garantiert. Empfehlenswert ist ein Gerät mit zusätzlicher CO_2-Sicherheitskühlung und einer Warnanlage für Stromausfälle bzw. kritische Kühlverluste (Abb. 1).

Kühltemperaturen zwischen -25° C und -30° C sind ungenügend. Bereits Bürkle de la Camp (1954) wies darauf hin, daß höhere Temperaturen wegen Fettsäurebildung, Denaturierung der Eiweiße und Auftreten von Eiskristallen nachteilig sind und daß erst bei -50° C sämtliches Gewebewasser gefroren ist. Erst bei Temperaturen zwischen -70° C und -80° C kommen die Enzymsysteme des Transplantats zur Ruhe, so daß auch bei längeren Lagerungszeiten keine Autolyse zu erwarten ist (Friedlaender u. Mankin 1981; Tomford et al. 1983). Auf diese Weise können Transplantate wenigstens 6 Monate, wahrscheinlich auch länger, aufbewahrt werden (Bürkle de la Camp 1954).

Bei der Knochenentnahme sind zunächst Lebendspender und verstorbene Organspender zu unterscheiden. Bei den erstgenannten findet die Knochengewinnung im Rahmen eines alloplastischen Gelenkersatzes statt, wie z.B. bei der Asservation eines Hüftkopfs bei Implantation einer Hüfttotalendoprothese oder bei Entnahme eines kortikospongiösen Keils im Rahmen einer Umstellungsosteotomie.

Bei Leichenspendern handelt es sich um Organspender, bei denen neben Nieren, Leber und Herz Spongiosa und kortikospongiöse Blöcke verschiedener Größe aus den Darmbeinkämmen sowie den Femurkondylen und den Tibiaköpfen gewonnen werden.

In jedem Fall ist vor Knochenentnahme eine juristische einwandfreie Einverständniserklärung des Spenders selbst oder seiner Angehörigen einzuholen.

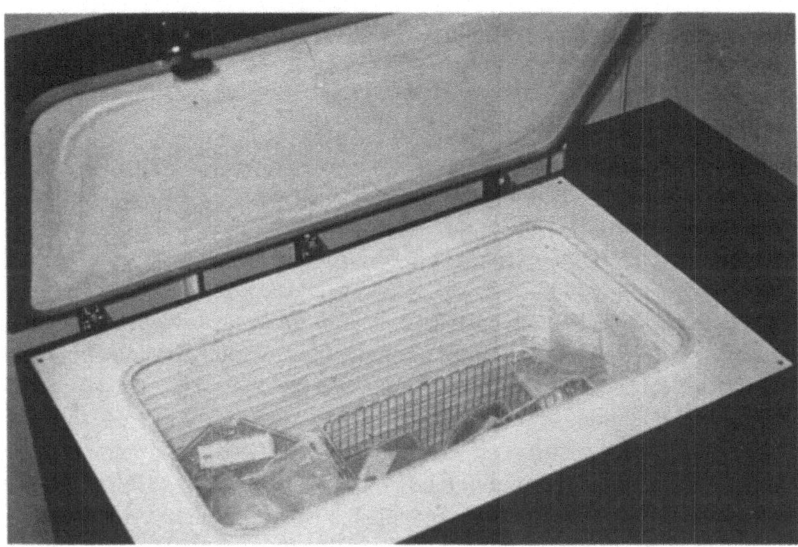

Abb. 1. Die Kühltruhe

Bei Knochenspendern ist das Lebensalter im Gegensatz zu Knorpelspendern, die nicht älter als 30 Jahre sein sollten, unbedeutend, stark osteoporotische oder zystische veränderte Hüftköpfe sollten jedoch nicht eingesetzt werden.

In Anlehnung an die Richtlinien der „American Association of Tissue Banks", die spezielle Richtlinien für die Auswahlkriterien von Knochenspendern erarbeitet hat, sollte der Spender frei von neoplastischen und übertragbaren Krankheiten oder Infektionen sein und muß auf Hepatitisantigene und Luesreaktionen überprüft werden. In diesem Zusammenhang sei auf die Untersuchungen von Turner (zitiert nach Roth, 1952) verwiesen, der nachweisen konnte, daß Treponemata noch nach 4wöchiger Lagerung bei -78° C Motilität und Virulenz behalten können. Wilson (1951) beobachtete an 2 Patienten die Übertragung einer Serumhepatitis durch Knochentransplantate. Des weiteren ist nach Untersuchungen von Deicher (Immunologische Abteilung der Medizinischen Hochschule Hannover) auch eine Übertragung von AIDS durch Knochentransplantate möglich. Die für die Erkrankung verantwortlichen Retroviren sind zwar hitzestabil, verlieren jedoch durch Tiefgefrieren nicht ihre Vitalität. Wir führen daher seit dem 19.9.1985 routinemäßig einen HTLV-III-Antikörpertest durch. Zur Vermeidung einer Kontamination sollte der Spender nicht länger als 72 h am Respirator gewesen sein (Tomford et al. 1983).

Friedlaender (1983) und Mankin et al. (1983) konnten im HLA-System des Transplantatempfängers eine Sensibilisierung nachweisen, fanden jedoch keine Korrelation zwischen Art des Transplantats, erwarteter Antigenität und klinischem Erfolg. Auch wegen der mangelnden Praktikabilität werden daher immunologische Untersuchungen von den meisten Autoren (Rogge u. Trentz 1981; Friedlaender 1983, Mankin et al. 1983) und auch in unserer Klinik nicht routinemäßig durchgeführt. Die Knochenentnahme sollte unter sterilen Kautelen im aseptischen OP mit OP-Schwestern erfolgen. Da bei Organspendern sofort mit dem Kreislaufstillstand die Autolyse und eine bakterielle Durchwanderung eintritt, sollte die Entnahme innerhalb von 2 h beginnen.

308

Auswahlkriterien von Knochenspendern (Richtlinien der „American
Association of Tissue Banks"):

— Keine Infektionserkrankungen
— Afebriler Krankenhausaufenthalt
— Weniger als 72 h Beatmung
— Kein intravenöser Drogenabusus
— Keine Langzeitsteroidtherapie
— Keine Hepatitis, Neoplasmen oder Systemerkrankungen

Der entnommene Knochen wird 15 min in Ringer-Nebacetin-Lösung (1%o) gelagert.
Tomford et al. (1983) weisen in diesem Zusammenhang auf mögliche antibiotikumbedingte
allergische Reaktionen beim Transplantatempfänger hin, die wir jedoch in unserer Klinik
nicht objektivieren konnten.

Danach wird bei entnommenen Hüftköpfen die Knorpelschicht samt der subchondralen
Knochenzone mit der oszillierenden Säge entfernt. Die Hüftköpfe werden in toto konserviert und erst unmittelbar vor der Transplantation in Chips oder in Blöcke zurechtge-
schnitten. Der Knochen wird in kleinen Portionen, die kortikospongiösen Blöcke einzeln
in sterile Plastiktüten gefüllt und steril zugeknotet, bevor diese in eine 2. ebenfalls sterile
Plastiktüte gesteckt und mit einer doppelten Schweißnaht verschlossen werden. Zur Kenn-
zeichnung werden Daten wie Spendername, Vorname, Geburtsdatum, Entnahmedatum
und Nummer der Knochenkonserve auf einem Zettel notiert und dieser oberhalb der doppelten Schweißnaht ebenfalls eingeschweißt (Abb. 2).

Ist nun eine Knochentransplantation notwendig, wird die Knochenkonserve nach
Öffnen der äußeren Plastiktüte dem Operationsteam in der sterilen inneren Tüte zugereicht.
Der Knochen wird in Ringer-Nebacetinlösung bei Raumtemperatur eingelegt und aufge-

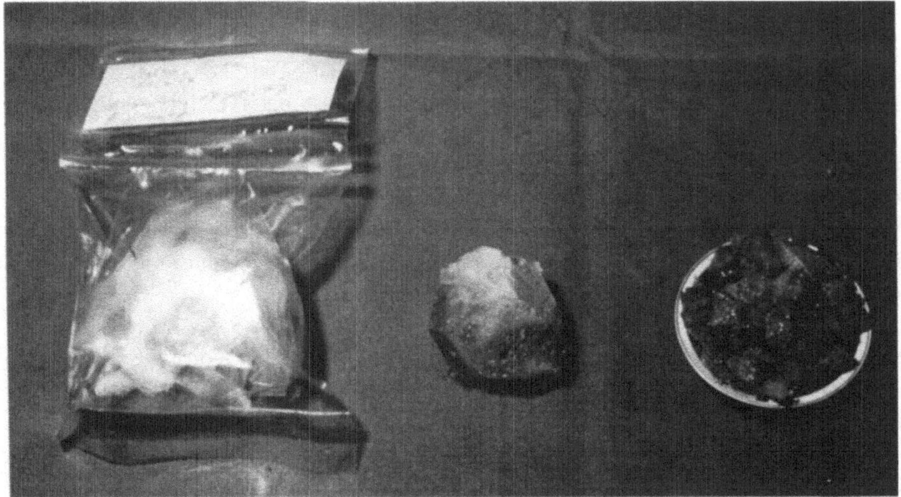

Abb. 2. Allogene tiefgefrorene Hüftkopfkonserve: doppelt steril verpackt (*links*), ent-
knorpelter Hüftkopf (*Mitte*), die gewonnenen Spongiosachips (*rechts*)

taut. Abstriche zur bakteriologischen Untersuchung sollten sowohl bei der Knochenentnahme sowie unmittelbar vor der Transplantation durchgeführt werden.

Bei der Organisation einer Knochenbank ist eine korrekte Dokumentation erforderlich. Für jede Knochenkonserve wird bei Entnahme ein Dokumentationsbogen mit Durchschlag ausgefüllt, den der Organisator der Gewebebank erhält und archiviert. Der Dokumentationsbogen enthält Name und Geburtsdatum des Spenders, die Umstände, die zur Knochenentnahme führten, die Art des Knochentransplantats, das Entnahmedatum und das Operationsteam.

Nach Eingang der Ergebnisse der serologischen Untersuchungen werden diese ebenfalls auf dem Dokumentationsbogen eingetragen und bei negativen serologischen Befunden die Konserve zur Transplantation freigegeben.

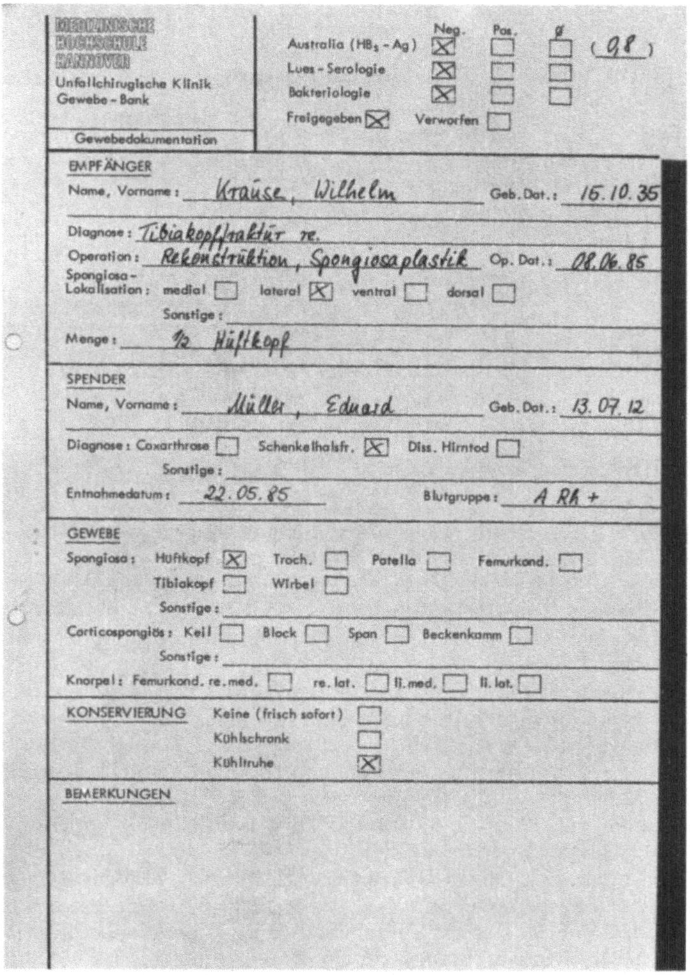
MEDIZINISCHE HOCHSCHULE HANNOVER
Unfallchirugische Klinik
Gewebe - Bank

Gewebedokumentation

	Neg.	Pos.	ø
Australia (HB_s - Ag)	[X]	[ ]	[ ] (9.8)
Lues - Serologie	[X]	[ ]	[ ]
Bakteriologie	[X]	[ ]	[ ]

Freigegeben [X] Verworfen [ ]

EMPFÄNGER
Name, Vorname: Kraüse, Wilhelm Geb. Dat.: 16.10.35
Diagnose: Tibiakopffraktür re.
Operation: Rekonstrüktion, Spongiosaplastik Op. Dat.: 08.06.85
Spongiosa-Lokalisation: medial [ ] lateral [X] ventral [ ] dorsal [ ]
Sonstige:
Menge: 1/2 Hüftkopf

SPENDER
Name, Vorname: Müller, Eduard Geb. Dat.: 13.07.12
Diagnose: Coxarthrose [ ] Schenkelhalsfr. [X] Diss. Hirntod [ ]
Sonstige:
Entnahmedatum: 22.05.85 Blutgruppe: A Rh +

GEWEBE
Spongiosa: Hüftkopf [X] Troch. [ ] Patella [ ] Femurkond. [ ]
Tibiakopf [ ] Wirbel [ ]
Sonstige:
Corticospongiös: Keil [ ] Block [ ] Span [ ] Beckenkamm [ ]
Sonstige:
Knorpel: Femurkond. re. med. [ ] re. lat. [ ] li. med. [ ] li. lat. [ ]

KONSERVIERUNG
Keine (frisch sofort) [ ]
Kühlschrank [ ]
Kühltruhe [X]

BEMERKUNGEN

Abb. 3. Dokumentation der Knochenbank

Nach der Transplantation werden auf dem Dokumentationsbogen Name, Geburtsdatum, Diagnose des Empfängers, Indikation und Art der Knochentransplantation, Transplantationsdatum und Operationsteam eingetragen. Danach geht das Original des Dokumentationsbogens zurück in das Knochenarchiv, der Durchschlag in die Patientenakte des Empfängers (Abb. 3).

Auf diese Weise wurden in der Unfallchirurgischen Klinik der Medizinischen Hochschule Hannover vom 1.1.1975 bis zum 30.6.1985 1416 Knochenkonserven in 1082 Operationen 925 Patienten transplantiert. Eine bei der Nachuntersuchung der Fälle aus den Jahren 1975–1980 ermittelte Infektionsrate von 3,7% ist bei einem so aufwendigen und letztlich auch infektgefährdeten Verfahren, man denke an Knochenentnahme, Verpackung, Konservierung und Transplantation, als niedrig einzuschätzen, besonders unter Berücksichtigung des hohen Anteils offener Frakturen bei 26% polytraumatisierter Patienten, bei denen allerdings nur sekundär allogene Spongiosa verwendet wird (Tabelle 1).

Tabelle 1. Kältekonservierte allogene Spongiosa-Transplantationen (1.1.1975–30.6.1985)

1416 Transplantate	925 Patienten
1082 Operationen	
Frakturbehandlung	762
primär	551
sekundär	85
Pseudarthrosen	116
Rekonstruktive Operationen	202
Tumoren, Zysten usw.	128

Literatur

Bürkle de la Camp H (1954) Knochenkonservierung und Verwendung konservierten Knochens. Langenbecks Arch Chir 279:26–37

Bush LF (1947) The use of homogenous bone grafts. A preliminary report on the bone bank. J Bone Joint Surg (Am) 29:620–628

Elves MW (1978) Cell mediated immunity to allografts of fresh and treated bone. Int Orthop 2:171

Friedlaender GE (1983) Immune responses to osteochondral allografts. Current knowledge and future directions. Clin Orthop 174:58–68

Friedlaender GE, Mankin HJ (1981) Bone banking: Current methods and suggested guideline. The American Academic Orthopedic Surgery. Instructional course lectures, vol 30. Mosby, St. Louis Toronto London, pp 36:55

Mankin HJ, Doppelt S, Tomford W (1983) Clinical experience with allograft implantation. The first ten years. Clin Orthop 174:69–86

Reynolds FC, Oliver DR, Ramsey R (1951) Clinical evaluation of the merthiolate bone bank and homogenous bone grafts. J Bone Jount Surg (Am) 33:873

Rogge D (1977) Fünf Jahre Erfahrungen mit der Knochenbank. Vortrag 94. Tagung der Deutschen Gesellschaft für Chirurgie, München

Rogge D (1985) Transplantation von Spongiosa und Knorpel. Allgemeinmed 61:366–373

Rogge D, Trent O (1981) Möglichkeiten und Grenzen der allogenen Spongiosatransplantation. In: Cotta H, Martini AK (Hrsg) Implantate und Transplantate in der Plastischen und Wiederherstellungschirurgie. Springer, Berlin Heidelberg New York, S 152—157

Roth H (1952) Die Konservierung von Knochengewebe für Transplantationen. Springer, Wien

Schmit-Neuerburg KP, Wilde CD (1973) Defektüberbrückung an den langen Röhrenknochen. Experimentelle Untersuchungen zur Einheilung massiver Kortikalistransplantate. Springer, Berlin Heidelberg New York

Spring R, Marti R (1975) Homologe Spongiosaplastik mit Femurköpfen. Helv Chir Acta 42:421

Tomford WW, Doppelt SH, Mankin JJ, Friedlaender GE (1983) 1983 bone bank procedures. Clin Orthop 174:15—21

Tscherne H, Trentz O (1981) Transplantation von Knochen. In: Pichlmayr R (Hrsg) Transplantationschirurgie. Allgemeine und spezielle Operationslehre, Bd 3. Springer, Berlin Heidelberg New York, S 923—950

Wilson PD (1951) Experience with the use of refrigerated homogenous bone. J Bone Joint Surg (Br) 33:301

Sachverzeichnis

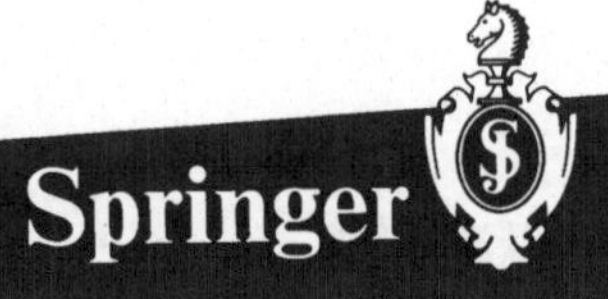

Springer